人工智能与急危重症抢救

（Artificial Intelligence and Emergency and Critical Care）

陈玉国　徐　峰　主编

山东大学出版社
SHANDONG UNIVERSITY PRESS
·济南·

图书在版编目(CIP)数据

人工智能与急危重症抢救/陈玉国,徐峰主编.—
济南:山东大学出版社,2022.12
ISBN 978-7-5607-7745-0

Ⅰ.①人… Ⅱ.①陈…②徐… Ⅲ.①人工智能－应
用－急性病－急救－教材②人工智能－应用－险症－急救
－教材 Ⅳ.①R459.7-39

中国国家版本馆 CIP 数据核字(2023)第 002452 号

策划编辑 徐 翔
责任编辑 毕文霞
文案编辑 毕玉璇
封面设计 张 荔

人工智能与急危重症抢救
RENGONG ZHINENG YU JIWEIZHONGZHENG QIANGJIU

出版发行	山东大学出版社
社 址	山东省济南市山大南路 20 号
邮政编码	250100
发行热线	(0531)88363008
经 销	新华书店
印 刷	山东新华印务有限公司
规 格	787 毫米×1092 毫米 1/16
	21.25 印张 479 千字
版 次	2022 年 12 月第 1 版
印 次	2022 年 12 月第 1 次印刷
定 价	88.00 元

前言 PREFACE

人工智能（artificial intelligence，AI）从诞生以来，理论和技术日益成熟，应用领域也不断扩大，它是研究、开发用于模拟、延伸和扩展人的智能的理论、方法、技术及应用系统的一门新的技术科学。在健康医疗领域，人工智能除了提供更快、更可靠的互联网连接，还将推动医疗行业进一步向数字化、智能化转型。在 AI 技术迅猛发展的大背景下，"智慧医疗"不再仅仅是一个概念，医疗行业正积极应用物联网、大数据、人工智能等新兴技术推进智慧医疗建设，为医护人员和病患提供更全面的医疗服务。

根据《急诊科建设与管理指南（试行）》《2019 年深入落实进一步改善医疗服务行动计划重点工作方案》等政策文件的要求，急危重症抢救过程与人工智能充分融合，将加强医院急诊急救管理，加强急危重症患者抢救体系和院前院内信息共享网络，实现急危重症患者医疗救治快速、高效、高质量，建立完善的转诊、会诊和救治网络，提高救治能力和服务质量，保障救治服务的及时性和安全性，切实降低患者死亡率。

本书介绍了急危重症抢救中的重点技术，以及人工智能的重点支撑方向。在抢救过程中，AI 可以通过急诊急救大数据搭建院内外精准联动系统，实现胸痛、卒中、创伤、中毒等全程救治的信息融合，通过语音识别记录、智能预案、科学调度、手术辅助等 AI 措施，为救治团队提供实时助力。本书的编写旨在探索 AI 技术在急危重症抢救过程中的应用场景，进一步完善行业标准、监管机制和技术验证等。通过人工智能等新技术实现一体化智能抢救，达成急危重症抢救各环节无缝衔接，助力尽早诊断、精准救治，进一步降低急危重症致残致死率，提高区域医疗资源的利用效率，缩短抢救时间，提高医疗质量，不断提高医院急诊急救水平。

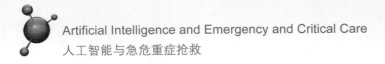

　　本书主要内容包括心脏骤停与心肺复苏、急性胸痛、血栓性疾病、出血性疾病、急性脏器功能损伤与衰竭、休克、创伤、急性中毒、早期快速监测评估技术、脏器支持与保护技术、人工智能与大数据、人工智能在骨科中的应用。本书中个别外文单词或字母缩写暂无正式中文译名，为避免讹误，未翻译为中文。本书自2021年底开始筹备，历时一年有余，到2022年11月截稿，全书共十二章、52万字，从急危重症抢救最基础的心脏骤停与心肺复苏开始，详细介绍常见的急危重症抢救特点与人工智能的应用。在即将成书之际，编委会特别感谢急危重症医护人员的辛苦付出、各位编委百忙之中抽出时间撰写本书，向全体编委和审稿专家表达最真挚的敬意和谢意，向广大读者和医护团队表达最诚挚的问候和感谢。

编　者

2022年11月

目录 CONTENTS

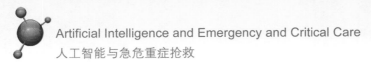

绪 论

传统医学以解剖和化学(有机化学、生物化学等)为基础,随着分子生物学和基因组学的发展,现代医学逐渐完善。生命科学、物理科学和工程科学领域的大融合是当代医学创新的突破点,面向未来的重大、颠覆性创新往往发生在跨学科领域的科学研究中。医工交叉学科还处于不断发展和变化的阶段,难以对其做出明确定义。本质上,医工交叉体现了科学研究的跨学科性,医学和机械工程、信息技术等工科专业的交叉渗透,有利于双方的资源共享,能够拓展各专业的创新思维方式和科研能力,在促进交叉学科的深度发展和对复合型创新人才的培养方面都具有重要的理论价值和现实意义。因此,构建医工交叉培养体系,创新培养复合型人才具有迫切的现实需求。山东大学开展医工交叉学科建设具有学科门类全、硬件设施好、人才储备足等优势,并已在急危重症救治、医学激光、生物医学材料等方面做出了重要探索。山东大学控制科学与工程学院、材料科学与工程学院等学院将不断加深和齐鲁医学院、山东大学齐鲁医院的交流合作,促进医工交叉共同发展。

一、国内外医工交叉发展现状

(一)国外医工交叉发展历史

现代医学的发展已不仅仅局限于医学基础和临床研究,更需要与工程、信息、材料等工学学科交互融合。国外对于学科交叉已积累了丰富的经验,麻省理工学院、斯坦福大学、哈佛大学等近年来都成立了以医工交叉学科为特色的科研中心。

1938年,物理学出身的M.Delbrück选择噬菌体作为探索基因的理想材料;1952年,同位素标记实验技术证实遗传信息的载体是DNA。因此,分子生物学家M.Delbrück、分子遗传学家Salvador Luria和微生物学家Alfred Day Hershey共同获得了1969年诺贝尔生理学或医学奖。近年来,"磁共振成像"(2003年)、"超分辨率荧光显微镜"(2014年)、"分子机器"(2016年)、"冷冻电镜"(2017年)等革新技术的发明者分别获得了诺贝尔奖。

2004年,美国国家科学院、工程院、医学院等学术权威机构共同发布了《促进交叉学科研究》的报告,该报告提出了建立交叉学科的教师聘任和评价体系、完善交叉学科的资

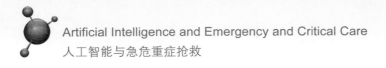

助体系、促进交叉学科人才培养和构建"革命性"的交叉学科结构的建议。2015 年,美国发起"精准医学倡议",提出未来疾病治疗和个体化健康等目标,开创了工程科学与医学交叉融合的新时代。

(二)我国医工融合的发展现状

20 世纪末以来,我国高校进行了新一轮体制改革,国内一批综合性大学或理工科大学与独立的医学类院校合并。这种体制改革明显提升了这些高校在生命科学领域的综合实力。然而,由于大学合并时间较短,且对医工结合的理念欠清晰,目前仍未达到医工创新的高峰。

近年来,国家和政府反复强调发展交叉学科的重要意义,《国家教育事业发展"十一五"规划纲要》提到"重视发展前沿新兴学科和交叉学科"。我国研究型的综合性大学在医工结合方面开始逐步尝试实质性融合,但是目前仍然存在学科壁垒,以及现行体制制约、交叉成果临床应用性较低、人才培养模式陈旧等问题。2017 年,科技部印发《"十三五"生物技术创新专项规划》,提出针对复杂生命科学重大前沿方向,要促进生物技术与材料科学、信息电子科学、生物医学工程等多学科的交叉融合,协同攻关,力争在微生物组学技术、纳米生物技术、生物医学影像技术等方面取得重大突破,使相关研究水平进入世界先进行列。

2020 年,国务院办公厅发布《国务院办公厅关于加快医学教育创新发展的指导意见》。意见提出,医学教育要以新医科统领医学教育创新。优化学科专业结构,体现"大健康"理念和新科技革命内涵,对现有专业建设提出理念内容、方法技术、标准评价的新要求,建设一批新的医学相关专业,强力推进医科与多学科深度交叉融合。还要加快建立医药基础研究创新基地。发挥综合性大学学科综合优势,建立"医学+X"多学科交叉融合平台和机制。围绕生命健康、临床诊疗、生物安全、药物创新、疫苗攻关等领域,建设临床诊疗、生命科学、药物研发高度融合,医学与人工智能、材料等工科以及生物、化学等理科交叉融合、产学研融通创新、基础研究支撑临床诊疗创新的具有中国特色、世界水平的医药基础研究创新基地。

二、山东大学齐鲁医院在医工结合方面的积极探索与实践

山东大学坚持以习近平新时代中国特色社会主义思想为指引,将"四个面向"作为科教工作的根本遵循,加强系统谋划,让创新成为大学高质量发展的强大引擎。2019 年,山东大学成立智能医学工程中心。时任山东大学校长樊丽明表示,智能医学工程将改变长期以来的医学思维模式、诊疗模式和健康管理模式,也将引发疾病预防、诊断、治疗和康复的全方位变化变革。山东大学拥有"齐鲁医学"百年医学品牌,开设控制科学与工程、生物医学工程等工程学科,在发展智能医学工程研究领域具有得天独厚的医工融合优势;深度整合学校医学和工学优势资源,成立智能医学工程研究中心,契合了国家在智能医学领域的战略布局,是切实提升"服务山东"能力、培养医工交叉高质量复合型人才的重要举措,也是建设医工融合技术新高地探索的生动实践,以及抢占学术制高点、助力实

现学校"由大到强"的转变的必然选择。

长期以来,山东大学齐鲁医院充分利用各专业积累的临床研究经验,与山东大学科学技术研究院、公共卫生学院、软件学院、控制科学与工程学院、材料科学与工程学院密切合作。山东大学齐鲁医院、山东大学控制科学与工程学院定期联合主办齐鲁医院多学科交叉论坛。心血管重构与功能研究重点实验室是山东大学医学科学研究的重要基地,实验室主任为中国工程院和美国心脏病学院院士张运教授。该实验室始建于 2002 年,是教育部批准的"211"工程和"985"工程重点建设项目。目前,该实验室已发展成为心血管病国家区域医疗中心培育基地、省部共建国家重点实验室培育基地、国家重点学科、国家临床重点专科、教育部和国家卫健委重点实验室。

山东大学齐鲁医院陈玉国院长多次提出,以临床需求为导向的临床研究能够解决医疗中的实际难题,切实推动医学进步。通过医学与其他多学科的交叉,可挖掘和探索的研究命题是无穷的。医学人工智能是当前国家支持、时代契合、临床需要的一个专业,是医工交叉的重要研究方向。

山东大学齐鲁医院依托 23 个省部级以上科研平台,开展"医学+X"学科交叉融合研究。"十三五"期间,医院共获批国家、省部级各类项目 1217 项,省部级奖励 22 项,其中包括"国家自然科学奖"二等奖、"中华医学科技奖"一等奖(实现了全省卫生健康领域此两类奖项的零的突破)以及"何梁何利基金科学与技术创新奖"。医院还获批国家药监局创新药物临床研究与评价重点实验室、科技部创新人才培养示范基地。"十四五"期间,医院将全力创建国家急危重症临床医学研究中心等,打造贯通基础研究、临床研究、成果转化的"产学研"一体化产业链条。

三、多学科医工融合的创新展望

近年来,生命医学科学发展迅猛,出现了许多新兴学科、交叉学科和边缘学科,如功能基因组学、蛋白质组学、转录组学、代谢组学、神经生物学、发育生物学、表观遗传学、遗传医学、干细胞研究等;在医工结合领域,也出现了许多新的热点,包括系统生物医学、转化医学、再生医学、组织工程学、康复医学、新药研发、疫苗研制、医疗仪器研制等。在 SciVal 平台 9.6 万个研究主题中,涉及医工交叉的主题为 3.5 万个。

目前,我国多数研究型大学从体制与机制入手,根据各校实际制定相应的指导性文件,纷纷建立医工结合的多学科研究机构。同时,医工结合人才培养和专家团队建设也在不断完善。医工结合类专家需要广博的知识、通才的素质,能够利用不同学科的思维方式,更好地把握不同学科间的纵横联系,触类旁通,获得直觉和灵感。

山东大学齐鲁医院和工程学科的专家在机器学习、人工智能、医疗大数据、医学影像等方面进行了长时间、深层次的探索与研究,且积累了宝贵经验,取得了阶段成果。医院各学科的研究者将通过持续学习交流,从跨学科、跨领域的多样性中汲取全新的想法,相互了解、加深友谊,并在之后的研究与工作中展开合作,在医工融合方面取得更丰硕的科技成果。

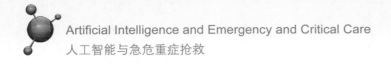

四、小结

医学未来的发展方向是要和工科、信息类学科结合。例如,医学材料、医用力学等需要和工科结合;现代医学也有很多需要用到计算的内容,尤其是大量的数据需要分析和处理,就必须与计算机科学相结合。综合性大学的医学院很容易做到与工科、信息学科交叉,但独立医学院的发展道路还很漫长,唯一能做的就是自己建设生物医学工程这类交叉学科。2009 年 4 月,麻省理工学院(MIT)校长 Susan Hockfield 在美国艺术与科学院科技政策论坛上做了"聚焦问题,找出答案:下一次创新革命"的演讲。她指出,第一次生命科学革命创立和发展了分子生物学,第二次生命科学革命创立和发展了基因组学。她推测第三次生命科学革命已经来临。她强调一流大学只有积极推动学科交叉,才能在第三次生命科学革命中立于不败之地。

急危重症包含一系列紧急、濒危的疾病情况,应当尽早进行医学处理。急危重症救治中的监护、复苏、目标温度管理(targeted temperature management,TTM)以及体外膜肺氧合(extracorporeal membrane oxygenation,ECMO)、左心室辅助装置(left ventricular assist device,LVAD)等措施都是医工交叉相关的成果应用。

我国医学发展正处于从量变向质变转化的时期,仍然面临着关键技术受制于人、自主创新能力薄弱的问题。智能医学工程是医工交叉的主力学科,且已进入大数据、大平台、大发展时代。作为医工交叉的重点方向,脑科学和类脑人工智能、微生物组技术、纳米生物技术、生物影像技术都将在急危重症救治中发挥重要作用,通过交叉技术的临床实践,不断推动着生命科学向更加精确和实时的方向发展。

第一章 心脏骤停与心肺复苏

学习目的

1.了解心脏骤停的定义、常见病因及临床表现。

2.熟悉并掌握心肺复苏术。

3.了解心肺复苏相关医工结合的现状及进展。

案例

患者男性,70 岁,体重 80 kg,身高 175 cm,因"突发心前区疼痛 3 小时"于医院急诊科就诊。

患者 3 小时前无明显诱因出现心前区压榨性疼痛,向左上臂放射,伴恶心、大汗、呼吸困难,休息并服用硝酸甘油片后持续不缓解,就诊于医院急诊科,查心电图提示"V3、V4、V5 导联 ST 段抬高",初诊为"急性 ST 段抬高性心肌梗死(前壁)",12:30 收治入院,准备行冠状动脉介入治疗。12:55 患者突发意识丧失,呼之不应,呈叹气样呼吸,颈动脉搏动消失,心电监护提示心搏停止,血压测不出。医师立即于两乳头连线中点给予徒手胸外按压,按压深度至少为 5 cm,按压频率为 100～120 次/分。开放气道,给予球囊-面罩辅助呼吸,并每隔 4 分钟给予肾上腺素 1 mg 静推;持续给予徒手胸外按压,安装 LUCAS2 机械按压仪后改为不间断机械胸外按压(设置按压深度 5 cm、频率 100 次/分)。13:00 心电监护提示室颤,立即给予非同步双相 200 J 电除颤。13:02 气管插管成功,连接呼吸机辅助通气。13:10 与患者家属沟通后,给予床旁 ECMO 辅助治疗(右下肢动静脉置管,VA-ECMO)。13:35 顺利上机,于转运呼吸机及 VA-ECMO 治疗支持下转入急诊重症监护病房继续治疗。13:50 患者恢复自主心律,大动脉搏动可触及。使用血管内降温仪保持患者中心体温于 34 ℃左右,进行 72 小时亚低温治疗。

8 日后患者循环趋于稳定,逐步降低参数后撤离 ECMO 及呼吸机支持,并行冠脉造影术,结果提示左前降支近段狭窄 95%,置入支架一枚。25 日后患者转入普通病房,并请心理科医师会诊。35 日后患者出院。出院时状态:神志清,精神一般,可进行简单语言交流,四肢肌力差。

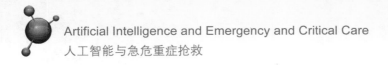

医工结合点：高质量心肺复苏（cardiopulmonary resuscitation，CPR）是抢救成功的关键因素之一。通过视听反馈装置优化胸外按压质量并确保足够的深度（5～6 cm）和频率（100～120 次/分）是目前公认的复苏策略，实现自主循环恢复（return of spontaneous circulation，ROSC）是心肺复苏的初始目标。由于施救者接受专业培训的程度、个人体力等因素存在差异，使得人工按压的质量不尽如人意。心肺复苏仪能够保证足够的按压深度、频率、按压与释放比例和按压的持续性，在按压质量上有显著的提升。然而最新的Meta 分析显示，机械 CPR 与人工 CPR 相比，并不能显著改善心脏骤停（cardiac arrest，CA）患者的预后，随着人工智能的发展，医工交叉技术在胸外按压仪及除颤仪等方面的应用可以大幅度提高复苏成功率，改善患者预后。

思考题

哪些医工交叉的进展可以明显提高心脏骤停患者的生存率并改善预后？

案例解析

一、疾病概述

（一）定义

心脏骤停又称"心搏骤停""心跳骤停""心脏停搏"，是指心脏正常机械活动停止，循环征象消失的一种状态。由于心脏泵血功能中止，全身各个脏器的血液供应在数十秒内完全中断，患者会迅速进入临床死亡阶段。此时如能得到及时有效的心肺复苏，患者有可能恢复自主循环，否则将发生不可逆转的生物学死亡。

（二）常见病因

心脏骤停的常见病因可分为以下几种类型：①心源性疾病：包括缺血性心脏病、心肌病、心肌炎、心脏瓣膜病、先天性心脏病、遗传性心律失常、主动脉夹层、心力衰竭等。②非心源性疾病：如呼吸源性疾病、神经源性疾病、过敏反应、胃肠道出血、严重电解质紊乱和酸碱平衡失调等。③创伤：直接由钝伤、穿透伤或烧伤导致。④药物过量：由故意或意外过量服用处方药、毒品或乙醇等引起。⑤突发意外：如触电、溺水、雷击等。⑥窒息：外部原因所致的呼吸受阻或异常，如异物引起的气道阻塞、自缢等。

（三）心脏骤停的临床表现

心脏骤停的主要临床表现包括：①意识丧失，面色苍白或青紫。②大动脉搏动消失，触摸不到颈动脉和股动脉搏动。③呼吸停止或叹气样呼吸。④双侧瞳孔散大。⑤根据心电图表现，心电节律包括可电击心律和不可电击心律，可电击心律包括心室颤动（ventricular fibrillation，VF）和无脉性室性心动过速（pulseless ventricular tachycardia，PVT），可通过电除颤终止。不可电击心律包括心室停搏（asystole）和无脉性电活动（pulseless electric activity，PEA）。心室停搏时心电图呈直线或仅可见心房波，PEA 表现为电-机械分离,心电图可见持续的电节律性活动,但无有效的机械收缩。

二、心肺复苏

1992 年美国心脏病协会(American Heart Association,AHA)制定的心肺复苏指南中首次提出"生存链"概念。2000 年和 2005 年 AHA 复苏指南"生存链"均由 4 个环组成,即早期识别和求救、早期 CPR、早期电除颤、早期紧急救治。2010 年 AHA 复苏指南将成人"生存链"分为院外心脏骤停(out-of-hospital cardiac arrest,OHCA)及院内心脏骤停(in-hospital cardiac arrest,IHCA)两部分,并将"生存链"扩展为 5 个环,增加了 ROSC 后救治。2020 年更新的复苏指南,在原"生存链"基础上另增加一个环,即康复(见图 1-1)。

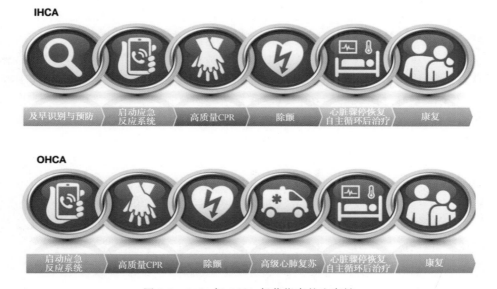

图 1-1 2020 年 AHA 复苏指南的生存链

图源:PANCHAL A R, BARTOS J A, CABAÑAS J G. Part 3: Adult basic and advanced life support:2020 American Heart Association Guidelines for Cardiopulmonary Resuscitation and Emergency Cardiovascular Care [J]. Circulation,2020,142(16_suppl_2):S366-S468.

(一)基础生命支持(basic life support,BLS)

基础生命支持是心脏骤停后挽救生命的基础,旨在迅速建立有效的人工循环,给予脑组织和其他重要脏器氧合血液而使其得到保护。

1.及早识别心脏骤停

急救人员首先评估周围环境,在确认现场安全的前提下,迅速判断是否发生心脏骤停。施救人员轻拍患者双肩并大声呼唤,判断其有无反应,可通过直接观察胸廓的起伏来确定患者的呼吸状况。对于经过培训的医务人员,建议在判断呼吸的同时判断循环征象,包括颈动脉搏动和患者任何发声、肢体活动等。同时判断呼吸、脉搏的时间限定为5～10 秒。

2.启动应急反应系统

急诊医疗服务体系(emergency medical service system,EMSS)是贯穿院外心脏骤停患者抢救全程的关键,是整个生存链串联、稳固的核心。若患者发生心脏骤停,应立即启动应急反应系统,拨打急救电话求助 EMSS,尽可能获取自动体外除颤器(automated external defibrillator,AED),实施 CPR,需要时立即除颤。对于院内心脏骤停患者,在呼救、组织现场医务人员行 CPR 的同时,启动院内专有的应急体系,呼叫负责院内 CPR 的复苏小组或团队。

3.胸外按压

一旦发生心脏骤停,胸外按压是抢救的首选。胸外按压通过增加胸内压或直接挤压心脏产生血液流动、建立人工循环,有效的胸外按压能够产生一定的冠状动脉灌注压(coronary perfusion pressure,CPP),主动脉舒张压与右房压的差值能保证足够的心肌灌注,使得停跳的心脏恢复自主心搏,并辅以适当的呼吸,实现 ROSC。

(1)胸外按压的原理:胸外按压产生血流的机制主要有两种学说。①心泵机制:胸外按压时通过胸骨和胸椎传导的压力直接挤压心脏,导致心腔容积缩小而产生动力泵作用,使心室和大动脉之间产生压力梯度,驱使血液流向体循环。按压放松间隙,胸廓因弹性回缩而扩张,心脏恢复原状,静脉血被动吸回心腔,持续胸外按压推动血液流动而建立人工循环。②胸泵机制:胸外按压时胸腔内压力增高,在胸腔内血管和胸腔外血管之间形成压力梯度,通过胸腔内外血管压力差推动胸腔内血液流向外周动脉系统,使主动脉、左心室、上下腔静脉压力同时增高;胸外按压放松时,胸腔内压力下降,形成胸外与胸内的静脉压差,静脉管腔开放,驱动血液从外周静脉返回心脏。然而对于合并胸部外伤、胸骨肋骨骨折等胸外按压禁忌证的 CA 患者,闭合的胸腔环境被打破,按压时胸腔无法形成足够的压力,以胸外按压为基础的标准心肺复苏无法发挥有效的复苏作用。我国研究者在传统胸外按压的基础上将通气与人工循环结合,提出腹部提拉按压心肺复苏术,腹部提拉按压带动膈肌上下移动,使胸腔容积改变,形成压力。

(2)高质量胸外按压:高质量胸外按压包括徒手胸外按压、机械胸外按压。

1)徒手胸外按压:高质量的胸外按压包括:①患者应仰卧平躺于硬质平面,按压部位在胸骨中下段、双乳头连线中点。②快速有力的胸外按压,按压深度至少为 5 cm,频率为 100~120 次/分。③尽量减少胸外按压中断时间,按压分数(compression fraction,CF),即胸外按压时间占整个 CPR 时间的比例应大于等于 60%。④按压与放松时间相同,放松时手掌不离开胸壁,一方面可以使双手位置保持固定,另一方面可以减少直接对胸骨本身的冲击力,避免发生骨折。⑤按压间隙应尽可能放松,使胸廓充分回弹,此时胸腔内压力降低,全身血液充分回流至胸腔及心脏;研究证实胸廓回弹是否充分不但影响回心血量,也显著影响冠脉和脑灌注压。⑥有条件应两分钟更换一次按压人员。

2)机械胸外按压:机械按压可以产生连续、稳定的按压,2020 年 AHA 复苏指南推荐在无法进行高质量人工胸外按压时应用机械按压装置。

(3)胸外按压质量监测与指导:胸外按压质量监测最简单直接的方法是观察患者的面色、瞳孔、触摸大动脉搏动等,但这种监测方法不够客观准确,且效果欠佳。近年来,多种胸外按压质量监测技术已成功向临床转化,在临床实践和培训中都被证实能够显著提高心肺复苏质量。

目前的监测方法主要分为两类。第一类是对按压过程进行实时视听反馈监测以保证胸外按压质量,监测指标包括按压深度、频率、胸廓回弹、按压分数(CF)等,该类技术主要通过测量按压位置的加速度或胸阻抗等参数的变化来实现,如 PalmCPR 胸腔按压反馈仪(见图 1-2)等。2020 年 AHA 复苏指南推荐在按压过程中使用实时视听反馈监测优化按压效果。第二类是通过生理参数监测直接反映心肺复苏效果,包括有创动脉压监测、呼气末二氧化碳分压(end-tidal carbon dioxide partial pressure,$PetCO_2$)等,有利于提高 CPR 质量,但目前理想目标值尚未确定。此外,有研究者提出了更多的无创监测指标,如脉搏血氧、复苏质量指数、经皮二氧化碳分压等。

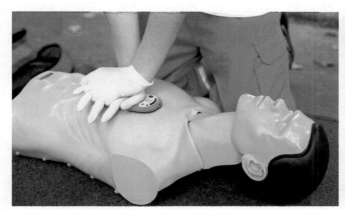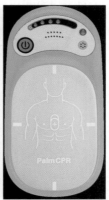

图 1-2　PalmCPR 胸腔按压反馈仪

4.开放气道与人工通气

患者无意识时,由于舌后坠、软腭阻塞气道,极可能导致上呼吸道梗阻,检查呼吸或人工通气前需开放气道。开放气道的方法包括仰头抬颏法、托颌法及仰头抬颈法。开放气道后,可给予人工通气。人工通气的方法包括口对口呼吸、口对鼻呼吸、口对导管通气、口对面罩通气等。2020 年 AHA 复苏指南建议,在没有高级气道的情况下,采用 30∶2 的按压通气比率。每次通气必须使患者的肺脏膨胀充分,可见胸廓上抬即可,切忌过度通气。

5.电除颤

当心脏骤停时的心律类型为心室颤动或无脉性室性心动过速时,早期除颤并同时进行高质量胸外按压对提高生存率至关重要。2020 年 AHA 指南将除颤作为心脏骤停患者"生存链"的重要环节,并推荐使用除颤器来治疗可电击的快速型心律失常。建议首次除颤能量为 120~200 J(双相)或 360 J(单相),第二次和随后的除颤能量应相当,可以考虑使用更高能量。

除颤的仪器包括 AED(见图 1-3)和手动除颤仪(见图 1-4)。手动除颤仪一般要求医护人员操作,而 AED 本身会自动判读心电图以决定是否需要除颤,适用于各种类型的施

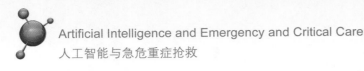
救者。全自动机型 AED 只要求施救者替患者贴上电击贴片，即可自动判断并产生电击，半自动型 AED 会提醒施救者按压电击按钮。

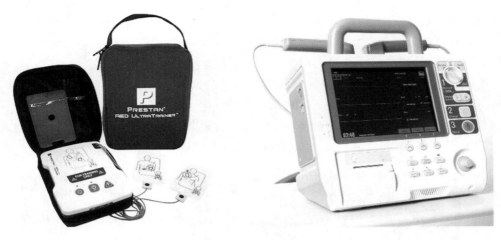

图 1-3　AED　　　　　　　　　　　图 1-4　手动除颤仪

（二）高级生命支持（advanced cardiac life support，ACLS）

高级生命支持的目的是进一步支持基本生命活动，恢复患者的自主心律和呼吸。

1.高级气道

在心肺复苏中应尽早建立高级气道，但此过程会中断胸外按压，因此对于心肺复苏过程中是否需要建立高级气道及高级气道建立的时机，目前指南中没有明确推荐的意见。2020 年 AHA 复苏指南强调在 CPR 过程中，不能因建立高级气道而中断胸外按压，建议由经过专业培训、成功率高的人员置入气管插管，通过 $PetCO_2$ 的测定，确认并监测气管插管的位置。当心肺复苏患者无自主呼吸时需要采用控制通气模式，包括容量控制通气及压力控制通气两种类型。

2.复苏药物

复苏药物作为 ACLS 的一部分，在 CPR 中起到了积极作用。肾上腺素作为复苏的一线药物已有 40 余年历史。2020 年 AHA 复苏指南建议，心脏骤停时每 3～5 分钟给予肾上腺素 1 mg 是合理的，对于不可电击心律的心脏骤停，应尽早给予肾上腺素。抗心律失常药物胺碘酮能够提高 VF 或室性心动过速（ventricular tachycardia，VT）电除颤的成功率和入院存活率；对电除颤无反应的 VF/VT，首选胺碘酮静脉或骨内注射。

3.体外心肺复苏

体外心肺复苏（extracorporeal cardiopulmonary resuscitation，ECPR）是指在潜在的、可逆病因能够去除的前提下，对已使用传统 CPR、不能恢复自主心律或反复发生心脏骤停而不能维持自主心律的患者快速实施静动脉体外膜肺氧合（veno-arterial extra corporeal membrane oxygenation，V/A-ECMO），提供暂时的循环及氧合支持的技术。国内外 CPR 指南均不同程度推荐：在高质量传统 CPR 的基础上，对经过 20 分钟持续高质量 CPR 仍不能 ROSC,或 ROSC 后难以维持的患者,医疗机构可考虑实施 ECPR。但因 ECPR 费用高昂、技术复杂等,部分医院难以开展,在心脏骤停抢救中的应用仍处于起步阶段。

（三）脑复苏治疗与神经功能监测

心肺复苏后,相当多的患者并发神经功能损害,所以神经功能恢复情况是评价心肺复苏质量的重要指标。自 1961 年国际复苏研究委员会将心肺复苏的概念扩展到"心肺脑复苏"以来,脑复苏日益受到医疗界重视,目前已成为复苏有效性的评估指标。

1.脑复苏治疗

脑复苏的主要任务是防止脑水肿和颅内压升高,减轻脑组织灌注损伤,保护神经细胞功能。脑保护治疗属于综合治疗,脱水、TTM 或亚低温、高压氧疗、肾上腺皮质激素等是目前公认的防治急性脑水肿的措施。

2.神经功能监测

神经功能恢复情况是评价心肺复苏质量的重要指标,对心脏骤停后 ROSC 但仍昏迷的患者进行准确的神经系统功能评估至关重要。角膜反射、瞳孔对光反射因简便易行而成为临床评估的基础方法。血清标记物推荐血清神经元特异性烯醇化酶（neuron specific enolase,NSE）和血清 S-100β 蛋白。诱发电位包括体感诱发电位、事件相关诱发电位、脑干听觉诱发电位和中潜伏期听觉诱发电位等,对于预后具有一定的判定价值。临床脑电图检测具有床旁操作便捷性、反应敏感性及准确性等优点,可早期评价心脏骤停患者神经功能预后。除此以外,局部脑组织氧合无创监测、头颅计算机断层扫描（computed tomography,CT）及磁共振成像（magnetic resonance imaging,MRI）也可以用于预测神经功能预后。

三、心脏骤停后的康复治疗

2020 年 AHA 复苏指南生存链的"康复"环节建议心脏骤停存活患者出院前进行生理、心理、心肺和认知障碍方面的多模式康复评估和治疗,建议患者及其护理人员接受全面的多学科出院计划,对患者及其护理人员进行焦虑、抑郁、创伤后应激反应和疲劳度的结构化评估。此过程自初次住院期间开始,不仅包括医院内的治疗,更包括出院后的长期康复和锻炼。

四、医工交叉应用的展望

（一）心脏骤停早期预警

相较于心脏骤停发生后的救治与康复措施,早期识别与预测可能让患者的受益更加显著,2015 年和 2020 年 AHA 复苏指南也将预防作为 IHCA 生存链的首要环节。目前,已发表多种基于生命体征和检验指标的早期预警模型,包括早期预警评分（early warning score,EWS）、修正早期预警评分（modified early warning score,MEWS）、CA 风险分类（cardiac arrest risk triage,CART）等。随着人工智能（artificial intelligence,AI）技术的

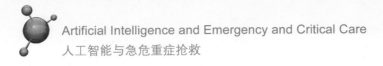
发展,通过实时分析生命体征等信息,建立早期、动态识别 CA 的自动化预警模型成为了可能。支持向量机(support vector machine,SVM)、朴素贝叶斯(Naive Bayes)、随机森林(random forest)、集成学习(ensemble learning)和深度学习(deep learning,DL)等机器学习算法越来越多地应用到心脏骤停早期预警模型建立中,展现出极富潜力的实践效果。

(二)生命体征监测技术

目前,根据测量技术的区别,针对心率、呼吸频率、血压、血氧等生理参数的检测方法可分为侵入式和非侵入式两种。

早期血氧的有创监测方法包括量气法、电化学分析法及早期光学法。血压监测则是通过在动脉血管中置入带有压力传感器的导管实现,此法最为直接准确,但因有创操作的安全性和技术性要求较高,应用场景有限,风险较大,不适合用作常规监测手段。非侵入式监测克服了侵入式监测的缺陷,包括激光多普勒技术、微波或毫米多普勒雷达和光电容积描记技术(photoplethysmography,PPG)等。前两种技术设备昂贵、操作复杂,不适合日常生理信号的监测,随着信号探测及处理技术的提高,基于 PPG 的生理信号检测系统因操作便利、可多参数检测的优点得到广泛推广和应用,如血氧的指夹探头、反射式鼻贴探头和电子血压计等,但仍存在一定的局限性,如抗干扰能力差、主要通过接触人体的传感器获取生理信息、需要被测部位与检测设备紧密贴合、不能有相对运动等。

成像式光电容积描记技术(imaging photoplethysmography,IPPG)是在 PPG 的基础上发展起来的非接触式生理参数检测技术,该技术利用摄像机对被测部位的信息进行视频采集,将血液容积变化引起的光强变化利用视频图像的方式进行记录,再通过对视频图像进行处理提取脉搏波信号,最后通过分析脉搏波特征实现心率、呼吸频率、血氧饱和度(SPO_2)等生理信号的提取。IPPG 技术具有非接触、安全、可连续测量的优势,为非接触式生理信号测量及远程医疗监控提供了新的解决方案,已成为医疗仪器及生物医学工程领域的新兴研究热点之一。

(三)心电采集装备及分析技术

发生心脏骤停后,首次捕捉到的无脉心律称为"首次监测心律"。既往研究表明,成人心脏骤停的首次监测心律以不可电击心律为主,目前临床上主要依靠心电监护设备鉴别。

1.心电采集装备

常规心电图(electrocardiogram,ECG)检查是临床上应用最广泛的非侵入式心律失常诊断的方法,可以对心电信号进行实时分析和处理。但此设备受限于体积、电源设备和电极位置的复杂性,只能由医护人员辅助测量短时心电图,难以及时捕捉患者发病时的心电信号。20 世纪 50 年代出现了动态心电图监测(Holter),此设备能够连续 24 小时或更长时间佩戴于人体,采集多导联动态信号,但存在电极线缆多、不便于长期携带等缺点。

近年来,随着传感器、可穿戴、无线通信、机器学习等技术的快速发展,穿戴式心电监护系统应运而生。与传统的监护模式相比,可穿戴设备可以在院外实时监测心电和呼吸信号,并通过数据挖掘、机器学习和人工智能分析,提供全面的心电参数和诊断支持,准确识别心律失常。已经有一些初步的实时穿戴生理参数采集设备上市,如意大利公司 MagIC 智能衣、葡萄牙公司 Vital-Jacket 智能衣、香港大学 h-shirt 智能衣及吉林大学的"生命衣"等。

2.心电节律分析

除颤前首先要对心电信号进行自动节律分析。胸外按压过程会产生大量的 CPR 伪迹噪声,包括基线漂移、电极接触噪声、电极极化噪声、工频干扰、运动干扰等,严重干扰 AED 进行心电节律分析。

国内外研究者从不同的角度提出了许多不间断胸外按压分析心电节律的算法,涵盖了时域、频域、信息熵、动力学特征等各种信号分析方法,主要分为两大类:一是基于参考信号估算胸外按压干扰信号并予以去除的节律分析技术,二是在原始信号中寻找可准确判断心电节律的无参考信号技术。第一类技术所利用的参考信号包括胸外按压加速度、按压深度、按压频率、胸阻抗、呼吸阻抗等,均与 CPR 伪迹具有较强的相关性,对 CPR 伪迹准确建模后,可将其从受干扰的心电信号中滤除。此方法的缺陷在于需要相应的辅助设备来建立参考通道,延长了准备时间。第二类技术主要建立在自适应带阻滤波器、卡尔曼滤波器、小波变换、线性相关移除法(coherent line removal)及独立成分分析(independent component analysis,ICA)等方法的基础上,通过对采集的心电信号特征进行分析,分离出 CPR 干扰。然而 CPR 伪迹是频率成分复杂的非线性信号,传统的线性建模方法难以取得满意的效果。随着滤波方法的发展,出现了许多不同的自适应方法,包括双通道与多通道参考信号的自适应算法、基于瞬时按压频率的自适应滤波算法等。

（四）机械胸外按压装置

机械胸外按压装置根据动力来源的不同可以分为三类,即电控电动装置、电控气动装置、气控气动装置,其中以电动电控装置和电控气动装置的使用率最高。

1.Thumper 按压仪

最早应用于临床的是 Thumper 按压仪(见图 1-5),其原理来源于"心泵机制",主要依靠气瓶或空气压缩机类的气源提供按压动力,使用活塞自动机械装置代替徒手 CPR,提供连续、稳定的按压,保证了胸外按压的快速有力并在按压后胸廓充分回弹。其优越性在于按压深度线性可调,在装置外侧标有明显刻度值,便于及时获取按压深度,同时配备通气装置,可节省医务人员的抢救时间。但缺点在于由于气源体积大、重量大而导致移动不便,限制了应用场景。

2.主动加压减压 CPR 仪

为实现胸廓的充分回弹,主动按压减压(active compression decompression,ACD)的理念被提出。ACD 指在胸外按压的减压期进行主动的提举,帮助胸壁回弹,从而增加胸腔内负压,增加回心血量和按压时的每搏输出量,提高器官灌注。ACD-CPR 利用吸盘装置实现主动按压减压,吸盘与胸壁之间因负压相互贴紧,放松时上提手柄而使胸壁主动上提。

3.LUCAS 按压仪

LUCAS 按压仪是在 ACD-CPR 的基础上设计而来的(见图 1-6),目前该装置在院前

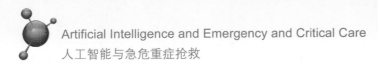
及院内急救中获得广泛的应用,其特点在于可以不依赖气源独立使用,避免了气源体积大的缺陷,可以满足大部分时间地点的救护要求。但由于是电动电控,使用时间长时会出现发热问题,严重时可能会烫伤患者。

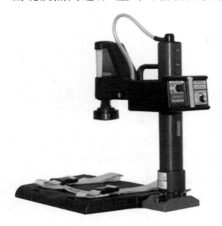

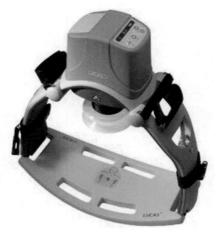

图 1-5　Thumper 全自动心肺复苏器　　　　图 1-6　LUCAS 胸腔按压系统

4.自动压力分散带 CPR 装置

自动压力分散带 CPR 装置(AutoPulse-CPR)又称"背心 CPR 仪",布带装置环绕放置在患者的胸部,经电驱动胸带自动的充气放气,对胸部进行循环的压缩,胸腔内压力升高使胸腔内外血管之间形成压力梯度,从而使血液顺着压力梯度流向外周血液循环。其特殊设计使得该装置的按压位置不易移位,成为野外救援和转运过程中的首选。

5.Lifestick-CPR 装置

Lifestick-CPR 装置即阶段性胸腹联合按压减压,在腹部按压的同时进行胸部减压而导致胸腔低压,胸部按压的同时进行腹部减压增加回心血量。此装置的缺点是装备简陋,全靠人力进行按压与提拉,未推向临床应用。

6.Weil™MCC 便携式体外心肺复苏机

美国 Weil 危重医学研究院设计和研发了 Weil™MCC 便携式体外心肺复苏机(见图1-7),该机器体积小、易操作、移动便携,将立体按压与胸部按压相结合,以患者胸背板作为按压支撑平面,主机直接置于患者胸前,通过胸部绑带进行固定,无挡板设计将点式按压与胸腔挤压相结合,改善按压中的灌注量。

7.其他

近年来,国内公司也相继推出自主研发的自动化心肺复苏装置,如 MCPR-100B 心肺复苏机(见图 1-8)、AHS200B 心肺复苏机(见图 1-9)、E6 和 E3 心肺复苏机(见图 1-10)等。MCPR-100B 心肺复苏机是电控气动装置,可实现 100 次/分、110 次/分、120 次/分三种频率可调,按压深度 0～7 cm 连续可调。AHS200B 心肺复苏机的优点在于具有蓝牙连接功能,按压与呼吸机同步,无须人工参与,自动完成按压及通气。E6 和 E3 心肺复苏机均配备 PetCO₂ 监测,有助于救援人员评估患者的血流动力学变化并进行按压深度的调整。

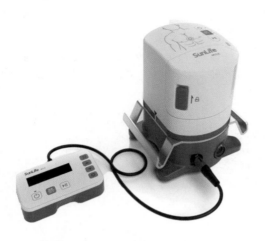

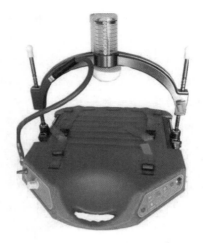

图 1-7　MCC-E 3D 按压电动心肺复苏机　　　　图 1-8　MCPR-100B 心肺复苏机

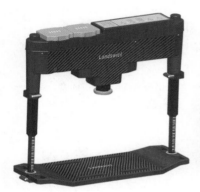

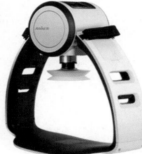

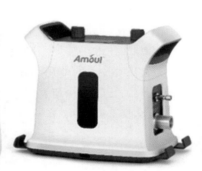

图 1-9　AHS200B 心肺复苏机　　　图 1-10　电控电动心肺复苏机(左 E6、右 E3)

（五）神经功能监测

1.无创脑电图机

无创脑电图检查因床旁操作便捷、反应灵敏、数据量化处理准确等优点,在临床上应用广泛。无创脑电图机的电极根据是否需要涂抹导电糊分为湿电极、干电极和半干电极。传统的脑电系统电极是湿电极,需要配合导电膏使用,糊状导电膏使用前的涂抹和使用后的清洗,都使得湿电极的使用十分不便。相较于湿电极,干电极不需要涂抹导电糊,具有佩戴方便、感觉舒适、用后无须洗头等显著优势,在便携式监护及穿戴医疗方面具有重要的应用前景。但目前的脑电检测电极也存在一些问题,如接触阻抗大、抗干扰能力低、电极的稳定性与安全性差等。当前脑电电极的研究热点集中在新型织物干电极、微针阵列干电极、弹性指状干电极及半干电极的设计,这与新型材料的研发及材料加工技术息息相关。

2.近红外光谱(near infrared spectroscopy,NIRS)

NIRS 技术是一种新型的脑氧饱和度监测方法,通过临时放置的前额传感器传输和

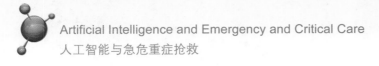

检测近红外光,利用氧血红蛋白/脱氧血红蛋白比值连续实时测量脑额叶局部脑氧饱和度。此技术可持续监测脑氧饱和度且灵敏度高,不受脉搏搏动和体温等因素的影响,但年龄、血红蛋白浓度、氧合血红蛋白浓度、心排量对脑氧饱和度的准确性都有影响。此外,如颅骨厚度、差分路径长度及电极片放置位置不当等也会影响 NIRS 信号和脑氧饱和度的数值。

3.自动瞳孔测量技术

心脏骤停后患者出现双侧瞳孔散大、对光反射抑制,CPR 期间瞳孔对光反射微弱,人工难以有效测量,自动瞳孔测量技术的出现为瞳孔检查提供了更可靠的方法。自动瞳孔测量仪不依赖主观描述,具有光源、液晶显示屏和数字摄像机,核心原理是瞳孔的红外摄影图像,一旦装置聚焦在目标瞳孔上,朝向眼睛的发光二极管发出红外光,传感器检测虹膜反射的红外光。根据瞳孔大小随时间的变化计算参数,包括瞳孔的最大静息瞳孔直径、刺激后最小瞳孔直径、瞳孔缩小比率、潜伏时间、收缩速度、最大收缩速度、扩张速度、神经瞳孔指数(neurological pupil index,NPi)和瞳孔疼痛指数(pupillary pain index,PPI)等。然而该技术目前仍存在一些不足,包括:①当患者存在眼眶周围水肿、白内障或其他眼睛损伤时,则难以进行自动瞳孔测量。②瞳孔测量效果受周围环境光亮度的影响。因此,该技术仍需要不断改进。

医工交叉技术的使用为心脏骤停患者的预防、诊断、治疗和康复提供了强有力的武器,随着人工智能的快速发展及科学技术的进步,医工交叉应用将大大提高心肺复苏成功率,明显改善患者预后。

参考文献

[1]张文武.急诊内科学[M].4 版.北京:人民卫生出版社,2017.

[2]陈玉国.急诊医学[M].2 版.北京:人民卫生出版社,2017.

[3]ELOLA A, ARAMENDI E, IRUSTA U, et al. Capnography：A support tool for the detection of return of spontaneous circulation in out-of-hospital cardiac arrest[J]. Resuscitation,2019,142:153-161.

[4]FLATO U A, PAIVA E F, CARBALLO M T, et al. Echocardiography for prognostication during the resuscitation of intensive care unit patients with non-shockable rhythm cardiac arrest[J].Resuscitation, 2015, 92：1-6.

[5]XU J, LI C, ZHENG L, et al. Pulse oximetry：A non-invasive, novel marker for the quality of chest compressions in porcine models of cardiac arrest[J]. PLoS One, 2015,10(10):e0139707.

[6]PANCHAL A R, BARTOS J A, CABAñAS J G, et al. Part 3：Adult basic and advanced life support：2020 American Heart Association Guidelines for Cardiopulmonary Resuscitation and Emergency Cardiovascular Care[J]. Circulation,2020,142(16_suppl_2)：S366-S468.

(徐峰)

急性胸痛

1.了解急性胸痛的定义及发病机制。

2.掌握急性胸痛常见致命性病因及其鉴别诊断、救治原则。

3.熟悉诊疗急性胸痛疾病所涉及医疗器械的发展趋势及发展前景。

4.掌握急性胸痛早期鉴别和危险分层的相关生物标志物的最新进展,熟悉心电图机、CT肺动脉血管成像、动脉腔内修复支架等诊疗方法的原理及应用。

案例

患者男性,60 岁,2021 年 5 月 13 日中午 12 时左右突然无诱因出现心前区压榨性疼痛,伴胸闷、气短、全身乏力,左侧肩背及左上臂麻木,症状持续不缓解。患者家属见状立即打车将其送至医院急诊科。12:31 患者进入急诊科胸痛中心,医护团队第一时间给予患者心电图监测、心电监护、抽血送检并建立静脉通路。心电监护提示血压86/63 mmHg,心率84 次/分,SPO_2 为 97%;心电图结果提示"Ⅱ、Ⅲ、avF 导联 ST 段抬高;V2、V3、V4 导联 ST 段抬高",并加做下壁、右室导联;化验结果显示肌钙蛋白大于 25 $\mu g/L$(正常参考值为 0.02~0.13 $\mu g/L$),N 末端脑钠肽原 10500 $\mu g/L$(正常参考值＜450 $\mu g/L$)。初步诊断"急性下壁 ST 段抬高型心肌梗死",遂给予患者阿司匹林肠溶片、替格瑞洛片、阿托伐他汀钙口服。在与患者及家属沟通病情及手术方法并得到同意后,13:00 给予患者紧急冠状动脉介入治疗。

冠脉造影显示,冠状动脉明显钙化,左主干未见狭窄,前降支近段闭塞,钝缘支中段-远端节段性狭窄 90%,右冠状动脉近段狭窄 80%。虽然心电图提示急性下壁 ST 段抬高型心肌梗死,结合患者冠状动脉造影结果,考虑左冠状动脉前降支与右冠状动脉、左冠状动脉回旋支已建立侧支循环。本次左冠状动脉前降支急性闭塞,导致心电向量综合提示为下壁 ST 段抬高,遂认为左冠状动脉前降支为本次心梗发作的靶血管。

治疗过程:导引导丝通过左冠状动脉前降支闭塞段,球囊扩张后置入支架 2 枚。

住院期间予以抗栓、降脂、改善心肌重构等治疗,好转并制定随访方案后出院。

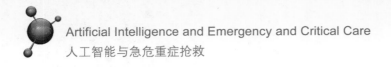
医工结合点：急性胸痛主要包括心源性胸痛、非心源性胸痛两类，按照预后优良可分为致死性和非致死性急性胸痛。对于致死性急性胸痛，诊断主要方法包括经验性诊断、影像学检查、心电图、血液标志物检查等。随着影像学检查技术的进步与新生物标志物研究的深入，相关设备与试剂不断推陈出新，诊断病因变得更加快速高效，这为后续治疗争取了更多时间。

思考题

在诊断急性心肌梗死时常用哪些检查方法和设备，其原理是什么？

案例解析

一、疾病概述

（一）概述

急性胸痛是急诊科常见主诉症状，急性胸痛患者约占急诊患者总量的 5％。胸痛包括非创伤性胸痛和创伤性胸痛，本章所讲为非创伤性胸痛。急性非创伤性胸痛既包括任何解剖学胸部范围内的原因所导致的任何不适，也包括躯体其他部位疾患放射至胸部的疼痛。不同病因导致的急性胸痛的危重程度差异巨大，疼痛程度与预后也不完全平行，医生需快速识别出可能导致生命危险的病因，并给予及时正确的治疗措施。在接诊患者时，诊疗病患的同时应对患者进行危险分层。存在危及生命的症状或体征时，需立即抢救并尽早进行初步诊断。怀疑为急性冠脉综合征、主动脉夹层、急性肺栓塞、张力性气胸等的患者，为高危胸痛患者，需迅速检查治疗，避免病情恶化；若考虑为其他疾病，如自发性气胸、带状疱疹、急性肋软骨炎等往往不会危及生命疾病的患者，可评估为低危患者，应逐步完善检查，对症处理。

（二）常见病因

胸痛常表现为范围广、性质不明确。由于心、肺、大血管及食管的传入神经进入同一个胸背神经节，通过这些内脏神经纤维，不同脏器疼痛会产生类似的特征及相近的定位，通常都被描述为烧灼感、针刺样、刀割样或者压榨性疼痛。由于背神经节重叠了自上而下三个节段的神经纤维，因此，源自胸部的疾病可表现为范围较广泛的疼痛，可上至颌部，下至腹部。疼痛可放射至颌面部、上腹以及肩背等部位。

胸痛的主要原因多来自胸部疾病，常涉及：①胸壁疾病，如带状疱疹、肋间神经炎、肋软骨炎、多发性骨髓瘤等。②胸肺疾病，如肺栓塞、张力性气胸、肺炎、胸膜炎、肺癌等。③心血管疾病，如急性心肌梗死、主动脉夹层、心脏压塞、肥厚性心肌病等。④纵隔疾病，如纵隔炎、纵隔肿瘤等。⑤食管疾病，如食管撕裂、食管裂孔疝、食管癌等。⑥其他，如过度通气等。

急性胸痛病情根据危重程度可分为危重症、急症或非急症，确定胸痛可能由何种疾病所致，着重考虑是否需要紧急处理。如果患者生命指征不稳定，须立即给予急诊处理

以稳定病情,同时查找可能致病的直接原因。具体病源位置、分类及其对应病因如图 2-1
和表 2-1 所示。

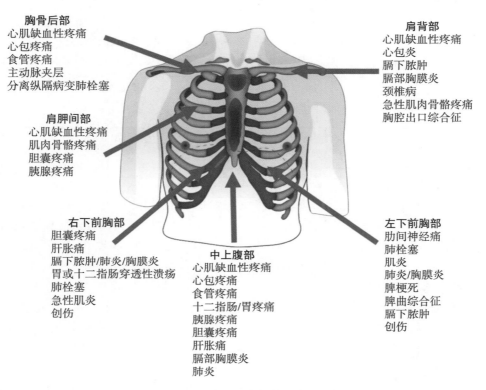

胸骨后部
心肌缺血性疼痛
心包疼痛
食管疼痛
主动脉夹层
分离纵隔病变肺栓塞

肩胛间部
心肌缺血性疼痛
肌肉骨骼疼痛
胆囊疼痛
胰腺疼痛

肩背部
心肌缺血性疼痛
心包炎
膈下脓肿
膈部胸膜炎
颈椎病
急性肌肉骨骼疼痛
胸腔出口综合征

右下前胸部
胆囊疼痛
肝胀痛
膈下脓肿/肺炎/胸膜炎
胃或十二指肠穿透性溃疡
肺栓塞
急性肌炎
创伤

中上腹部
心肌缺血性疼痛
心包疼痛
食管疼痛
十二指肠/胃疼痛
胰腺疼痛
胆囊疼痛
肝胀痛
膈部胸膜炎
肺炎

左下前胸部
肋间神经痛
肺栓塞
肌炎
肺炎/胸膜炎
脾梗死
脾曲综合征
膈下脓肿
创伤

图 2-1　常见胸痛部位和病因

表 2-1　急性胸痛分类

分类		病因
致命性胸痛	心源性	急性冠状动脉综合征、主动脉夹层、心脏压塞、心脏挤压伤(冲击伤)
	非心源性	急性肺栓塞、张力性气胸
非致命性胸痛	心源性	稳定性心绞痛、急性心包炎、心肌炎、肥厚型梗阻性心肌病、应激性心肌病、主动脉瓣疾病、二尖瓣脱垂等
	非心源性	胸壁疾病:肋软骨炎、肋间神经炎、带状疱疹、急性皮炎、皮下蜂窝织炎、肌炎、肋骨骨折、血液系统疾病所致骨痛(急性白血病、多发性骨髓瘤)等
		呼吸系统疾病:肺动脉高压、胸膜炎、自发性气胸、肺炎、急性气管-支气管炎、胸膜肿瘤、肺癌等

续表

分类		病因
非致命性胸痛	非心源性	纵隔疾病:纵隔脓肿、纵隔肿瘤、纵隔气肿等
		消化系统疾病:胃食管反流病(包括反流性食管炎)、食管痉挛、食管裂孔疝、食管癌、急性胰腺炎、胆囊炎、消化性溃疡和穿孔等
		心理精神源性:抑郁症、焦虑症、惊恐障碍等
		其他:过度通气综合征、痛风、颈椎病等

(三)四种高危胸痛的病理生理机制

1.急性冠脉综合征(acute coronary syndrome,ACS)

急性冠脉综合征是由于冠状动脉粥样硬化斑块表面纤维帽破裂,斑块内容物暴露于血液中,进而导致血小板黏附并聚积在破裂表面,激活凝血系统,形成血栓栓塞,造成冠状动脉不同程度的堵塞,引起冠状动脉供应区域缺血,甚至坏死(见图 2-2)。

2.主动脉夹层(aortic dissection,AD)

主动脉壁由内膜、中膜和外膜三层结构组成。主动脉夹层是指主动脉内膜发生撕裂,主动脉腔内高速高压的血流经撕裂口进入壁内并沿着主动脉壁扩展,造成主动脉内膜与中膜的分离形成夹层。大部分患者主动脉夹层中的血液可能穿透外膜或通过远端内膜破口返回主动脉腔内(见图 2-3)。

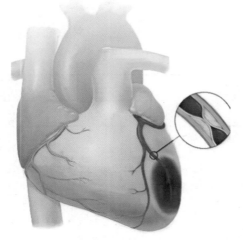

图 2-2　急性冠脉综合征病理生理机制

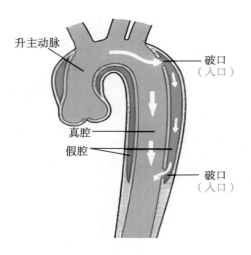

图 2-3　主动脉夹层病理生理机制

3.肺血栓栓塞(pulmonary thromboembolism,PTE)

PTE 是以各种栓子阻塞肺动脉或其分支为发病原因的一组疾病或临床综合征的总称。引起 PTE 的栓子可以来源于下腔静脉径路、上腔静脉径路或右心腔,其中大部分来源于下肢深静脉，特别是从腘静脉上端到髂静脉段的下肢近端深静脉（见图 2-4）。

4.张力性气胸（tension pneumothorax）

胸膜腔是不含气体的、密闭的潜在性腔隙，当气体进入胸膜腔造成积气状态时，即成为气胸。形成气胸后，胸膜腔内负压可变成正压，致使静脉回心血流受阻，产生程度不同的心肺功能障碍。张力性气胸又称为"高压性气胸"，破裂口呈单向活瓣或活塞作用，吸气时胸廓扩大，空气进入胸膜腔；呼气时胸膜腔内压升高，压迫活瓣使之关闭，致使胸膜腔内空气越积越多，内压持续性增高，使肺脏受压，纵隔向健侧移位，影响心脏回心血流。张力性气胸胸膜腔内压常超过 10 cmH$_2$O（1 cmH$_2$O＝9.78 Pa），甚至高达 20 cmH$_2$O，即使抽气后可使胸膜腔内压下降，但又迅速复升，对机体呼吸循环功能影响最大，必须进行紧急抢救处理（见图 2-5）。

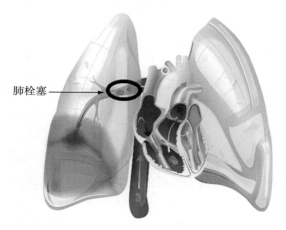

图 2-4　PTE 病理生理机制

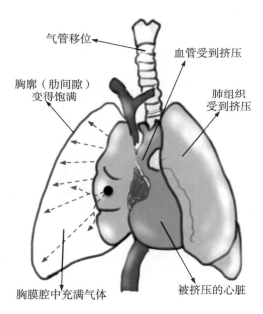

图 2-5　张力性气胸病理生理机制

二、急性胸痛的鉴别诊断与治疗

（一）鉴别诊断

急性胸痛的鉴别诊断如表 2-2 所示。

表 2-2　急性胸痛的鉴别诊断

鉴别诊断	急性冠脉综合征	主动脉夹层	肺栓塞	张力性气胸
病史	高胆固醇血症、吸烟、高血压、糖尿病、生活不规律等	高血压长期控制不佳、动脉硬化、马凡综合征、感染等	长期卧床、制动、老年、孕妇、肿瘤等	慢性阻塞性肺疾病或高瘦体型

续表

鉴别诊断	急性冠脉综合征	主动脉夹层	肺栓塞	张力性气胸
症状	发作性胸骨后闷痛，紧缩压榨感，可放射至左肩、下颌等，呈间断性或持续性	前胸、后背、腹部突发剧烈疼痛，起病即达高峰，呈刀割或撕裂样，位置可移动	呼吸困难、胸痛、咯血、咳嗽、休克	突然发作的呼吸困难，进行性加重
体征	可无明显体征，高危患者心肌缺血引起心功能不全等时，可有新出现的肺部啰音、心脏杂音	双上肢或下肢血压及脉搏可有显著差异	呼吸频率大于20次/分，湿啰音、心动过速、P2亢进、三尖瓣返流体征、右心衰体征，下肢深静脉血栓体征	端坐呼吸、发绀、烦躁不安、出冷汗、脉速、患侧呼吸音减弱或消失
辅助检查	心电图、心梗三项、冠脉造影	主动脉血管造影	心电图、D-二聚体、肺血管造影	X线胸片

(二)治疗

1.ACS

(1)一般治疗：患者应立即卧床休息，消除紧张情绪和顾虑，保持环境安静，可以应用小剂量的镇静剂和抗焦虑药物。对于有发绀、呼吸困难或其他高危表现患者，给予吸氧，检测血氧饱和度，维持血氧饱和度大于90％。

(2)抗血小板治疗：①阿司匹林，除非有禁忌证，所有不稳定心绞痛或非ST段抬高型心肌梗死患者应尽早使用阿司匹林。②二磷酸腺苷（ADP）受体拮抗剂，通过阻断血小板的P2Y12受体抑制ADP诱导的血小板活化，与阿司匹林的作用机制不同，联合使用可提高抗血小板疗效。此类药物主要有氯吡格雷、普拉格雷和替格瑞洛。③血小板糖蛋白Ⅱb/Ⅲa(GPⅡb/Ⅲa)受体拮抗剂：激活的血小板通过GPⅡb/Ⅲa受体与纤维蛋白原结合，导致血小板血栓形成，这是血小板聚集的最后、唯一的途径。此类药物主要有阿昔单抗、替罗非班、依替巴肽和拉米非班。

(3)抗凝治疗：血栓形成的关键环节是凝血酶使纤维蛋白原转化为纤维蛋白，因此抑制凝血酶非常重要。肝素可作为溶栓治疗的辅助用药，直接凝血酶抑制剂比伐卢定可用于直接经皮冠状动脉介入治疗时的术中抗凝，取代肝素和GPⅡb/Ⅲa。

(4)解除疼痛：心肌再灌注治疗并开通梗死相关血管，恢复缺血心肌的供血是解除疼痛最有效的方法，但在再灌注治疗前可选用吗啡、硝酸酯类、β受体拮抗剂等药物，尽快解除疼痛，主要目的是镇痛、扩张冠状动脉或减少心肌耗氧量（减慢心率、降低血压或减弱左心室收缩力）。

(5)再灌注治疗：对于ST段抬高型心肌梗死，应该在发病3~6小时（最多12小时）内，使闭塞的冠脉再通，心肌得到再灌注，濒临坏死的心肌可能得以存活或坏死范围缩小,减轻梗死后心肌重塑,是一种积极的治疗措施,具体可分为经皮冠状动脉介入治疗、溶栓疗法、冠状动脉旁路搭桥术。

(6)其他治疗:血管紧张素转换酶抑制剂(angiotensin converting enzyme inhibitor, ACEI)或血管紧张素受体拮抗剂(angiotensin receptor blockers, ARB)。ACEI 有助于改善恢复期心肌的重构,减少急性心肌梗死的病死率和充血性心力衰竭的发生,如患者不能耐受 ACEI,可考虑给予 ARB。他汀类药物在急性期应用可促使内皮细胞释放一氧化氮,有类硝酸酯的作用,ACS 患者应将胆固醇控制在 70 mg/dL 以下。

2.AD

本病系危重症,如不及时处理,一周内死亡率高达 60%~70%。

(1)药物治疗:降压首选静脉应用硝普钠,迅速将收缩压降至 100~120 mmHg 或更低;β受体阻滞剂或钙通道拮抗剂,在降压的同时进一步降低左心室张力和心肌收缩力,减慢心率至 60~80 次/分。

(2)介入治疗:腔内隔绝术作为治疗主动脉夹层的新术式,通过微创技术进行血管内治疗,在主动脉内植入带膜支架,可压闭撕裂口,扩大真腔。

(3)外科手术治疗:开胸外科手术是升主动脉夹层治疗的基石,术中修补撕裂口、排空假腔并重建主动脉。

3.PTE

(1)一般处理与呼吸循环支持治疗:卧床休息,保持大便通畅,避免用力,以免深静脉血栓脱落,可适当给予镇静、止痛、镇咳等对症治疗;采用经鼻导管或面罩吸氧,以纠正低氧血症。

(2)抗凝治疗:是 PTE 的基本治疗方法,可有效防止血栓再形成和复发,为机体发挥自身的纤溶机制溶解血栓创造条件。

(3)肺动脉导管碎裂和抽吸血栓:对于肺动脉主干或主要分支的高危 PTE 患者,如果存在溶栓治疗禁忌、经溶栓或积极的内科治疗无效或在溶栓起效前(数小时内)很可能会发生致死性休克等情况,若具备相应的专业人员和技术,可采用导管辅助去除血栓(导管碎解和抽吸肺动脉内巨大血栓),一般局部小剂量溶栓和机械碎栓联合应用。

(4)肺动脉血栓摘除术:风险大,病死率高,需要较高的技术条件,仅适用于经积极的内科治疗或导管介入治疗无效的紧急情况。

(5)放置腔静脉滤器:对于急性 PTE 合并抗凝禁忌的患者,为防止下肢深静脉大块血栓脱落,经审慎评估后可考虑置入下腔静脉滤器。

4.张力性气胸

张力性气胸是可迅速致死的急危重症。院前或院内急救需迅速使用粗针头穿刺胸膜腔减压,并外接单向活瓣装置;禁忌情况下,可在针柄部外接剪有小口的外科手套、柔软塑料袋或气球等,使胸腔内高压气体易于排出而外界空气不能进入胸腔。进一步处理应安置闭式胸腔引流,使用抗生素预防感染。闭式引流装置可连接负压引流瓶,待漏气停止 24 小时后,X 线检查证实肺已膨胀,方可拔除引流管。

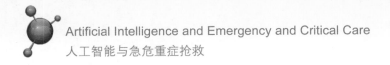
三、医工交叉应用的展望

尽管诊治急性胸痛所需的医疗设备已有日新月异的技术更新,然而在具体实践中却不断遭遇新的挑战。

(一)疾病诊断

1.心电图机

正常心脏的起搏点位于窦房结,窦房结细胞有节律地发出电冲动,经由心脏的传导系统传播到各部位心肌,使得心脏的活动有条不紊地顺序进行。在每一个瞬间,心脏发生的电流传导方向和电位大小都可以用向量来表示,在一个心电周期内将这些向量的顶端按照时间顺序连在一起就构成了一个向量环。所谓心电图(electrocardiography,ECG),实际上就是这个向量环在电极所在方向的零电位线上的投影。心电图作为一种经体壁以时间为单位记录下心脏电生理活动的诊疗技术,是测量和诊断异常心脏节律的最好方法,在心肌梗死的诊断中可以特异性地分辨出心肌梗死的区域。

心电图机的发展经过了几代人的接力。1872 年,在 St Bartholomew's 医院攻读电学专业的 Alexander Muirhead 博士从一个发烧患者手腕的导线上获得了患者心脏搏动的电信号并记录了下来。1878 年,英国生理学家 John Burdon Sanderson 制作了能显示并记录信号的里普曼微电流计。在此基础之上,于英国伦敦帕丁顿圣玛丽医院工作的 Augustus Waller 制作了固定在投影仪上的里普曼微电流计,心脏产生的电信号经投影仪投射到照相机底片上,从而被实时记录下来。1903 年,荷兰医生、生理学家威廉·埃因托芬发明了弦线式检流计,从而带来了心电图历史上的第一次突破。与今天可以黏在皮肤上的电极不同,埃因托芬发明的装置重约 600 磅(合 272 千克),需要五个人同时操作,在记录心电图时需要把受检者双臂和一只腿泡在盛有盐水的桶里,以增强导电性(见图 2-6)。埃因托芬把心电图中的一系列波分别命名为 P 波、Q 波、R 波、S 波和 T 波,并且描述了一些心血管系统疾病的心电图特点,这些分析心电图的理论仍被现代医学沿用。为了表彰他的此项发现,他于1924 年获得诺贝尔生理学或医学奖。如今,心电记录仪器已经从实验室中的笨重设备演变成了非常便携的装置,不仅记录清晰、抗干扰能力强,而且便携并具有自动分析诊断功能(见图 2-7)。心电图检查以其快速、无创伤、客观准确的特点

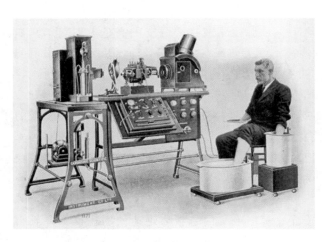

图 2-6　弦线式检流计

成为临床医学最常见的检查项目,在诊断心脏疾病等方面具有不可替代的地位。

由于部分心脏疾病具有突发性,一些非持续性的异常心电信号难以被及时捕捉,有时在出现不适症状后再去医院做心电图已经无法对患者做出正确的诊断与治疗。因此,研究更便捷的 ECG 持续监护系统十分必要。1961 年,美国生物物理学家 Holter 发明出一种能 24 小时连续采集多导联动态信号的佩戴式心电监测装置。这种在传统心电图基础上升级进化而来的动态心电图可以判定患者的心律失常具体程度,准确获得患者心率失常数据信息(见图2-8)。近年来,随着智能手机普及和人工智能的发展,手机心电图机受到广泛关注。它利用人工智能技术预测疾病风险并协助临床诊断,提高诊断效率。其中,深度学习技术提高了心电监测水平。它的长程连续监测也对构建心脏疾病的预警模型提供了帮助。

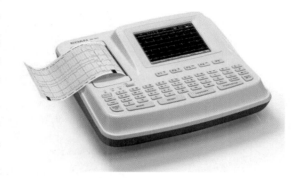

图 2-7　目前常用的心电图机

2.急性胸痛早期鉴别和危险分层的生物标志物

由于急性心肌梗死容易进展为心源性猝死,有较高危险性,因此必须尽快将 ACS 造成的胸痛和其他病因导致的胸痛相鉴别,进行早期正确的诊断和危险分层。血液中的生物标志物可用于诊断、疾病危险分层以及监测疾病的进展或对治疗的反应(见图 2-9)。

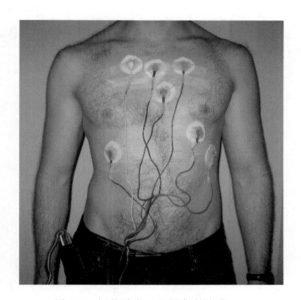

图 2-8　佩戴动态心电图仪的患者

乳酸脱氢酶(LDH)、肌酸激酶(CK)以及它的同工酶(CK-MB)曾在临床被作为心肌损伤的生物标志物,但是由于发生心梗后这些标志物在血中出现较晚(平均峰时间:LDH 为 48 小时,CK 为 18 小时,CK-MB 为 6 小时),不能用于早期检测,且敏感度和特异度都存在一些问题,临床应用价值逐渐降低。而后心肌钙蛋白(cardiac troponin,cTn)逐渐被广泛应用,临床上对于疑似急性心肌梗死的胸痛患者,可检测肌钙蛋白并在 6 小时内复测。随着纳米技术与生物传感器的发展与结合,有着更高灵敏度和阴性预测价值的高敏肌钙蛋白逐渐开始受到重视,使用高敏肌钙蛋白缩短了复测时间。

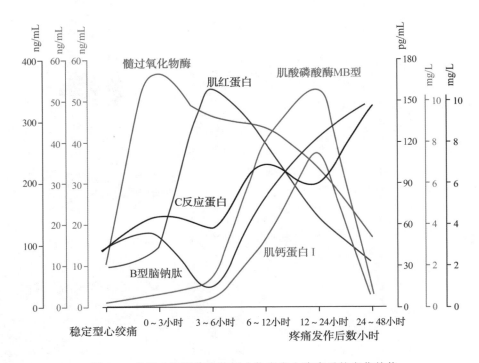

图 2-9　各种心肌损伤生物标志物在发生胸痛后的变化趋势

图源：SINNING C，SCHNABEL R，PEACOCK W F，et al. Up-and-Coming Markers：Myeloperoxidase，a novel bniomarker test for heart failure and acute coronary syndrome application？［J］. Congestive heart failure，2018，14(4 Suppl 1)：46-48.

在 ACS 患者危险分层生物标志物方面，指南推荐使用肌钙蛋白、B 型脑钠肽、C 反应蛋白(C-reactive protein，CPR)三者联合检测进行危险分层。半衰期较短的 B 型脑钠肽和半衰期较长的 N 末端脑钠肽原是发生 ACS 时由于心肌损伤、心负荷增加，心室合成并释放分泌的血管活性激素，两者皆可用于可疑 ACS 患者危险分层。C 反应蛋白是涉及动脉粥样硬化的发生及并发症的炎性细胞因子，在心肌缺血患者血液水平中显著升高，可预测主要心血管不良事件，但其敏感性和特异性不高。

随着 21 世纪组学技术的不断发展，microRNA 等分子在急性胸痛鉴别诊断和危险分层中的价值日益凸显，研究人员也不断探索其他新型生物标志物，如细胞内脂肪酸载体蛋白、缺血修饰蛋白等。新的生物标志物应该能准确地用于临床测定，并在分析方法中可重现，和 ACS 的后果之间有很强的一致性关联，且可建立一般参考范围、能快速测定、价格合理。医工交叉的应用将探索出更可靠的新标志物，获得精度更高、更便捷的标志物检测方法。

3.血管内超声

传统的冠脉造影只能显示管腔的情况，不能显示病变所在的管壁和管壁中的斑块详细信息，在冠脉粥样硬化的早期使用冠脉造影检查往往不能检查出应有的异常信息。然而，虽然管腔面积可能没有发生狭窄，但是粥样斑块还在不断变大，冠脉呈代偿性扩张。

这种误诊、漏诊情况就使得依据冠脉造影评价冠脉粥样硬化严重程度的可靠性大大降低。血管内超声(intravascular ultrasound,IVUS)是一种结合了超声技术和导管技术的新诊断方法,在冠心病的介入性诊疗中,它能更加全面地检查血管狭窄、斑块等病变信息,具有冠脉造影等检查方式所不具备的优点。血管内超声是利用导管将微型超声探头导入血管腔内进行探测,然后经电子成像系统就可以显示出心血管组织结构和具体的几何形态,不仅可以准确测量管腔及斑块的大小等信息,还可以在一定程度上提供斑块的组织信息,这些都是冠脉造影所不具备的(见图 2-10)。IVUS 可用于协助诊断心脏移植术后的冠脉病变,还能够观测冠脉粥样硬化的进展和消退。IVUS 在临床上还用于评价血管壁的张力和顺应性等。

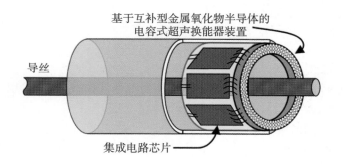

图 2-10　血管内超声成像原理

图源:DEGERTEKIN F L, GULDIKEN R O, KARAMAN M. Annular-ring CMUT arrays for forward-looking IVUS: Transducer characterization and imaging[J]. IEEE transactions on ultrasonics, ferroelectrics, and frequency control, 2006, 53(2): 474-482.

4.光学相干断层成像

光学相干断层成像(optical coherence tomography,OCT)是一种应用近红外线对血管进行横断成像的血管内成像技术。OCT 利用可以转动的光学透镜和光纤向血管内表面发射近红外光,利用光干涉仪接受反射回来的光波并成像。但由于近红外光波的穿透性不强(1.0~2.5 mm),血管中的血细胞、红血栓,以及斑块的脂质核心或斑块内坏死都会影响 OCT 对血管壁结构的观察和斑块负荷的估计。另外,由于红细胞对红光的散射,过去的 OCT 在成像时需要不断注入造影剂将血液冲刷开。但是现代的 OCT 系统通过快速旋转回撤等技术部分地减少了红细胞等对成像的干扰,在数秒内就能完成一段长度血管的成像。使用 OCT 时,将一根头端带光学透镜的非常细小的导管放在冠脉血管里,通过高速旋转回撤,2~3 秒就可以完成检查。

OCT 成像分辨率很高,轴向分辨率可以达到 10~20 μm,可以清晰地分辨出冠脉管壁的三层结构,并识别包括脂质斑块、纤维斑块、钙化斑块、易损斑块、血栓、夹层等一些在造影和其他检查工具无法或不能清晰观察到的血管病理改变。通过 OCT 检查,可以指导医师选择 ACS 治疗方案,还可对冠脉病变以及支架植入效果进行评价,可以指导医师更加准确地选择支架规格、放置位置,并及时了解支架与管腔的贴壁情况,减少术后的并发症。

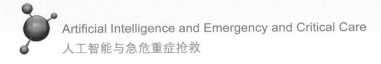

5.CT 肺动脉血管成像（computed tomographic pulmonary angiography，CTPA）

自 1972 年第一台 CT 问世以来，CT 已广泛应用于医学诊断中。CT 肺动脉血管成像是定性、定量诊断急性肺栓塞的首选检查方法。经造影剂增强后的肺动脉表现为高密度影像，血栓则表现为高密度血管影中的低密度充盈缺损。CTPA 具有多角度显示肺血管结构的优势，可直接观察栓子的大小、形态、位置。近年来，双能量 CT 在急性肺栓塞中的临床应用越来越广泛，利用物质间衰减值不同的特征对物质进行区分与量化，同时联合碘图成像、双能量肺灌注成像以及虚拟单能谱成像等后处理技术可获取组织形态与功能的信息。此外，人工智能的快速发展进一步提高了 CTPA 检测急性肺栓塞的诊断效能。基于人工智能算法在 CTPA 影像上自动化检测肺栓塞，可以提高其敏感度和特异度，甚至可精确计算栓子体积。但是减少 CTPA 肺灌注异常的假阳性率、保证碘剂与灌注相关参数的一致性和稳定性，以及优化成像技术和辐射剂量等都是进一步改进的方向。

6.主动脉血管造影（CT angiography，CTA）

CTA 是在 CT 下使主动脉成像的技术。从静脉注入碘造影剂，可以在 CT 下使主动脉显影。主动脉 CTA 可以对主动脉夹层动脉瘤病变进行准确的分型和判断，对内膜撕裂口进行准确定位，同时可以对夹层动脉瘤的范围大小进行界定，可以有效明确重要分支血管的受累情况。对于主动脉夹层患者，主动脉 CTA 是目前最常用的术前影像学评估方法，其敏感性达 90% 以上，其特异性接近 100%。CTA 断层扫描可观察到夹层隔膜将主动脉分隔为真假两腔，重建图像可提供主动脉全程的二维和三维图像。主动脉 CTA 的缺点是要注射造影剂，可能会导致相应的并发症，另外，主动脉搏动产生的伪影也会干扰图像和诊断。由于多排螺旋 CT 覆盖范围广，显示的层厚较薄，其成像速度比较快，旋转一圈只需 0.27 s，短时屏气即可完成主动脉全程的扫描，加上其具有强大的图像后处理功能，多排螺旋 CT 已成为检查主动脉 CTA 的常用设备。

（二）疾病治疗

1.心脏导管介入治疗

1929 年，德国外科医生 Werner Forssmann 将一根 65 厘米长的导尿管插入自己的肘静脉并送至右心房，并向导管内注入了显影剂，记录下了人类历史上第一张心导管 X 线影像

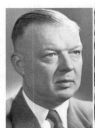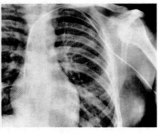

图 2-11　Werner Forssmann 和人类历史上
第一张心导管 X 线影像

（见图 2-11）。12 年后，美国心脏科医生 Andre F. Cournand 和 Dickinson W. Richards 重复了这一试验，并首次用心导管检查测定右心及肺动脉压和心输出量，用以诊断先天性和风湿性心脏病。1956 年，以上三人共同获得诺贝尔生理学或医学奖，拉开了人类心脏导管介入治疗的序幕。1953 年，瑞典的 Seldinger 发明了经皮穿刺导管技术，结束了血管造影需要外科医师协助的历史，Seldinger

穿刺法成为内科医师可独立完成的一种简便安全的操作并沿用至今。1958 年 10 月 30 日，美国克利夫兰医学中心的 Mason Sones 在给一名瓣膜病患者行主动脉造影时，无意将 30 mL 造影剂注射入右冠状动脉，虽然导致了心跳骤停，但在患者咳嗽后造影剂加速排出，患者很快恢复正常。于是他们推测，冠状动脉可能能够耐受少量的造影剂直接注射。随后，Melcin Judkins 和 Kurt Amplant 等人发明了专门用于冠状动脉造影的导管，选择性冠状动脉造影逐渐开展起来。

1977 年，"介入心脏病学之父"Andreas Gruentzig 完成全球首例经皮冠状动脉腔内血管成形术（percutaneous transluminal coronary angioplasty，PTCA）。他使用气囊导管到达狭窄的冠状动脉内腔，通过在体外加压扩张气囊，使病变冠状动脉重新构型（见图 2-12）。但球囊扩张后发生的血管弹性回缩和内膜增生是冠脉再次狭窄的主要原因，靶血管术后 3～6 个月再狭窄率高达 30%～50%。扩张球囊也时常引起血管夹层、撕裂，内皮剥脱，进而使得血小板与内皮下基质接触聚集，引起急性冠状动脉闭塞。

1986 年，Ulrich Sigwart 完成了世界上首例冠脉支架置入术。当时的支架由不锈钢、钴合金、镍钛形状记忆合金、钽等组成（见图 2-13）。支架为血管提供持久支撑力，并能使术中撕裂的冠状动脉内膜迅速贴壁。冠脉支

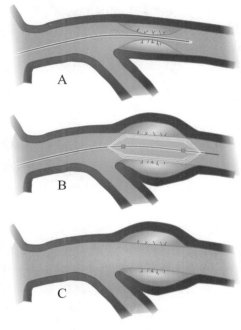

图 2-12   PTCA 原理

架置入术防止了 PTCA 后血管急性回缩，基本解决了术后急性和亚急性血管闭塞，将术后血管再狭窄率降至 20%～30%。但裸金属支架在置入过程中难免损伤血管内膜，愈合过程中平滑肌细胞过度增生，导致血管腔逐渐减小，最终依旧会导致支架内再狭窄。

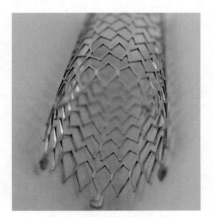

图 2-13   裸金属支架

1999 年，出现了第一代药物洗脱支架（drug eluting stent，DES）。通过在裸金属支架表面喷涂载有抗平滑肌增殖药物的高分子聚合物涂层，药物缓慢释放，有效抑制血管平滑肌细胞增殖，显著减少了支架内再狭窄的发生风险。第一代 DES 为不锈钢骨架，药物涂层以聚甲基丙烯酸丁酯为代表，所载药物以紫杉醇、西罗莫司为代表。第二代 DES 为钴铬合金骨架，药物涂层采用磷酸胆碱、偏氟乙烯等，所载药物主要是西罗莫司及其衍生物（如佐他莫司、依维莫司、拜尔莫司等）。DES 将 1 年随访期内的靶血管再狭窄风险降至 10% 以下。DES 虽然显著减少

了支架内血栓的发生风险,但永久存在于血管的金属置入物限制了血管的正常舒缩活动,永久存在的聚合物涂层也有引起置入段血管炎症反应的可能。因此,支架内血栓、支架内再狭窄等不良临床事件并不能完全消失。

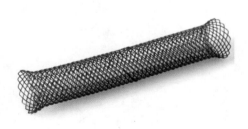

图 2-14　生物可降解支架

2000 年,生物可降解支架(biodegradable stent,BDS)首次应用于人体,进入临床评估。BDS 的骨架材料主要是聚合物类(聚左旋乳酸)和金属类(镁、铁)。支架在置入早期支撑病变血管,随后在2～3 年内完全降解,最终血管的自然形态和舒缩功能得以恢复(见图 2-14)。BDS 的优点包括:降解后不会禁锢边支血管,还可在同一病变部位反复进行介入治疗以及与磁共振检查兼容等。但是,目前 BDS 在支架厚度、降解速度、通过性能、机械性能、可视性、适用人群、储存寿命、血栓等方面有待改进,而且 BDS 置入早期仍有较高支架内血栓发生风险,且仅适合于低、中度复杂病变。

2.植入型心律转复除颤器

植入型心律转复除颤器(implantable cardioverter defibrillator,ICD)是一种体积小、能植入患者胸腔或腹腔的医疗设备,可起到支持性起搏、抗心动过速起搏、高能量除颤等作用,是目前治疗恶性室性心律失常最有效的方法(见图2-15)。患者在经历过心肌梗死后的 30 天内极易出现恶性室性心律失常,进展为心脏性猝死。因此,对于高危心梗患者,应植入心律转复除颤器以预防心脏性猝死。ICD 检测心律失常的方法是基于心律失常发作的持续时间和心率而设定标准,并根据心率设置相应的检测区和治疗区,只有超过内置设定的标准才会触发ICD。为了区分室性心律失常与非室性心律失常,ICD 诊断程序通过评估心率、发作的突然性、房室分离、间期稳定性、QRS 模板等参数识别出需要治疗的室性心律失常事件。此外,噪声鉴别算法也避免了噪声信号被 ICD 识别为室性心律失常而采取不恰当的治疗。在识别异常心律后,ICD 可通过抗心动过速起搏、低能量同步转复和高能量除颤三种治疗参数治疗室速或室颤。这些疗法的参数可以进行改变和调整,在每个治疗区,可以设置相应的治疗方式,每次治疗后,设备会重新进行评估,若心律失常事件持续存在,则会再次治疗。经静脉植入型心脏转复除颤器自 20 世纪90 年代初推出以来,一直为一线治疗手段。因需要经静脉置入心内电极,放置 ICD 也有其自身风险,如气胸、心脏穿孔、感染、导线故障等严重并发症。随着医学技术的不断发展,越来越多新型心律转复除颤器被应用于临床,可为心梗患者提供更多选择:①可穿戴式ICD 是一种穿戴式体外自动除颤器,穿戴后可自行电击,清醒患者可通过按压响应按钮延迟或终止治疗,治疗具有极大的主动性(见图 2-16)。②全皮下植入式心律转复除颤器是一种无须侵入患者血管及心脏的新型心律转复除颤系统,其应用效果与经静脉植入式心律转复除颤器相当,并且应用简单,不会引起并发症。目前,大多数临床中心会根据大规模随机试验的结果来指导 ICD 的算法编程。但是,特定的患者情况可能需要个体化编程设置,以达到最优的效果。

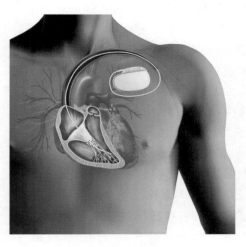
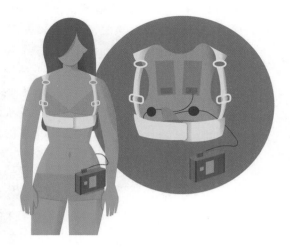

图 2-15 植入型心律转复除颤器   图 2-16 可穿戴式植入型心律转复除颤器

3.动脉腔内修复支架

动脉腔内修复术是指在股动脉处开一个数厘米长的小切口，或者通过单纯穿刺，通过导管将血管支架输送至夹层病变处，血管支架通过自扩张或球囊扩张固定在血管壁，以达到隔绝血液与动脉瘤，保持血流畅通，防止血管动脉瘤出现突发性破裂的目的。胸血管内瘤修补术（thoracic endovascular aneurysm repair，TEVAR）目前已广泛应用于胸腹主动脉疾病的治疗，因其具有微创、安全、高效、成功率高等特点，很大程度上取代了传统外科开放手术，现已经成为 B 型主动脉夹层的首选治疗方法（见图 2-17）。目前，TEVAR 方法包括烟囱支架技术、开窗技术、分支支架技术和杂交手术。

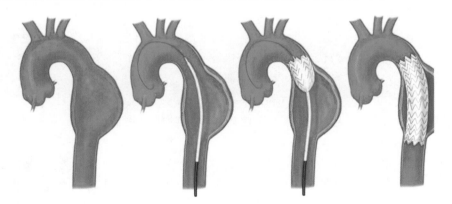

图 2-17 胸主动脉腔内修复术

TEVAR 使用的血管支架（见图 2-18）应具有以下性能：①力学性能：包括良好的径向支撑力、纵向短缩率和弯曲刚度等，支架需要具备能够承受解剖学弯曲、搏动的血液动力和良好的顺应性。②生物相容性：指血液与支架材料相互之间的作用程度，如果血管支架具有良好的生物相容性，可以避免支架在体内发生感染、免疫排斥反应、血栓形成、支架表面腐蚀或脱落以及其他不良事件。具有良好生物相容性的支架应该具有金属含杂质少、覆膜厚度小但力学性能好、金属表面电位低、金属占有面积尽可能小、耐腐蚀等特点。③柔顺性：柔顺的支架输送系统能够轻松地根据患者常见的弯曲解剖结构调节其自身结构，还能根据动脉瘤囊的形态变化调节其装置长度，从而保证手术的顺利进行。④抗疲劳性：支架在植入体内数年后，因受到体内复杂环境的作用，可能会发生不同程度的破坏与失效。⑤抗血栓性：支架表面应有特定药物涂层，如肝素、聚乙二醇和雷帕霉素等药物涂层，这些涂层不但可以提高覆膜的防渗漏性能，还可以解决血栓问题。⑥可视性：腔内修复术的手术过程需要 X 射线的全程辅助，若支架在 X 射线下的可视性不好，可能会出现支架植入过程困难、损伤自体血管等问题。⑦抗感染性：通常情况下，宿主拥有一定的免疫反应，可以在一定程度上防止感染发生或者在感染后自愈，但是仅靠自身的免疫是不够的，还需配合药物治疗或者其他治疗手段，所以支架具有抗菌功能是必要的。

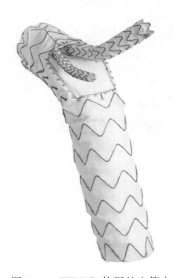

图 2-18　TEVAR 使用的血管支架

图源：D'O NO FRIO A，CARAFFA R，CIBIN G，et al. Total endwascular aortic arch repair：From dream to reality[J].Medicine（Kaunas），2022，58：372.

开发动脉腔内修复支架新材料、新工艺可以使手术顺利开展，减少患者术后的并发症、病残率。

参考文献

[1]中华医学会急诊医学分会,中国医疗保健国际交流促进会胸痛分会.急性胸痛急诊诊疗专家共识[J].中华急诊医学杂志,2019,28(4):413-420.

[2]王征,程凯,于洁琼,等.急性胸痛早期鉴别和危险分层的生物标志物检测[J].中华检验医学杂志,2017,40(9):677-681.

[3]葛静.Stanford B 型主动脉夹层腔内修复术的研究进展[J].重庆医学,2020,49(11):1868-1874.

[4]李乐雯,张艳,王家昆.心血管覆膜支架材料学特征与主动脉夹层病变的治疗[J].中国组织工程研究与临床康复,2010,14(34):6401-6404.

[5]BRUNO R R, DONNERBANZHOFF N, SÖLLNER W, et al. The interdisciplinary management of acute chest pain[J]. Deutsches A rzteblatt International, 2015, 112(45):768.

（徐峰）

第三章　血栓性疾病

学习目的

1.了解血栓性疾病的定义、病因及发病机制。

2.熟悉血栓性疾病的药物分类。

3.熟悉血栓性疾病相关医工结合的现状及进展。

4.掌握血栓性疾病的治疗方法。

案例

患者男性,58 岁,公司职员,体形偏胖,长期熬夜,日常吸烟多,平均每天 20 支以上,既往有高血压和糖尿病,平素血压和血糖控制不良。

本次因"阵发性胸痛伴大汗 4 小时余"来急诊科就诊。4 小时前,患者因情绪激动突发左侧胸痛,疼痛部位以左前胸为主,伴呼吸困难、全身大汗,自服硝酸甘油,没有明显缓解,遂来医院急诊科就诊。

本次查体可见:老年男性,神志清,精神可,体形偏胖,全身可见汗渍,全身皮肤黏膜未见明显黄染,双肺呼吸音粗,未闻及啰音,心率 108 次/分,血压 162/101 mmHg,各瓣膜听诊区未闻及明显杂音,腹部平坦,全腹未见迂曲血管,全腹未见明显压痛及反跳痛,肝脾肋下未触及,双下肢不肿。心电图结果如图 3-1 所示。

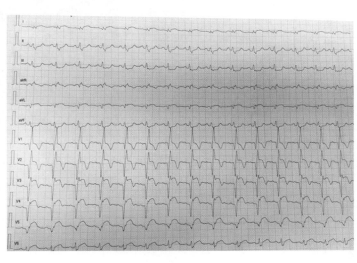

图 3-1　患者心电图结果

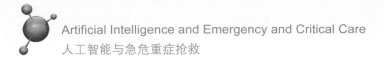
　　根据患者心电图及症状,急性心肌梗死诊断可能性很大,紧急启动心肌梗死绿色通道,留取患者血液进行心梗三项及血常规、凝血系列和电解质等检查。在启动心肌梗死绿色通道的同时,紧急建立静脉通道,常规给予心电监护,口服阿司匹林 300 mg 和替格瑞洛 180 mg。介入医生同患者家属谈话,考虑患者急性心肌梗死诊断比较明确,有做冠脉造影的指征,需根据造影结果考虑是否做支架植入术,患者家属同意行冠脉造影术。医师立即将患者转运至导管室,造影发现患者左冠状动脉严重狭窄(见图 3-2),考虑血栓负荷较重,给予导管抽吸,抽吸出血栓(见图 3-3)。抽吸血栓后,左冠状动脉仍有严重狭窄,植入支架一枚(见图 3-4)。术后患者进入胸痛病房,继续常规口服阿司匹林、替格瑞洛和低分子肝素治疗。由于介入手术属于微创手术,建议患者早期床上被动活动,包括翻身拍背

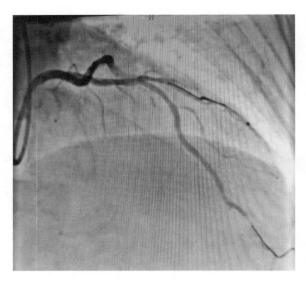

图 3-2　造影发现左冠状动脉严重狭窄

等,并根据情况控制患者血压和血糖,建议患者戒烟并控制体重。术后观察 7 天,患者未再出现胸痛,办理出院手续,规律门诊随访治疗。

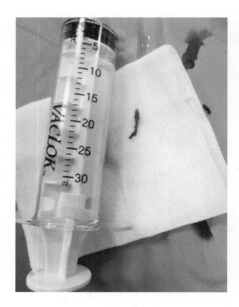

图 3-3　抽吸出的血栓

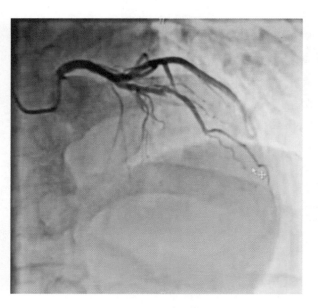

图 3-4　支架植入后左冠状动脉

医工结合点：冠状动脉造影是 20 世纪逐渐发展起来的微创治疗手段，随着材料学和工程学的发展，目前广泛应用于临床，挽救了大量的心肌梗死患者。心肌梗死实质上是冠状动脉粥样硬化斑块破裂，局部血栓形成，可以通过抽吸术将血栓取出，也要根据冠状动脉狭窄程度考虑是否应用支架。心肌梗死患者术后也要及时跟进抗血小板和抗凝治疗，同时要控制危险因素，如吸烟、肥胖、高血压和糖尿病等。

思考题

除了上述案例中提到的抽吸血栓和支架的使用，还有哪些医工结合的进展可使心肌梗死患者获益？

案例解析

一、疾病概述

血液在血管内或心脏内膜局部形成凝块称为血栓形成。血栓脱落后部分或全部堵塞某些血管引起相应的病理现象称为血栓栓塞。血栓形成以及血栓脱落所致的疾病称为血栓性疾病，是临床常见多发疾病。血栓可在机体各脏器内形成，但若在心脑血管内形成，其危险性更大。随着人口的老龄化、人们生活方式及习惯的改变，血栓性疾病越来越成为全球性的重大健康问题，成为导致全球人口死亡的第一位原因。血栓性疾病按血管不同可分为：①动脉血栓性疾病：包括 ACS、急性缺血性脑卒中和急性外周动脉缺血等。②静脉血栓性疾病，即静脉血栓栓塞症（venous thromboembolism，VTE）：包括 PTE 和深静脉血栓形成（deep venous thrombosis，DVT）。③微血管血栓：包括弥散性血管内凝血（disseminated intravascular coagulation，DIC）和血栓性血小板减少性紫癜（thrombotic thrombocytopenic purpura，TTP）等。

血小板活化、聚集以及凝血酶介导的纤维蛋白沉积会导致血栓形成。所有血栓均由聚集的血小板、纤维蛋白和红细胞组成，但在动静脉血栓中各成分的占比却不相同。动脉血栓是在高剪切力作用下形成的，含有较多的血小板、少量的纤维蛋白以及相对较少的红细胞，称为白色血栓。相反，静脉血栓形成于低剪切力环境中，含有较丰富的纤维蛋白和红细胞，血小板数量较少，称为红色血栓。因此，血小板在动脉血栓形成中占主导地位，而纤维蛋白是静脉血栓的主要组成成分。理解动脉血栓和静脉血栓组成的差异以及血栓形成机制有助于指导治疗。

正常的机体具有完整的凝血、抗凝和纤溶系统。凝血系统、抗凝系统和纤溶系统保持动态平衡，可保证机体的止血和血流通畅。一旦凝血、抗凝与纤溶功能平衡发生紊乱，就会导致出血和血栓形成倾向。血栓形成与血管、血液细胞成分以及血液流动有密切关系。凝血系统主要由凝血因子组成，直接参与凝血的物质为凝血因子，公认的凝血因子有 13 个。凝血因子的激活有内源性激活途径和外源性激活途径。目前，以组织因子为始动因子的外源性凝血系统的激活在启动凝血过程中起主要作用。内、外源性凝血系统

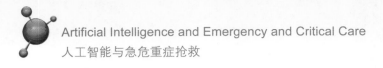

的互相密切联系对启动并维持凝血过程具有重要作用。抗凝系统包括细胞抗凝系统和体液抗凝系统。细胞抗凝系统指单核-吞噬细胞系统对凝血因子、组织因子、凝血酶原复合物以及可溶性纤维蛋白单体的吞噬;体液抗凝系统包括丝氨酸蛋白酶抑制物、以蛋白质 C 为主体的蛋白酶类抑制物质及组织因子途径抑制物(tissue factor pathway inhibitor,TFPI)。

血管和(或)组织损伤后形成的血管内血栓会逐步降解,从而保证血管的通畅,也有利于受损组织的修复。机体存在纤溶系统,血栓溶解主要依赖于纤溶系统,机体形成血栓后纤溶系统被激活,促进血栓溶解。纤溶系统主要包括纤溶酶原、纤溶酶、纤溶酶原激活物与纤溶抑制物。纤溶酶原在纤溶酶原激活物的作用下发生水解,形成纤溶酶。纤溶酶将纤维蛋白或纤维蛋白原降解为纤维蛋白降解产物。纤维蛋白降解产物一般不发生凝固,部分小分子物质还具有抗凝的作用。纤溶系统活动亢进,可以导致血栓提前溶解而有重新出血的倾向;纤溶系统活动低下,血栓溶解速度降低,加重血栓栓塞。同时,体内还有抗纤溶系统,主要有纤溶酶原激活物抑制剂和 α_2-抗纤溶酶。

此外,血管壁重要的组成成分,即血管内皮细胞,在凝血、抗凝及纤溶过程中发挥重要作用。内皮细胞可以产生各种生物活性物质,调节凝血与抗凝功能,也参与调节纤溶系统功能;同时,通过调节血管紧张度、参与炎症反应和维持微循环的功能等参与机体的凝血与抗凝的动态平衡。

(一)传统凝血与抗凝机制

血液凝固是血液由液体状态转变为固体状态的过程,简称"凝血"。参与血液凝固的各种蛋白统称为凝血因子或凝血蛋白。凝血因子是促使纤维蛋白原转变为纤维蛋白所必需的一类蛋白质,其中多数属丝氨酸蛋白酶。凝血过程有 10 多个凝血因子参与,是机体最复杂的生理过程之一。传统凝血过程通常分为内源性凝血途径、外源性凝血途径与共同凝血途径。

内源性凝血途径中,参加凝血的凝血因子全部来自血液(内源性)。临床上常以活化部分凝血活酶时间(APTT)来反映体内内源性凝血途径的状况。内源性凝血途径是指从因子Ⅻ激活,到因子Ⅹ激活的过程。当血管壁发生损伤,内皮下组织暴露,带负电荷的内皮下胶原纤维与凝血因子接触,因子Ⅻ即与之结合,被活化为Ⅻa。在不依赖钙离子的条件下,因子Ⅻa将因子Ⅺ激活。在钙离子的存在下,活化的因子Ⅺa又激活了因子Ⅸ。单独的因子Ⅸa激活因子Ⅹ的效力相当低,它需要与因子Ⅷa结合形成1∶1的复合物(又称"因子Ⅹ酶复合物"),可大大加速对因子Ⅹ的活化过程。

外源性凝血途径中参加凝血的凝血因子并非全部存在于血液中,还有外来的凝血因子参与止血。这一过程从组织因子暴露于血液开始,一直到因子Ⅹ被激活结束。临床上以凝血酶原时间测定来反映外源性凝血途径的状况。组织因子是存在于多种细胞质膜中的一种特异性跨膜蛋白。当组织损伤后,释放该因子,在钙离子的参与下,它与因子Ⅶ一起形成1∶1复合物。一般认为,单独的因子Ⅶ或组织因子均无促凝活性,但二者结合后会很快被活化的因子Ⅹ激活为因子Ⅶa,从而形成Ⅶa组织因子复合物,后者比因子Ⅶa单独激活因子Ⅹ的能力增强了16000倍。外源性凝血所需的时间短,反应迅速。外源性凝血途径主要受组织因子途径抑制物(TFPI)调节。TFPI 是存在于正常人血浆及血小板和血管内皮细胞中的一种糖蛋白。它通过与因子Ⅹa 或因子Ⅶa-组织因子-因子Ⅹa 结合形成复合物来抑制因子Ⅹa 或因子Ⅶa-组织因子的活性。另外,研究表明,内源性凝血途径和外源性凝血途径可以相互活化。

从因子Ⅹ被激活至纤维蛋白形成,是内源、外源性凝血的共同凝血途径,主要包括凝血酶生成和纤维蛋白形成两个阶段。凝血酶的生成:因子Ⅹa、因子Ⅴa 在钙离子和磷脂膜的存在下组成凝血酶原复合物,即凝血活酶,将凝血酶原转变为凝血酶。纤维蛋白形成:纤维蛋白原被凝血酶酶解为纤维蛋白单体,并交联形成稳定的纤维蛋白凝块,这一过程可分为三个阶段,即纤维蛋白单体的生成、纤维蛋白单体的聚合、纤维蛋白的交联。纤维蛋白原含有三对多肽链,其中纤维蛋白肽 A(FPA)和纤维蛋白肽 B(FPB)带较多负电荷,凝血酶将带负电荷多的 FPA 和 FPB 水解后去除,转变成纤维蛋白单体。从纤维蛋白分子中释放出的 FPA 和 FPB 可以反映凝血酶的活化程度。因此,FPA 和 FPB 的浓度测定也可用于临床高凝状态的预测。纤维蛋白单体生成后以非共价键结合,形成能溶于尿素或氯醋酸的纤维蛋白多聚体,又称为"可溶性纤维蛋白"。纤维蛋白生成后,可促使凝血酶对因子Ⅹ和因子Ⅲ的激活,在因子ⅩⅢa 与钙离子的参与下,相邻的纤维蛋白发生快速共价交联,形成不溶的稳定的纤维蛋白凝块。纤维蛋白与凝血酶有高亲和力,因此纤维蛋白生成后即能吸附凝血酶,这样不仅有助于局部血凝块的形成,而且可以避免凝血酶向血液循环中扩散。

（二）动脉血栓形成机制

动脉血管血栓形成的基础病变主要是动脉粥样硬化,动脉粥样硬化斑块破溃引起血小板向破溃处黏附聚集,进而启动凝血过程。动脉血流速高,没有血小板的黏附聚集,在局部不易蓄积足够浓度的凝血酶,因此动脉血栓是白色的,分为以血小板和白细胞为主的头部和以纤维蛋白网络红细胞为主的尾部,故动脉血栓的结构与试管内的凝血块不同。动脉粥样硬化是一个长期的炎症过程,这一过程可长达数十年,在粥样硬化斑块破溃之前不易形成血栓,而动脉粥样硬化的发生和发展与高血脂、高血糖等有关,一旦动脉血栓形成即可出现动脉供血部位的缺血和坏死,如急性心肌梗死、急性缺血性脑卒中等,所以动脉血栓形成是慢性疾病伴发急性发作的结果。血栓形成是促凝、抗凝、纤溶和抗纤溶失衡的产物,因此,可能影响这些过程的因素可以是获得性和(或)先天性的危险因素,但这些因素在动脉和静脉血栓形成中的作用权重不等。

（三）静脉血栓形成机制

静脉血栓形成是常见的多因素疾病,是基因、环境和生活行为等危险因素相互作用的结果。静脉血栓形成时,静脉血管壁大多没有明显病变,血液中出现微颗粒而增加凝血活性,微颗粒是由于炎症因子如肿瘤坏死因子(TNF)、白细胞介素 6(IL-6)刺激血小板、白细胞和血管内皮细胞而被释放到血液的,而循环中的组织因子(TF)可能与微颗粒结合,这种带有 TF 的微颗粒与血液中凝血因子Ⅶ结合即可启动凝血过程。抗 TF 单抗治疗静脉血栓可阻止血栓进一步发展。静脉血栓形成的病因有血液高凝状态、局部淤血和血管壁损伤等。年龄、手术、外伤、卧床不动、长途飞行(经济舱综合征)、妊娠和抗磷脂抗体综合征等都是静脉血栓形成的危险因素,这些危险因素大多与血液高凝状态有关。高龄患者发病率比年轻人高 1000 倍,原因尚不完全明了,可能与运动少、相关疾病多、肌肉张力下降、静脉老化有关。手术类型中,以骨和神经手术最多见,其中髋及膝关节手术占 30%~50%,头部外伤、骨折占 50%~60%。长途飞行和不活动是使血液淤滞的主要原因,如在电脑前坐 12 小时后发病概率增加,长途飞行与飞行距离有关,相比飞行 10000 km 以上者,飞行 2500 km 以下者肺栓塞危险性低 50 倍。

在静脉血栓形成的危险因素中,遗传性缺陷也很重要,尤其是 45 岁以下、反复发作的静脉血栓患者。已报道的遗传性缺陷有抗凝血酶缺陷、蛋白 C 缺陷、蛋白 S 缺陷、蛋白 Z 缺陷、因子 V 突变(最多为因子 V Leiden)、因子 Ⅱ 20210A、异常纤维蛋白原、高同型半胱氨基酸血症、凝血因子 Ⅷ 和 Ⅺ 活性升高等。

(四)微血管血栓形成

细菌内毒素、促凝物质、血小板增多症等均可引起微血管血栓形成。微血管血栓形成后,可能由于大量消耗凝血因子而表现为大出血,也可由于微血管栓塞而表现为多器官功能衰竭。菌血症是引起微血管血栓的常见因素之一。内毒素刺激血管内皮细胞,激活凝血系统,激活血小板,消耗大量凝血因子和血小板,可在微血管内形成透明血栓和细胞血栓而损害器官功能,导致肾功能衰竭、呼吸窘迫综合征等。中毒性痢疾、脑膜炎、非典型肺炎等患者均可出现微血管血栓;前置胎盘患者可发生羊水栓塞;挤压性外伤患者在移除挤压重物后,被挤压组织的大量组织液进入血循环,也可引起微血管血栓形成。

二、疾病预防、诊断、治疗、康复

(一)预防

动脉血栓与静脉血栓性疾病的预防各有不同,以深静脉血栓(deep venous thrombosis,DVT)尤其是下肢 DVT 为例,作为临床常见的严重长期卧床或手术并发症之一,在髋膝关节置换手术中尤为常见。DVT 形成的三要素为血液淤滞、血液高凝状态以及血管内皮损伤。研究显示,下肢骨科大手术患者若不采取预防措施,其 DVT 发生率可达 50%。随着"加速康复"理念的不断发展,对于 DVT 强调预防重于治疗,在预防措施中,器械预防发挥着重要作用。

DVT 的主要危险因素包括年龄大于等于 55 岁、肥胖、吸烟、长时间保持坐位或蹲位、糖尿病、高血病、肿瘤、下肢静脉曲张、抗磷脂综合征、感染、接受骨科大手术、既往 DVT 病史,或使用激素避孕药、激素替代疗法等。目前,临床上主要采用药物和器械方法进行 DVT 的预防。研究表明,使用器械预防能够减轻血液淤滞,促进回流,减轻高凝状态,降低 DVT 的发生概率。目前,临床上预防 DVT 的器械主要有梯度压力弹力袜、抗血栓压力泵(间歇性气动加压装置)和足底静脉泵。

1.梯度压力弹力袜

梯度压力弹力袜又称"医用弹力袜"(见图 3-5),是基于人体解剖结构按照循序减压原

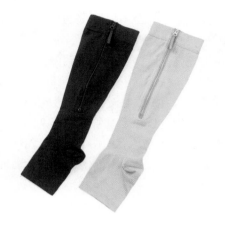

图 3-5　梯度压力弹力袜

理设计而成的,其脚踝处压力最高,沿腿部依次递减,通过自下而上的压力梯度系统作用于下肢静脉,以达到减少静脉淤滞、防止凝血因子聚集、加快下肢血液回流的目的。有研究报道,通过术中麻醉后穿戴弹力袜,术后 DVT 发生率从 2‰ 降低至 0.3‰。医用弹力袜的柔韧性、弹性和可操作性取决于所使用的材料和编织方式。医用弹力袜是目前一种较好的预防 DVT 的方法,可有效降低 DVT 的风险。2018 年版《中国血栓性疾病防治指南》建议术中使用医用弹力袜预防 DVT,但同时,《手术室护理实践指南》提到,术中由于患者处于静止状态,又有镇静、肌松药的作用,弹力袜亦有可能增加 DVT 形成的风险。因此,其预防 DVT 的有效性还有待后续进一步研究。

2.抗血栓压力泵(间歇性气动加压装置,见图 3-6)

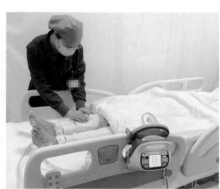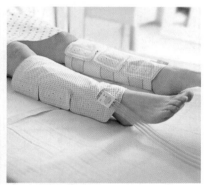

图 3-6　抗血栓压力泵

抗血栓压力泵需要由专业的医护人员在患者脚踝至大腿处固定充气腿套,利用压力泵反复充气、放气的方式挤压下肢静脉血流,通过模仿骨骼肌运动将远心端血液挤向近心端,加强深静脉血液流动,防治深静脉血栓(类似血压计袖带充气)。同时,抗血栓压力泵是防止血液凝结与血栓形成的有效方式,已经有实践证明,其会通过提高内源性纤维蛋白溶解酶活性的方式降低纤溶酶原激活物抑制剂的生成,有效预防血栓。该设备可广泛应用于围术期与重症监护室患者的治疗与康复,尤其是正处于抗凝治疗阶段的患者。同时,无论是延长限制活动期,还是肢体瘫痪或者高龄、外伤、肿瘤等高危人群,都可利用抗血栓压力泵预防下肢深静脉血栓。值得注意的是,虽然抗血栓压力泵的应用范围较为广泛,但不是所有患者都可利用抗血栓压力泵进行治疗,如已经形成血栓(下肢深静脉或肌间静脉)的患者利用抗血栓压力泵进行治疗可能会加重病情,导致血栓脱落,引发严重后果,如急性肺栓塞等。此外,下肢畸形、腿部有局部炎性渗出、静脉结扎术后急性期、严重动脉硬化患者等,均不宜在治疗与恢复过程中使用抗血栓压力泵。严重心衰、电解质

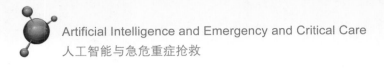
代谢失衡或下肢水肿的患者,使用抗血栓压力泵进行治疗可能会引发不同程度的肢体肿胀或者加重心脏负担,形成恶性循环。然而,该泵也可能产生缺血预适应(ischemic precondition)的作用,对于心肌梗死、心脏骤停复苏后的患者具有一定的脏器保护作用,具体机制仍待进一步探索。

操作步骤:使用时以患者肢体舒适为宜。通过调节压力参数的方式调节充气腿套,使得套筒中的空气逐渐加压,均匀膨胀。参数推荐:开启抗血栓压力泵后应将其直接调至20 mmHg(1 mmHg＝133.3 Pa),患者适应后再逐渐加大压力,可调节至45～80 mmHg,或不同位置施加不同的压力,如脚踝部分应为 45 mmHg,大腿处为 30 mmHg,小腿处为35 mmHg。

3.足底静脉泵(见图 3-7)

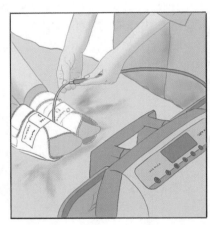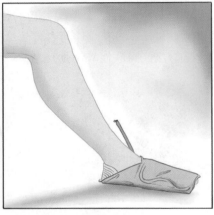

图 3-7　足底静脉泵

足底静脉泵是近年来新兴起的一种更简易的 DVT 器械预防设备,其相当于一种"生理性足泵",通过气压冲击足底,挤压肌肉使足底血液流入深静脉,提高血流速度,减少淤滞,达到预防 DVT 的目的。与医用弹力袜、抗血栓压力泵相比,足底静脉泵更方便穿戴,能有效降低 DVT 发生率。有研究指出,医用弹力袜联合足底静脉泵不仅有利于保温,提高患者舒适度,还会显著增加股静脉流速,降低血液黏稠度,有效预防 DVT。

医用弹力袜、抗血栓压力泵和足底静脉泵如何实现压力自主控制,术中间歇性气动加压装置的最佳使用方案是什么,有无其他拥有自主知识产权、更有效的器械预防 DVT 的方案等问题值得深入研究和实践。此外,采用器械预防的同时不能忽略术前、术后的其他预防措施。

4.踝泵运动

踝泵运动是 DVT 的运动预防方法,简单易学,适用于有 DVT 高危因素的人群。踝泵运动以踝关节为中心,小腿比目鱼肌和胫骨前肌发生规律的收缩和舒张,起到"压力泵"的作用,可以加速下肢静脉血液的流动,缓解血液淤滞状态,减少下肢 DVT 发生。踝泵运动在运动体位、活动方式、屈伸程度、维持时间、每组运动时长及每日运动量方面需要个体化。通常下肢呈伸直状态,进行背伸,即脚尖向上勾;再做跖屈,即脚尖向下伸;最后做踝关节 360°环绕。通常认为踝泵运动背伸、跖屈最大极限应至少保持 5 秒钟,每次5～10 分钟,接着将踝关节以 30 次/分的速度环绕,持续至少 5 分钟,至少 3 次/天。

踝泵运动在临床中也被用于其他疾病,包括各种慢性病和重症患者的后期康复治疗。有研究显示,在患者生命体征平稳的前提下进行腹式呼吸联合踝泵运动训练,通过肌肉的循环运动挤压促进血液、淋巴液回流,有助于提高慢性心力衰竭患者的运动耐力,改善缺血性脑卒中患者受累肢体的运动功能,提高患者肌力,促进昏迷患者足和踝关节功能的维持,预防足下垂及压力性损伤(如褥疮)。针对该类患者研发模拟踝泵运动的智能辅助康复器械具有良好的前景。

(二)诊断

常见血栓性疾病包括动脉血栓性疾病和静脉血栓性疾病,以及心腔内血栓和其他类型血栓性疾病等,其诊断有赖于患者的症状、体征以及心电图、床旁即时检测(point-of-care testing,POCT)、D-二聚体以及凝血功能检查、床旁超声、CT/MRI 平扫及强化、动脉血管造影等辅助检查手段。

1.动脉血栓性疾病

ACS 是一组由于急性心肌缺血引起的临床综合征,包括 ST 段抬高型心肌梗死(STEMI)、非 ST 段抬高型心肌梗死(NSTEMI)和不稳定型心绞痛(UA),通常将后两者合称为非 ST 段抬高型急性冠脉综合征(NSTE-ACS)。2018 年发布的《第 4 版心肌梗死通用定义》仍将急性心肌梗死(MI)分为五型:①1 型:斑块破裂或斑块侵蚀引起的急性动脉粥样硬化血栓形成。②2 型:心肌供氧和需求失衡所致,与动脉粥样硬化血栓形成无关。③3 型:猝死性心肌梗死。④4 型:与经皮冠脉介入治疗(percutaneous coronary intervention,PCI)相关的 MI 为 4a 型,与 PCI 相关的支架内血栓形成为 4b 型,与 PCI 相关的再狭窄为 4c 型。⑤5 型:为冠状动脉旁路移植术相关的 MI。

ACS 在全球的发病率高,病死率高。动脉粥样硬化不稳定斑块破裂或糜烂,导致冠状动脉内血栓形成是大多数 ACS 发病的主要病理基础,规范的抗凝及抗血小板等治疗能够显著降低 ACS 患者不良心血管事件的发生率。

急性缺血性脑卒中(acute ischemic stroke,AIS)是由于脑的供血动脉(颈动脉和椎动脉)狭窄或闭塞、脑供血不足导致的脑组织坏死的总称。AIS 占全部卒中的 60%～80%。AIS 治疗的关键在于尽早开通阻塞血管,挽救缺血半暗带。

急性外周动脉缺血是指各种原因所致的、除冠状动脉以外全身各部位动脉的急性闭塞,主要包括四肢动脉等的急性闭塞,可引起远端组织、器官的急性缺血,从而产生相应的临床表现,严重时可致远端供血组织、器官坏死,预后不良,多数情况下可危及生命。急性外周动脉缺血理想的治疗应遵循个体化原则,综合考虑患者临床表现的紧迫性、是否合并基础疾病及病变动脉解剖情况等。急性外周动脉缺血患者往往合并心、脑血管疾病,在患者一般情况稳定的前提下,可选择溶栓、开放手术(取栓、碎栓搭桥等)、腔内手术等治疗方法。当合并严重的心肌缺血、心肌病、充血性心力衰竭、严重肺部疾病或肾功能衰竭时,开放手术的风险增高,腔内手术治疗是首选的血运重建方法。

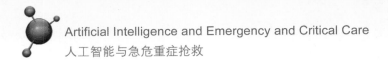

2.静脉血栓性疾病

PTE 由来自静脉系统或右心的血栓阻塞肺动脉或其分支所致,以肺循环和呼吸功能障碍为主要病理生理特征和临床表现,通常所称的急性肺栓塞即肺血栓栓塞症。急性 PTE 是导致死亡的常见疾病,在血管性疾病中,PTE 是继冠心病和卒中之后,导致死亡的第三大病因。PTE 肺栓塞治疗中,抗栓治疗对于降低患者病死率、预防静脉血栓栓塞症再发极为重要。

深静脉血栓是血液在深静脉内不正常凝结引起的静脉回流障碍性疾病,常发生在下肢。根据下肢 DVT 形成的解剖部位将血栓分为中央型、周围型和混合型血栓。近端 DVT(髂-股静脉血栓形成,亦称"中央型 DVT")是指腘静脉及以上的血栓。远端 DVT 是指腘静脉以下的血栓(亦称"周围型 DVT"),包括小腿肌肉静脉丛和小腿深静脉。混合型 DVT 即周围型和中央型 DVT 同时存在。

(三)治疗

血栓性疾病的治疗方法包括抗栓、溶栓、介入疗法及手术治疗。其中抗栓治疗包括抗血小板和抗凝治疗,它作为血栓性疾病,尤其是心脑血管疾病治疗的基石而备受关注。不同类型的血栓性疾病采用不同的抗栓治疗方案,并且要评估出血的风险。

1.抗血小板药物

环氧化酶-1(COX-1)抑制剂——阿司匹林作为经典的环氧化酶抑制剂,目前广泛应用于心脑血管动脉血栓性疾病的预防。约 70 个随机临床试验证实了阿司匹林安全有效,且均提示阿司匹林剂量不应小于 75 mg/d。对于急性冠脉综合征患者,初诊时应立即口服负荷剂量的阿司匹林 150~300 mg;在 PCI 术前,对于既往没有每天服用阿司匹林的患者,术前 2 小时,最好是 24 小时口服 300 mg 阿司匹林。曾有研究表明,患者对阿司匹林作用存在个体差异,口服治疗剂量阿司匹林的患者中有 30% 左右的血小板聚集活性未得到显著抑制,会出现阿司匹林抵抗。吲哚布芬可逆性抑制 COX-1,对胃肠道反应小,可以考虑用于消化道溃疡或者出血病史等阿司匹林不耐受的患者替代治疗,常用剂量为 100 mg,每天 2 次。

西洛他唑是一种选择性的 cAMP 磷酸酶抑制剂,能可逆性抑制凝血酶、ADP、胶原、肾上腺素、花生四烯酸等诱导的血小板初期及二期的聚集和释放反应,且呈剂量相关性。服药 6 小时后抗血小板作用起效,停药 48 小时后血小板聚集功能可恢复至用药前水平,此过程并不干扰血管内皮细胞功能以及保护性前列环素的合成。通过肝脏代谢,其代谢产物经肾脏排泄。经临床应用证实,西洛他唑耐受性较好,不良反应少,出血风险低。除此之外,西洛他唑在降血脂、扩血管、改善血流动力学、抑制血管内膜增生、抑制血管平滑肌细胞增殖及迁移,甚至在抗心律失常、治疗糖尿病相关并发症等方面均有出色表现。

P2Y12 受体拮抗剂类药物包括噻氯匹啶、氯吡格雷和替格瑞洛等。噻氯匹啶作用机制是药物在肝脏代谢为活性形式,选择性不可逆地抑制血小板 ADP 受体,从而抑制 ADP 介导的血小板激活。氯吡格雷作为噻氯匹定的衍生物,经细胞色素 P450 酶代谢后在肠道快速吸收,约 1 小时达到血浆峰值。氯吡格雷有两条代谢途径:一是通过酯化代谢,二是经过细胞色素 P450 代谢为活性成分。CURE 试验表明,氯吡格雷与阿司匹林联合应用抗血小板聚集治疗 3～12 个月(平均疗程 9 个月),与单用阿司匹林相比可使心脑血管事件降低 31%。国外曾有研究表明,服用氯吡格雷的受试者颅内出血发生率较服用安慰剂受试者没有显著区别,其安全性高,服用方便,患者依从性较好。替格瑞洛是第一个作用可逆的二磷酸腺苷受体拮抗剂口服制剂,可直接作用于 P2Y12 受体,无须代谢激活,其特点是起效快,药物浓度峰值出现在用药后 2～4 小时,血浆半衰期约 12 小时,安全性和耐受性均好。

血小板 GP Ⅱb/Ⅲa 受体拮抗剂是一类较强的抗血小板聚集药物,阻断血小板聚集的"共同最后通路",即阻断了纤维蛋白原与 GP Ⅱb/Ⅲa 的结合,阻断了相邻血小板的桥联。目前,北美批准使用肽类抑制剂依替巴肽、单克隆抗体片段阿昔单抗以及替罗非班3 种静脉 GP Ⅱb/Ⅲa 受体拮抗剂。依替巴肽是一种人工合成的环状肝性肽,竞争性与 GP Ⅱb/Ⅲa 受体结合,具有亲和力高、半衰期短、特异性强的特点。PURSUIT 研究证实,依替巴肽联合阿司匹林、低分子肝素可显著降低 NSTE-ACS 患者非致死性心肌梗死和30 天内死亡的发生率。阿昔单抗是直接抑制 GP Ⅱb/Ⅲa 受体的单克隆抗体,对血小板激活起重要作用,特别是在治疗 PCI 时能有效地与 GP Ⅱb/Ⅲa 受体结合,从而抑制血小板的聚集。替罗非班已广泛应用于临床,是一类特异性相对较高的可逆性非肽类 GP Ⅱb/Ⅲa 受体拮抗剂。近年来的研究表明,在氯吡咯雷、阿司匹林联合抗血小板基础上加用替罗非班治疗急性非 ST 段抬高型心肌梗死患者,可以更迅速、彻底、有效地抑制血小板聚集,达到减少心脏不良事件发生的目的,但需要注意出血风险。

2.抗凝药物

普通肝素(UFH)与抗凝血酶Ⅲ分子中的赖氨酸残基相结合后,凝血酶Ⅲ的构型得以改变,变构后的凝血酶Ⅲ可与多种凝血因子结合形成复合物,使这些凝血因子失去活性,从而达到抗凝的目的。事实上用该类抗凝药物防治各种血栓性疾病已有 60 年历史,其应用将深静脉血栓、肺栓塞的危险性降低了 60% 左右。静脉注射普通肝素即刻发生抗凝作用,但口服普通肝素不能被消化道吸收。其主要的不良反应是出血,以消化道出血最为常见,使用过程中需实验室监测部分凝血活酶时间(APTT)。

低分子肝素(LMWH)是由普通肝素解聚和分离所得的相对分子量为 2000～10000 道尔顿(Da)的混合物,它在药效学和药动学方面均优于普通肝素,而且一般不需要监测 Ⅹa 因子活性来调整剂量,所以在血栓性疾病治疗方面,有代替普通肝素的趋势。低分子肝素安全性较好,但也有出血、注射部位淤点或淤斑等不良反应,特别是用量过大时出血风险会增加,一般不需特殊处理,减少剂量即可。近年来,大量临床研究表明低分子肝素与抗血小板药物联用可以取得良好的抗栓效果,可预防支架置入术后血栓发生,进而减少心血管事件的发生,但联合抗栓治疗是否适用于高龄患者仍是有争议的问题。

由于凝血因子Ⅱ、Ⅶ、Ⅸ、Ⅹ的合成均依赖维生素 K,维生素 K 拮抗剂通过拮抗维生素 K 而干扰多种凝血因子的合成以抑制血液凝固,只在体内有效。这类药物以华法林为代表,一直以来都是治疗房颤血栓栓塞以及预防静脉血栓栓塞的主要药物。《中国血栓性疾病防治指南》指出,发生静脉血栓栓塞时应首先给予肝素或者低分子肝素,继而口服华法林 3～6 个月,WHO 推荐用国际标准化比值(INR)作为应用华法林时的凝血功能监

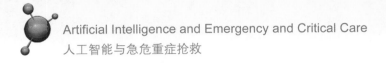

测指标,中国患者 INR 控制在 2.0～2.5 为宜。对于无出血风险但可能发生静脉血栓栓塞的高危人群,亦推荐应用此类抗凝药物预防静脉血栓栓塞。华法林治疗窗窄,起效慢,用药后 20～30 小时开始显现抗凝效果,3～5 天达最大抗凝效果,停药后抗凝作用仍可持续 4～5 天。其主要不良反应是出血,可根据出血部位、出血程度等制定具体止血方案,华法林过量导致出血时可用维生素 K 对抗,必要时可输注新鲜血浆或全血。有研究表明,房颤高危患者口服华法林可降低脑卒中发生率,而心肌病伴心力衰竭患者、二尖瓣换瓣患者均须口服华法林抗凝治疗。

直接凝血酶抑制剂(direct thrombin inhibitor,DTI)是不需要辅助因子参与、直接抑制凝血酶活性的一组小分子,对液相的凝血酶和与纤维蛋白结合的凝血酶均有抑制作用。第一个被用于临床的直接凝血酶制剂是水蛭素,其作用机制是与凝血酶发生不可逆结合而发挥抗凝作用,这种作用相对 UFH 更强大,但其出血风险也更高。水蛭素衍生物有新型抗凝药比伐卢定和阿加曲班。比伐卢定是一种直接、可逆性、特异性的凝血酶抑制剂,作为水蛭素衍生物,其抗凝作用短暂且可逆,可与处于循环或者已与血栓结合的凝血酶的阴离子结合位点、催化位点发生特异性结合,直接抑制其活性。比伐卢定作为抗凝剂应用在 AMI 溶栓、血管介入治疗、心脏外科手术等方面,其安全有效性已在国外一系列三期临床试验中得到证实,并已广泛应用于临床。另一种水蛭素衍生物阿加曲班是精氨酸衍生的小分子肽,是一种凝血酶竞争性抑制剂,只与凝血酶活性部位结合,该药进入机体后起效快,停药后患者恢复快,在肝脏代谢产生多种活性中间代谢产物,其清除率受肝功能影响较明显。比伐卢定已经代替肝素广泛应用于 PCI 术中和术后。上述 DTI 制剂的治疗窗窄,且需静脉途径给药,用药受局限。

达比加群是一种直接的凝血酶抑制剂。口服前体药物达比加群酯后迅速完全吸收,被血清酯酶完全水解,转化为活化形式的达比加群。达比加群可逆地阻止凝血酶的功能。由于凝血酶通过将纤维蛋白原转化为纤维蛋白而在凝血级联反应中发挥关键作用,因此抑制凝血酶可防止血栓形成。达比加群的药代动力学特征不受性别、体重、族裔或中度肝损害等因素影响,但在肌酐清除率低于 30 mL/min 或严重肝功能不全的患者中禁用。对于严重出血或终末期肾脏疾病患者,可以通过血液透析部分去除达比加群。达比加群不被细胞色素 P450 同工酶代谢,与食物没有相互作用,与药物相互作用的可能性低,但是它会导致凝血酶原时间和凝血酶时间线性升高,服用此药物患者的国际标准化比值检测结果不可靠且具有误导性,不能用作治疗的监测指标。

FＸa 抑制剂类药物分为直接 FＸa 抑制剂和间接 FＸa 抑制剂两类。利伐沙班是第一个口服的直接 FＸa 抑制剂,抗凝作用强大,并且出血发生率低。其抗凝机制是直接、可逆性地结合 FＸa 活性部位,对于游离或已与血栓结合的 FＸa 都有抑制作用;其治疗窗相对较宽,量效关系稳定,无须监测抗凝活性,在防治静脉系统血栓方面发挥着重要作用,是静脉血栓栓塞防治的一线用药,已被批准应用于髋关节及膝关节成形术患者静脉血栓栓塞的防治。阿哌沙班是一种有效、可逆、直接且高度选择性的 FＸa 活性位点抑制剂,给药 3 小时后迅速起效,血浆蛋白结合率约为 87%,其血浆消除半衰期为 12 小时,所以必须每天给药两次。它的消除特征类似于利伐沙班(70% 的肝脏消除和 30% 的肾脏消除）。作为ＦⅩa抑制剂,阿哌沙班可能会延长凝血酶原时间、国际标准化比值和活化的部分凝血活酶时间。然而,服用阿哌沙班的患者,这些检测结果通常在正常范围内。依度沙班是具有高度选择性的、可逆的直接ＦⅩa抑制剂。依度沙班吸收迅速(1～3小时),半衰期为10～14小时,35％的依度沙班经肾脏清除,剩余的由胆/肠代谢和排泄,绝对生物利用度约为62％。它仅在最小程度上依赖CYP3A4的代谢,因此与其他同类ＦⅩa抑制剂的药物代谢不同。依度沙班对常规凝血检查的影响很小且无法预测。磺达肝葵钠是间接ＦⅩa抑制剂,选择性地与抗凝血酶Ⅲ戊聚糖结合位点结合,增强对ＦⅩa的灭活,以阻断凝血酶及纤维蛋白的形成。磺达肝葵钠的活性代谢产物主要经肾脏代谢,肾功能不全患者使用该药时受到限制,应根据肾小球滤过率调整用药剂量。

3.溶栓药物

此类药物主要是通过激活纤溶酶促进纤维蛋白溶解。第一代溶栓药物以链激酶和尿激酶为代表。第二代溶栓药物以组织性纤溶酶原激活物(t-PA)为代表,包括重组型纤溶酶原激活物(rt-PA)和阿替普酶等。随着基因工程技术和蛋白质工程技术的发展,针对第一代和第二代溶栓药物的弊端开发出第三代溶栓药物。溶栓药物常用于治疗急性心肌梗死、急性脑梗死、肺栓塞、急性周围血管闭塞和深静脉血栓形成。

4.血栓性疾病的治疗原则

血管血栓性疾病的防治关键在于了解血栓形成的机制、不同血管的血栓性质和特点、抗栓药物的作用机制、治疗措施(药物、介入或外科手术)的效果和风险。

动脉血栓形成的基础病变是动脉粥样硬化,而血小板在破溃斑块上的黏附聚集作用对动脉血栓形成发挥“扳机”作用,因此应用他汀类药物调节血脂使硬化斑块稳定和逆转是关键的措施之一。抗血小板药可抑制血小板黏附聚集,从而阻断血小板在动脉血栓形成中的“扳机”作用,临床上对已经出现缺血和栓塞的患者进行预防用药的目标是明确的。最早应用的抗血小板药物是阿司匹林,已有30多年的应用历史,大量的临床资料已证明阿司匹林对减低缺血性脑卒中和心肌梗死的发生有明显作用,但是近年来也有不少有关阿司匹林抵抗(Aspirin resistance)的报道。对于心肌梗死,在20世纪70年代开始应用溶栓剂使心肌梗死患者死亡率明显下降,随着对纤溶系统的了解和基因工程的发展,已经通过基因重组技术生产了许多溶血栓药,如链激酶(SK)、前尿激酶(ProUK)、组织型纤溶酶原激活剂(rt-PA)。溶栓药溶解血栓中的纤维蛋白,由纤维蛋白原转变成的纤维蛋白不是静止不变的,纤维蛋白通过激活的凝血因子ⅩⅢ作用成为交联的纤维蛋白,而且随着成纤维细胞进入血栓而向结缔组织演变。溶栓药通过激活与纤维蛋白结合的纤溶酶原发挥溶解纤维蛋白作用,交联的纤维蛋白对溶栓药已不敏感,而成纤维细胞形成的结缔组织已经不是溶血栓药能发挥作用的对象,因此越早使用溶血栓药越好,但是也应注意应用溶血栓药的禁忌证和并发症。20世纪80年代以来,经皮冠状动脉介入随着技术和材料的发展、改进,已在临床上取得明显的疗效,逐渐成为ACS主要的治疗手段。

静脉血栓的主要病因是淤血和高凝,主要的致死原因是肺栓塞。预防静脉血栓应防治淤血,如避免长期卧床、将不能活动的肢体抬高、用间歇性加压器改善局部循环等;药物主要包括抗凝药,如华法林、肝素、低分子肝素以及其他抗凝药。抗血小板药物不能预防静脉血栓。治疗静脉血栓以抗凝药为主,静脉注射溶栓药也可以取得较好的疗效。如果是大面积肺栓塞,或者是在患者已经存在明显的血流动力学不稳定的情况下,要考虑溶栓药物,技术成熟的医学中心也可以采用取栓等腔内治疗。

微血管血栓的治疗关键是及早控制原发病,以阻断引起血栓形成的因素,应根据其病因采取相应的治疗,如菌血症应用抗菌素,高凝应用抗凝药,血栓性血小板增多症应输注或换正常人血浆以补充其缺乏的 VWF 裂解酶。血栓性疾病是严重危害人类健康的疾病,血栓形成是多因素的,而且不同类型血管中的血栓性质也不同,因此防治方法也多种多样,但核心的问题是预防血栓形成或复发(再栓塞),一旦发病应及时使闭塞的血管尽早再通。预防和治疗血栓的药物很多,只有严格掌握适应证和禁忌证才能获得高疗效和低出血风险。

（四）康复

血栓性疾病的种类多,其康复治疗的方案需要个体化制定。例如,急性冠脉综合征患者需要制定良好的心脏康复方案,可以是一个药物治疗辅以逐渐增加运动量的系统性方案;而缺血性脑卒中患者的康复方案则应以肢体功能和语言功能恢复为主。康复阶段应注意对血栓性疾病进行"二级预防",即预防血栓性疾病的再次发作,应以药物治疗、器械锻炼为主,并定期门诊随访。目前,国内大型医院已经普遍开设了康复医学科,或者心肺康复、重症康复等比较有特色的康复医学的亚专业学科,血栓性疾病的康复治疗应在专业医生指导下循序渐进地执行。

三、医工交叉应用的展望

血栓性疾病是导致急危重症的重要病因,当前,血栓性疾病的介入治疗发展迅速,是医工交叉研究和应用的重要方向。

（一）机制分类

按照不同的机制,血栓性疾病治疗方法可分为以下几类:

（1）药物溶栓:利用溶栓药物溶解血栓,常用药物为尿激酶、rt-PA。

（2）机械碎栓:利用机械力将血栓破坏成为碎片。

（3）药物机械溶栓:将以上两者结合。

（4）取栓:利用抽吸或者钳夹等方法将血栓移除到体外。

（二）具体形式分类

按照具体的形式,血栓性疾病器械可分为以下几类:

（1）导管溶栓:利用多侧孔溶栓导管进入血栓,注射溶栓药物。这种导管的好处在于溶栓面积大,效率高,同时有一定喷射力,起到碎栓作用。利用其他单孔导管(如 PTCA 球囊导管)也可以起到碎栓作用,只是效率欠佳。

（2）球囊碎栓:利用 PTCA 球囊碾压血栓,将其挤压成碎片。外周静脉血管的管壁可扩张性不强,对球囊扩张有很好的对抗力,可以将血栓"夹"在其中击碎。击碎的血栓可以随血流进入循环，因为其体积较小，很少引起症状性肺栓塞。

需要注意的是，部分血栓可压缩性很强，尤其是略微陈旧的血栓，压之变形，松开即恢复，不宜被压碎。另外，碎栓的目的不仅仅是击碎血栓，同时需要使血栓与血管壁黏附解离，这样才能开通管腔。

（3）碎栓：碎栓一般指利用导丝或者导管等条带状器械将血栓捣碎。这种碎栓方法一般将大块血栓切割成条块，很难将血栓击成碎片，故不作为一种独立的去栓方法，可以和溶栓相配合，血栓切割后溶栓药物更容易渗入血栓，增强溶栓效果。

改进的高转矩 5 F 猪尾导管由 5 F 导管和可弯曲的 6 F 鞘管组成。近导管头端弯曲缘外侧有一卵圆形侧孔，导丝自侧孔伸出并作为旋转的中轴，导管沿此轴转动碎栓，通过可旋转猪尾导管的机械运动打碎血栓，但限于主肺动脉或肺动脉干等粗大肺动脉。其使用方法简便、碎栓效果肯定，弊端是碎栓后无法将血栓碎块吸出。有研究应用该导管治疗血流动力学不稳定的大块肺栓塞患者，碎栓时间短、平均碎栓时间为 17 分钟，单独碎栓再通率接近三分之一，加用溶栓再通率更高，可迅速安全地改善血流动力学状态。因此，高转矩猪尾导管不仅可用于除栓也可用于注射溶栓药物。

（4）抽吸取栓：利用抽吸导管施加负压，将血栓吸入导管，取至体外，下文以常见的冠脉内手动血栓抽吸导管为例进行讲解：

手动血栓抽吸导管的原理是利用注射器抽吸产生负压吸出血栓。抽吸装置由抽吸导管、压力延长管、抽吸注射器、抽吸物滤网等基本部件组成，抽吸导管一般带有可锁定接头或三通。目前，根据头端开孔的设计，临床应用的手动抽吸导管多为斜面切孔型，也有个别抽吸导管为斜面切孔＋侧孔型，如 DiverCE。多数血栓抽吸导管杆部有金属编织结构，且多采用密度相同的固定编织，如 ZEEK。为提高导管远端的柔顺性，部分抽吸导管采用由远及近、密度逐渐增高的全程可变编织方式，如 ExportAdvance。极个别品牌杆部无金属编织，如 Thrombuster Ⅱ。多数抽吸导管内配有预置钢丝，可增强其推送性和抗折性。一般采用近远端粗细一致的钢丝，也有部分导管采用由近及远渐细的钢丝，如 ExportAdvance，以增强导管在冠脉内的顺应性和通过性。不同品牌抽吸导管的导丝交换腔长度各异，导丝交换腔越长，抽吸导管的轨道性也越好，且能减少回撤导管时导丝在指引导管头段打折。抽吸导管的抽吸效率与头端设计、抽吸腔大小、内腔形态以及导管型号等有关。头端抽吸腔有圆形、半圆形、半月形等设计。一般而言，圆形抽吸腔导管的抽吸效率较高。多数品牌的抽吸导管提供 6 F 和 7 F 两种型号，选择较大型号的导管能提高抽吸效率。

（5）钳夹取栓：钳夹取栓指使用可进入血管的钳夹器械夹出血栓，一般可使用内镜活检钳，适用于血栓较少的情况，尤其是血栓与血管壁黏着较为牢固时。

（6）新型的溶栓导管：包括 Ekosonic 超声辅助溶栓导管、Bashir 血管腔导管等。

1）Ekosonic 超声辅助溶栓导管：具有超声辅助溶栓（ultrasound-assisted thrombolysis，USAT）技术的 Ekosonic 腔内系统是一种特殊的双腔导管。其中一个管腔装有多个超声换能器的细丝，可发射高频、低量的超声波；另一个管腔带有多个端口，可注射药物进行局部溶栓。EKOS 治疗采用超声波结合溶栓药物治疗肺栓塞（声波脉冲溶

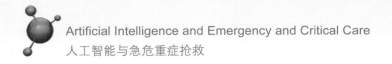

栓治疗),拥有精密的导管和超声核心,该系统有效锁定了整个凝块,高频低能超声有助于分离凝聚的纤维蛋白,通过打开血栓超微结构使其与溶栓药物结合,实现低剂量高效率的溶栓治疗。

2)Bashir 血管腔导管:Bashir 血管腔导管是一种介入性工具,操作者可以控制输注篮的扩张和收缩,控制范围为 3～45 mm。溶栓药物通过可扩展输注篮的 48 个激光钻孔喷射或注入血栓部位。Bashir 血管腔导管导向溶栓装置的独特优势在于输液篮放置后立即开通血栓形成血流量,快速再灌注和加速溶栓以减轻血栓负担,节省时间,减少溶栓剂剂量。

(7)新型机械取栓导管:新型机械取栓导管包括 AngioVac 导管、AspirexS 导管、AspireMax 机械血栓清除系统、AngioJet 导管、Indigo 血栓切除系统、FlowTriever 系统等。

1)AngioVac 导管:该装置是一种静脉-静脉旁路系统,通过引血导管和回输导管之间的过滤器来清除血栓。引血导管(血液从患者进入体外泵)是一个 22 F 的吸引导管,通常经股静脉或颈内静脉置入,具有漏斗型头端,便于吸附血栓。回输导管通过股静脉或颈内静脉再将血液运回体内。如有必要,可以在旁路系统中增加氧合装置,以改善患者血氧状态。

2)AspirexS 导管:该装置是一种通过灵活的导管头端抽吸血栓的设备。导管轴包含高速旋转线圈,该线圈为抽吸产生负压,并浸软进入导管中的血栓。

3)AspireMax 机械血栓清除系统:AspireMax 机械血栓清除系统通过设计独特的手持吸引器,连接 5 F 至 6 F 导管抽吸血栓。

4)AngioJet 导管:AngioJet 导管在临床上用于下肢深静脉血栓的治疗,也可用于 PE 血栓的清除。理论上该装置在肺动脉中的作用类似于其在外周静脉中,将高压生理盐水注入导管的流入腔,在导管头端将生理盐水逆向吸入流出腔,由此产生负压和血栓碎裂的作用;导管同时具有药物喷射功能,可灌注尿激酶等溶栓药物。

5)Indigo 血栓切除系统:Indigo 血栓切除系统是一种较小的抽吸导管,导管连接持续真空泵,利用真空泵装置抽吸抽出血栓。

6)FlowTriever 系统:FlowTriever 系统(InariMedical,Irvine,CA)是一种大口径装置,通过自膨式镍钛合金盘在肺动脉中机械地抽拉血栓。大口径导管抽吸提高了血栓抽吸效果,结合镍钛合金盘拉栓。该装置在不需要使用辅助溶栓药物的情况下可以直接清除血栓。

总之,未来血栓性疾病的预防、诊断、治疗和康复等各个环节均有待于医工交叉、产学研结合打造出更高水平的有自主知识产权的新思路、新设备、新药物,如可以在血管中行进的远程遥控纳米除栓机器人、高选择性的溶栓药物、抗凝药物等。

参考文献

[1]张文武.急诊内科学[M].4 版.北京:人民卫生出版社,2017.

［2］陈玉国.急诊医学［M］.2 版.北京：人民卫生出版社,2017.

［3］葛均波,徐永健,王辰.内科学［M］.9 版.北京：人民卫生出版社,2018.

［4］林果为,王吉耀,葛均波.实用内科学［M］.15 版.北京：人民卫生出版社,2017.

［5］《中国血栓性疾病防治指南》专家委员会.中国血栓性疾病防治指南［J］.中华医学杂志,2018,98(36)：2861-2888.

（陈玉国）

第四章

出血性疾病

1. 了解出血性疾病的定义、病因及发病机制。
2. 熟悉上消化道出血的临床表现和诊断方法。
3. 熟悉上消化道出血相关医工结合的现状及进展。
4. 掌握上消化道出血的治疗方法。

案例

患者男性,38 岁,程序员,长期熬夜,日常饮酒多,平均每天饮高度白酒 250 mL 以上,体检发现其为乙型肝炎病毒携带者。

本次因"黑便 3 天,呕血 2 小时"来急诊科就诊。3 天前无明显诱因出现黑便,无腹痛,无发热,未行特殊处理。2 小时前呕血 2 次,为暗红色,每次量约 300 mL,呕血后出现黑矇,发冷汗,意识丧失后倒地致头部外伤,可见流血,遂来急诊科就诊。

本次查体可见:青年男性,神志清,精神可,面色灰暗,全身皮肤黏膜未见明显黄染。双肺呼吸音粗,未闻及啰音,心率 108 次/分,血压 102/51 mmHg,各瓣膜听诊区未闻及明显杂音。腹部平坦,全腹未见迂曲血管,全腹未见明显压痛及反跳痛,肝脾肋下未触及,扑翼样震颤阴性,双下肢不肿。

血液化验检查结果:①血常规:白细胞计数 8.69×10^9/L,中性粒细胞比例 74.5%,红细胞计数 4.21×10^{12}/L,血红蛋白 109 g/L,血小板计数 82×10^9/L。②凝血系列:凝血酶原时间(PT)15.9 s,国际标准化比值(INR)0.90,部分活化凝血酶时间(APTT)41.9 s,纤维蛋白原(Fib)2.18 g/L。③肝肾功:谷丙转氨酶 44 IU/L,总蛋白 68 g/L,白蛋白 32 g/L,总胆红素 28 μmol/L,未结合胆红素 22 μmol/L,尿素氮 4.3 μmol/L,肌酐 59 μmol/L,钾 4.1 mmol/L,钠 136 mmol/L,钙 2.10 mmol/L。④乙肝五项:乙型肝炎病毒表面抗原(HBsAg)阳性,乙型肝炎病毒表面抗体(HBsAb)阴性,乙型肝炎病毒 e 抗原(HBeAg)阴性,乙型肝炎病毒 e 抗体(HBeAb)阳性,乙型肝炎病毒核心抗体(HBcAb)阳性。⑤乙肝病毒 DNA 定量(HBV-DNA):5.59×10^5。

腹部 CT 检查影像如见图 4-1 所示。

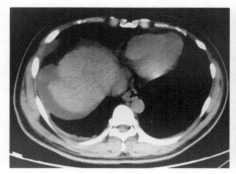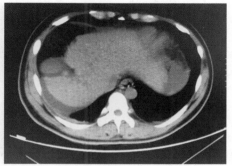

图 4-1　腹部 CT 检查影像

根据患者腹部 CT，考虑肝硬化可能性大，结合患者临床表现，食管胃底静脉曲张的可能性大，建议结合临床综合判断。肝周可见少量腹水。

患者入急诊科后，考虑该患者失血较多，血压偏低、心率偏快，计算休克指数（休克指数等于脉搏除以收缩压），休克指数大于 1，大约损失 1000 mL 的血液。给予禁饮食和限制性补液，并给予生长抑素和大剂量的质子泵抑制剂（proton pump inhibitors，PPI）制剂治疗，并联系输血科备血。给予初步处理后，患者心率波动在 88～96 次/分，血压波动在 95/60～110/70 mmHg，未再出现呕血，小时尿量正常。患者自入院后虽然未再出现呕血，但结合辅助检查考虑食管胃底静脉曲张破裂出血可能性大，仅仅通过药物保守治疗不能明确病因，而且再次出血风险很大。在征求患者及家属意见后，给予急诊胃镜检查，胃镜发现食管胃底静脉曲张，查见出血部位，给予组织胶注射，对未出血的曲张静脉给予套扎术。胃镜检查及治疗后继续给予大剂量的 PPI 制剂治疗。术后收入消化科病房，观察 3 天，患者未再出血呕血，给予试饮水，流质饮食。术后第 7 天，给予介入治疗，栓塞部分脾静脉，降低门静脉压力。观察 24 小时，患者未见明显异常，给予出院，门诊规律随访，应用抗乙肝病毒治疗。

医工结合点：内镜止血是 20 世纪 80 年代发展起来的微创治疗手段，目前广泛应用于临床。胃镜下套扎食管下段曲张静脉，阻断食管下段曲张血管破裂出血，比开腹手术，如贲门周围血管结扎对患者损伤小、风险小，是目前各指南和诊疗规范推荐的控制消化道出血的方法。除套扎止血外也可以根据患者不同情况考虑胃镜直视下硬化剂注射和组织黏合剂等。曲张静脉套扎只能处理没有明显破裂出血的曲张静脉，而且仅用于食管下段曲张静脉，对于胃底曲张静脉处理存在一定的难度。同时，对于短小或过于粗大的食管静脉套扎有一定的困难。常用硬化剂为鱼肝油酸钠，硬化剂注射到血管内可以引起血管内膜炎、细胞浸润和血栓形成，最终形成血管腔闭塞。硬化剂可以闭合曲张静脉，缺点是注射部位易出血，需要反复注射，不良反应多。组织黏合剂止血效果快，但是部分组织黏合剂容易随着血流到达其他部位，有异位栓塞的可能。

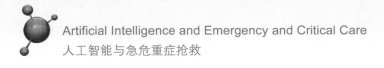
思考题

除了上述案例中内镜止血的使用,还有哪些医工结合的进展可能给消化道出血患者带来获益?

案例解析

一、疾病概述

出血性疾病是指因先天性或获得性原因导致血管壁、血小板、凝血及纤维蛋白溶解等机制的异常而引起的以自发性出血或轻度外伤后过度出血为特征的一组疾病。

(一)正常的止血机制

人体正常的止血机制包括血管、血小板和凝血及纤溶系统等三大系统的参与和协调。当局部血管受到损伤时,机体就会通过以上三大系统达到防止出血或过度出血的目的。这个过程包括:①局部血管收缩:首先,机体会通过神经传导来实现局部血管收缩,从而减慢血流速度,这样就会在一定程度上达到止血的目的;同时,血管损伤会导致内皮下胶原的暴露以及 von Willebrand 因子(VWF)和组织因子(TF)的释放,进而启动血小板因素和凝血系统参与的止血机制。②血小板止血血栓的形成:以 VWF 作为中介,通过其 A1 功能域与血小板的结合以及其 A3 功能域与内皮下胶原的结合来实现在血管损伤局部的血小板黏附,继而发生血小板释放和聚集反应,最终形成初级止血血栓-血小板血栓。③凝血瀑布的激活:血管局部损伤导致 TF 的释放,进而启动凝血过程,经过一系列级联酶促放大反应,最终生成凝血酶和纤维蛋白。这样,在血小板血栓的基础上通过纤维蛋白的交联作用形成稳固的止血血栓,从而达到止血的目的。上述前两种机制构成初期止血,而后一种机制则称为"二期止血"或"凝血"。上述任何一种止血机制出现功能缺陷或功能降低,都会导致出血性疾病的发生。

(二)出血性疾病的分类和临床表现

在临床上,出血性疾病一般根据参与止血机制的系统分为血管因素的异常、血小板数量或功能的异常、凝血及纤溶系统的异常等三大类。

1.血管因素异常

(1)遗传性或先天性血管壁异常:主要包括遗传性出血性毛细血管扩张症(hereditary hemorrhagic telangiectasia,HHT)和结缔组织病(如 Ehlers-Danlos 综合征)等。

(2)获得性血管壁异常:这种情况较遗传性因素更为多见,临床上最常见的是过敏性紫癜(Henoch-Schonlein 紫癜,HSP),其他症状还包括维生素 C 缺乏症、老年性紫癜、单纯性紫癜、感染、药物以及异常蛋白血症引起的紫癜等。

2.血小板异常

(1)血小板减少:①遗传性血小板减少:包括 Wiskott-Aldrich 综合征和 MYH9 相关疾病(如 May-Hegglin 异常)等。②获得性血小板减少:最常见的是免疫性血小板减少症(immunethrombocytopenia,ITP),这也是临床上最常见的出血性疾病。③其他:血栓性血小板减少性紫癜(thrombotic thrombocytopenic purpura，TTP)、溶血尿毒症综合征(hemolytic uremic syndrome，HUS)、药物诱导的血小板减少(如肝素诱导的血小板减少症等)、继发于结缔组织病(如系统性红斑狼疮)的血小板减少症、感染(如人类免疫缺陷病毒)所致血小板减少症等。

(2)血小板功能异常：①遗传性血小板功能异常：主要包括血小板无力症(glanzmann thrombasthenia，GT)、Bernard-Soulier 综合征和贮存池病等。②获得性血小板功能缺陷：见于药物(如阿司匹林、氯吡格雷和阿昔单抗等)、感染、尿毒症、异常蛋白血症、骨髓增生异常综合征(MDS)和骨髓增殖性肿瘤(MPN)等。

3.凝血和纤溶异常

凝血和纤溶异常包括遗传性凝血或纤溶异常与获得性凝血或纤溶异常。

(1)遗传性凝血或纤溶异常：①凝血异常：最常见的是血管性血友病(von willebrand disease，VWD)，其次为血友病 A(hemophilia A，HA)和血友病 B(hemophilia B，HB)，其他还包括遗传性 FXI 缺乏症、遗传性无(或低)纤维蛋白血症、遗传性 FVII 缺乏症和遗传性 FV 缺乏症等。②遗传性纤溶异常：包括遗传性 α_2-抗纤溶酶缺乏症和遗传性 PAI-1 缺乏症。

(2)获得性凝血或纤溶异常：①获得性循环抗凝物：a.获得性凝血因子抑制物，最常见的是获得性 FVIII 抑制物，即获得性血友病 A(acquired hemophilia A，AHA)，其他因子抑制物还包括 FIX、FVII、FXI、FV、FXII、凝血酶原和纤维蛋白原等。b.狼疮抗凝物。c.肝素样抗凝物。②获得性血管性血友病(acquired von willebrand syndrome，AVWS)：部分患者是由于获得性 VWF 抑制物所致，部分患者则是由于心脏瓣膜病等相关基础疾病导致 VWF 功能异常所致。③其他疾病：维生素 K 缺乏症(包括鼠药中毒、华法林抗凝治疗和营养不良或吸收障碍导致的维生素 K 缺乏症)、弥散性血管内凝血(disseminated intravascular coagulation，DIC)、严重肝病和淀粉样变性等。不同因素异常所致出血的临床特征往往有所不同。血管或血小板异常的特点是多无家族史、以女性多见，出血以皮肤淤点为主，而关节出血、深部血肿和延迟性出血少见；而凝血因子或纤溶异常的特点是多有家族史、以男性多见，出血以关节出血和深部血肿为主，常见延迟性出血，而少见皮肤淤点。

为了方便记忆和理解，一般按上述方法对出血性疾病进行分类。但是，有些出血性疾病并不是单一因素异常所致，往往涉及多方面的因素异常，其出血特征也相对复杂。这些因素包括：①VWD 是 VWF 先天性质或量的异常所致，由于 VWF 是 FVIII 的载体，所以 VWF 降低会造成 FVIII 活性(FVIII：C)平行降低而导致凝血功能异常；同时，VWF 参与血小板与内皮下胶原的结合，即血小板的黏附功能，所以 VWF 数量降低或功能异常也会造成初期止血异常；其中，2B 型 VWD 还会造成血小板消耗性减低。②DIC：除了各种凝血因子消耗性减低外，还会出现纤溶亢进和血小板减低。③严重肝病患者除了多种凝血因子和抗凝因子合成减少以及因存在脾大和脾亢造成血小板减低外，部分患者还会出现 DIC 以及因营养不良导致的维生素 K 缺乏等。

二、疾病预防、诊断、治疗、康复

出血性疾病大多是由多种原因引起的临床综合征,在急诊科非常常见,以下就以消化道出血为例说明出血性疾病的诊断与治疗。根据出血部位,消化道出血分为上消化道出血和下消化道出血。上消化道出血(upper gastrointestinal bleeding)指屈氏韧带以上的消化道,包括食管、胃、十二指肠和胰胆等部位的出血,胃空肠吻合术后吻合口附近疾患出血亦属此范围。下消化道出血(lower gastrointestinal bleeding)指出血部位在屈氏韧带以下的空肠、回肠、结肠及直肠。根据失血量与速度,消化道出血可分为慢性隐性出血、慢性显性出血和急性出血,其中在短时间内失血量超过 1000 mL 或循环血容量减少 20% 以上的出血称为"急性大出血",大出血死亡率约为 10%,需要及时抢救。引起消化道出血的病因包括消化道溃疡、炎症、肿瘤、机械性损伤等,也可因临近器官病变以及全身性疾病累及消化道所致。

(一)消化道出血的概述

消化道出血一般可以分为静脉曲张性消化道出血(variceal gastrointestinal bleeding,VGIB)和非静脉曲张性消化道出血(nonvariceal gastrointestinal bleeding,NVGIB)。静脉曲张性消化道出血常见的病因是肝硬化门静脉高压导致的食管胃底静脉曲张破裂出血(esophagogastric variceal bleeding,EVB)。NVGIB 常见的病因有消化道溃疡、胃黏膜损伤和消化道肿瘤等。不同的病因预防方法不同,静脉曲张导致的消化道出血预防措施的根本在于预防静脉曲张或治疗静脉曲张,从而减少由静脉曲张导致的食管胃底静脉曲张破裂出血。非静脉曲张性出血的预防需要结合病史,如 ICU 重症患者、幽门螺旋杆菌阳性患者和长期服用小剂量阿司匹林的消化道出血高危患者等,应该考虑应用 H_2 受体拮抗剂(H_2 receptor antagonist,H_2RA)或 PPI 预防消化道出血,另外清除幽门螺旋杆菌也非常必要。

1.消化道出血的临床表现

消化道出血的临床表现与出血病变的部位、性质、出血速度、失血量,以及患者年龄、有无重要伴发病等全身情况相关。

(1)呕血、黑便和便血:出血病变部位在上消化道时,常表现为呕血,当出血速度快且出血量多时,呕血的颜色为鲜红色。如出血后血液在胃内潴留时间长,呕吐物呈咖啡色。黑便或柏油样便常提示上消化道出血。如出血病变部位在十二指肠且出血速度过快时,粪便颜色可呈紫红色。左半结肠及直肠出血时,粪便为鲜红色。空肠、回肠及右半结肠病变引起小量渗血时,可表现为黑便。

(2)失血性周围循环衰竭:周围循环障碍的临床表现取决于出血速度和出血量,出血量小于 400 mL 时可无临床症状,超过 400～500 mL 时,可出现周围循环障碍的临床症状。失血量过大、出血不止或治疗不及时可引起急性周围循环衰竭,临床上表现为头昏、心悸、口渴、黑矇或晕厥;皮肤灰白、湿冷;脉搏细速、心率快、血压低,甚至休克;患者感到乏力,进一步可出现精神萎靡、烦躁不安,甚至反应迟钝、意识模糊。老年人如合并有其他慢性疾病,虽出血量不大,也可引起多器官功能衰竭,增加死亡危险。

(3)贫血:急性大量失血后均有失血性贫血,为正细胞正色素性贫血,在出血的早期,血红蛋白浓度、红细胞计数与红细胞压积的数值可无变化,多在3～4小时后才出现贫血。失血会刺激造血系统,血细胞增殖活跃,外周血网织红细胞增多。

(4)发热:大量出血后,多数患者出现低热,持续数日到一周后体温降至正常,其原因可能和周围循环衰竭导致体温调节中枢的功能障碍等因素有关。

(5)氮质血症:可分为肠源性、肾性和肾前性三种。肠源性氮质血症是指上消化道大量出血后,血红蛋白的分解产物在肠道被吸收,导致血中氮质升高,一般于出血后24～48小时达到高峰,3～4天内降至正常。肾前性氮质血症是指由于失血性周围循环衰竭造成肾血流暂时性减少,肾小球滤过率和肾排泄功能降低,以致氮质潴留,在纠正低血压、休克后,血中氮质可迅速降至正常。肾性氮质血症是指在原有的肾脏损害的基础上,失血加重肾功能衰竭,临床上表现为少尿或无尿。

(6)低蛋白血症:失血量大时常合并大量血浆蛋白丢失,如不及时补充血浆蛋白,或过多补充水分及晶体溶液,临床上表现为低蛋白血症。

(二)诊断

1.消化道出血的辅助检查

(1)血、尿、粪便检查:①血常规观察指标包括血红蛋白、平均红细胞体积、血小板计数等,急性失血后血红蛋白含量变化与出血量、速度、补液量有密切关系。②尿常规:消化道出血合并尿隐血阳性提示全身疾病,尿蛋白增多提示出血热等感染性疾病,尿胆原增加提示溶血性疾病或有肝疾病。

(2)X线检查:包括口服钡剂消化道造影和钡剂灌肠造影。

(3)体外超声检查:体外超声对消化道出血部位的诊断价值不大,但对腹部血管病变导致的出血和门静脉高压症有意义。

(4)急诊消化道内镜检查:能够早期发现病变,早期止血。

(5)CT、MRI和放射性核素扫描:核素扫描对确定胃肠道出血相当敏感,但定位的精确性有限,因此常作为选择性腹腔内脏动脉造影前的筛选手段。

(6)介入性血管造影:对于急诊手术前定位诊断很有意义,也可以经动脉导管注入药物或者置入弹簧圈等控制出血。

2.消化道出血病情评估、危险分层及诊断

根据消化道出血量的大小和出血速度的不同,消化道出血的表现形式多样。消化道出血严重程度分级:根据患者的一般情况和出血量大小,将消化道出血分为轻、中、重三级。

(1)消化道出血的识别:一般情况下,呕血和黑便常提示消化道出血,但应该排除其他疾病导致的上述症状,如鼻出血、拔牙出血,肺结核、支气管扩张咯血等,服用铋剂、某些中药或动物血液也可导致黑便。

(2)出血严重程度估计和周围循环状态的判断:临床上,精确估计出血量比较困难,一般认为每日出血量超过5～10 mL时,粪便隐血试验呈阳性反应;每日出血量超过50～

100 mL 时,可表现为黑便;一次出血少于 400 mL 一般无全身症状;出血量大于 500 mL 且速度快时,患者可有头晕、乏力、心动过速和低血压表现。

(3)出血是否停止的判断:有以下临床表现者考虑有继续出血或再出血,需及时处理。①反复呕血,甚至呕血转为鲜红色,黑便次数增多,排出暗红或鲜红色血便,伴有肠鸣音亢进。②周围循环衰竭的表现经治疗未见明显改善,或虽有好转而又恶化;经积极补液中心静脉压仍不稳定。③红细胞计数、血红蛋白含量与红细胞压积持续下降,网织红细胞计数持续增高。④补液与尿量足够的情况下,血尿素氮持续或再次升高。

3.对出血预后的判断

根据患者的年龄、临床表现、病变的具体情况、有无伴发病等情况,判断患者消化道出血的预后。凡是年龄超过 60 岁、伴发重要器官疾病、休克、血红蛋白浓度低、需要输血者,再出血风险增高;无肝肾疾病患者的血尿素氮或血清转氨酶升高时,死亡率增高。Rockall 评分系统将上消化道出血人群分为高危、中危和低危人群,积分≥5 分者为高危;3～4 分者为中危;0～2 分者为低危。

(三)治疗

1.一般治疗

卧床休息;严密监测患者生命体征;有活动性出血患者需插胃管,便于胃腔内注药及观察出血量;保持静脉通路通畅,必要时测定中心静脉压;保持呼吸道通畅,避免呕血时引起患者窒息。大量出血者宜禁食,少量出血者可适当进流质饮食。多数患者在出血后发热,并非由于感染所致,一般不使用抗生素。静脉曲张破裂患者出血时多伴有细菌感染,需常规预防应用抗生素。

2.补充血容量

及时补充和维持血容量,改善周围循环,防止微循环障碍引起脏器功能障碍。对急性消化道大出血患者,需立即查血型和配血,尽快建立有效的静脉输液通道,在配血过程中,可先输平衡液或生理盐水。

下列情况为紧急输血指征:①收缩压低于 90 mmHg 或较基础压降低超过 30 mmHg;②血红蛋白低于 50～70 g/L,红细胞比容不足 25%;③失血性休克。

以下指标表明输液量已足够:①意识恢复,四肢末端由湿冷、青紫转为温暖、红润,肛温与皮温差减小(<1 ℃);②脉搏由快弱转为正常有力;③收缩压接近正常;④脉压大于 30 mmHg;⑤尿量大于25 mL/h;⑥中心静脉压在 8～12 cmH_2O。

3.上消化道出血的止血处理

上消化道出血的常见病因是十二指肠溃疡、胃溃疡和食管胃底静脉曲张。多数患者首诊于急诊科,常因周围循环障碍的临床表现就诊。因此,做出正确、迅速、合理的诊断,并对患者进行评估、治疗和管理非常重要。

(1)胃内降温:通过胃管以冰盐水反复灌洗胃腔使胃降温,促进血管收缩、血流减少,胃分泌和消化受到抑制,出血部位纤维蛋白溶解酶的活力减弱,达到促进止血目的。

(2)全身性止血及口服止血剂:①促进血凝的药物如维生素 K、酚磺乙胺、止血敏等;血管活性药如去甲肾上腺素、垂体后叶素等;抗纤溶药物如 6-MP、氨甲环酸等。②凝血酶制剂、巴曲酶等。③消化性溃疡的出血是黏膜病变出血,采用血管收缩剂如去甲肾上腺素口服,可使出血的小动脉强烈收缩,达到止血目的。此法不主张对老年患者使用。

(3)抑制胃酸分泌和保护胃黏膜:可使用 H_2 受体拮抗剂,最好是质子泵抑制剂,常用的质子泵制剂包括奥美拉唑、雷贝拉唑、泮托拉唑等。

(4)放射介入治疗:常用选择性血管造影及栓塞治疗。

(5)食管静脉曲张出血的非外科手术治疗如下:

1)气囊压迫:一种有效的,但仅是暂时控制出血的非手术治疗方法。

2)经颈内静脉门腔分流术。

3)药物治疗:主要目的在于降低门静脉压力,使出血处血流量减少,为凝血过程提供了条件,从而达到止血目的。药物治疗不仅对静脉曲张破裂出血有效,而且对溃疡、糜烂、黏膜撕裂也同样有效。可选用的药物有血管收缩剂和血管扩张剂两种,如生长抑素及其衍生物和血管加压素及其衍生物。血管扩张剂包括非选择性 β 受体阻滞剂普萘洛尔、纳多洛尔和硝酸酯类血管扩张剂硝酸甘油等。用八肽和十四肽生长抑素均能选择性收缩内脏血管和降低门静脉压力,减少食管胃底静脉血流,还可以抑制胃酸分泌,减少胃酸的反流,防止血凝块脱落再出血。血管加压素可以收缩内脏小动脉血管,使肠系膜小血管阻力增加,减少内脏血流量而使门静脉血流减少,降低门静脉压力,使破裂出血的食管及胃底静脉供血减少而控制出血。联合应用作用于不同环节的药物有更好的止血效果。

4)内镜下硬化剂注射和套扎术,内镜下止血具有快速、准确、机体损伤小等优点,只要患者病情允许,应作为首选的治疗方法。

(6)手术处理:食管胃底静脉曲张出血一般采取非手术治疗,如输血、药物止血、三腔管三腔气囊压迫止血、硬化剂及栓塞。仍不能控制出血者,应做紧急静脉曲张结扎术止血,但复发出血率较高。由严重肝硬化引起者可考虑肝移植术。对于由溃疡性疾病导致的持续出血若超过 48 小时仍不能停止,24 小时内输血 1500 mL 仍不能纠正血容量或血压不稳定,保守治疗期间发生再出血,内镜下发现有动脉活动出血且止血无效等情况,应尽早行外科手术,可以选择分流术或者断流术,但并发症较多,对外科医生技术要求较高。

(四)康复及预防

消化道出血患者出血停止后,尤其是食管胃底静脉曲张出血停止后,很容易再次出血,死亡的风险也很大。因此,需要对这部分患者在康复的基础上进行预防治疗。一般预防的目的就是根除或者控制食管胃底静脉曲张,防止再次出血,常规措施包括药物治疗、内镜治疗、外科或者放射介入治疗。

药物治疗主要选择非选择性 β 阻滞剂,如普萘洛尔、卡维地洛等,可以降低肝内血管阻力,从而减轻食管胃底静脉曲张;内镜治疗主要是内镜下硬化剂注射和曲张静脉套扎术。目前有研究证实,非选择性 β 阻滞剂联合内镜治疗是二级预防食管胃底静脉曲张出血的首选标准方案。

外科手术,无论是分流术还是断流术,并发症较多,发生率较高,目前已经少选外科

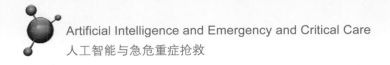

手术。随着介入技术的进步,目前经颈静脉肝内门-体分流术(transjugular intrahepatic porsytemic shunt,TIPS)的应用越来越多。

三、医工交叉应用的展望

(一)建模估算出血量

准确及时判断出血量是临床上判断预后及选择治疗的重要依据。目前,临床应用的判断出血量的办法都是粗略估计,而且因为机体有一定的代偿功能,准确判断出血量有明显的滞后。常用患者症状作为依据来判断出血量(见表4-1和表4-2)。

表 4-1　失血量与症状之间的关系

失血量/mL	收缩压/mmHg	脉搏/(次/分)	症状
<500	正常	正常	头晕、乏力
800～1000	<100	>100	头晕、面色苍白、口渴、冷汗
>1500	<80	>120	四肢厥冷、神志恍惚或昏迷

表 4-2　出血量与消化道出血严重程度

分级	年龄/岁	伴发病	失血量/mL	血压/mmHg	脉率/(次/分)	血 Hb/(g/L)	症状
轻度	<60	无	<500	基本正常	正常	无变化	头晕
中度	<60	无	500～1000	下降	>100	70～100	晕厥、口渴、少尿
重度	>60	有	>1500	收缩压<80	>120	<70	肢冷、少尿、意识模糊

另外,临床常用休克指数来估算出血量,但是特异性和敏感性较差。其实血液系统可以看作流动的系统,有损耗(血细胞代谢),有产生(骨髓造血),有储存(毛细血管储存的血液),也通过组织液与血管壁外存在内外交换。根据这个过程可以构建模型,通过观察毛细血管开放与关闭或者血液成分的变化来判断失血量。

(二)内镜发展及在内镜下止血的进展

1805年,Philipp Bozzini首先提出内镜的设想,制造了一种以蜡烛为光源和一系列镜片组成的器具,用于观察动物的膀胱和直肠内部结构,开启了硬管式内镜发展的时代。1868年,德国医生Adolph Kussmaul受到街头吞剑术启发制成第一台真正的食管胃镜。19世纪末,第一个适用于临床的胃镜诞生,由3根管子呈同心圆状设置,中心管为光学结构,第二层管腔内装上铂丝圈制的光源和水冷结构,外层壁上刻有刻度以反映进镜深度。1932年,德国技师Georg Wolf和德国医生Rudolf Sc.hincller共同研制成功第一个半可屈式胃镜,命名为Wolf-Schindler式胃镜。Wolf-Schindler式胃镜可观察到胃的大部分区域,解决了胃镜检查的巨大阻碍,开辟了胃镜检查技术的新纪元。随着科技的进步,目前我国在内镜制造和内镜医生的培养上都取得了显著的成绩,尤其是培养了一大批技术可靠的内镜医生。

消化道出血内镜下治疗技术的发展越来越快,内镜技术在消化道出血的应用越来越广泛。内镜下消化道止血技术的发展和应用大大地减少了患者外科手术的创伤,也降低了此类疾病患者的病死率。内镜下常用药物注射、药物喷洒以及皮圈套扎等方法止血。

药物注射适用于消化性溃疡局部静脉、小动脉出血,以及息肉切除后止血;常用药物有盐酸肾上腺素注射液和组织胶等。其中,肾上腺素局部注射可起到暂时的止血作用,但易造成灶性黏膜损伤,且作用时间有限、再出血发生率较高,故不建议单独使用,如需使用,建议与其他方法联合应用。另外,导致组织硬化的注射药物有酒精、氨基乙醇、聚乙二醇单十二醚,常注射于血管周围黏膜组织,此类药物注射可直接引起血栓形成,从而达到止血目的,但风险是易引起穿孔,应慎用。另外,聚桂醇夹心组织胶也是常用办法,由于聚桂醇组织相容性的问题,其在部分患者中可以引发免疫反应,极少数患者甚至出现血管栓塞的问题。

药物喷洒对于出血量多、损伤面积大者效果不佳,故喷洒止血法常与其他治疗方式联合使用。新型止血粉剂 TC-325(hemospray powder)是一项内镜治疗新技术,其成分为颗粒状混合矿物质的纳米粉末,通过内镜下粉剂药物喷洒枪把止血粉末喷洒在病灶表面,增加凝血因子的浓度,激活血小板和在受损血管上形成一个机械活塞来凝血,不仅操作起来简单方便,还能在达到止血作用的同时,在创面形成一层保护黏膜。TC-325 是一种非常有希望的新型止血措施,应用简单,但需要更多的研究数据,尤其是不同止血措施之间的对比研究验证其有效性和安全性。需要更多、更好的止血材料来实现更好的止血效果。

皮圈套扎止血法多用于危险性上消化道出血,如肝硬化后食管静脉曲张破裂出血、Dieulafoy 病出血的控制以及消化道息肉残端动脉出血。胃镜头端安装套扎皮圈,活检孔道处安装好皮圈释放器。该方法简单可行,临床应用多。

（三）寻找出血的位置

目前,临床上大多是通过观察患者的症状,包括有无黑便和呕血的情况,或者根据胃镜检查来综合判断出血位置。部分患者可以通过胃镜检查发现出血位置,若不能进行胃镜检查,则明确出血位置难度很大。而出血位置对于治疗,尤其是外科治疗,非常重要。因此,目前除了胃镜检查外,还有很多新兴检查,如选择性血管造影检查等,但选择性血管造影对于出血位置不甚敏感。

有研究报道,可以通过示踪微粒技术寻找出血点。目前,有部分人进行了尝试,但目前的问题主要包括:示踪微粒如何强化在出血点的位置;示踪微粒要足够小,这样才能通过毛细血管网;示踪微粒要有足够的组织相容性,在体内不会引起抗原抗体反应;示踪微粒最终要排出体外,要无害化排出。

根据消化道出血治疗指南来看,内镜检查是关键技术。但目前内镜检查面临很多困难,一方面内镜检查属于有创检查,另一方面可以独立完成内镜检查的医生很少。因此,通过三维重建CT扫描获得的断层图像,也就是虚拟内镜技术,可在一定程度上代替内镜

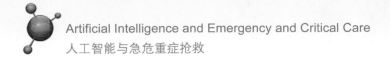

检查。但目前虚拟内镜技术面临很多挑战。首先,CT 扫描进行三维重建需要获得很多的组织细节。目前,CT 机器扫描层面需要进一步的加强,如扫描层次需要从常规的一层 5 mm 达到一层 0.5 mm。而且,CT 空间分辨率需要进一步提高,因为很多出血患者的食管和肠道中存在大量的血凝块,目前的 CT 分辨率较低,很容易将这些血凝块分辨为肿块,存在误报的风险。而且,目前的技术水平无法实现通过灌肠来清理血凝块。另外,CT 扫描三维重建时间过长,导致虚拟内镜技术可用性较差。示踪微粒技术结合虚拟内镜技术在理论上为无创寻找出血点提供了新思路。

参考文献

[1]路明亮,孙刚,杨云生.非静脉曲张性上消化道出血的内镜诊治现状[J].中华消化内镜杂志,2014,31(6):359-360.

[2]中国医师协会急诊医师分会,中华医学会急诊医学分会,全军急救医学专业委员会,等.急性上消化道出血急诊诊治流程专家共识(2020 版)[J].中华急诊学杂志,2021,30(1):15-24.

[3]中华医学会外科学分会脾及门静脉高压外科学组.肝硬化门静脉高压症食管、胃底静脉曲张破裂出血诊治专家共识(2019 版)[J].中华外科杂志,2019,57(12):885-892.

[4]杨继金.放射学检查在不明原因消化道出血中的作用[J].中华消化杂志,2007,27(6):402-403.

(陈良)

第五章 急性脏器功能损伤与衰竭

第一节 急性肾损伤及功能衰竭

学习目的

1.了解急性肾损伤的定义、病因及发病机制。

2.熟悉急性肾损伤的临床表现和诊断方法。

3.掌握急性肾损伤的治疗方法。

案例

患者男性,64 岁,因"腹痛、发热 3 天、少尿、意识障碍 1 天"于 2021 年 8 月 6 日入院。患者 3 天前无明显原因突感右上腹痛,呈持续性胀痛,伴发热,最高体温 39.3 ℃,在当地县医院诊治,做腹部 CT 检查发现肝脏有个低密度占位,怀疑肝脓肿,给予抗生素等药物治疗,病情无明显好转。1 天前出现意识模糊、尿少,12 小时尿量仅 150 mL,血压靠升压药维持在 97/50 mmHg,医生通知家属病危,家属遂提出转院,由救护车转到山东大学齐鲁医院急诊科。查体发现患者体温 40 ℃,嗜睡状,呼吸急促,心率升至 138 次/分,血压90/46 mmHg(用去甲肾上腺素维持),右上腹部压痛明显。患者血氧饱和度低,与家属沟通后予以气管插管呼吸机辅助通气,并采取输液、抗感染、降温等抢救措施。为明确诊断,在医护陪同下到 CT 室做强化 CT 检查,即往血管内注射对比剂,以看清不同时相的肝脏显影情况,以区分是肿瘤肝转移还是肝脓肿。强化 CT 结果明确为肝脓肿,医生与家属沟通,说明下一步治疗的措施及预后,家属同意后收入急救监护室(emergency intensive care unit,EICU)进一步治疗。患者半年前因左肺癌行手术切除术。

入 EICU 诊断:肝脓肿,多脏器功能损伤,包括急性呼吸衰竭(acute respiratory failure,ARF)、急性肾损伤、急性心功能损伤、急性脑功能损伤。

医工结合点:患者因感染性休克导致少尿,诊断为急性肾损伤,除了积极治疗肝脓肿外,维持相对正常的肾功能也是重要的环节,这关系着患者治疗过程中的容量管理、酸碱稳定及水电平衡等。肾脏替代治疗是实现此目的的主要措施,随着治疗理念及多功能材料的发展,集成血液净化技术已经应用于临床,该技术明显缩短了救治时间,改善了患者预后。

思考题

哪些医工交叉的进展明显改善了此类患者的预后？

案例解析

一、疾病概述

（一）定义和病理生理

人体有两个肾脏，左右各一个，其主要功能包括生成和排泄尿液，排出人体多余的水和代谢废物；肾脏还有重吸收和排泌功能，可调节机体内环境稳态、保持水电解质及酸碱平衡；另外，肾脏还具有内分泌功能，可分泌调节血压的肾素、促进红细胞生成的促红素和促进骨骼代谢的活性 D_3。肾单位是肾脏最基本的结构和功能单位。肾小球是肾单位的重要组成部分。肾脏有强大的储备功能，肾单位损害 70% 以上才会出现肾功能的下降。

急性肾损伤（acute kidney injury，AKI）是指不超过 3 个月的肾脏功能和结构异常，包括血、尿、组织学检测或影像学检查所见的肾脏结构与功能的异常。AKI 因各种原因引起急性肾实质损害，导致肾功能在短期内明显下降，以致不能维持内环境稳定，从而导致水、电解质和酸碱平衡紊乱，以及代谢产物蓄积的综合征。危重 AKI 死亡率高达 30%～80%。

（二）病因

肾脏本身疾病或者肾外疾病导致肾脏损伤时，上述功能异常，产生一系列相关临床表现。临床上患者出现急性肾功能下降时需要考虑是肾前性、肾性，还是肾后性？肾前性原因主要是有效循环血容量不足导致流入肾脏的血量较少，肾脏灌注压下降；肾后性指尿道的梗阻，常见结石、肿瘤、前列腺增生等，导致尿液排出不畅、肾盂积水，损害肾功能；肾性又可以分为肾小球性的、肾小管性的以及间质性的，主要包括急进性肾小球肾炎、急性微血管病变、各种原因的休克、中毒、肾毒性药物使用、肾脏动脉血栓等。重症患者要明确哪个原因在损伤中占主导，从而给予不同的针对病因的治疗。

（三）临床表现

正常人 24 小时尿量为 1000～2000 mL，AKI 通常表现为尿量迅速减少，表现为少尿（24 h 尿量少于 400 mL）或无尿（24 h 尿量少于 100 mL），伴全身或局部水肿，恶心呕吐，倦怠，出现代谢性酸中毒，呼吸困难、心功能不全及心律失常，严重时出现高钾血症、心室颤动或心搏骤停。

二、疾病预防、诊断、治疗、康复

(一)预防

没有药物可以延缓急性肾损伤的病情进展或者加速康复,积极治疗原发病如脓毒症、心力衰竭、肾脏病等是预防 AKI 的主要措施。同时根据患者具体情况采取以下措施:针对有效循环血容量不足及时采取晶体液、胶体液扩容增加肾血流,维持血压与肾灌注;避免肾毒性药物的长期使用;及时解除泌尿系统梗阻,如插入导尿管、膀胱造瘘或者肾造瘘;对于利尿剂有反应的患者,建议使用利尿剂控制或预防液体过负荷,等待肾功能恢复。

(二)诊断

急性肾损伤的诊断需要详细回顾患者的病史和入院前的治疗史和用药史,合理地应用实验室及辅助检查,必要时,行肾活检明确病因。符合以下情况之一者即可被诊断为AKI:①48 小时内血清肌酐水平升高大于等于 26.5 μmol/L(0.3 mg/dL);②48 小时内血清肌酐水平超过基础值的 1.5 倍及以上,且明确或经推断上述情况发生在 7 天之内;③尿量少于 0.5 mL/(kg·h),且持续 6 小时以上。

目前,临床普遍采纳每小时尿量与血肌酐值作为判定肾损伤程度的指标。2013 年急性肾损伤 KDIGO(改善全球肾脏病预后组织)指南分级、分期标准见表 5-1。

表 5-1　急性肾损伤 KDIGO(改善全球肾脏病预后组织)指南分级、分期标准

分期	血清肌酐标准	尿量标准
1 期(危险期)	升高达基础值 1.5～2.0 倍;或升高值 ≥26.5 μmol/L(0.3 mg/dL)	<0.5 mL/(kg·h),且持续 6～12 h以上
2 期(损伤期)	升高达基础值 2.0～2.9 倍	<0.5 mL/(kg·h),且持续≥12 h
3 期(衰竭期)	升高达基础值 3.0 倍;或升高值 ≥353.6 μmol/L(40 mg/dL)或开始肾脏替代治疗;或对于<18 岁,其估计的肾小球滤过率下降至<35 mL/(min·1.73m²)	<0.3 mL/(kg·h),且持续≥24 h;或无尿≥12 h

1.急性肾损伤早期标记物

虽然目前临床上普遍采用血尿素氮(blood urea nitrogen,BUN)、尿肌酐(urine creatinine,Cr)作为判断肾功能的指标,实际上对急性肾损伤早期诊断意义不大。这两项指标明显升高预示着肾功能进入衰竭期。所以寻找早期损伤标记物、早期干预与预防至关重要,当前已经有部分标记物进入临床使用,如胱抑素 C(Cystatin C)、中性粒细胞明胶酶相关脂质运载蛋白(NGAL)等,部分还在验证中,详见图 5-1。

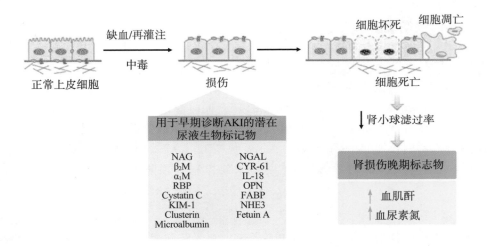

图 5-1　肾损伤早晚期标记物

图源：ADIYANTI S S,LOHO T.Acute kidney injury（AKI）biomarker[J]. Acta Med Indones,2012,44(3):246-255.

2.影像学检查

（1）肾脏超声检查：鉴别有无尿路梗阻、判断肾脏大小。

（2）腹部 X 线平片：发现肾盂积液时选择该项检查可以显示肾、输尿管和膀胱等部位的结石，以及超声难以发现的小结石。

（3）CT 扫描：评估尿道梗阻，确定梗阻部位，明确腹膜后感染组织或腹膜后恶性肿瘤等。

（4）肾血管造影：怀疑肾动脉梗阻（栓塞、血栓形成、动脉瘤）时行肾血管造影。

（三）治疗

目前，除了积极治疗导致 AKI 的原发病因外，尚无治疗 AKI 的特效药物，AKI 发展到衰竭期，常常需要行肾脏替代治疗，以替代肾排出尿液、代谢产生的废物及进入体内的毒素（统称溶质），调整水、电解质平衡等。肾脏是第一个使用外部设备代替部分功能的器官。1913 年，美国的 John Abel 等设计了第一台人工肾，用于动物。1924 年，德国的 Georg Haas 首次将透析技术用于人类。1955 年，美国人工器官协会宣布人工肾正式应用于临床。而随着透析设备的不断发展和完善，也促进了血液净化方法的开展。1967 年，血液滤过（hemofiltration,HF）应用于临床。1972 年，血液灌流抢救肝昏迷患者获得成功，间断离心分离血浆开始应用。1976 年，连续性动-静脉血流滤过（continous arterio-venous hemofiltration,CAVH）应用于临床。1996 年，连续性肾脏替代疗法（continuous renal replacement therapy,CRRT）应用于 ICU 急性肾功能治疗。人工肾早期用于肾脏病终末期患者的替代，目前医学的发展已经由单纯的"肾脏替代治疗"转化为肾脏支持治疗，由单一器官支持向多器官支持发展，血液净化设备成为多器官支持的一个平台，可达到不同器官支持的目的。

肾替代的模式主要包括借助体外循环的血液透析或血液滤过，根据单次治疗持续时间分为间歇性肾脏替代治疗(intermittent renal replacement therapy,IRRT)、CRRT 等。肾脏内分泌功能还不能由透析或血滤替代,只能通过外源性补充,相关药物已经临床应用多年。图 5-2 演示了 CRRT 系统如何模仿生理的肾替代功能。

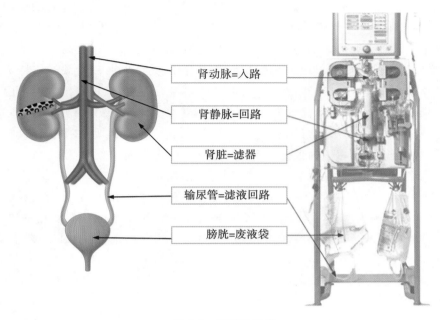

肾动脉=入路

肾静脉=回路

肾脏=滤器

输尿管=滤液回路

膀胱=废液袋

图 5-2　CRRT 系统

血液净化清除溶质的原理主要包括弥散、对流和吸附。血液透析技术主要利用弥散原理,血液滤过技术主要利用对流原理,血液吸附技术主要利用的是吸附原理。

1.弥散

在一个限定的分布空间,半透膜两侧的物质有达到相同浓度的趋势,溶质依靠浓度梯度从高浓度一侧向低浓度一侧转运的过程为弥散。弥散转运能源来自溶质的分子或微粒自身的不规则运动,主要驱动力是浓度梯度。影响溶质弥散的因素主要有弥散系数、溶质弥散面积、溶质浓度梯度差以及溶质转运距离等,根据菲克(Fick)定律,可得出溶质的弥散量计算公式:弥散量＝弥散系数×弥散面积×浓度梯度差/转运距离。由于转运距离在各种透析器中比较恒定,且弥散系数在常温下为常数,所以溶质的弥散量主要与溶质的弥散面积和浓度梯度差成正比。利用弥散原理进行的血液透析技术主要清除的是分子量小于500 Da的小分子,如 Scr、K^+、有机酸(乳酸、酮体)、含氮废物等。

2.对流

对流是在跨膜压作用下液体从压力高的一侧通过半透膜向压力低的一侧移动,液体中的溶质也随之通过半透膜,驱动力是膜两侧的压力差,不受溶质浓度梯度差的影响。水分子小,能够自由通过所有半透膜,当水分子在静水压或渗透压的驱动下通过半透膜时就发生超滤,溶质随水分子通过滤过膜的膜孔而被清除。对流过程中,大分子溶质,尤其是大于膜孔的分子无法通过半透膜,能通过膜孔的中、小分子均能随水分子被清除,如

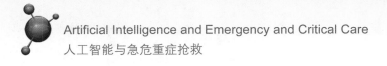
数千及 10～20 kDa 的溶质。

3.吸附

吸附是利用溶质的电荷、疏水性、亲水性等物理特征,用吸附材料将溶质吸附清除的方法。临床上常用的吸附材料包括活性炭和树脂,目前常采用 15 nm 左右的中控吸附树脂,主要用于吸附中分子溶质或带有苯环的小分子溶质,树脂的生物相容性好于活性炭。吸附器对溶质的吸附具有饱和性,一旦吸附器饱和,就不能再进行吸附。除了常规用途的非特异性吸附柱,近些年出现了新型的免疫吸附柱,其可以通过所载配体特定的理化性质或抗原抗体反应吸附分子量在 100 kDa 以上的免疫复合物、内毒素或脂蛋白等更大分子的溶质,达高选择性特异性吸附,用于自身免疫性疾病或原发性高脂血症等的治疗。脓毒症是重症监护病房内的常见病,死亡率高,大量研究没有证明 CRRT 可以有效清除炎症介质,改善预后,所以国内外研究重点转向针对脓毒血症的吸附材料,如固定多黏菌素 B 的纤维载体吸附剂、细胞因子吸附柱等,已经应用于临床。

由于重症疾病的复杂性和多因性,单纯使用一种血液净化方式有时达不到治疗效果,需要运用将两种或两种以上净化方式用于同一个患者身上的治疗方法,即集成血液净化技术。集成技术是将不同原理或不同方式的技术组合或杂合在一起的复杂技术,常用的集成技术包括持续血滤＋透析、血滤＋血液吸附、血液吸附再循环系统、双重血浆置换、联合血浆滤过吸附、分子吸附再循环系统、成分血浆分离吸附技术等人工肝技术,可用于急慢性肾衰竭、肝衰竭、免疫系统疾病等重症患者。

（四）康复

急性肾损伤的发生加剧了原发疾病治疗的难度,给患者造成了不小的经济及心理压力,医护人员应给予患者心理疏导,稳定其情绪,增加其战胜疾病的信心。同时传授其相应疾病及生活知识,避免肾损害的再次发生。CRRT 作为一种治疗手段,被广泛用于危重症合并急性肾损伤的救治。由于侵入性治疗操作多、病情重且合并症多,机体处于强烈的应激状态,分解代谢大于合成代谢,导致患者出现显著的负氮平衡。因此,重症 CRRT 患者早期进行营养支持也十分重要。初始阶段蛋白质摄入至少为 1.3 g/(kg·d)。由于担心导管滑脱及置管部位出血,CRRT 患者以卧床休息或床上活动为主,这会导致神经肌肉功能衰弱,继发性肌无力,甚至影响患者出院后的生活质量。国外研究者对 CRRT 患者早期活动进行了大量的探索,研究表明,CRRT 患者实行早期活动是安全可行的,可以改善患者身心状态,改善预后及生存质量,还可以降低深静脉血栓和压力性损伤的发生及延长滤器使用寿命,减少医疗费用。这对医护人员对早期活动的知信行及移动辅助设备的发明等提出了要求。

三、医工交叉应用的展望

透析和肾移植仍是终末期肾病（end-stage renal disease, ESRD）患者唯一可行的选择。然而,这两种治疗方法的缺点限制了它们的长期疗效。几个新的创新方法寄希望于生物工程肾脏和改变目前的范式肾脏替代治疗。当前的肾脏替代疗法依赖于中空纤维聚合物膜提供治疗肾损害所需的扩散和对流清除。细胞治疗技术与中空纤维膜的结合旨在提供代谢、内分泌和免疫调节功能,这是目前肾脏替代疗法所缺乏的。为此,Humes和他的同事开发了肾小管辅助装置(renal tubule assist derice,RAD),它将原始肾细胞播散到一个标准血液过滤器的中空纤维上,细胞生长在中空纤维的内表面,中空纤维提供了机械支架和免疫屏障,种子细胞还提供了活跃的运输以及代谢和内分泌活动。在一项Ⅱ期随机、对照、开放标签试验中,研究者对 58 例急性肾损伤患者进行了 RAD 试验。与标准连续静脉-静脉血液滤过相比,RAD 治疗在 28 天的死亡率分别为 33% 和 61%,有显著的统计学意义。到目前为止,RAD 是唯一成功用于人类的可行的生物人工肾脏装置。另外,研究者还开发出了其他治疗方法,如植入式肾辅助装置。硅纳米孔膜(SNM)已被率先用于新型血液过滤器和细胞生物反应器的免疫分离支架,超薄纳米管具有均匀的狭缝孔设计,与标准中空纤维膜中粗糙的圆形孔相比,具有更高的水力渗透率和选择性,SNM 的孔径可小至 5 nm,变异性小于 1%。因此,这些膜的功能很像天然肾脏的肾小球,通过基于分子量截断的选择性过滤溶质。

　　图 5-3 为可植入生物人工肾脏示意图。动脉和静脉连接描述了流经该设备的血液流动。一根管道将该装置连接到膀胱以清除废物。硅纳米孔膜水力渗透性使得血液可以仅通过动脉-静脉压差就可以流过设备,而无须内部血液泵。

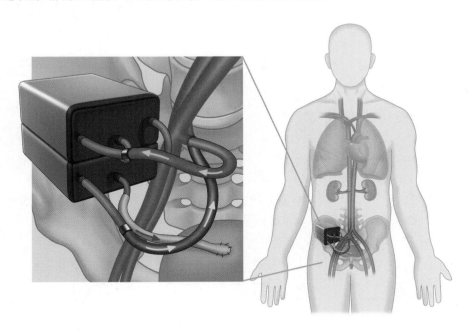

图 5-3　可植入生物人工肾脏示意图

　　当前的床旁血液净化技术设备已经具备 CRRT、血液吸附及血浆置换等几项功能,但重症患者常累及肾脏、心脏、肺脏、肝脏、消化道、中枢神经系统等,需要多种抢救设备,如呼吸机、血液净化设备、主动脉内球囊反搏、ECMO 等,同时使用如此多的设备,若协调不好会影响各自的使用效果,或加重脏器损害。2002 年,Ronco 提出多器官支持治疗

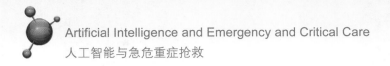
（multiple organ life support therapy，MOST）平台的设想，即设计一款能实现多个器官功能支持的机器，根据患者损伤程度，选择不同的管路、滤器或氧合器，从而达到不同器官支持的目的。为实现这样的 MOST 平台，还需要在设备的小型化、集成化和多功能材料等方面做出不懈努力。

大数据可以定义为大量生成、种类繁多且高速累积的数字数据。支持和指导从大数据中有规律地提取信息和知识的一系列基本原理为数据科学。机器学习作为数据科学的一个研究领域，着重于计算机如何从数据中学习及开发。医疗大数据主要是指医师对患者诊疗过程中产生的数据，包括患者的基本数据、电子病历、诊疗数据、医学影像报告数据、医学管理、医疗设备和仪器数据等，即以患者为中心，构成医疗大数据的主要来源。目前，在持续性肾脏替代治疗领域，已经初步开始应用有关 AKI 的电子预警系统。2018 年，Lay L. Koyner 等发表在《重症医学杂志》（*Critical Care Medicine*）上的一篇研究证实，利用人工智能可以较好地对 AKI 起到预测作用。该研究将电子病历中的数据用梯度提升算法开发出了一种新的机器学习风险评估工具。该算法包括患者的人口统计、生命体征、实验室检查、临床诊断和干预，用于预测患有 AKI 或需要肾脏替代治疗的高危患者。结果显示，易于获得的电子健康记录数据可用于在血清肌酐变化之前预测即将发生的急性肾损伤，实时使用该模型可以对急性肾损伤高风险人群进行早期干预。准确的预警系统有助于及时关注个体的 AKI 危险因素、临床表现、指导启动救治措施及预判患者预后。未来的 AKI 预测模型可能基于一致的数据采集、人工智能技术、新的生物标记物等。

参考文献

［1］刘大为.重症血液净化［M］.北京：人民卫生出版社，2017.

［2］TOONSTRA A L，ZANNI J M，SPERATI C J，et al. Feasibility and safety of physical therapy during continuous renal replacement therapy in the intensive care unit［J］. Ann Am Thorac Soc，2016，13（5）：699-704.

［3］HUMES H D，BUFFINGTON D，WESTOVER A J，et al. The bioartificial kidney：Current status and future promise［J］. Pediatr Nephrol，2014，29（3）：343-351.

第二节　急性胃肠损伤及功能衰竭

学习目的

1.了解急性胃肠损伤的定义、病因及发病机制。

2.熟悉急性胃肠损伤的临床表现和诊断方法。

3.掌握腹内压监测方法。

　　患者男性,32 岁,因"急性上腹痛 18 小时,呼吸困难 3 小时"来诊。18 小时前于暴饮暴食后突然出现上腹胀痛,伴腹胀、频繁恶心、呕吐,坐位前倾体位腹痛减轻,去当地医院诊治,化验血淀粉酶升高,腹部 CT 显示胰腺肿胀,胃肠道胀气明显,诊断为急性胰腺炎。医生给予其补液、抑制胰酶分泌等措施,症状没有明显缓解,腹胀加重,并出现呼吸困难,家属要求转院,由"120"转来我院急诊抢救室。患者既往有胆囊结石,未治疗。入抢救室体格检查:体温 38.5 ℃,脉搏 130 次/分,呼吸 34 次/分,血压 85/55 mmHg(升压药维持),经皮血氧饱和度(SPO_2)88%。神情倦怠,双侧瞳孔等大等圆,巩膜轻度黄染。双肺呼吸音清,未闻及干湿性啰音。心律齐,未闻及病理性杂音。腹部明显膨隆,腹肌紧张,全腹有压痛,可疑反跳痛,左上腹明显,肠鸣音弱,肝脾肋下未及,墨菲征(Murphy sign)(一),移动性浊音可疑阳性。辅助检查:血清淀粉酶 1050 U/L,白细胞 $15.2×10^9$/L,中性粒细胞比值为 95%,测腹内压 22 mmHg。经家属同意后收入 EICU 进一步治疗,入EICU 诊断:重症急性胰腺炎,急性胃肠功能损伤,急性呼吸衰竭。

　　医工结合点:患者因重症急性胰腺炎导致急性胃肠功能损伤,腹内压明显升高。腹内压升高可引起腹腔间室综合征,损害腹内脏器,导致多器官功能障碍综合征及多脏器功能衰竭。目前,测量腹内压的方法有直接法和间接法,可帮助医护人员及时发现腹内压升高,及早采取预防干预措施。

思考题

目前,测量腹内压的无创设备有哪些?

一、疾病概述

(一)定义和发病机制

　　急性胃肠损伤(acute gastrointestinal injury,AGI)指重症患者急性疾病导致的胃肠道功能障碍。许多严重疾病可以导致胃肠的损伤和衰竭,而胃肠系统功能的损伤和衰竭不仅是多器官功能障碍综合征(multiple organ disfunction syndrome,MODS)的始发部位,而且是 MODS 死亡的诱发因素。正常肠黏膜由吸收细胞、杯状细胞和由少量内分泌细胞组成的上皮细胞组成。其主要功能包括消化吸收、免疫及肠道屏障功能等。屏障功能主要由机械屏障、化学屏障、生物屏障、免疫屏障组成。在休克、创伤、手术、重症急性胰腺炎、严重感染等危重疾病应激状况下,患者肠道黏膜的结构和功能受到缺血再灌注损伤,屏障功能严重受损,通透性增加,肠道内毒素及细菌移位,发生肠源性感染、脓毒症,甚至诱发 MODS。AGI 还导致消化吸收功能障碍与运动功能障碍。急性肠损伤与肠

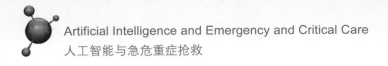

衰竭是两个不同的病理阶段。肠衰竭发生前,肠道内环境出现的特征性病理改变以肠缺血水肿、肠黏膜通透性增加为病理基础。

（二）临床表现

除原发病表现外,欧洲危重病协会对 AGI 的临床表现做了较明确的描述:①食物不耐受综合征（feeding intolerance syndrome，FI）;②腹腔内高压（intra-abdominal hypertension，IAH）;③腹腔间室综合征（abdominal compartment syndrome，ACS）;④胃潴留;⑤腹泻;⑥胃肠道出血;⑦下消化道麻痹(麻痹性肠梗阻);⑧肠管扩张。在辅助检查方面有 X 线、CT 检查、胃肠镜检查及血 D-乳酸、内毒素、二胺氧化酶、脂肪酸结合蛋白、乳果糖/甘露醇等反映肠道通透性的检测,D-乳酸在 24 小时内维持高水平有早期预警价值。

二、疾病预防、诊断、治疗、康复

（一）预防

积极治疗原发病是防治 AGI 的关键。应尽可能停用抑制肠蠕动的药物（如儿茶酚胺、镇静剂、阿片类药物）和纠正损害肠动力的因素（如高血糖、低钾血症）等。促动力药物如多潘立酮、胃复安和红霉素等作为肠道动力紊乱标准治疗措施的药物,应早期使用和预防性使用。脓毒症患者复苏晚期限制性液体复苏可以减少胃肠道水肿,预防胃肠功能损伤。重症患者在循环稳定后 48 小时内开启肠内营养（enternal nutrition，EN）,有助于维护肠黏膜屏障完整、防止肠道菌群移位、改善胃肠功能损伤。维持水电解质平衡、保持内环境稳定也是预防 AGI 的重要措施。我国中医药在防治 AKI 方面有重要作用,对便秘腹胀患者,可以使用大黄粉鼻饲或灌肠,芒硝外敷。针灸、电针及穴位注射可以促进胃肠蠕动。

（二）诊断

1.诊断

有引起胃肠衰竭的原发病,如重症感染、休克、烧伤、重症急性胰腺炎、大手术后,消化道出血以及有急性心、肺、脑、肾、肝等器官受损的临床表现;有肠道菌群失调、肠黏膜屏障结构与功能异常变化,影响消化吸收和水、电解质紊乱者可诊断为 AGI。

2012 欧洲危重病协会正式提出 AGI 的概念,将之定义为“由于重症患者急性疾病本身导致的胃肠道功能障碍”,将急性胃肠功能损伤分为四级(见表 5-2)。

表 5-2　AGI 分级

AGI 分级	定义	表现
Ⅰ 级	具有胃肠道功能受损或衰竭的风险	腹部术后恶心或呕吐 肠鸣音缺失,休克早期肠蠕动减少

续表

AGI 分级	定义	表现
Ⅱ级	胃肠道功能受损	胃瘫伴高度胃潴留或返流,肠麻痹,腹泻,腹高压Ⅰ级,腹内压(12～15 mmHg) 胃内容物或粪便可视性出血,喂养不耐受,不能72 小时内肠内喂养到达每日 20 kcal/kg
Ⅲ级	胃肠道功能衰竭	持续喂养不耐受,高胃潴留,持续肠麻痹,腹胀,腹高压Ⅱ级,腹内压(15～20 mmHg),低腹腔灌注压(<60 mmHg)
Ⅳ级	胃肠功能衰竭伴严重远隔器官功能受损 MODS,或伴加重的休克	肠缺血伴坏死 消化道出血导致失血性休克,腹腔间室综合征

2.腹内压监测

腹内压又称腹腔内压力,正常情况下腹腔内压(intra-abdominal pressure,IAP)与大气压相近,大多数研究者认为 IAP 大于等于 10 mmHg 即为腹内高压(intra-abdominal hypertension,IAH)。根据 IAP 高低,世界腹腔间室综合征协会(WSACS)统一将 IAH 分为四级。IAP 达 12～15 mmHg 为Ⅰ级,16～20 mmHg 为Ⅱ级,21～25 mmHg 为Ⅲ级,超过 25 mmHg为Ⅳ级。若腹腔内压增高并伴有循环、肺、肾、胃肠以及颅脑等多器官系统的功能障碍,称为腹腔间室综合征,ACS 被认为是腹腔高压后期的表现。

仅靠临床表现诊断腹腔内压力增高是不够的,需要有客观依据证实。IAP 监测方法包括直接法和间接法。直接法是通过腹腔引流管或穿刺针连接传感器进行测压,测量值准确。这种方法是有创操作,大多数患者腹腔情况复杂,所以临床很少使用直接法。间接法通过测量腹腔内脏器的压力,间接反映腹腔内压力,其中膀胱内压(urinary bladder pressure,UBP)可以客观反映腹内压,具有技术操作简便、创伤小等优点,为临床广泛使用。

(1)传统的腹内压监测方法如图 5-4 所示。

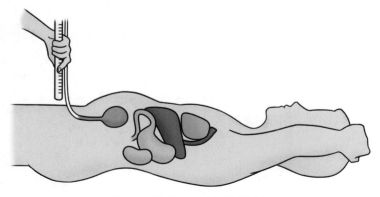

图 5-4　传统的腹内压监测方法

测量方法:患者取仰卧位,排空膀胱后夹闭尿管。将测压管、三通管与 Foley 导管相连接,通过三通管向膀胱内注入 25 mL 生理盐水,连接测压板,以腋中线为零平面,测得的水柱高度即为腹腔内压力。此方法可控性差,而且存在数据准确性和重复性不好的缺陷,导尿装置的反复开放操作易增加感染风险,且动态监测费时费力。因此,临床迫切需要一种监测结果可靠、实用简便的 IAP 动态监测方法。

（2）临床常用的腹内压监测方法如图 5-5 所示。

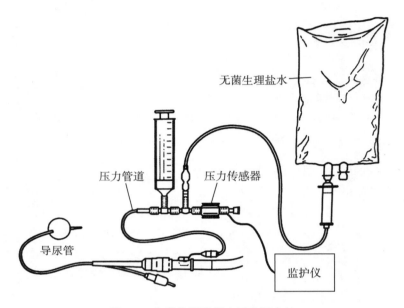

无菌生理盐水

压力管道   压力传感器

导尿管

监护仪

图 5-5　临床常用的腹内压监测方法

（3）导尿管与压力管道相连接。

测量方法:患者取仰卧位,排空膀胱后夹闭尿管。将监护仪与压力传感器连接,压力传感器测压管路及测压装置连接三通管排气后,与 Foley 导管紧密连接,通过三通管向膀胱内缓慢匀速注入 25 mL 37~40 ℃生理盐水,将测压管路与三通连接,连通 UBP 测量管路。将压力换能器零点置于患者腋中线水平,调节零点,正确校准零点,排除干扰因素后观察监护仪上的曲线变化,待稳定后,在呼气末读取监测的腹内压数据。该方法较传统方法减少了因反复开放操作导致的导尿管相关感染风险,而且操作简单、结果相对可靠,但仍达不到实时动态监测。

（4）目前,使用尿动力监测仪(见图 5-6)进行腹内压监测也是临床常用方法。尿动力监测仪能够进行尿量的动态精确监测、IAP 的连续动态监测,而且该系统密闭,配套测压管路使用时限为 168 小时,期间不需要额外的开放操作。

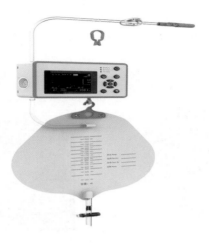

图 5-6   尿动力监测仪

腹内压＝膀胱压力－逼尿肌压力。膀胱工作的时期分为贮尿期和排尿期,贮尿期膀胱逼尿肌无收缩,逼尿肌压力为 0,故膀胱内尿液自动保留至出现正常排尿感之前,即可自动监测腹内压(见图 5-7)。

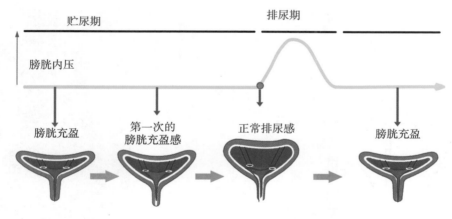

图 5-7   尿动力监测仪测量腹内压的工作原理

测量方法:将与尿动力监测仪配套的测压管路安装至仪器,管路与尿管连接,管路充满液体,无气泡。开机,在全局参数设置界面中设置调零高度为"0",进入定时模式,将模式参数中的"排尿间隔"设置为 0.5 小时,按"OK"键进入定时模式的常显界面。将三通配件的中线与患者腋中线水平固定于同一平面,旋转三通配件,将"OFF"端指向患者尿管方向,拧开鲁尔接头密封帽,在定时模式的常显界面按住"返回"键 3 秒,自动进入归零界面,按"OK"键开始归零,提示"归零完成"后按"OK"键保存并自动回到定时模式的常显界面,确定当前压力为 0 后,拧回密封帽,旋转三通配件,"OFF"端指向鲁尔接头方向,当常显界面中的膀胱压力转为正值并稳定后,此时显示的膀胱压力可作为腹内压的参考。

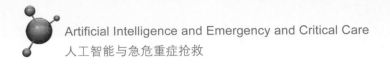

2021 年,Senthil Kumar 报道了一种新型的无创膀胱内压监测设备(见图 5-8、图 5-9、图 5-10、图 5-11),该设备采用可放置在导尿管气球上的可伸缩电容式压力传感套管监测膀胱内压,准确性大大提高。

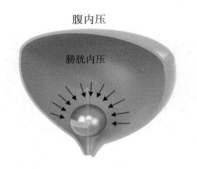

A:显示腹内压与膀胱内压的关系   B:膀胱内压测量照片

图 5-8　膀胱内压测量示意图

图源:SENTHIL KUMAR K,Xu Z,SIVAPERUMAN KALAIRAJ M,et al. Stretchable capacitive pressure sensing sleeve deployable onto catheter balloons towards continuous intra-abdominal pressure monitoring[J]. Biosensors(Basel),2021,11(5):156.

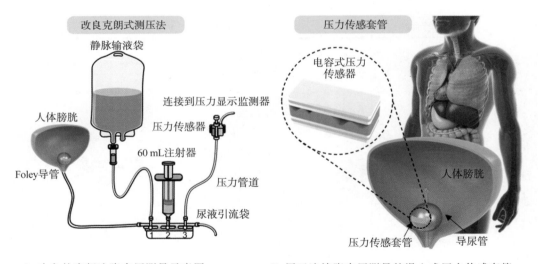

A:改良的克朗法腹内压测量示意图   B:用于连续腹内压测量的滑入式压力传感套管

图 5-9　腹内压监测装置

图源:SENTHIL KUMAR K,Xu Z,SIVAPERUMAN KALAIRAJ M,et al. Stretchable capacitive pressure sensing sleeve deployable onto catheter balloons towards continuous intra-abdominal pressure monitoring[J]. Biosensors(Basel),2021,11(5):156.

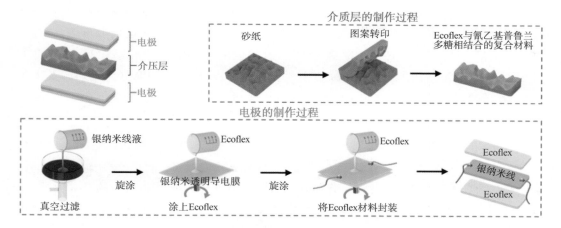

图 5-10　压力传感器示意图

图源：SENTHIL KUMAR K，Xu Z，SIVAPERUMAN KALAIRAJ M，et al. Stretchable capacitive pressure sensing sleeve deployable onto catheter balloons towards continuous intra-abdominal pressure monitoring［J］. Biosensors（Basel），2021,11(5):156.

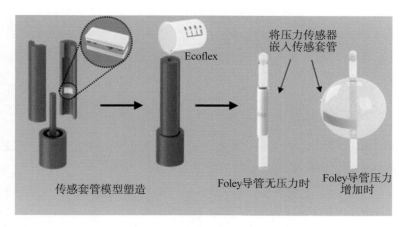

图 5-11　Foly 尿管上的压力传感套管制造示意图

图源：SENTHIL KUMAR K，Xu Z，SIVAPERUMAN KALAIRAJ M，et al. Stretchable capacitive pressure sensing sleeve deployable onto catheter balloons towards continuous intra-abdominal pressure monitoring［J］. Biosensors（Basel），2021,11(5):156.

（三）治疗

对 AGI Ⅰ级有胃肠功能损伤风险患者,不需要采取特别的措施,仅需通过外周静脉补充每天所需的液体与电解质便会迅速改善这类患者的一般情况。可在 24～48 小时开展早期肠内营养,限制使用损伤胃肠动力的药物,如儿茶酚胺类和阿片类药物。对 AGI Ⅱ级有胃肠道功能受损患者,必须采取相应的治疗措施以防症状持续或恶化。为满足机体对营养物质与液体的需要,可使用胃肠动力药物,治疗腹内高压,开始或继续使用肠内营养。当出现胃潴留、反流或肠内营养不耐受时,应反复尝试小剂量肠内营养;对于胃瘫患者,如胃动力药不能使胃肠道运动功能恢复,则应开始经幽门后肠内营养。AGI Ⅲ级患者出现胃肠功能衰竭,应避免使用抑制胃肠道运动的药物,监测治疗腹内高压,排除其他可能引起胃肠道损伤的腹部疾病。因为早期肠外营养可能增加感染的发生率,所以应努力尝试早期肠内营养,即使 EN 喂养不足,也能避免早期肠外营养支持(PN)(入 ICU 7 天内)。AGI Ⅳ 级患者以抢救生命为主要救治目标,应停止肠内肠外营养。若发生腹膨胀和腹壁紧张后出现器官功能不全,应及时开腹减压,降低腹腔间室综合征的病死率。

(四)康复

对于 AGI,胃肠康复不仅是治疗理念,也是切实可行的治疗措施。临床上应根据 AGI 损伤的程度决定胃肠康复的起始措施,尽早恢复肠内营养。对于 AGI 较重的患者,全量肠内营养不能实现,可由肠外营养补充。谷氨酰胺作为肠黏膜所需的营养物质,能维持肠黏膜细胞完整性,减少细菌内毒素移位,改善体液免疫和细胞免疫,早期静脉使用不失为一种有效的康复治疗措施。快速康复外科(fast track surgery,FTS)是一种广泛应用于外科手术的理念,贯穿患者手术前后的整个治疗过程,通过采取一系列积极措施,极大地改善了患者术后康复速度,减少了术后并发症,提高了治疗效果及患者生活质量。FTS 包括术前对患者心理及生理状态的调整、心肺功能训练;术中控制体温、补液量,应用最适宜的麻醉、手术方式和各类导管,最大程度地减少患者的创伤和应激反应;术后管理包括良好的镇痛、合理的营养支持、早期下床活动等处理。FTS 在胃肠外科取得成功,其围手术期完整实施需要手术医师、麻醉师、护士和心理医师的参与,是一个多学科团队协作模式。

三、医工交叉应用的展望

早期监测胃肠运动情况可以及时发现危重症导致的胃肠功能障碍。胃肠音的数字化监测系统能够无创、便捷、迅速地反映胃肠动力,可作为危重患者胃肠功能监测的重要手段。我国研究者与医学工程人员合作研制了双通路胃肠音监测系统,对危重患者的胃肠音进行动态监测,初步建立了危重患者急性胃肠损伤分级的数字化预测模型。该模型筛选出胃音波数量、时间百分比、平均频率、最大频率、最大时长这五个与 AGI 分级相关性较好的指标,该系统便于医护人员对 AGI 进行评估判断预测。该团队在此基础上,又构建了 AGI 综合预测模型,可为医护人员进行危重患者 AGI 分级的进一步预测提供参考。未来的 AGI 预测模型可能基于一致的数据采集、人工智能技术、新的生物标记物等。

参考文献

[1]邱海波,黄英姿.ICU 监测与治疗技术[M].上海:上海科学技术出版社,2015.

[2]王艳,王建荣,柳伟伟.基于数字化胃肠音监测的危重患者急性胃肠损伤分级预测模型的建立[J].中华胃肠外科杂志,2017,20(1):34-39.

[3]REINTAM BLASER A, MALBRAIN ML, STARKOPF J, et al.Gastrointestinal function in intensive care patients:Terminology,definitions and management.Recommendations

of the ESICM Working Group on Abdominal Problems [J]. Intensive Care Med，2012，38(3)：384-394.

[4]KLEK S，FORBES A，GABE S，et al. Management of acute intestinal failure：A position paper from the European Society for Clinical Nutrition and Metabolism (ESPEN) Special Interest Group [J]. Clin nutr，2016，35(6)：1209-1218.

[5]SENTHIL KUMAR K，XU Z，SIVAPERUMAN KALAIRAJ M，et al. Stretchable capacitive pressure sensing sleeve deployable onto catheter balloons towards continuous intra-abdominal pressure monitoring[J]. Biosensors (Basel)，2021，11(5)：156.

第三节　急性脑损伤

学习目的

1.了解急性脑损伤的定义、病因及发病机制。

2.熟悉急性脑损伤的临床表现。

3.掌握急性脑损伤的监测方法。

4.掌握 TTM-脑损伤的辅助治疗方法。

案例

患者男性，71 岁，因"突发头痛、呕吐、意识不清 1 天"，去当地医院就诊，行颅脑 CT 检查，结果显示蛛网膜下腔出血、前交通动脉瘤，为进一步诊治转来我院急诊科，复查颅脑 CT 同前，胸部 CT 提示吸入性肺炎，急诊给予脑室及腰大池引流后收入 EICU 病房。有高血压病史20 年，未规律服药，平时血压在 160/100 mmHg。入科查体：昏迷状态，经口气管插管呼吸机辅助呼吸，血压为 150/100 mmHg，有创颅内压 20 mmHg。入科诊断：蛛网膜下腔出血，前交通动脉瘤，颅内高压，呼吸衰竭，坠积性肺炎，高血压病(3 级，很高危)。

医工结合点：该患者急性脑出血后昏迷，急诊手术中放置颅内压监测电极，显示颅内高压。目前，监测脑功能及颅内压的方法已经非常多，为病情评估及治疗方案的制定提供了重要的指导作用。

思考题

该患者昏迷的原因为脑出血，目前有哪些监测其脑功能的方法？

案例解析

一、疾病概述

(一)定义和病理生理

脑是中枢神经系统的主要部分,位于颅腔内。脑包括大脑、间脑、小脑、脑干(脑干包括中脑、脑桥和延髓),其中分布着很多由神经细胞集中而成的神经核或神经中枢,并有大量上、下行的神经纤维束通过,在形态和机能上把中枢神经各部分联系为一个整体。脑可被形象地比喻为一个核桃,脑颅骨围成颅腔(核桃的外壳),脑(核桃仁)位于颅腔内,脑外层包有被膜(核桃的内膜),分别为软脑膜、蛛网膜、硬脑膜。位于蛛网膜和软膜之间的腔隙称为蛛网膜下腔,内含脑脊液。人脑是思维的器官,结构最复杂,功能极其完善,是心理、意识的物质本体。脑的重量占体重的 $2\%\sim3\%$,但其所需要的血流量则占心输出量的 $15\%\sim20\%$。

急性脑损伤指脑的原发疾病、外伤或继发于其他危重病对脑的结构破坏和功能的损伤。许多神经系统危重症如脑出血、脑梗死、颅脑外伤、颅内肿瘤、颅内感染等均可引起颅内压显著升高,在颅腔容积固定的情况下,过高的颅内压可造成脑疝、脑血流灌注减少,是引起死亡的重要原因。成人颅内压升高的临床表现包括头痛、意识水平下降、血压升高、心率减慢、视乳头水肿及脑疝征象等,可以在短时间内危及生命。对于医生而言,精确地获知患者颅内压高低对于判断病情、指导治疗、抢救生命以及判断预后都是非常重要的。由于人脑的结构和功能十分复杂,因此选择合理的参数进行监测显得尤为重要。目前,临床上常用的脑功能监测手段主要有颅内压监测、脑电监测、脑血流监测以及脑氧供和代谢监测等。

(二)临床表现

患者常表现出头痛、头晕、恶心呕吐、感觉或运动障碍、意识障碍等,查体可见昏迷、病理反射。

(三)生物学标记物

反映星形胶质细胞和小胶质细胞损伤的标志物有 S100B,神经元胞体损伤标志物有神经元特异性烯醇化酶(NSE)等。2021 欧洲心肺复苏指南提出,在 48 小时或 72 小时 NSE 大于 60 $\mu g/L$ 提示预后不良。

二、疾病预防、诊断、治疗、康复

(一)预防

各种原因导致的呼吸心跳骤停是急性脑损伤的一个重要病因,缺血缺氧时间是影响脑功能的关键因素。院外发生的心跳骤停要求第一目击者实施高质量的心肺复苏,院内发生则应早期预警干预,防止发生心脏骤停。自主循环恢复后应将患者送到重症监护病房,采取综合的救治措施,以防止心脏骤停复发及维持脏器功能。卒中中心的建立使急性缺血性卒中患者得到及时有效的再灌注治疗,降低了神经功能损害程度。

（二）诊断

1.急性脑损伤诊断

急性脑损伤诊断包括:①有脑损害的原发或继发性病因。②头痛、头晕、呕吐、肢体感觉或运动障碍;体征有意识障碍、昏迷、病理反射等。③NSE 明显升高。④CT、MRI 等影像学表现出广泛脑损伤。⑤脑电图、颅内压、脑血流及脑氧等异常。

2.颅内压监测

颅内压是指颅腔内容物对颅腔壁所产生的压力,成人正常值为 6～13.5 mmHg。颅腔内容物包括脑组织、脑脊液和血液,其中,脑体积的压缩性很小,而脑脊液和脑血容量相对有一定的代偿范围,正常脑对脑血流有自身调节机制。当颅腔某种内容物的容量或体积增加,超过人体的代偿范围或损伤了自身调节机制时,即可发生颅内压升高。常见的引起颅内压升高的病因包括颅内占位、颅内感染、脑水肿、脑脊液循环失调和脑血容量增加等。

当颅内压持续超过 15 mmHg 时,为颅内压增高。根据颅内压数值将颅内压增高分为三级:①轻度增高:颅内压在 15～20 mmHg。②中度增高:颅内压在 20～40 mmHg。③重度增高:颅内压大于 40 mmHg。颅内压增高到一定程度可发生脑疝,危及患者生命。

当椎管无梗阻时,通常以侧卧位时在脊髓蛛网膜下腔穿刺所测得的脑脊液压力来代表颅内压。有创性直接监测颅内压的方法包括脑室内测压、硬膜下测压、硬膜外测压等,仍然是监测颅内压的“金标椎”,但主要并发症是感染、出血和脑组织局部病变等。如果以无创方式进行准确的颅内压测定,不仅可以避免上述并发症,而且也会给临床诊断治疗提供极大方便。多年来,许多研究者致力于研究使用无创方法监测颅内压,如根据脑血流变化、颅内压的传导、反映神经功能的电生理表现等,这些方法有不同的优点和不足。

（1）Vittamed:一种无创测量颅内压的新装置,原理是应用经颅多普勒超声(transcranial Doppler,TCD)测得眼动脉的颅内、颅外段之间的脉冲波,以反映眶外部压力的变化。这个部位的脉冲波波形图与眼动脉的颅内外两片段脉冲波极为相似。检测和计算得到的眶外压力的实际数据可以代表颅内压(intracranial pressure,ICP)。应用Vittamed 测量正常 ICP 值的准确性已得到肯定。

（2）HS-1000(HeadSense Medical,Ltd.):是一种无创颅内压监测新技术,其原理为从一侧耳朵发射声波,在另一侧耳朵接受声波,经过信号自动分析得出 ICP 值。来自德国的 Oliver Ganslandt 等探讨了这种设备的准确性。他们共监测了 14 例收住神经重症监护室的脑外伤和蛛网膜下腔出血患者,这些患者皆接受了脑室内 ICP 监测或脑实质ICP 监测,同时采用 HS-1000 无创技术监测 ICP 做对比分析,证实了此种无创技术的准确性,在 2018 年 6 月的 JNS 上公布了他们的研究结果。

（3）闪光视觉诱发电位无创颅内压监测(FVEP)分析仪:视觉诱发电位反映了从视网膜到枕叶皮层视通路的完整性,应用闪光视觉诱发电位技术是无创颅内压监测的研究方

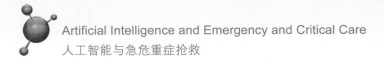

向之一。视觉通路位于脑底部,行程较长。当颅内压增高时,视通路传导减慢,闪光视觉诱发电位波峰潜伏期延长,波幅下降,波宽加大。利用这一理论依据,通过对闪光视觉诱发电位的有效提取和 N2 波潜伏期的确定,可实现无创颅内压监测的目标。

(4)超声测量视神经鞘:视神经鞘是硬脑膜的延续,与蛛网膜下腔相通。因此,颅内压变化可引起视神经鞘直径(optic nerve sheath diameter,ONSD)改变。Liu 等对 110 例腰穿患者进行视神经鞘超声检查,双眼平均 ONSD 切点取 5.6 mm,则诊断高颅压的敏感度为 86.2%、特异度为 73.1%。Pablo Del Saz-Saucedo 等的研究发现,诊断特发性高颅压的 ONSD 最佳切点是 6.3 mm,敏感度为 94.7%、特异度为 90.9%。此外,ONSD 与心肺复苏后患者的脑水肿程度呈正相关,并且可用于早期预测患者的病死率。

3.脑氧供和代谢监测

虽然脑的重量仅占全身体重的 2%,但人体大脑的代谢率极高,氧耗占全身的 20%。当存在脑组织缺氧或脑血流灌注不足时,人脑将发生一系列生化异常。因此对重症患者进行脑氧和代谢监测是十分必要的,临床上目前最常用的方法是脑氧饱和度监测和颈静脉血氧饱和度测定。颈静脉氧饱和度测定的原理是颈静脉血中含有未被脑组织利用的氧,通过测定其饱和度,可以了解脑部氧供与氧耗之间的平衡情况,并间接反映脑血流的情况。健康成人的颈静脉氧饱和度的正常范围是 55%~71%。正常情况下,当脑氧耗增高时,脑血流量随之升高,可称之为脑代谢-血流偶联,此时颈静脉氧饱和度保持不变。在病理情况下,脑代谢-血流偶联受损表现为颈静脉氧饱和度升高或降低。导致颈静脉氧饱和度降低的主要原因包括:①全身缺氧,或由低血压、血管痉挛或颅内高压导致的脑灌注压降低。②脑氧耗增加,常见原因为发热和癫痫发作。导致颈静脉氧饱和度升高的主要原因包括:①脑血流高动力循环状态。②脑氧耗降低。③脑组织不能提取利用氧,如当颅内压升高达到平均动脉压水平时。④脑细胞不能利用氧,如脑死亡。此前,国内临床上检测脑血氧饱和度的方法多是通过在颈静脉埋置导管,不定期采集颅内血样,然后将血样放置于血气分析仪内进行检测。这种侵入式的检测方式一方面有较大的出血风险,另一方面,通过有创采血进行检测,只能在某些时间点进行数据采集,不能作为监护手段进行脑氧实时监测。

随着科学技术的发展,光以及光电转换技术在各领域已经得到广泛的应用。无创脑氧饱和度监测是利用 NIRS 对大脑的局部区域混合血液进行氧饱和度的测定,从而评估脑组织代谢情况的方法。NIRS 原理是检测特定波长的近红外光,反映脑组织中氧合血红蛋白和脱氧血红蛋白的比例,得到局部脑氧饱和度(regional cerebral oxygen saturation,rSO_2)、组织氧合指数(tissue oxygenation index,TOI)等参数,进而估计脑代谢等情况。1997 年,Kampfl 等对 8 例头颅外伤患者进行 NIRS 检查,发现颅内压升高(>25 mmHg)者 rSO_2 显著降低,提示颅内压显著升高后 CPP 降低,引起 rSO_2 减低,NIRS 可用于无创颅内压监测。清华大学生物医学工程系发明的新型 NIRS 设备 EGOS-600 系列使用空间分辨光谱(SRS)算法,基于光子慢射方程解析对采集的数据进行演算,即分析近红外光与具有高散射特性的脑组织之间的相互作用,可以更好地消除外层组织对待测组织结果的影响,确保数据具有较高精准度。该产品采用 700~900 nm 波长的近红外光:①利用该波段不同波长的 NIRS 对氧合血红蛋白与脱氧血红蛋白的吸光特异性,二者既是主要吸收体,又容易区分,从而得到组织血氧饱和度。②通过 SRS 算法可以得到 TOI 和时间离散度(THI)两个重要参数,可分别反映局部组织氧供需平衡,以及组织的灌注变化情况。EGOS-600 系列近红外组织血氧无创监测仪由主机(含数据采集系统、数据处理系统和显示屏)、组织血氧探头等组成。系统配备 12 英寸(约 30 cm)触摸屏,自带可充电锂电池,最多可支持 4 通道同时监测。

4.脑电及脑血流监测

常用的脑电监测包括脑电图和诱发电位。原始脑电图是检测和诊断(非惊厥)癫痫发作的"金标准"。经过处理的脑电图设备提供了一个更通俗易懂的皮质电活动的解释,主要目的是监测镇静或麻醉的深度。经处理的脑电图监测仪是手术室常用的监测麻醉深度的仪器。也有越来越多的证据表明了它在 ICU 中的作用。在 ICU 中,镇静监测是一个重要问题,尤其是在深度镇静与不良结局之间存在重要关联的情况下。ICU 常用临床量表来评估镇静水平,大多数研究得出的结论是,经过处理的脑电图监测仪不足以替代临床量表,但它们可能是临床评估的一个有用的辅助工具。

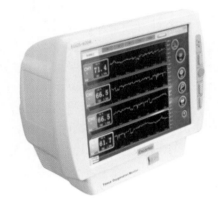

图 5-12   EGOS-600 系列近红外组织血氧无创监测仪

当临床评估不敏感时,脑电双频指数(bispectral index,BIS)监测可能最适用于深度镇静或神经肌肉阻滞时镇静深度的测定。BIS 是指测定脑电图线性成分(频率和功率),分析成分波之间的非线性关系(位相和谐波),把能代表不同镇静水平的各种脑电信号挑选出来,进行标准化和数字化处理,最后转化为一种简单的量化指标。指标值为 100 代表清醒状态,0 代表完全无脑电活动状态(大脑皮层抑制),一般认为 BIS 值 85~100 为正常状态,65~85 为镇静状态,40~65 为麻醉状态,低于 40 可能呈现爆发抑制。此外,镇静评分通常是间歇性评估的,必须刺激患者来评估镇静水平,而脑电图监测是连续的,不需要改变镇静状态就可做出评估。

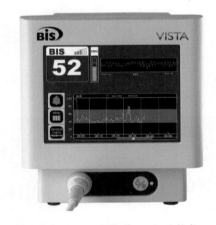

图 5-13   脑电双频指数(BIS)监护仪

脑血流(cerebral blood flow,CBF)可以通过热扩散血流仪进行有创监测,也可以通过 TCD 或激光多普勒血流仪进行无创监测。热扩散血流仪使用热敏电阻和检测器之间的温差来估计 CBF;TCD 使用超声波来评估血流;激光多普勒血流仪直接评估红细胞流量。TCD 是无创监测 CBF 的主要工具。TCD 的改进促进了经颅彩色多普勒超声的发展。这种彩色多普勒超声可以方便地检测血管和评估血流。

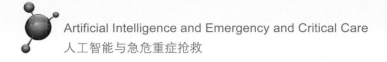

（三）治疗

目标温度管理（TTM）是应用物理或药物方法把核心体温快速降到目标温度，维持目标温度一定时间后缓慢恢复至正常生理体温，并且避免体温反跳的过程。2002 年以后，TTM 逐渐成为心脏骤停复苏后昏迷患者的重要治疗策略之一，并在多种成人急危重症脑损伤救治中得到广泛应用。

TTM 具有保护脑神经功能的作用，其机制主要包括以下几方面：①降低脑代谢，降低颅内压，减轻脑水肿；②从起始阶段减少脑细胞凋亡和坏死；③减少局部乳酸的产生，减少兴奋性毒性物质的释放；④减轻脑组织的炎症反应和全身炎症反应；⑤减少氧自由基的产生；⑥降低血管通透性，减少渗出，抑制血管性水肿。

实施 TTM 可以优先选择具有温度反馈调控系统的新型降温装置（鼻腔内、体表或血管内温度调节装置）开展 TTM 治疗。如不具备条件，也可选择传统全身体表降温措施（包括水循环降温毯、空气循环降温毯、冰帽、冰袋、酒精擦浴等）。血管内降温系统包括血管内热交换装置和体外的冷却泵，其工作原理是将生理盐水在体外的机器中冷却，然后由一个动力泵把冷却的生理盐水注入下腔静脉内的封闭式热交换导管中，此种封闭式热交换导管有三个球囊，经过控制温度的盐水在位于深静脉的球囊导管中密闭式循环，以达到温度控制的目的。该系统可以迅速、精确地降低体温，在 2～3 小时内达到目标温度 32～36 ℃（见图 5-14、图 5-15、图 5-16）。

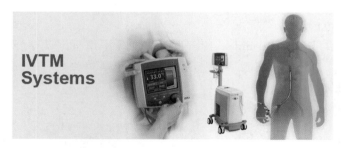

图 5-14　血管内温度调节装置

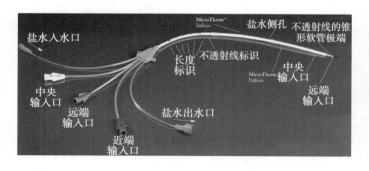

图 5-15　血管内温度调节装置中
进入体内的降温球囊导管

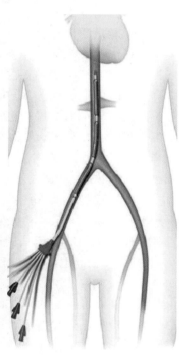

图 5-16　体内降温球囊导管
置入位置示意图

　　该降温设备的不足之处是需要通过全身降温来达到降低脑温的目的,而全身低温会带来降低免疫功能、凝血功能障碍及心律失常等并发症,最好的降温设备是只减低脑部局部温度而对全身温度无影响,这种设备也已经问世(见图 5-17)。

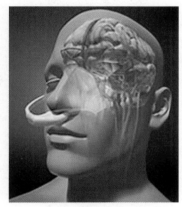

图 5-17　经鼻降温导管模式图

（四）康复

　　研究显示,脑神经组织损伤后其功能并未完全丧失,还可经由建立脑侧支循环,促进病灶附近或健侧脑组织功能重组,尽可能发挥大脑可塑性,避免脑组织进一步损伤。脑康复是脑损伤所致的运动、感觉、认知、言语、吞咽等功能障碍的综合康复方法。适时、有效的脑康复介入可有效改善患者的运动、言语、认知等能力,从而改善其日常生活活动能力、提高生活质量、减轻家庭及社会负担。认知障碍的康复治疗主要包括药物治疗、针灸、理疗、高压氧疗及针对性的认知功能康复训练,如行为训练、基本技能训练、PQRST 记忆法等。除传统的认知康复治疗方法之外,运动干预受到越来越多的关注,传统认知康复训练联合运动锻炼对认知功能改善有着更为良好的效果。言语障碍的康复治疗方法包括 Schuell 刺激疗法、实用交流能力技术、代偿手段的训练等,而训练内容则包括听/理解训练、口语表达训练、阅读训练、书写训练、实际语言交流能力训练等。目前,应用电脑技术设置针对性的言语康复治疗程序并进行康复训练已成为一种新型的言语康复治疗模式,且取得了较好的效果。适时的心理康复在改善患者焦虑、抑郁情绪的同时对疾病预后也有着积极的作用。

三、医工交叉应用的展望

　　目前,重症神经多模态脑监测是具有良好应用前景的监测手段,多模态监测主要包括临床评估、颅内压监测、脑血流和脑代谢评估、自动调节功能评估等多种监测方法,并在此基础上对监测信息进行整合,对患者脑病理生理状态进行连续动态而全面的评估,较单一监测模式更准确、及时,更有利于指导临床进一步针对性治疗。脑机接口技术(brain-computer interface,BCI)是一项不依赖人的外周神经和肌肉组织而实现人机交互通信的技术,可使人类拥有一条不通过肌肉组织与外界交流而实现人机通信及控制的通道。该技术还可以通过刺激中枢/外周神经系统使其在大脑和运动之间建立一种联系,以重建受损路径,从而有效增强身体运动障碍患者与外界交流或控制外部环境的能力,进而有助于运动功能的恢复。BCI 在生物医学、神经康复和智能机器人等领域具有重要的研究价值和巨大的应用潜力,尤其在恢复人体机能、治疗神经疾病等方面被寄予厚望,在诊治重大脑疾病、促进脑健康方面已显示出日趋重要的价值。在 BCI 的助力下,神经义肢领域取得了革命性的进展,已打造出迄今最先进的机械手臂。人类已能借助 BCI 及相关技术进行部分感官的修复,主要包括听觉、视觉与前庭感觉。人工耳蜗是最早被应用的脑机接口，是迄今为止该技术最成功、最普遍的临床应用，也是目前运用最成功的生物医学工程装置。随着医疗需求的与日俱增，医用外骨骼康复机器人逐渐成为研究的重要方向。医用外骨骼康复机器人实际为 AI 技术与康复技术相结合并应用于临床的一种形式，是一种较好的康复治疗手段，该技术有助于产生更为复杂且受控的多感官刺激，并可通过运动体验改善神经可塑性。目前，BCI 仍处于发展阶段，仍有许多难题亟待解决：①脑电信号采集的稳定性差、准确性低，干扰因素较多；②BCI 传输效率低、响应时间过长、难以满足人们日常生活的需要；③BCI 设备内部结构复杂，保养和维护难度大、耗费高；④大脑生物信号特征的提取、解码和分类目前无统一标准等，需要医工加强合作，共同攻关。

参考文献

[1]中国医师协会急诊医师分会. 成人急危重症脑损伤患者目标温度管理临床实践专家共识[J].中华急诊医学杂志，2019,28(3):282-291.

[2]BERSHAD E M，ANAND A，DESANTIS S M，et al. Clinical validation of a transcranial Doppler-based noninvasive intracranial pressure meter：A prospective cross-sectional study[J]. World Neurosurg,2016,89:647-653.e1.

[3]GANSLANDT O，MOURTZOUKOS S，STADLBAUER A,et al. Evaluation of a novel noninvasive ICP monitoring device in patients undergoing invasive ICP monitoring：Preliminary results[J]. J Neurosurg,2018,128(6):1653-1660.

[4]LIU D，LI Z，ZHANG X,et al. Assessment of intracranial pressure with ultrasonographic retrobulbar optic nerve sheath diameter measurement [J]. BMC Neurol,2017,17(1):188.

[5]DEL SAZ-SAUCEDO P，REDONDO-GONZáLEZ O，MATEU-MATEU Á，et al. Sonographic assessment of the optic nerve sheath diameter in the diagnosis of idiopathic intracranial hypertension[J]. J Neurol Sci,2016,361:122-127.

[6]KAMPFL A ，PFAUSLER B，DENCHEV D，et al.Near infrared spectroscopy (NIRS) in patients with severe brain injury and elevated intracranial pressure. A pilot study[J]. Acta Neurochir Suppl,1997,70:112-114.

[7]MAKARENKO S，GRIESDALE DE，GOODERHAM P，et al.Multimodal neuromonitoring for traumatic brain injury：A shift towards individualized therapy[J].J Clin Neurosci,2016,26:8-13.

[8]MOLTENI F,GASPERINI G,CANNAVIELLO G,et al.Exoskeleton and end-effector robots for upper and Lower limbs rehabilitation：Narrative review[J].PMR, 2018,10(9 Suppl 2)：S174-188.

[9]LÓPEZ-LARRAZ E,SARASOLA-SANZ A,IRASTORZA-LANDA N,et al. Brain-machine interfaces for rehabilitation in stroke：A review [J]. Neuro Rehabilitation, 2018,43:77-79.

第四节   急性心力衰竭

学习目的

1.了解急性心力衰竭的定义、病因及病理学。

2.熟悉急性心力衰竭的临床表现和诊断方法。

3.熟悉急性心力衰竭相关医工结合的现状及进展。

4.掌握急性心力衰竭的治疗方法。

案例

患者女性,43 岁,家庭主妇。因"全身乏力伴胸闷、心前区疼痛 4 天"来急诊就诊。患者 4 天前熬夜后,晨起时感胸闷、心前区疼痛,伴后背部酸痛、压迫感,持续半小时左右,无大汗。4 天来感周身乏力,阵发性胸痛。1 天前胸痛加重持续 10 余小时,就诊途中感头晕、伴出汗,无意识丧失,休息后恢复。既往体健。入院查体:体温 36.3 ℃,脉搏 115 次/分,呼吸频率 22 次/分,血压 92/66 mmHg。神志清,贫血貌,颈静脉无怒张。双肺呼吸音粗,未闻及干湿性啰音。心率为 115 次/分,律齐,心音低钝,各瓣膜听诊区未闻及病理性杂音。双下肢无水肿。辅助检查:CK-MB 为 36.10 ng/mL,高敏肌钙蛋白(hsCTnI)为 18125.40 ng/L,D-Di 1.14 μg/mL。血常规显示白细胞(white blood cell,WBC)为 5.31×10^9/L,中性粒细胞百分含量(NEU%)78.2%,血红蛋白(HGB)82 g/L,血小板(PLT)266×10^9/L。血生化结果显示谷丙转氨酶(alanine aminotransferase,ALT)70 U/L,谷草转氨酶(aspartate aminotransferase,AST)148 U/L,白蛋白(albumin,ALB)40 g/L,葡萄糖(glutamic acid,GLU)7.1 mmol/L,BUN 5.1 mmol/L,Cr 58 μmol/L,K$^+$ 3.9 mmol/L,Na$^+$ 133 mmol/L,Cl$^-$ 97 mmol/L。患者入院第二天中午出现憋闷,伴大汗、喘息。心电图:完全性右束支传导阻滞。血气分析示 pH 值为 7.44,PaO$_2$ 65 mmHg,Lac 3.7 mmol/L。心肌酶:肌钙蛋白 I(TnI)2.9 mg/L,CK-MB 41 ng/mL,肌红蛋白(Myo)151 μg/mL,N 末端 B 型脑利钠肽(NT-proBNP)19400 ng/L。给予无创呼吸机辅助通气,症状无改善,憋闷、喘息加重。心电监护提示心率波动于 26～140 次/分,血压降至 78/51 mmHg。给予去甲肾上腺素泵入。症状进一步恶化,患者烦躁不安,呼吸浅促,呼吸频率为 40～50 次/分,血氧饱和度下降。患者诊断为暴发性心肌炎、急性心力衰竭、心源性休克,立即经口气管插管,呼吸机辅助呼吸,启动 ECMO。给予营养心肌、激素、丙种球蛋白等治疗。3 天后撤除呼吸机,续贯无创通气。期间行冠脉造影,结果显示:左主干(LM)未见狭窄,前降支(LAD)中段狭窄 70%,回旋支(LCX)及右冠(RCA)未见明显狭窄。5 天后撤除 VA-ECMO。10 月 14 日心脏超声显示 LA 37 mm,LV 45 mm,RA 45 mm×40 mm,RV 28 mm,室壁动度正常,左室射血分数(left ventricular ejection fractions,LVEF)52%。患者成功出院。

　　医工结合点：急性左心衰竭时，心排血量急骤下降，肺血管内静水压急剧升高，当超过血管内胶体渗透压时，血管内液体漏到肺间质或肺泡腔，引发急性肺淤血和肺水肿，导致肺通气及弥散功能障碍。同时，肺泡水肿破坏肺泡表面活性物质，使肺泡萎陷，肺顺应性下降，引发低氧血症、代谢性酸中毒，导致呼吸加深加快，呼吸肌疲劳，二氧化碳潴留增加。此外，左心室跨壁压增加，左心室的后负荷显著增加，心功能损害进一步加重，引起循环衰竭。在这种情况下，纠正缺氧是治疗急性左心衰的关键措施。单纯氧疗很难纠正患者的低氧血症，常需要借助机械通气呼吸机辅助呼吸。无创通气通过促进患者的气体交换、降低吸气的功耗，增加患者肺泡膜交换气血的面积，改善氧合和通气，同时降低患者心脏的前、后负荷，改善心脏功能。使用无创通气后，若病情依旧恶化，应当迅速转换为有创通气，有创通气具有参数控制精准、调整方便的优点，可保证通气治疗的质量和可控性。静-动脉体外膜肺氧合（VA-ECMO）目前已经成为治疗难以控制的严重心力衰竭和呼吸衰竭的关键技术，可提供呼吸功能支持和血流动力学支持。

思考题

哪些医工交叉的进展明显改善了此类患者的预后？

案例解析

一、疾病概述

（一）定义

　　急性心力衰竭（acute heart failure，AHF）是一种常见的临床综合征，是急性心脏病变引起的心脏收缩力明显降低或心室负荷加重而导致急性心排血量显著、急剧的降低，体循环或肺循环压力突然增高，导致组织器官灌注不足和急性肺淤血。临床上以急性左心衰竭最为常见。

（二）病因

　　约80％AHF患者的病因为慢性心力衰竭急性加重，其他病因有急性心肌损伤和急性血流动力学障碍。

　　1.缺血性心肌损害

　　冠心病心肌缺血、心肌梗死是最常见的原因。

　　2.心肌炎和心肌病

　　各种类型的心肌炎、肥厚型心肌病、扩张型心肌病、心动过速介导的心肌病、应激性心肌病等均可导致急性心力衰竭。

　　3.心肌代谢障碍性疾病

　　心肌代谢障碍性疾病见于糖尿病心肌病、甲状腺功能亢进性心肌病、甲状腺功能减低心肌病、心肌淀粉样变性等。

4.心肌压力负荷过重

心肌压力负荷过重见于高血压、肺动脉高压、主动脉瓣狭窄、肺动脉瓣狭窄等。

5.心肌容量负荷过重

心肌容量负荷过重见于心脏瓣膜关闭不全,如感染性心内膜炎、退行性变二尖瓣腱索断裂、缺血性乳头肌断裂或主动脉夹层引起的急性二尖瓣或主动脉瓣关闭不全、主动脉瓣或二尖瓣生物瓣瓣叶撕裂或穿孔等。

急性心力衰竭的诱因包括:感染,尤其是呼吸道感染;未控制的高血压、心肌缺血、肺栓塞、心律失常、肾功能恶化、贫血、甲状腺功能减低或亢进、过度体力消耗或情绪激动、慢性心衰药物治疗缺乏依从性、心脏容量超负荷、酗酒或接受毒品、医源性因素如抗感染药物、非甾体药物及抗心律失常药物等对心肌的抑制作用。

（三）发病机制和病理生理

急性心肌损伤和坏死、血流动力学障碍、神经内分泌激活和心肾综合征均可促进 AHF 的发展。当心排血量不足,心腔压力升高时,左心室舒张末压和肺毛细血管楔压升高,机体启动神经体液机制进行代偿,包括交感神经兴奋性增强,肾素-血管紧张素-醛固酮系统激活。另有众多体液调节因子参与心血管系统调节,如精氨酸加压素、利钠肽类等。

1.急性左心衰竭

急性左心衰竭表现为急性心肌收缩力明显降低、心脏负荷加重,造成急性心排血量骤降、肺循环压力升高、周围循环阻力增加,导致出现急性肺淤血、肺水肿,组织器官灌注不足和心源性休克。

2.急性右心衰竭

急性右心衰竭表现为右心室心肌收缩力急剧下降或右心室的前后负荷突然加重,导致右心排血量急剧降低。

（四）临床分类

AHF 的临床表现可根据外周灌注是否充分分为"暖"或"冷",根据肺组织有无淤血分为"干"或"湿"。急性心衰患者大致可以分为四种类型,即"暖干""暖湿""冷干"和"冷湿"。这种分类法有助于指导早期治疗并判定预后。少数 AHF 患者为"湿冷"型,包括大多数心源性休克和低输出量综合征患者,与"温暖潮湿"特征的心衰患者相比,这类患者的 1 年死亡风险和心脏移植需求增加。

（五）临床表现

AHF 的临床表现包括:①突发严重的呼吸困难,端坐位,呼吸频率增加,鼻翼扩张,不能说出完整的句子,吸气时肋间隙和锁骨上窝凹陷,伴有烦躁不安、极度焦虑,频繁咳嗽、咳粉红色泡沫痰,大量出汗,皮肤发冷、苍白和发绀。②意识水平改变是不良征象,提示有重度低氧血症。③血压可有一过性显著升高,病情不缓解,血压可持续下降甚至休克。④听诊通常闻及双侧粗糙呼吸音,两肺满布湿性啰音和哮鸣音。⑤心率快,心尖部第一心音低钝,可闻及第三心音奔马律。⑥肺动脉瓣区第二心音亢进。⑦瓣膜异常时,可闻及二尖瓣和主动脉瓣关闭不全的杂音,心脏检查可触及胸骨旁抬举感,心尖搏动向

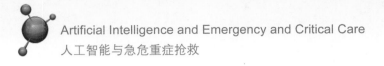

外侧移位超过锁骨中线。⑧可查见腹水、阴囊水肿、肝肿大和脾肿大、肝颈静脉反流征阳性。⑨双下肢水肿,特别是胫前区域和踝关节水肿,卧床患者可出现骶尾部水肿。

二、疾病预防、诊断、治疗、康复

(一)预防

预防心力衰竭,要控制原发病,如冠心病、糖尿病、贫血、甲状腺功能亢进患者都要规律用药,把血糖、冠心病、血红蛋白、甲状腺功能控制在合理范围之内。要积极控制感染,如呼吸系统感染、尿路感染等。此外,要有健康的生活方式,要戒烟、戒酒,保持良好心态,要适度运动。要注意休息,清淡饮食,控制摄盐量,防止钠盐摄入过多导致水钠潴留。

(二)诊断

1.辅助检查

(1)实验室检查:实验室检查包括血常规、心力衰竭标志物、肌钙蛋白等。

1)血常规提示是否有贫血或感染。电解质、肝功能、血尿素氮和肌酐可提示脏器功能。肾功能损害可能源于和(或)促进心衰的加重。急性左心衰竭常伴低氧血症,肺淤血明显者可影响肺泡氧气交换。推荐所有缺氧和(或)重度呼吸窘迫患者监测动脉血气分析,通过动脉氧分压(PaO_2)、二氧化碳分压($PaCO_2$)和氧饱和度以评价体内酸碱平衡状况、机体氧合和肺通气功能。

2)心力衰竭标志物:B型脑利钠肽(B-type natriuretic peptide,BNP)或 NT-proBNP 水平是心衰诊断、临床事件风险评估的重要指标。利钠肽水平正常可基本排除心衰诊断。利钠肽水平越高,提示预后越差。诊断急性心衰时,应根据年龄分层设定诊断界值:①年龄小于 50 岁,NT-proBNP 大于 450 pg/mL 或 BNP 大于 100 pg/mL;②年龄 50~75 岁,NT-proBNP 大于 900 pg/mL 或 BNP 大于 100 pg/mL;③年龄大于 75 岁:NT-proBNP 大于 1800 pg/mL 或 BNP 大于 100 pg/mL。

3)肌钙蛋白:在急性心力衰竭和(或)疑似急性冠脉综合征的患者中检测心肌损伤标志物肌钙蛋白 T 或肌钙蛋白 I。严重心衰或心衰失代偿期,肌钙蛋白可有轻微升高。肌钙蛋白升高,同时伴有利钠肽升高,是心衰预后的强预测因子。

(2)心电图:无特异性表现,可发现心律失常、心肌缺血、既往心肌梗死的证据。

(3)X线检查:胸片可能显示心脏扩大、肺淤血的程度和肺水肿,如出现肺门血管影模糊、蝶形肺门,甚至弥漫性肺内大片阴影。间质性水肿呈现血管影模糊、支气管袖套征和小叶间隔增厚。肺泡水肿显示肺门周围和肺下叶气腔填充,中上肺野、肺周一般不受累。

(4)超声心动图:能快速评估心脏的结构、功能、心脏瓣膜情况、识别潜在病因,如心肌收缩功能障碍、舒张功能障碍、瓣膜功能障碍,是诊断心力衰竭最主要的检查。

(5)肺部超声:肺部超声(lung ultrasound,LUS)可用于辅助诊断,有助于评估呼吸困难的疑似 AHF 患者。LUS 发现多条 B 线(通常至少 3 条)或肋间隙是肺间质综合征的特征,而双肺弥漫性多发 B 线可能是肺水肿、间质性肺炎或弥漫性实质性肺疾病如肺纤维化的特征。

（6）冠脉造影：AHF合并急性冠脉综合征时，需要尽快或早期行冠脉造影术和介入术。怀疑ACS时，应行连续心电图和心肌酶检测，怀疑急性心衰的原因是急性心肌缺血时，应考虑紧急冠脉造影和有创血流动力学评估。

2.诊断要点

根据基础心血管疾病、诱因、典型临床表现和体征，以及各种辅助检查，可做出诊断。疑似患者可行BNP/NT-proBNP检测鉴别，阴性者几乎可排除AHF的诊断。需与可引起明显呼吸困难的疾病如支气管哮喘、急性大面积肺栓塞、肺炎、慢性阻塞性肺疾病以及非心源性休克等疾病相鉴别。

（三）治疗

AHF治疗原则为减轻心脏前后负荷、改善心脏收缩与舒张功能、积极去除诱因以及治疗原发病变。

1.体位

取半坐卧位或端坐位，双腿下垂以减少回心血量，降低心脏前负荷。

2.吸氧

吸氧适用于低氧血症和呼吸困难明显的患者。经鼻导管吸氧、面罩吸氧，严重者采用无创性呼吸机或气管插管接呼吸机辅助通气治疗。

3.镇静

阿片类药物吗啡3～5 mg缓慢静脉注射，抑制交感神经兴奋，可使患者镇静、减少躁动，从而减少心肌氧耗，同时可扩张血管，降低心肌前负荷。应密切观察呼吸抑制的不良反应，伴明显和持续低血压、休克、意识障碍、慢性阻塞性肺疾病等疾病的患者禁忌使用。

4.利尿

利尿适用于急性心力衰竭伴肺循环和（或）体循环明显淤血以及容量负荷过重的患者，首选袢利尿剂。

5.血管扩张剂

动静脉扩张剂硝普钠，可降低左、右室充盈压和全身血管阻力，也可降低收缩压，从而减轻心脏负荷。硝酸酯类扩张小静脉，降低回心血量，使左室舒张末压及肺血管压降低。α受体拮抗剂乌拉地尔可扩张血管，降低外周阻力，减轻心脏后负荷，降低肺毛细血管压，减轻肺水肿。

6.正性肌力药物

正性肌力药物可增加心输出量，提升血压，改善外周器官灌注，维持器官功能，适用于外周低灌注伴或不伴有充血症状者以及利尿剂和血管扩张剂治疗无效的肺水肿患者。

（1）洋地黄类：适用于合并快速心室率的房颤，伴左室收缩功能不全者。毛花苷C 0.2～0.4 mg缓慢静脉注射，2～4小时后可再用0.2～0.4 mg。

（2）多巴胺：小到中等剂量可通过降低外周阻力，增加肾血流量，增加心肌收缩力来改善AHF的症状。

（3）多巴酚丁胺：起始剂量同多巴胺，该药短期应用可以缓解症状，但并无临床证据表明该药对降低病死率有益。常见不良反应有心动过速。

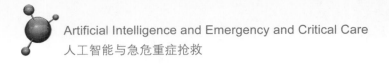

（4）磷酸二酯酶抑制剂：常用药物为米力农和氨力农，兼有正性肌力及降低外周血管阻力的作用。

（5）左西孟旦：为钙增敏剂，适用于传统方案疗效不佳的失代偿心功能不全患者。左西孟旦增强心肌肌钙蛋白C对钙离子的敏感性，增强心肌收缩力，而不提高细胞内的钙离子浓度，对心率影响较小，不增加心肌耗氧量。此外，左西孟旦具有ATP敏感钾通道开放的作用，因此兼有心肌收缩力增强作用和抗缺血及血管扩张作用。

7.非药物治疗

非药物治疗包括主动脉球囊反搏、机械通气、肾脏替代治疗、机械循环辅助装置（如经皮心室辅助装置、体外膜肺氧合装置）。急性心衰患者表现为急性肺水肿和急性呼吸困难，甚至是心源性休克，危及生命时，需使用机械辅助治疗措施，以稳定血流动力学状态，纠正低氧，维持脏器灌注和功能。

（四）康复

对心衰患者进行健康教育，在心脏康复医师指导下，进行综合管理。识别心衰危险因素，如高血压、高血脂、糖尿病、肥胖等，通过控制心衰危险因素，避免心衰加重的诱因，如感染、劳累、情绪波动、心肌缺血等，从而延缓病情进展。对患者做好康复指导，建立随访手册，提醒患者出院后定期随访，进行心肺功能评估。心脏康复实施的步骤和内容包括运动的时间、形式、疲劳程度、运动前中后的心律血压的情况记录等。日常的管理包括定期检测体重和腰围，每天的饮食记录、戒烟记录、睡眠状况记录，以及心情和情绪状态的记录等。

三、医工交叉应用的展望

对药物治疗效果不佳或无效的患者，考虑非药物治疗，包括主动脉球囊反搏术、机械通气、血液净化治疗及机械辅助循环装置等。

（一）主动脉内球囊反搏（intraaortic balloon pump counterpulsation，IABP）

IABP是一种机械性血流动力学支持方法，已成为目前应用最广泛的循环辅助装置。IABP适用于心源性休克、内科治疗无效的不稳定型心绞痛、难治性心力衰竭、体外循环后心输出量低、缺血性顽固性室性心律失常、心脏骤停的复苏、心脏术前血流动力学不稳定、心脏术后难以脱离体外循环、心脏移植术前后。严重主动脉瓣关闭不全、主动脉夹层或动脉瘤、未控制的出血性疾病、严重外周动脉疾病、血小板减少症及凝血功能异常是置入IABP的禁忌。

（1）工作原理：IABP由球囊导管和主动脉反搏泵组成，通过动脉系统置入一根带气囊的导管到左锁骨下以远，肾动脉以上的降主动脉内。球囊导管带有内腔，其中一个内腔用于远端抽吸/冲洗或压力监测，而另一个内腔用于定期向密闭的球囊充放氦气，主动脉反搏泵根据主动脉压和心电图的输入信号来启动和控制充放气。当球囊在舒张早期快速充气时，主动脉内舒张期压力增加，使冠状动脉灌注压增加，改善冠状动脉血流灌注；当球囊在舒张末期放气时，主动脉收缩压降低，外周阻力下降，左心室壁张力降低，心肌耗氧量减少。IABP通过这种工作原理调节心肌氧的供需平衡来改善心肌缺血，增加心排血量，以达到辅助心脏功能的目的。

（2）血流动力学改变：球囊的充气和放气有两个主要后果。在舒张期，球囊充气会导致血液向主动脉近端移位；在收缩期，球囊快速放气所产生的真空效应导致心肌后负荷减少。这些效应可能有很大的可变性，取决于球囊容积、球囊在主动脉的位置、心率、心律、主动脉的顺应性和体循环阻力。使用 IABP 可获得的血流动力学改善包括收缩压下降 20%、主动脉舒张压升高 30%、平均动脉压升高、心率减慢、平均肺毛细血管楔压下降 20%、心输出量增加 20%。此外，IABP 降低左心室壁应力，后负荷和室壁应力的降低可使心肌耗氧量下降。

（3）并发症：分为血管和非血管事件，包括肢体缺血、血管损伤、出血、血肿、感染、脑卒中、栓塞事件（截瘫、肾脏以及肠系膜上动脉的缺血）、球囊破裂、球囊内血栓形成、血小板减少、溶血及周围神经病变等。

增加 IABP 并发症的因素，包括高龄、女性、糖尿病、高血压、外周动脉疾病、长期使用 IABP 支持、导管尺寸较大、心脏指数小于 2.2 L/(min · m²)。女性的并发症发生率更高最可能与髂动脉和股动脉的内径有关。由于外周动脉疾病发生率增加，糖尿病和高血压患者的血管性并发症更多。采用无鞘技术、尺寸较小的球囊可减少 IABP 并发症的发生率。

（二）ECMO

ECMO 作为一种重要的体外生命支持技术，临床上主要用于心脏功能不全和（或）呼吸功能不全的支持，目前已经成为治疗难以控制的严重心力衰竭和呼吸衰竭的关键技术。ECMO 工作原理是将静脉血从体内引流到体外，经膜式氧合器氧合和二氧化碳排除后再用离心泵将血液注入体内，承担气体交换和血液循环功能。ECMO 有两种模式，即静-动脉（venoarterial，VA）（图 5-18）和静-静脉（venovenous，VV）模式。VA-ECMO 可提供呼吸功能支持和血流动力学支持。

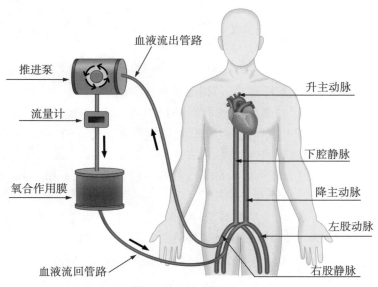

推进泵

血液流出管路

流量计

升主动脉

下腔静脉

氧合作用膜

降主动脉

左股动脉

血液流回管路

右股静脉

图 5-18　VA-ECMO

图源：CHAVES R C F，RABELLO FILHO R，TIMENETSKY K T，et al. Extracorporeal membrane oxygenation：A literature review[J]. Rev Bras Ter Intensiva，2019，31：410.

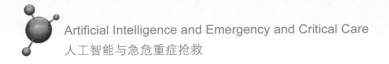

（1）适应证：VA-ECMO 是各种急性双心室功能衰竭合并呼吸功能衰竭患者的首选治疗方法，也是心脏骤停患者的抢救性辅助治疗手段。VA-ECMO 的适应证包括各种原因引起的心脏骤停或心源性休克、急性大面积肺栓塞、心脏骤停、心脏手术后体外循环脱机失败、作为心脏或肺移植或者放置心室辅助装置的过渡治疗、顽固性室性心律失常。

（2）运行及管理：在 ECMO 治疗期间，血液由患者自身的血管系统在机械泵的驱动下引至体外，然后回输至患者体内。血液在体外流经氧合器和加热装置。在氧合器中，血红蛋白充分氧合，而二氧化碳（carbon dioxide，CO_2）则被清除。氧合由血液流速决定，而调节流经氧合器的逆向气流速率可以控制 CO_2 的清除。

对于 VA-ECMO，静脉套管放置于下腔静脉或右心房内用于引流血液，而动脉套管被置于右侧股动脉用于回输。股动脉置管相对容易，因而是 VA-ECMO 的首选。

AHF 患者 VA-ECMO 治疗期间，通过超声心动图检查来密切监测心脏功能的恢复。设置的血流量应当足够高，以保证充分的灌注压和静脉血氧饱和度。导致左心室输出量降低的原因通常包括基础疾病导致左心室功能不全、扩张的左心室排空不充分。可以通过给予正性肌力药来增加心肌收缩力，以及采用主动脉内球囊反搏来降低后负荷和改善左心室射血。如果通过主动脉内球囊反搏和给予正性肌力药物仍无法维持左室射血，则有必要立即进行左心室减压，以避免发生肺出血。左心室减压可通过手术方法或经皮方法完成。实施经皮左心室减压的方法包括球囊房间隔造口术，或者放置左心房或左心室引流导管。

（3）并发症：主要包括出血和血栓栓塞。出血发生率为 30%～50%，并可能危及生命，其原因包括持续抗凝和血小板功能障碍。发生大出血时需要进行干预。手术创面出血通常需要立即探查，并积极使用电凝止血。可以输注纤溶酶原抑制剂或停用肝素数小时，但这些方法可能增加管路内血栓形成的风险。一旦发生出血，通常应降低 ACT 目标范围至 160～180 秒，减少或停止输注抗凝药物。目前的现代化 ECMO 设备可允许完全停止抗凝数日。

血栓栓塞，是体外管路中形成血栓而发生的严重的体循环并发症。深静脉血栓栓塞的发生率更高，可能与套管置管有关，尤其是股静脉-股静脉置管。由于 VA-ECMO 治疗时血栓可进入体循环，所以对患者造成的影响比 VV-ECMO 更为严重。对于大多数患者，通过抗凝治疗达到 ACT 目标范围，并密切观察管路中的血凝征象，能够成功预防血栓栓塞。观察管路中凝血征象的措施包括常规检查所有接口，并监测氧合器前后的压力梯度。压力梯度的突然改变提示血栓形成。若凝血块较大或容易活动，需要立即更换全部或部分管路。

其他并发症包括感染、神经系统损伤、肝素诱导的血小板减少症、置管并发症（如血管穿孔伴出血、动脉夹层、肢体远端缺血和置管位置不当）。

（三）心室辅助装置（ventricular assistant device，VAD）

VAD 主要用于心脏移植的过渡、等待心脏恢复过程的辅助和心力衰竭的永久治疗（图 5-19）。其中左心室辅助装置是将一个可提供动力的血泵装置植入患者体内，与左心室和主动脉相连接，部分或完全替代左室泵血功能，维持血液循环。其效能是 IABP 的

6～8倍,左心室室内张力可降低80％,心肌氧需求降低40％。右心室辅助装置(right ventricular assist device,RVAD)为右心室提供动力;双室辅助装置(BiVAD)同时用于左室和右室的辅助。可供选择的心室辅助装置有 HeartMate Ⅱ、Thoratec Paracorporeal Ventricular Assist Device(PVAD)、SynCardia Total Artificial Heart、Abiomed's Impella 2.5、CardiacAssist Tandem Heart。

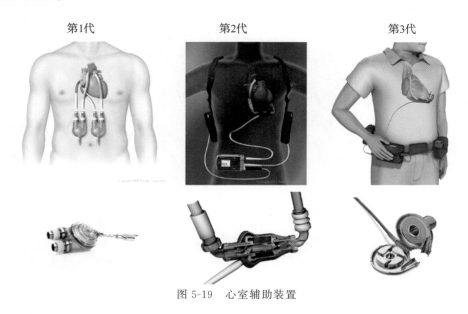

第1代   第2代   第3代

图 5-19   心室辅助装置

1963 年,美国国立卫生研究院启动人工心脏计划,Michael DaBakey 给患者置入世界第一例 VAD。第一代 VAD 是容积式心脏泵,通过气动泵驱动,产生搏动性血流,属于脉动式人工心脏。第一代 VAD 的优点是模拟心脏收缩与舒张,缺点是体积较大、噪声明显、机械故障频发。第二代 VAD 为连续流人工心脏辅助装置,利用小型涡轮机械泵产生连续性血流。这一代 VAD 体积更小,重量更轻,易植入,更安静,是目前应用最广泛的人工心脏,缺点是长期应用磨损产热、会导致血栓形成及出血。第三代 VAD 采用磁悬浮系统,为完全悬浮的旋转式人工心脏,采用非接触式轴承设计,涡轮在血泵中悬浮旋转,无机械接触。第三代 VAD 的优点为对血液成分的破坏更少,抗血栓性能好,机体耐受性更好;缺点是对后负荷敏感。

左心辅助是将左心房或左心室血流引入辅助泵体,经泵体驱动血流进入主动脉,完全替代左心泵血功能。LVAD 需在体外循环支持下植入。全植入式血泵常置入腹内左腰部,控制器埋于腹直肌外,感应线圈埋于左上腹皮下,便携式电池及外部感应线圈悬于腰带上。随着装置的小型化,目前已可将装置置入心包内,并可提供双心室辅助。目前临床常用的装置包括 DeBakey VAD、Heart Mate Ⅱ、Dura Heart、Incor 和 Heart Ware。我国首次研发的装置有第二代国产短期 FW-2 轴流泵,第三代长期植入式心室辅助装置 CH-VAD。CH-VAD 体积微型化,宜植入;驱动电缆直径细,感染率低;叶轮剪切力低,血液相容性好。目前,CH-VAD 已完成动物实验测试,正在等待进入大型临床试验。

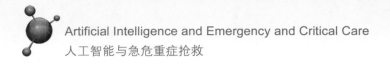
利用外科治疗手段来逆转心室重构,辅助甚至替代受损心脏的功能,改善心衰患者的预后和生活质量是心衰治疗的未来主战场。我国自主研发的人工心脏包括经皮介入 VAD、短中期完全磁悬浮 VAD 以及全人工心脏,未来会有更多产品进入临床验证。提高人工心脏研发实力,研究装配简单、能简化植入手术过程、在外科手术上有高度的灵活性、易于管理和学习等的装置,将提高世界范围内心衰患者的生存率和生活质量。

※ 拓展阅读 ※

随着心力衰竭患者数量不断增加,对供体需求的缺口日益增大,采用左心辅助装置的机械性循环支持(mechanical circulatory support,MCS)已成为当前最有希望的替代技术。2020 年 7 月 18 日,在中国国际心力衰竭大会(CIHFC)上,来自中国医学科学院阜外医院的心血管外科学专家胡盛寿院士对左心辅助装置技术发展历程、在我国的研发与应用探索进行了精彩的报告。胡盛寿教授提到,通过对第一、二和三代 VAD 的治疗终末期心衰效果进行比较,发现第三代 VAD 的 2 年生存率接近心脏移植的疗效(79%:82%),且不需要长期进行抗感染、抗免疫反应治疗。因此,人工心脏作为心衰治疗"主战场"的时代来临了。

目前,我国使用的心室辅助装置多数都采用国外研发的心脏泵。胡盛寿教授表示,我国首次研发的装置有第二代国产短期 FW-2 轴流泵、第三代长期植入式心室辅助装置 CH-VAD。CH-VAD 体积微型化,宜植入,是世界上最小的磁悬浮离心式人工心脏;驱动电缆直径细,感染率低;经流体力学模拟分析,叶轮剪切力低,血液相容性好,正在等待大型临床试验的验证。重庆永仁心(Everheat-VAD)已于 2019 年 9 月获得国家注册上市批准。

胡盛寿教授指出,近 20 年来,中国的心血管疾病以及心力衰竭领域的基础和临床研究均处于世界第 2 和 3 位水平,然而心脏移植和人工心脏治疗领域却未进入前20 名。利用外科治疗手段来逆转心室重构,辅助甚至替代受损心脏的功能,改善心衰患者的预后和生活质量,将成为心衰治疗的未来主战场。值得注意的是,中国自主研发的人工心脏,包括经皮介入 VAD、短中期完全磁悬浮 VAD 以及全人工心脏,在未来会有更多产品进入临床验证。所以,进一步提高医疗器械研发实力,将造福于更多的中国心衰患者。

参考文献

[1]张文武.急诊内科学[M].4 版.北京:人民卫生出版社,2017.

[2]陈玉国.急诊医学[M].2 版.北京:人民卫生出版社,2017.

[3]胡盛寿.心力衰竭外科治疗现状与进展[J].中国循环杂志,2016,31(3):209-213.

[4]PONIKOWSKI P, VOORS A A, ANKER S D, et al. 2016 ESC guidelines for the diagnosis and treatment of acute and chronic heart failure: the Task Force for the Diagnosis and Treatment of Acute and Chronic Heart Failure of the European Society of Cardiology(ESC) developed with the special contribution of the Heart Failure Association (HFA) of the ESC[J]. Eur Heart J, 2016, 37(27): 2129-2200.

[5]KIPKLIN J K , NAFTEL D C, PAGANI F D, et al. Sixth INTER-MACS annual report: A 10, 000-patient database [J]. The Journal of Heart and Lung Transplantation, 2014, 33(6): 555-564.

第五节　急性呼吸衰竭

学习目的

1. 了解急性呼吸衰竭的定义、病因及病理学。
2. 熟悉急性呼吸衰竭的临床表现和诊断方法。
3. 熟悉急性呼吸衰竭相关医工结合的现状及进展。
4. 掌握急性呼吸衰竭的治疗方法。

案例

患者女性,55岁,农民。因"咳嗽、咳痰5天,高热2天"入院。既往患糖尿病10年。患者5天前受凉后出现咳嗽、咳痰,咳白色黏痰,自服感冒药、止咳药。2天前起出现发热,体温高达39.5 ℃,伴胸闷、气急,感乏力、纳差,肌肉酸痛。在当地卫生室输注"青霉素"2天,效果差,遂转来我院。入院查体:体温38.7 ℃,脉博115次/分,呼吸频率32次/分,血压88/60 mmHg。神志清,精神差,喘憋貌。口唇紫绀。双肺呼吸音粗,可闻及明显的湿性啰音。急诊化验结果显示WBC 18.3×10^9/L,NEU% 93.3%。降钙素原23 ng/mL。血气分析显示pH值7.44,PaCO$_2$ 34 mmHg,PaO$_2$ 55 mmHg,SPO$_2$ 78%,Lac 6 mmol/L。凝血功能:纤维蛋白原4.8 g/L,血浆凝血酶原标准化比率1.5,部分凝血活酶时间38 s,D-二聚体6.5 μg/mL。NT-pro BNP 3500 ng/L。hsCTnI 125.40 ng/L。肝肾功显示:ALT 50 U/L,AST 48 U/L,ALB 28 g/L,BUN 12.8 mmol/L,Cr 158 μmol/L。血生化显示K$^+$ 3.6 mmol/L,Na$^+$ 136 mmol/L,Cl$^-$ 97 mmol/L,GLU 15.1 mmol/L。胸部CT显示:双肺弥漫性渗出性改变,双侧少量胸腔积液。诊断为重症肺炎、急性呼吸衰竭(Ⅰ型)、2型糖尿病。立即给予抗生素治疗,控制血糖,维持水电、酸碱平衡,留取血培养、痰培养等。应用无创呼吸机辅助通气,患者耐受性差,1小时后复查血气,提示严重低氧血症,立即行经口气管插管接呼吸机辅助通气。但机械通气高浓度给氧,氧合难以维持,PaO$_2$/FiO$_2$小于80 mmHg 6小时余。此时应尽快建立稳定的生命支持,缩短器官缺氧

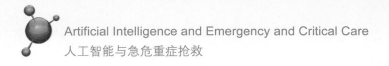

时间,选择 VV-ECMO,增加全身氧合和 CO_2 清除。5 天后患者病情改善,ECMO 撤机。7 天后撤除呼吸机,患者得到成功救治。

　　医工结合点:机械通气通过改善肺泡通气、提高吸入氧浓度、增加肺容积、减少呼吸功耗及缓解呼吸肌疲劳等手段纠正低氧血症及高碳酸血症。无创通气与有创通气在临床应用方面是相互补充的。在急性呼吸衰竭早期使用无创通气,能够避免急性呼吸衰竭的加重和气管插管的发生。若经积极治疗后病情仍继续恶化,应采用有创机械通气。ECMO 技术是目前世界上最先进的体外生命支持技术之一。其中,VV-ECMO主要用来部分替代肺部功能,以进行有效的气体交换,可较长时间支持呼吸功能,有效而迅速地改善低氧血症及排出二氧化碳,避免长期机械通气所致的氧中毒及气道损伤,为肺功能恢复赢得时间,维持患者生命。

思考题
哪些医工交叉的进展明显改善了此类患者的预后?

案例解析

一、疾病概述

(一)定义
急性呼吸衰竭是指某些突发的致病因素引起肺通气和(或)换气功能严重障碍,以致在静息状态下亦不能维持足够的气体交换,导致缺氧伴(或不伴)二氧化碳潴留,从而产生一系列生理改变和代谢紊乱的临床综合征。诊断有赖于动脉血气分析:在海平面、静息状态、呼吸空气条件下,动脉血氧分压小于 60 mmHg,伴或不伴二氧化碳分压大于 50 mmHg,即可诊断。

(二)分类
急性呼吸衰竭分为急性低氧性呼吸衰竭(Ⅰ型)和急性高碳酸性呼吸衰竭(Ⅱ型)。Ⅰ型呼吸衰竭主要由肺换气功能障碍所致,PaO_2 小于 60 mmHg,$PaCO_2$ 降低或正常。Ⅱ型呼吸衰竭主要由肺泡通气功能障碍所致,PaO_2 小于 60 mmHg,伴有 $PaCO_2$ 大于 50 mmHg。

(三)病因
急性呼吸衰竭的原因很多,多数是呼吸系统的疾病,但也有相当比例系肺外其他系统疾病所致。

1.呼吸道阻塞性病变

急性呼吸系统感染、烧伤等理化因子所引起的黏膜充血、炎症、水肿均可造成上呼吸道阻塞。重度支气管哮喘、慢性阻塞性肺疾病(chronic obstructive pulmonary disease,

COPD)等可致急性下呼吸道阻塞。此外,异物阻塞、肿瘤、声带麻痹、气道痉挛等会导致通气不足或通气/血流比例失调,发生缺氧和二氧化碳潴留。

2.肺实质病变

肺实质病变累及肺泡和(或)肺间质的病变,如重症肺炎、重度肺结核、肺气肿、肺水肿、弥漫性肺纤维化、尘肺、急性呼吸窘迫综合征(acute respiratory distress syndrome,ARDS)等,引起参与呼吸的肺泡减少、有效弥散面积减少、肺顺应性降低、通气/血流比例失调,导致缺氧或合并二氧化碳潴留。

3.肺血管疾病

肺栓塞、弥散性血管内凝血、肺血管炎、肺血管收缩或肺部病变破坏肺泡毛细血管床等,使肺泡血流不足,导致通气/血流比例失调或部分静脉血未经氧合直接流入肺静脉,导致呼吸衰竭。

4.胸廓及胸膜病变

胸廓畸形、胸部外伤所致的连枷胸、自发性气胸或创伤性气胸、大量胸腔积液、强直性脊柱炎等影响胸廓活动和肺扩张,导致通气减少及吸入气体分布不均匀,影响换气功能。

5.心脏疾病

缺血性心脏病、严重心脏瓣膜病、心肌病、严重心律失常等均可导致肺通气和换气功能障碍,引起呼吸衰竭。

6.神经肌肉疾患

呼吸中枢、神经肌肉系统疾病造成胸廓运动受限或肌肉麻痹,发生呼吸衰竭,如脑血管病变、脑炎、脑外伤、药物中毒等直接或间接抑制呼吸中枢。脊髓损伤致高位截瘫、脊髓肿瘤、脊髓灰质炎、多发性神经炎、多发性肌炎、重症肌无力等神经肌肉疾病,导致呼吸肌无力和疲劳,因呼吸动力下降而引起肺泡通气不足。

(四)发病机制和病理生理

呼吸衰竭是由肺通气伴(或不伴)换气功能障碍所致。在急性呼吸衰竭发生过程中,单一机制引起呼吸衰竭的情况较少,往往是一种以上的病理生理学改变同时存在或相继发生作用的结果。

1.肺泡通气不足(alveolar hypoventilation)

根据原因不同,肺泡通气不足分为限制性通气不足(restrictive hypoventilation)和阻塞性通气不足(obstructive hypoventilation)。限制性通气不足是指吸气时肺泡的扩张受到限制而引起的肺泡通气量不足。阻塞性通气不足指由于气道狭窄或阻塞所引起的通气功能障碍。无论何种通气功能障碍,最终均导致肺泡总通气量不足,肺泡二氧化碳分压上升,肺泡氧分压下降,从而引起肺泡氧分压降低和肺泡二氧化碳分压升高,从而发生缺氧和二氧化碳潴留。

2.弥散功能障碍(diffusion impairment)

肺泡与肺泡毛细血管血液之间的气体交换通过弥散实现。弥散速度取决于肺泡毛细血管膜两侧的气体分压差、肺泡膜的面积与厚度以及气体弥散常数。气体的弥散常数又与气体的分子量和溶解度相关。当肺实变、肺不张、肺叶切除等导致肺泡膜面积明显减少，或因肺水肿肺泡透明膜形成、肺纤维化等导致肺泡膜厚度增加时，均可引起弥散速度减慢。因 CO_2 弥散速度比 O_2 快 20 倍，血液中的 CO_2 很快就能充分地弥散入肺泡，使 $PaCO_2$ 与 P_ACO_2 取得平衡。因此，疾病早期或病情相对较轻时主要表现为低氧血症。

3.通气与血流比例失调（ventilation/perfusion mismatch）

血液流经肺泡时能否获得足够的氧和充分地排出 CO_2 使血液动脉化，还取决于肺泡通气量与血流比例（V/Q）。V/Q 比例失调不仅是引起低氧血症最常见的病理生理改变，也是肺部疾患引起呼吸衰竭最常见、最主要的机制。正常情况下，由于重力作用、胸腔内负压及各部位肺泡顺应性不同，肺各部分通气与血流分布也是不均等的，两者比值约为0.8。临床上，由于肺部病变轻重程度与分布不均匀，使各部分肺的通气与血流比例不一，可造成严重的肺泡通气/血流比例失调，导致换气功能障碍。根据发生原因，V/Q 比例失调可分为肺泡通气不足、肺泡血流不足。

（1）肺泡通气不足：肺炎、哮喘、肺纤维化、肺水肿等引起的限制性通气功能障碍，均可导致肺泡气分布严重不均。病变重的部位肺泡通气明显减少，但因血流未相应减少，使 V/Q 显著降低，以致流经这部分肺泡的静脉血未经充分气体交换即掺入动脉血内，相当于肺内动静脉分流，又称"功能性分流"，严重影响换气功能，导致呼吸衰竭。

（2）肺泡血流不足：若肺动脉栓塞、弥散性血管内凝血、肺血管收缩或肺的病变破坏了毛细血管床，会使得部分肺泡有通气无血流或血流不足，称为"死腔样通气"，V/Q 可显著高于正常水平，肺泡通气不能被充分利用。

V/Q 比例失调，无论是死腔样通气还是功能性分流，其后果均导致 PaO_2 降低，而无明显 CO_2 潴留。其主要原因是，动脉与混合静脉血的氧分压差为 59 mmHg，比二氧化碳分压差（5.9 mmHg）大 10 倍；氧离曲线呈 S 型，正常肺泡毛细血管血氧饱和度已处于曲线的平台，无法携带更多的氧来代偿低 PaO_2 区血氧含量的下降。而二氧化碳解离曲线在生理范围内呈直线，有利于通气良好区对通气不足区的代偿，排出足够的 CO_2，不致出现 CO_2 潴留。然而，严重的通气/血流比例失调亦可导致 CO_2 潴留。

4.肺内分流（intrapulmonary shunt）

肺内分流是 V/Q 比例失调的极端情况。在正常生理情况下肺内存在解剖分流，正常时占心输出量的 2%～3%。当肺部发生严重病变，如肺水肿、肺实变和肺不张等时，该部分肺泡完全无通气但仍有血流，使肺动脉内的静脉血未经氧合直接流入肺静脉，致分流率（QS/QT）明显增加，这种类似解剖分流的分流和解剖分流都被称为真性分流，以与V/Q 降低但仍可进行气体交换的功能性分流相区别。QS/QT 增加与 V/Q 失调可通过比较吸入纯氧后 PaO_2 上升反应加以鉴别。分流量越大，吸氧后提高动脉血氧分压的效果越差，当 QS/QT≥30% 时，吸入纯氧不能有效地纠正低氧血症，而 V/Q 失调所致的低氧血症通常对纯氧有反应。

5.氧耗量增加（increased tissue oxygen demands）

发热、寒战、呼吸困难、抽搐、严重烧伤、感染性休克等临床情况均可增加氧耗量。寒战时氧耗量可达 500 mL/min，严重哮喘时呼吸肌氧耗量为正常氧耗量的十几倍。氧耗量增加时,混合静脉血氧分压(partial pressure of oxygen in mixed venous blood,P_VO_2)下降,若患者并存肺炎、ARDS 或 COPD 等病理状态所致的换气功能受损,则会导致低氧血症。

（五）临床表现

低氧血症和高碳酸血症所引起的症状和体征是急性呼吸衰竭时最主要的临床表现,但同时也需注意造成呼吸衰竭的各种原发病表现。

1.原发病表现

根据原发病不同而异,如急性肺部感染常有发热、咳嗽、咳痰等。

2.呼吸系统

患者常有不同程度的呼吸困难,胸部有重压感,兴奋、烦躁、不安,出现喘息性呼吸困难,端坐呼吸,呼吸频率增快,鼻翼煽动,辅助呼吸肌运动增强,可见"三凹"征,即吸气时胸骨上窝、锁骨上窝和肋间隙下陷。严重缺氧可引起中枢神经和心血管系统功能障碍,出现呼吸变浅、变慢,甚至呼吸停止。

3.循环系统

缺氧和 CO_2 潴留早期,引起交感-肾上腺髓质系统兴奋,出现心率增快,血压升高。严重缺氧时可出现各种类型的心律失常如窦性心动过缓、期前收缩等。若病情进一步加重,可发展为周围循环衰竭、室颤甚至心脏停搏。肺血管对缺氧的直接反应是引起肺小动脉收缩。严重的肺泡缺氧或持续的肺血管收缩可导致肺动脉压力升高,肺循环阻力增加,右心负荷加重,甚至发生右心功能不全。

4.神经系统

脑细胞对缺氧耐受性较差,急性缺氧可引起头痛、情绪激动、思维障碍、记忆力和判断力降低或丧失,以及运动不协调等症状。随着缺氧和 CO_2 潴留程度的加重,可出现定向障碍、球结膜和视乳头水肿,导致烦躁不安、谵妄、抽搐、昏睡甚至昏迷等。

5.血液系统

急性缺氧,机体来不及代偿,可能引起凝血功能障碍、造血功能衰竭和弥散性血管内凝血。

6.消化系统

由于呼吸衰竭引起的缺氧造成的微血管痉挛,可加重肠道组织的缺血缺氧,出现消化道黏膜糜烂或溃疡出血、肠麻痹及肝细胞功能损害。

7.泌尿系统

缺氧使肾血管收缩,血流量减少,再加上缺氧所致的心力衰竭、弥散性血管内凝血等因素,易发生肾功能不全、尿素氮及血肌酐增高、代谢性酸中毒等。

8.代谢

缺氧时线粒体无氧代谢,产生大量乳酸,导致代谢性酸中毒,继而钠泵功能受损,K^+ 向细胞外溢,Na^+、H^+ 进入细胞内,从而产生高钾血症和细胞内酸中毒。

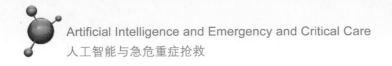

二、疾病预防、诊断、治疗、康复要点

（一）预防

急性呼吸衰竭的预防重点是积极治疗原发疾病，如哮喘、慢性阻塞性肺疾病等，定期进行体检，做好早期筛查，避免可能会诱发急性呼吸衰竭的因素，防止原发症状加重或出现新的症状。急性呼吸衰竭的高危人群如老年人、儿童、孕妇、慢性阻塞性肺疾病患者、哮喘患者、支气管扩张症患者等，免疫力较差，在感染流行季节应尽量避免到公共场合活动，避免交叉感染；在流感和肺炎爆发季节，可进行疫苗接种。对于青壮年，日常应注意规律作息，避免熬夜，减少不良刺激，戒烟戒酒，饮食要均衡，避免暴饮暴食，适当参加户外活动，加强体育锻炼，改善心肺功能，增强机体抵抗力。

（二）诊断

1. 辅助检查

（1）血气分析及呼吸衰竭分型：血气分析能明确诊断呼吸衰竭并进行分型，还能反映其性质和程度，并对指导氧疗、调节机械通气参数以及纠正酸碱平衡和电解质紊乱均有重要价值。呼吸衰竭诊断很大程度上依靠血气分析的结果。在海平面水平、静息状态、呼吸空气时，若 PaO_2 小于 60 mmHg，$PaCO_2$ 正常或降低时为低氧血症型或 I 型呼吸衰竭；若 PaO_2 小于 60 mmHg，伴 $PaCO_2$ 大于 50 mmHg，为高碳酸血症型或 II 型呼吸衰竭。

（2）影像学检查：胸部平片是明确呼吸衰竭的发生原因、病变范围、病变程度的重要的辅助检查。胸部 CT 较胸片更为灵敏。

（3）纤维支气管镜：既可对气道灼伤、支气管阻塞或肺不张以及气管狭窄、软化、内出血等进行诊断，也可作为治疗手段。

2. 诊断

根据患者的病史、临床表现、血气分析结果可以诊断呼吸衰竭。通过影像学检查做病因诊断，以便及早开始病因治疗。

（三）治疗

急性呼吸衰竭可直接危及生命，是需要紧急抢救的急症。其治疗原则是在保持呼吸道通畅条件下，改善通气和氧合功能，纠正缺氧、CO_2 潴留和代谢功能紊乱，防治多器官功能损害。

1. 病因治疗

积极治疗造成急性呼吸功能衰竭的原发病，去除诱发因素。例如，发生重症肺炎时应用抗生素，解除上呼吸道阻塞，发生气胸时应用胸腔闭式引流，发生大量胸腔积液时穿刺放液。对于原因不甚明了的急性呼吸衰竭，也应积极寻找病因，针对病因进行治疗。

2. 呼吸支持疗法

（1）保持气道通畅：无论对于何种原因引起的呼吸衰竭，保持气道通畅是最基本、最首要的治疗措施。昏迷引起舌后坠时，可予口咽通气道保证气道开放，并将头偏向一侧，防止误吸;对急性喉炎、会厌炎等引起的严重上气道梗阻,必要时可行气管插管。对痰液堵塞者,注意吸痰、体位引流、翻身、拍背,可雾化吸入 β_2 受体激动剂或选择性 M 受体阻滞剂等,有利于舒张支气管、增加纤毛运动和稀释痰液。对于深部痰液,可应用纤维支气管镜吸痰。

（2）氧疗:目的是通过增加吸氧浓度来纠正患者的缺氧状态,改善 PaO_2 和血氧饱和度。合理的氧疗还能减轻呼吸功耗和降低缺氧性肺动脉高压,减轻右心负荷。氧疗给氧的途径有多种,常用方法包括鼻导管、简单面罩、文丘里（Venturi）面罩、无重复呼吸面罩以及机械通气给氧。Venturi 面罩可较精确地提供 $24\%\sim50\%$ 的吸氧浓度（F_iO_2）,Venturi 面罩属于高流量氧疗系统。由于 Venturi 面罩喷射入面罩的气流大于患者吸气时的最高流速和潮气量,所以吸氧浓度恒定,因高流速的气体不断进入面罩内部,呼出气难以在面罩中滞留,故基本无二氧化碳的重复吸入,在治疗低氧血症伴高碳酸血症的患者时,能准确地控制好吸入氧浓度。经鼻高流量湿化氧疗（high flow nasal cannula,HFNC）,通过提供高达 $50\sim60$ L/min 的气流,实现高达 100% 的吸氧浓度。同时,在上呼吸道提供低水平的呼气末正压,促进肺泡复张,与呼吸困难患者的吸气需求紧密匹配。此外,HFNC 能提供可靠的湿化,增加患者的舒适度。

（3）机械通气:目的是维持合适的通气量、改善氧合功能、减少呼吸作功、维护心血管功能稳定。急性呼吸衰竭所致的低氧血症,伴或不伴二氧代碳蓄积,若经过一般给氧治疗仍不能纠正,均应视为机械通气的适应证。当前,机械通气主要包括有创和无创通气两种方式。无创正压机械通气（non-invasive positive pressure ventilation,NPPV）是以鼻（面）罩连接患者和呼吸机的一种机械通气方式,其主要优势在于无创操作、减少气管插管或切开的需要、缩短监护室停留时间、降低呼吸机相关肺炎的发生等,主要应用于意识清醒、能够配合、返流误吸可能性小的急性呼吸衰竭患者。对于无创通气不能缓解,或因各种原因不能进行无创通气者,给予气管插管有创通气。

有创机械通气适用于合并意识障碍、呼吸不规则,气道分泌物多且有排痰障碍,呕吐返流误吸可能大,低氧血症和（或）CO_2 潴留严重,达危及生命的程度（如 $PaO_2\leqslant45$ mmHg,$PaCO_2\geqslant70$ mmHg）,合并多器官功能损害的患者。

（4）ECMO:是利用体外膜肺来提高 PaO_2 和（或）降低 $PaCO_2$,从而部分或完全替代肺功能。ECMO 主要用于治疗患有极严重但又存在潜在可逆肺部疾病的患者。

3.控制感染

严重感染、败血症以及感染性休克等是引起呼吸功能衰竭的主要原因。因此,控制感染是急性呼吸衰竭治疗的一个重要方面,需合理选用抗生素。

4.维持循环稳定

低氧血症和二氧化碳潴留本身会影响心功能,再加上呼吸机呼气末正压（PEEP）的作用,会导致心输出量降低。因此,在急性呼吸衰竭治疗过程中,应维持血流动力学及循环功能的稳定。对于危重患者,要监测心排血量、右心室压力、肺动脉压、肺毛细血管楔压和肺循环阻力并测定混合静脉血氧及二氧化碳分压,了解组织供氧状态及组织用氧情况。对血流动力学不稳定者,应及时纠正低血容量,必要时应用心血管活性药物如多巴

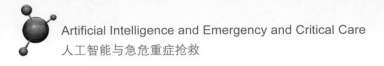
胺、多巴酚丁胺,以改善循环功能并维持其相对稳定。

5.营养支持

对于急性呼吸衰竭患者,补充足够的营养及热量十分重要,能量供给不足是产生或加重呼吸肌疲劳的重要原因之一。长期低蛋白血症的患者,呼吸肌可能出现萎缩,因此应保证充足的营养及热量供给。

6.预防并发症

由于急性呼吸衰竭患者存在低氧及(或)高碳酸血症,常可发生心、脑、肾、肝等功能不全。因此,发生急性呼吸衰竭时,脑水肿的预防与治疗,肾血流量的维持,应激性消化道出血的防治以及各种电解质、酸碱平衡的维持都是不可忽视的环节。

(四)康复

急性呼吸衰竭,如胸部外伤或重症肺炎引起的呼吸衰竭往往有较好的治疗效果。通过合理的治疗,患者的呼吸功能基本能够恢复正常。对于肺部受损严重的呼吸衰竭患者,肺功能的康复要经过综合治疗,包括呼吸训练、运动锻炼、营养支持、呼吸机械支持、排痰指导等。让患者进行适当的运动锻炼,包括被动训练或主动训练,增加肌肉的力量,改善心肺功能;对患者进行缩唇呼吸训练;保证患者的呼吸道湿润通畅,指导患者正确咳痰;指导患者补充必要的营养物质,提高免疫力;对于急性呼吸衰竭患者,在有条件的情况下,可以在家中进行氧疗。肺康复治疗的目的是恢复受损的肺功能,提高患者的生活质量。

三、医工交叉应用的展望

(一)经鼻高流量湿化氧疗

经鼻高流量湿化氧疗(high-flow nasal cannula,HFNC)是一种使用非侵入性高浓度氧气输送装置,通过鼻塞为患者提供可以调控并相对恒定的吸氧浓度、温度和湿度的高流量吸入气体的治疗方式。HFNC能够实现类似于无创机械通气的生理学效应,高流速气体使患者不需要用力吸气,能够降低吸气阻力,减少患者的呼吸做功;可以维持一定水平的呼气末正压,有利于呼气末肺泡复张和气血交换;还可以冲刷患者呼气末残留在鼻腔、口腔及咽部的解剖无效腔的气体,产生生理死腔冲刷效应。HFNC能够经鼻导管给予加温、加湿的高浓度氧气,气流量可高达 60 L/min,从而保证氧浓度的恒定;HFNC的加温、加湿功能可以保护气道黏膜,增强黏膜纤毛的清理能力,保持气道的通畅和湿润,维持呼吸道的正常功能。HFNC被广泛应用于临床,适用于有自主呼吸、无高碳酸血症的急性低氧性呼吸衰竭,急性呼吸窘迫综合征,心脏术后,气管插管或气管切开拔管前、后,心衰等患者。经鼻高流量湿化氧疗设备(见图 5-20)主要包括空氧混合装置、湿化治疗仪、高流量鼻塞以及连接呼吸管路,提供相对恒定的吸氧浓度(21%~100%)、温度(31~37 ℃)和湿度的高流量(8~80 L/min)气体。

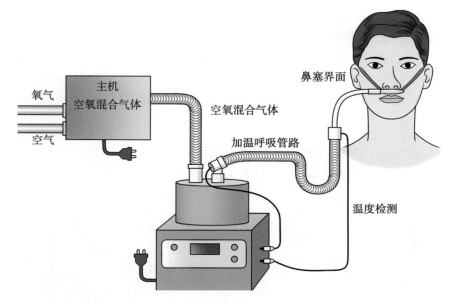

图 5-20 经鼻高流量湿化氧疗仪

图源:中华医学会呼吸病学分会呼吸危重症医学学组,中国医师协会呼吸医师分会危重症医学工作委员会.成人经鼻高流量湿化氧疗临床规范应用专家共识 [J].中华结核和呼吸杂志,2019,42(2):83-91.

(二)无创正压通气

无创正压通气(non-invasive positive pressure ventilation,NPPV)是指不需气管插管或气管切开,而通过鼻罩、面罩或喉罩等方式将呼吸机与患者相连接,由呼吸机提供正压支持而完成通气辅助的人工通气方式。NPPV 是当代重要的呼吸支持手段,由于其无须建立人工气道,通常作为轻中度呼吸衰竭患者的一线治疗方式。1981 年,澳大利亚呼吸病学家沙利文教授发明了现代无创正压呼吸机,用于呼吸睡眠暂停患者,成为了现代无创通气发展史上的里程碑。1989 年,美国伟康公司研制出 BiPAP 呼吸机;1989 年,Meudri 应用无创通气治疗急性呼吸衰竭。近 30 年来,NPPV 在多个领域取得长足发展。

在 NPPV 技术中,面罩在呼吸机和患者之间起到桥梁作用,是 NPPV 成功实施的保障。为保证密封性,一般面罩都是橡胶制品,橡胶分为硅胶和凝胶。尽管在面罩的材质、形状、型号、头带等方面进行了多种改进,面罩 NPPV 仍存在鼻面部皮肤损伤、口咽干燥、漏气、排痰障碍、不适感、误吸与胃胀气等不良反应,甚至可造成患者的不耐受及通气失败。鼻罩是仅覆盖鼻部,并包绕整个鼻部的无创正压通气连接介质,经鼻腔输送压力。鼻罩的优点是简单易用,不影响患者咳痰、说话、进食,胃肠胀气发生少,耐受性好,依从性更高;缺点是容易经口漏气,尤其是对于张口呼吸的患者,会影响通气效果,不适用于鼻息肉、鼻炎等鼻腔不通畅的患者。口含罩易引起口干,需要加强湿化,而且可能出现鼻漏气。口鼻面罩(见图 5-21)同时覆盖口鼻,是目前临床应用最为普遍的无创正压通气连接介质。患者可经口和(或)经鼻呼吸,对于张口呼吸或者鼻腔阻塞的患者,可有效减轻经口漏气的发生。因口鼻面罩与面部皮肤接触面积大,容易漏气且舒适性较差,长时间通气易导致面部压疮,还可能造成幽闭恐惧症。由于口鼻均被罩住,会影响患者咳痰、进食饮水和言语交流,易发生胃肠胀气,增加误吸发生率,且患者易出现口腔干燥、睡眠差、气流导致眼部刺激等不适。全脸面罩遮罩整个面部,包括前额、眼部、口鼻部及脸部。全脸面罩覆盖面积大,可缓解由于佩戴鼻罩或口鼻罩而造成的鼻梁皮肤损伤或面部压疮。与口鼻面罩相同,全脸面罩也有影响进食、咳痰、交流,导致胃肠胀气、眼部刺激及幽闭恐惧症的缺点。

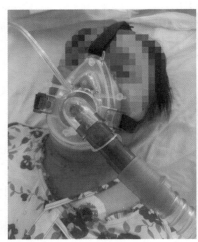
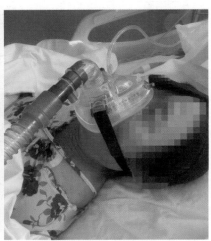

图 5-21　口鼻面罩

　　研究表明,面罩引起 NPPV 的失败率可达到 18%,会使患者的住院病死率上升 3 倍。为了改善 NPPV 的性能、减少并发症,意大利的 Antonelli 团队于 2002 年研究设计出了头罩 NPPV。头罩由不含硅胶的透明聚氯乙烯制成,通过前后两端的挂钩连接腋窝背带进行固定,头罩下方连接硬质支撑环,硬质支撑环内衬充气聚乙烯软领。在通气时,头罩内压力升高,使软领与颈部和肩部紧密贴合、避免漏气。头罩的设计有进气接口和出气接口,与呼吸管道进行连接。颈部支撑环前侧内置一个特殊的密封连接器,连接器内部装有弹性横隔膜,可容纳外径介于 3.5～6.5 mm 的管路如胃管、吸管。头罩避免了面罩与口周、颌面部,尤其是鼻梁骨皮肤的直接接触,避免了面部皮肤损伤的可能。患者可通过胃管鼻饲,透明的头罩确保了患者与周围环境的交流,减少了幽闭症的发生。同时,头罩适合于有颜面外伤、畸形的患者。

　　头罩 NPPV 也可能引起一些并发症,包括:①噪音污染与中耳功能下降:由于头罩容积较大,大流量气体进出产生一定的噪音,头罩 NPPV 给予 10～15 cmH$_2$O 的压力支持时,可产生 100 dB 的噪音,引起患者感觉不适(高于面罩的 70 dB);全头罩内压力均升高,作用于鼓膜,使鼓膜向内移位,引起中耳内压力在呼气末正压和压力支持水平之间波动,可能影响中耳功能。②二氧化碳的重复呼吸:主要与低气体流量有关,高气体流量有可能有助于避免头罩 NPPV 引起的二氧化碳重复呼吸。③人机同步与呼吸做功:头罩内部容积大且具有很大的扩张性,对气体流量及压力变化具有一定的缓冲作用,可能影响

NPPV 的触发及吸呼切换的灵敏性。除了呼吸机的参数设置，患者的呼吸系统顺应性、阻力、呼吸频率、漏气量等均影响呼吸机的性能，造成人机不同步，因此，NPPV 压力支持时，可能会出现吸气支持延迟，甚至无支持的情况，进而增加吸气做功。

（三）有创机械通气

有创机械通气是指通过建立有创的人工气道，如气管插管或气管切开，连接呼吸机进行辅助呼吸的方法，目的是改善或维持动脉氧合，支持肺泡通气，维持肺容积，防止肺不张，减少呼吸功。

呼吸机已经成为医院不可或缺的急救设备。1958 年，钟罩式正负压呼吸机在上海面世，20 世纪 90 年代中末期开始，国内开始重视研发呼吸机。呼吸机的气路结构采用集成气路设计，保证了气路的可靠性。呼吸机的核心部件主要包括泵、阀以及各类传感器，可保证对气体流速和压力进行实时监控和精确控制。呼吸机的电路结构主要由主控部分、驱动部分、数据监测等电路部分构成。流量、压力的监测准确性直接决定了呼吸机参数的准确性、稳定性和安全性。目前，呼吸机中的流量传感器、压力传感器主要依赖国外技术。重视呼吸机核心器件，特别是流量传感器、真空泵、比例阀等关键部件的自主研发和制造，以及对集成系统的更新升级等，实现自主及个性化设计，将会提升呼吸机质量与性能，推动呼吸机的研发进展。

可穿戴式呼吸机由面罩、输气装置、绑带装置及控制单元构成。面罩内设有鼻罩，内部含有吸气阀和呼气阀；绑带装置将面罩固定在患者头部；输气装置主要包括鼓风机和输气管，输气管与面罩相连，内部存在一个单向阀；控制单元与鼓风机相连，按照设定的参数控制鼓风机工作并产生对应的气流。此外，制氧呼吸一体机的设计，克服了制氧机、呼吸机配套使用的繁琐操作。但设备较大，不适宜携带使用。

（四）CO_2 清除

呼吸衰竭体外循环辅助设备的应用日益增加。Gattinoni L 等提出了侵袭性较小的、仅用于体外清除 CO_2（extracorporeal CO_2 removal，$ECCO_2R$）的体外肺脏支持概念。$ECCO_2R$ 技术的血流量较小，在 $200\sim400$ mL/min，血管通路几乎都是静脉-静脉通路。该技术使用的双腔导管存在再循环率高的缺点，限制了 CO_2 的移除效率。使用单腔导管需置入两条通路，无再循环，然而存在易弯曲打折的缺点。现有的膜肺通常不是为 $ECCO_2R$ 专门设计的，可能导致凝血增加。为 $ECCO_2R$ 设计专门的膜肺尤其重要。设计目标是提供充足的气体交换、均匀的流量分布和高血液相容性。$ECCO_2R$ 系统的泵技术，是通过泵的设计，取得最佳泵流量，尽可能地降低流量相关的损耗，减低对血细胞的破坏。$ECCO_2R$ 是一项很有希望的技术，对于高碳酸血症性呼吸衰竭患者可能有用。多个研究支持低流量 $ECCO_2R$ 与超保护性通气（潮气量为 4 mL/kg）相结合的可行性。一种无泵体外肺辅助技术可有效去除 CO_2，不过其约 1000 mL/min 的"中端"血流量限制了氧合的改善。此外，"呼吸电渗析"技术，通过固定电渗析细胞的膜肺，增加局部血液氯化物的浓度，将碳酸氢盐转化为 CO_2，从而增强了膜肺对 CO_2 的清除。

（五）体外膜肺氧合

体外膜肺氧合主要用于为重症心肺功能衰竭患者提供持续的体外呼吸与循环，同时

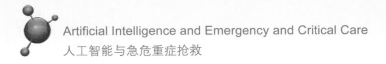

可使患者的心脏和肺脏得到充分休息,以进行有效的气体交换,为心肺功能恢复赢得时间,维持患者生命。

　　Gibbon J 早在 1940 年就将人工心肺机引入临床,1970 年发表了首例 ECMO 应用于 ARDS 和早产儿中的论文,随机对照试验(randomized controlled trial,RCT)虽然提出改善氧合的理论,但由于当时 ECMO 存在高失血量和缺乏肺保护性通气的缺点,无法得出临床预后改善结论。ECMO 的本质是一种改良的人工心肺机(见图 5-22),最核心的部分是膜肺和血泵,分别起人工肺和人工心的作用。ECMO 运转时,血液从静脉引出,通过膜肺吸收氧,排出二氧化碳。经过气体交换的血,在泵的推动下可回到静脉(VV 转流,见图 5-23),也可回到动脉(VA 转流)。前者主要用于体外呼吸支持,后者因血泵可以代替心脏的泵血功能,既可用于体外呼吸支持,又可用于心脏支持。VV 转流只可部分代替肺功能,适合单纯呼吸功能受损,无循环功能障碍、无心脏停搏风险的病例。VV 转流支持下,可以下调呼吸机支持参数,给予小潮气量通气,维持肺膨胀的 PEEP,使吸氧浓度小于 60%、气道压小于 30 cmH_2O,避免呼吸机支持条件过高造成的肺损伤。

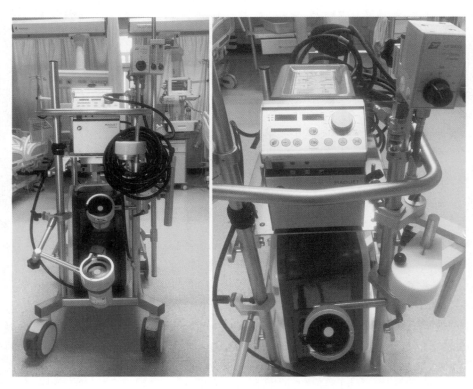

图 5-22　ECMO 机器

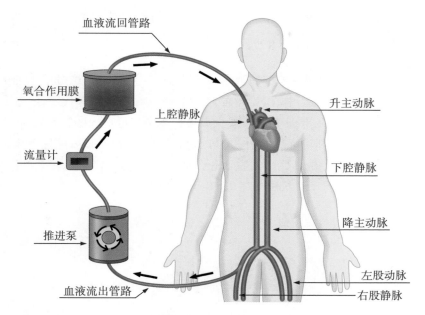

图 5-23 V-V ECMO

图源：CHAVES R C F，RABELLO FILHOI R，TIMENETSKY K T，et al. Extracorporeal membrane oxygenation：A literature review[J]. Rev Bras Ter Intensiva，2019，31：410.

ECMO 主要包括血管内插管、连接管、动力泵、氧合器、监测系统、供氧装置、恒温水箱等部分。动力泵提供动力，驱动血液在管道中流动。血管内导管分为静脉插管和动脉插管。设计插管时，为了降低插管的阻力、提高流量，需要增加插管的弹性，降低插管的厚度，避免阻塞血管。双腔血管内导管具有两个独立的腔，分别起引流和灌流的作用，可以减少 VV 转流体外膜氧合血管通路的并发症。临床上主要有两种类型的动力泵，即滚压泵、离心泵。滚压泵不易移动，管理困难，对血液的损伤大。首选离心泵作为动力泵，优势是安装移动方便、易于管理、血液破坏小。氧合器将输入的血液进行氧合，输出氧合后的动脉血。氧合器分为硅胶膜型与中空纤维型两种。硅胶膜型的生物相容性好，血浆渗漏少，血液成分破坏小，适合长时间使用。中空纤维型膜肺易排气，2～3 日可见血浆渗漏，血液成分破坏相对大。

ECMO 膜材料表面肝素涂层技术是在管路和膜肺内壁材料上通过离子键或共价键结合肝素形成聚合物，极少被血液流动洗脱，可减少血液在体外循环中由于与人造材料表面接触而发生的凝集。肝素涂层技术可以减少全身肝素化的肝素用量，减少了由于全身肝素化而产生的出血及并发症，使血液不在管路产生血栓，延长了体外循环支持时间，并且减少了炎症反应，保护了血小板及凝血因子。CESAR 和 EOLIA 两个随机对照试验，均发现部分 ARDS 患者的死亡率降低，EOLIA 的亚组分析还发现，轻度氧合障碍但明显高碳酸血症的患者更能获益。

将来，ECMO 的应用范围可能会扩大到经皮临时左心室辅助和 $ECCO_2R$。此外，新技术的应用将会改善 ECMO 的简便性和安全性，包括新型氧合器、泵和表面涂层。现已

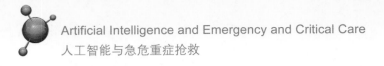

常规使用聚甲基戊烯中空纤维制成的氧合器，这种氧合器可使用数周。与旧装置相比，其优点包括预充量更小、预充时间短、血浆渗漏减少以及血流阻力低，可减少血小板活化和消耗。

过去，ECMO 中心使用伺服调节的滚轴泵产生血流，因而需要经过培训的人员持续观察。目前，在大多数 ECMO 中心，无须伺服调节的离心泵已经取代了滚轴泵，已被广泛用于 ECMO。新型的离心泵具有能够减少产热和微小气泡形成的特殊转子，可避免离心泵引起的微小气泡形成和溶血。此外，出口压力受到限制，因而高压侧不太可能发生"爆裂"。目前，仿血管内膜并减少血细胞活化的表面涂层尚处于研发阶段，这种涂层可以减少血栓形成，避免了对持续抗凝的需求，并可减少相关并发症。可移动 ECMO 目前仍处于研发阶段。

※ 拓展阅读 ※

新型冠状病毒肺炎（NCP）是一种新型的呼吸道传染病。2019 年 12 月以来，我国湖北省武汉市陆续发现了 NCP 患者，随着疫情的蔓延，我国其他地区也陆续发现了此类病例。面对突如其来的新冠肺炎疫情，全国广大医务工作者不忘初心、牢记使命，响应党的号召，义无反顾冲上疫情防控第一线，同时间赛跑，与病魔较量，顽强拼搏、日夜奋战，展现了对党、对人民高度负责的精神面貌。

2020 年 2 月 27 日一早，武汉同济医院光谷院区 ICU 内传来好消息，上海华山支援武汉光谷医疗队救治首例体外膜肺氧合极危重患者成功脱机，脱机前一晚，患者出现危相，发生 DIC 及肝素诱导的血小板减少（HIT），经过奋力抢救，成功逆转，实现了脱机成功。复旦大学附属华山医院第四批支援武汉医疗队队长李圣青教授说，这是光谷院区首例应用 ECMO 技术成功救治的新冠肺炎危重症患者。

ECMO 是一种生命维持设备，可以代替患者的心脏和肺功能，需要 ECMO 的患者患有严重的、危及生命的疾病，使他们的心脏或肺无法正常工作。呼吸支持治疗是呼吸衰竭的主要治疗手段，在"人工肺"水平上，ECMO 的主要适应证是重症肺炎和急性肺损伤引起的呼吸衰竭，ECMO 是重症新型冠状病毒肺炎的挽救性治疗手段。新冠疫情期间，ECMO 技术的应用使许多危重症患者获得新生，创造了生命奇迹。

参考文献

[1]KRAMER N，MEYER T J，MEHARG J，et al.Randomized，prosective trial of non invasive positive pressure ventilation in acute respiratory failure [J]. Am J Respir Crit Care Med，1995，151(6)：1799-1806.

［2］LEMYZE M，MALLAT J，NIGEON O，et al. Rescue therapy by switching to total face mask after failure of face mask-delivered moninvasive ventilation in do-not intubate patients in acute respiratory failure［J］. Crit Care Med，2013，41（2）：481-488.

［3］ANTONELLI M，CONTI G，PELOSI P，et al. New treatment of acute hypoxemic respiratory failure：Noninvasive pressure support ventilation delivered by helmet-a pilot controlled trial［J］.Crit Care Med，2002，30（3）：602-608.

［4］GATTINONI L，PESENTI A，MASCHERONI D，et al. Low-frequency positive pressure ventilation with extracorporeal CO_2 removal in severe acute respiratory failure［J］. JAMA，1996，256（7）：881-886.

［5］SCHMIDT M，JABER S，ZOGHEIB E，et al. Feasibility and safety of low-flow extracorporeal CO_2 removal managed with a renal replacement platform to enhance lung-protective ventilation of patients with mild-to-moderate ARDS［J］. Crit Care，2018，22（1）：122.

［6］ZANELLA A，CAIRONI P，CASTAGNA L，et al. Extracorporeal chloride removal by electrodialysis. A novel approach to correct acidemia［J］. Am J Respir Crit Care Med，2020，201（7）：799-813.

［7］PEEK G J，MUGFORD M，TIRUVOIPATI R，et al. Efficacy and economic assessment of conventional ventilatory support versus extracorporeal membrane oxygenation for severe adult respiratory failure（CESAR）：A multi-center randomized controlled trial［J］. Lancet，2009，374（9698）：1351-1363.

第六节 急性肝衰竭

学习目的

1.了解急性肝衰竭的定义、病因及病理学。

2.熟悉急性肝衰竭的临床表现和诊断方法。

3.熟悉急性肝衰竭相关医工结合的现状及进展。

4.掌握急性肝衰竭的治疗方法。

案例

患者男性，35 岁，工人。因"乏力、纳差、右上腹胀痛 10 天"，于 2021 年 6 月 8 日入院，既往慢性乙肝病史 10 年。患者 10 天前劳累后出现乏力、纳差、恶心、厌油腻，右上腹疼痛、腹胀，小便色黄。症状逐渐加重，出现躁动、言语混乱。入院查体：体温 36.3 ℃，脉博 125 次/分，呼吸频率 22 次/分，血压 92/66 mmHg。神志不清，言语混乱。全身皮肤

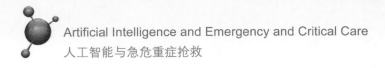

及巩膜黄染,浅表淋巴结未见肿大。口唇无紫绀。颈部无抵抗,无颈静脉怒张,气管居中,甲状腺未触及肿大。双肺呼吸音粗,未闻及明显的干湿性啰音。心前区无隆起及震颤,心率为 115 次/分,律齐,心音低钝,各瓣膜听诊区未闻及杂音。腹壁见静脉曲张,腹软,肝脏肋下未触及,脾脏肋下 2 cm 可触及。移动性浊音(+)。双下肢中度水肿。急诊化验,肝功能显示:ALT 1200 U/L,AST 950 U/L,ALB 28 U/L,总胆红素(total bilirubin,TBIL)128 μmol/L,结合胆红素(BC)87 μmol/L,未结合胆红素(BU)41 μmol/L。凝血功能:血浆凝血酶原时间测定(PT)30.40 s,血浆凝血酶原标准化比率(PT-INR)2.88,血浆凝血酶原时间活动度(PT%)40%。血清氨(AMON)78 μmol/L。乙肝标志物:乙肝表面抗原(+),乙肝e抗原(+),乙肝核心抗体(+)。HBV-DNA 12.75×10⁷IU/mL。诊断为急性肝衰竭,慢性乙型病毒性肝炎,予以恩替卡韦抗病毒及保肝降酶退黄治疗。但患者皮肤巩膜黄染进行性加重。6 月 12 日复查肝功能:ALT 350 U/L,AST 278 U/L,ALB 30 U/L,TBIL 256 μmol/L,BC 185 μmol/L,BU 71 μmol/L。PT%为 30%。上腹部磁共振增强及磁共振胰胆管造影(MRCP)显示:肝硬化合并门静脉高压、脾大、侧支循环形成。于 6 月12 日、6 月 14 日、6 月 16 日行三次血浆置换,患者神志转清,乏力、纳差、黄疸减轻,继续给予保肝降酶、抗病毒治疗。3 周后患者病情好转出院。

医工结合点:急性肝衰竭是临床急危重症,常规内科治疗效果很不理想,病死率高。血浆置换是将通过膜式血浆分离器的血浆从全血中分离出来弃去,清除因肝衰竭产生或增加的各种有害物质,然后置换等量的血浆或人血白蛋白等代用品,从而补充了体内所缺乏的白蛋白、凝血因子等必需物质,改善了患者的内环境,暂时辅助或替代了肝脏的部分功能,直至自体肝细胞再生,肝功能得以恢复,提高了患者的生存率。

思考题

哪些医工交叉的进展明显改善了此类患者的预后?

案例解析

一、疾病概述

(一)定义

肝衰竭是多种因素引起的严重肝脏损害,导致合成、解毒、代谢和生物转化功能严重障碍或失代偿,出现以黄疸、凝血功能障碍、肝肾综合征、肝性脑病、腹水等为主要表现的一组临床症候群。急性肝衰竭(acute hepatic failure,AHF)指急性起病,2 周以内出现以Ⅱ度以上肝性脑病为特征的肝衰竭。

(二)病因

在我国,病毒性肝炎是成人急性肝衰竭最常见的病因,其次是药物性及肝毒性物质造成的肝损伤。儿童肝衰竭还可见于遗传代谢性疾病。

1.病毒性肝炎

已发现几种病毒与急性肝衰竭相关,包括甲型、乙型、丙型、丁型和戊型肝炎病毒(HAV、HBV、HCV、HDV 和 HEV)。此外,单纯疱疹病毒(herpes simplex virus,HSV)、水痘-带状疱疹病毒、EB 病毒(Epstein-Barr virus, EBV)、巨细胞病毒(cytomegalovirus,CMV)、腺病毒和肠道病毒感染时也可发生急性肝衰竭。

2.药物及毒物

可能引起急性肝损伤的药物包括对乙酰氨基酚、四环素、磺胺类药物、抗结核药物、抗抑郁药、抗惊厥药、抗肿瘤药、部分中草药、抗风湿病药物、抗代谢药物等。药物肝毒性物质包括酒精、蕈类、有毒的化学物质等。

3.肝脏其他疾病

可导致 AHF 的肝脏其他疾病包括自身免疫性肝炎、肝脏肿瘤、肝脏手术、妊娠急性脂肪肝(HELLP 综合征)、血吸虫病、肝移植术后等。

4.胆道疾病

可导致 AHF 的胆道疾病包括先天性胆道闭锁、胆汁淤积性肝病等。

5.代谢异常

可导致 AHF 的代谢异常包括肝豆状核变性、遗传性糖代谢障碍等。

6.循环障碍

可导致 AHF 的循环障碍包括缺血性肝病、缺血缺氧、低血容量性休克、充血性心力衰竭、心肌梗死、心搏骤停及心脏压塞等。布-加综合征(Budd-Chiari syndrome,BCS)、肝小静脉闭塞病也可导致肝脏灌注不足。

7.其他

AHF 的其他病因还包括脓毒症、创伤、热射病、恶性肿瘤浸润(乳腺癌、小细胞肺癌、淋巴瘤或骨髓瘤最常见)等。另外,还有些不明原因。

(三)病理学

根据病理组织学特征和病情发展速度,肝衰竭分为四类,即急性肝衰竭、亚急性肝衰竭、慢加急性(亚急性)肝衰竭和慢性肝衰竭。肝脏组织病理学可观察到广泛的肝细胞坏死,坏死的部位和范围因病因和病程的不同而不同。急性肝衰竭肝细胞呈一次性坏死,可呈大块或亚大块坏死或桥接坏死,伴存活肝细胞严重变性,肝窦网状支架塌陷或部分塌陷。亚急性肝衰竭肝组织呈新旧不等的亚大块坏死或桥接坏死;较陈旧的坏死区网状纤维塌陷;残留肝细胞有程度不等的再生,并可见细、小胆管增生和胆汁淤积。慢加急性(亚急性)肝衰竭在慢性肝病病理损害的基础上,发生新的程度不等的肝细胞坏死性病变。慢性肝衰竭弥漫性肝脏纤维化以及异常增生结节形成可伴有分布不均的肝细胞坏死。

(四)临床表现

1.症状

AHF 的症状包括:精神差、神志改变、性格行为异常、躁动、言语混乱及精神错乱等;

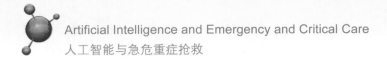

极度乏力、不适，厌食、恶心、呕吐，右上腹疼痛、腹胀、瘙痒等；有出血和出血倾向，表现为皮肤出现出血点或瘀斑、黏膜出血、牙龈出血、鼻出血、呕血、黑便等。

2.体征

中枢神经系统出现肝性脑病，表现为扑翼样震颤，癫痫发作，脑干反射异常、嗜睡、昏睡甚至昏迷。Ⅱ级或Ⅲ级脑病患者的扑翼样震颤明显，Ⅳ级脑病患者通常无扑翼样震颤，而表现为去皮质或去大脑姿势。消化系统可有进行性加重的黄疸、腹水，可闻及肝臭味。黄疸是急性肝衰竭患者的常见表现。水泡型皮损提示 HSV 感染。患者可出现全身水肿、低血糖昏迷、低钠、低钾、低钙和低镁血症，酸碱失衡等水、电解质及代谢紊乱。此外，还可引起循环和呼吸功能障碍，出现心律失常、低血压及较难纠正的低氧血症。

二、疾病预防、诊断、治疗、康复

(一)预防

病毒感染、药物、酒精、慢性肝病等均是引起急性肝衰竭的病因，患者需要从病因方面预防急性肝衰竭。日常生活中应当注意休息，避免劳累，注意清淡饮食，避免饮酒和进食高脂、油腻的食物。患者需遵医嘱服用药物，尤其应尽量避免长期服用肝损伤药物。慢性肝病患者需控制基础病，防止病情进一步发展。如果乙肝病毒定量很高，应及时接受抗病毒治疗，如口服恩替卡韦；对于肝功能升高的患者，给予保肝治疗；对于腹腔穿刺的患者，应注意腹水引流的量不应过快、过多；对于肝硬化的患者，应避免出现急性上消化道出血。

(二)诊断

1.肝功能生化检查

(1)氨基转移酶：包括 ALT、AST。氨基转移酶水平显著升高。氨基转移酶水平逐渐降低提示疾病自愈，但也可能是伴肝细胞量减少的肝衰竭恶化征象，提示胆酶分离，预后不良。

(2)血清 AST/ALT 含量比值：正常值为 1.15。ALT 主要分布在肝细胞的细胞质水相中，细胞通透性增加时，从细胞内逸出的主要为 ALT。AST 主要分布在线粒体中，少数分布在细胞质水相。肝细胞严重变性坏死时，线粒体内的 AST 释放出来，致 AST/ALT 含量之比升高。因此，AST/ALT 比值反映肝损伤的严重程度，肝损害越重，比值越高。

(3)胆汁分泌与排泄指标：包括总胆红素、直接胆红素、间接胆红素、总胆汁酸、碱性磷酸酶、γ-谷氨酰转肽酶等。

肝脏损害可导致直接胆红素和间接胆红素的升高。如果出现胆红素持续升高而转氨酶下降的情况，提示胆酶分离，发生严重肝坏死。

碱性磷酸酶(alkaline phosphatase，ALP)由肝细胞合成分泌，自胆道排泄，反映肝细胞损害并不敏感。

γ-谷氨酰转肽酶(γ-glutamyl transpeptidase，γ-GT)主要由肝细胞线粒体产生，从胆道排泄。急性肝衰竭累及胆管，导致胆汁淤积时，γ-GT 明显升高。

（4）肝脏合成能力指标：包括白蛋白、前白蛋白、凝血酶原时间、活化部分凝血活酶时间等。

1）白蛋白：肝脏是合成白蛋白的唯一场所，血清白蛋白下降通常反映肝细胞合成白蛋白减少。血清白蛋白的正常参考值为 35～55 g/L。白蛋白体内半衰期长达 21 天，肝损害后白蛋白的降低常在发病后 1 周呈现出来。

2）前白蛋白：主要在肝脏合成，正常人血清前白蛋白含量为 280～350 mg/L，体内半衰期 1.9 天，远比白蛋白短，因此，血清前白蛋白能更敏感地反映肝实质的损害，也是营养不良时的指标。

3）凝血酶原时间（prothrombin time，PT）：主要反映外源性凝血是否正常。在急性肝衰竭患者中，PT 延长，国际标准化比率（international normalized ratio，INR）大于等于 1.5，凝血酶原活性（prothrombin activity，PA）小于等于 40%。

4）活化部分凝血活酶时间（activated partial thromboplastin time，APTT）：内源性凝血系统的筛选实验，肝细胞损害时 APTT 延长。

（5）其他生化指标：包括血氨升高、淀粉酶和脂肪酶升高、血清肌酐和血尿素氮升高、血乳酸升高、乳酸脱氢酶（lactate dehydrogenase，LDH）升高、低血糖、溶血性贫血、血小板计数低、低钾血症、低镁血症及酸中毒等。

2.影像学检查

腹部 CT、MRI 有助于明确肝脏大小、质地、占位、结构异常等，发现肝脏呈结节样外观。急性肝衰竭患者的腹部 CT 通常显示肝实质密度不均匀、肝肿大、腹水、恶性肿瘤浸润证据和肝静脉阻塞证据。肝豆状核变性、乙型肝炎或自身免疫性肝炎所致的急性肝衰竭患者可能存在肝硬化。

腹部多普勒超声检查较普及、费用低廉且无创。由于 CT 检查使用的静脉造影剂有引起肾衰竭的风险，且为了动态了解肝脏结构改变，肝脏超声监测已成为常规手段，应行肝脏超声检查以寻找门静脉高压、肝脂肪变、肝淤血及肝硬化的证据。

肝血管与胆管造影、核素显像、腹腔镜检查、肝组织活检病理学检查等对急性肝衰竭的诊断及病因鉴别有重要价值。

急性肝衰竭患者的神经影像学检查（头部 CT 或 MRI）可见脑水肿证据，包括脑室减小、脑回变平以及脑实质信号强度减弱。即使无癫痫发作的临床征象，脑电图也可能发现癫痫活动。

3.诊断标准

中华医学会感染病学分会肝衰竭与人工肝学组和中华医学会肝病学分会重型肝病与人工肝学组于《肝衰竭诊治指南（2018 版）》中提出，急性衰竭诊断标准为急性肝衰竭急性起病，2 周内出现Ⅱ度及以上肝性脑病，（按Ⅳ级分类法划分）并有以下表现：①极度乏力，并伴有明显厌食、腹胀、恶心、呕吐等严重消化道症状；②短期内黄疸进行性加深，血清总胆红素（TBiL）大于等于 $10\times$ 正常值上限（ULN）或每日上升大于等于 17.1 μmol/L；③有出血倾向，凝血酶原活动度（PTA）小于等于 40%，或 INR≥1.5，且排除其他原因；④肝脏

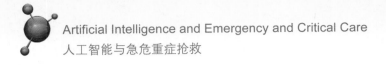

进行性缩小。

（三）治疗

1.一般治疗及对症治疗

卧床休息，减轻肝脏负担。加强病情监护，监测血压、心率、呼吸频率、血氧饱和度等。完善相关实验室检查，包括肝、肾功能，电解质、血脂、血氨、动脉血气、乳酸、内毒素、嗜肝病毒标志物、铜蓝蛋白、自身免疫性肝病相关抗体检测，纤维蛋白原及乳酸脱氢酶等；进行腹部影像学、胸片、心电图、心脏超声等检查，定期监测、评估脏器功能。提供肠内营养，包括高碳水化合物、低脂、适量蛋白饮食。热量不足者，给予肠外营养补给热量、液体、维生素及微量元素。积极纠正低蛋白血症，补充白蛋白或新鲜血浆，补充凝血因子等。

应用护肝药物，如肝细胞膜保护剂、解毒保肝药物以及利胆药物，通过抑制炎症反应、解毒、免疫调节、改善肝细胞膜稳定性等，达到改善肝功能的作用。肠道微生态制剂可改善肝衰竭患者的肠道微生态失衡，抑制肠道有害菌的产生，减少肠道细菌易位或内毒素血症。对于免疫调节剂肾上腺皮质激素在肝衰竭治疗中的应用，研究者尚存在不同意见。非病毒感染性肝衰竭，如自身免疫性肝炎及重症酒精性肝炎等，可考虑肾上腺皮质激素治疗。

2.病因治疗

（1）病毒性肝炎：对于甲型、戊型病毒性肝炎导致的急性肝衰竭患者，目前尚未证明特异性抗病毒治疗有效。对于乙型病毒性肝炎引起的急性肝衰竭患者，不论其检测出的HBV DNA载量高低，建议立即使用核苷（酸）类药物抗病毒治疗。对于 HCV DNA 阳性的肝衰竭患者，应进行个体化治疗，根据肝衰竭发展情况选择抗病毒时机及药物治疗。对于疱疹病毒或水痘-带状疱疹病毒感染引起的急性肝衰竭，使用阿昔洛韦等抗病毒药物治疗。

（2）药物性肝损伤：停用所有可疑的药物，尽可能确定药物的成分。N-乙酰半胱氨酸（NAC）对药物性肝损伤所致急性肝衰竭有效。对于对乙酰氨基酚（APAP）过量引起的急性肝衰竭患者，应立即给予 NAC。怀疑 APAP 中毒的急性肝衰竭患者也可应用 NAC，必要时进行人工肝治疗。在非 APAP 引起的急性肝衰竭患者中，NAC 能改善成人轻度肝性脑病的急性肝衰竭患者的预后。对于毒蕈中毒的急性肝衰竭患者，考虑应用青霉素 G 和水飞蓟素。

（3）急性妊娠期脂肪肝：立即终止妊娠，如果终止妊娠后病情仍继续进展，需考虑人工肝和肝移植治疗。

（4）肝豆状核变性：采用血浆置换、白蛋白透析、血液滤过，以及各种血液净化方法组合的人工肝支持治疗。

3.并发症的治疗

对于颅内压增高的患者，给予甘露醇、袢利尿剂、人血白蛋白治疗，减轻脑水肿症状。患者发生肝性脑病，应积极去除诱因，如严重感染、出血及电解质紊乱等，调整蛋白质摄入，纠正氨基酸失衡，酸化肠道，促进氨的排出。一旦出现感染征象，选择抗感染药物。

若发生消化道出血,选择生长抑素类似物或特利加压素,对于有纤溶亢进的患者,应用抗纤溶止血药物。对于食管胃底静脉曲张所致出血者,可用三腔二囊管压迫止血,或行消化内镜下套扎、硬化剂注射或组织黏合剂治疗止血。此外,可行介入治疗,如经颈静脉肝内门-体支架分流术(TIPS)。对弥漫性血管内凝血患者,可给予新鲜血浆、凝血酶原复合物和纤维蛋白原等补充凝血因子。

4.人工肝支持系统

人工肝支持系统(artificial liver support system,ALSS)分为非生物型(NBAL)、生物型(CBAL)和混合型(HAL)三种。非生物型人工肝是治疗肝衰竭的有效方法。其治疗机制是通过一个体外的机械、理化和生物装置,清除各种有害物质,包括氨、低级脂肪酸、硫醇、芳香族氨基酸、胆汁酸及胆红素等,补充必需物质,改善内环境,暂时替代衰竭肝脏的部分功能,包括血浆分离、血浆置换、白蛋白透析和基于活性炭的血液吸附等。

(1)选择最佳适应证及治疗时机:《肝衰竭诊治指南(2018 版)》对人工肝治疗适应证做了规定,用于各种原因引起的前、早、中期肝衰竭,PTA 介于 $20\% \sim 40\%$ 的患者;终末期肝病肝移植术前等待肝源、肝移植术后排异反应、移植肝无功能期的患者;经内科治疗效果不佳的严重胆汁淤积性肝病患者;严重高胆红素血症患者。

(2)相对禁忌证:包括严重活动性出血或弥散性血管内凝血;对治疗过程中血制品或药品如血浆、肝素和鱼精蛋白等高度过敏;循环功能衰竭;心脑梗死非稳定期;妊娠晚期。

(3)并发症:包括出血、凝血、低血压、继发感染、过敏反应、失衡综合征、高枸橼酸盐血症等。

5.肝移植

肝移植是治疗各种原因导致的中晚期肝功能衰竭的最有效方法之一,适用于经积极内科综合治疗和(或)人工肝治疗疗效欠佳,不能通过上述方法好转或恢复的患者。

(四)康复

早期诊断、早期治疗可有效降低死亡率。未及时进行有效治疗的患者,随着病情的进展可出现如肝昏迷、大出血、电解质紊乱、多器官功能衰竭等严重并发症,极大影响患者生活质量,甚至导致死亡。因此,高危人群应积极治疗原发病,定期复查,尽早发现问题,并及时干预治疗,控制疾病进展,避免发生急性肝衰竭。

三、医工交叉应用的展望

(一)人工肝脏(artificial liver,AL)

人工肝脏简称"人工肝"。习惯上,研究者把人工肝称为"人工肝支持系统",临床上常根据患者病情选择一种或多种技术组合,阻遏肝功能恶化,为等待自体肝细胞再生或肝移植赢得时间。1956 年,Sorrentino 证明了新鲜肝组织匀浆能代谢酮体、巴比妥和氨,首次提出"人工肝脏"的概念。李兰娟院士团队于 1986 年开始提出治疗肝衰竭的新方法,人们称之为"李氏人工肝系统"。目前,研究者仍在继续研究多种替代肝脏功能的技术,尝试推迟或避免急性肝衰竭患者肝脏移植。

1.非生物型人工肝

血浆置换(plasma exchange,PE)是国内最基本、最常用的人工肝技术。PE 是将通过膜式血浆分离器的血浆从全血中分离出来弃去,然后置换等量的血浆或人血白蛋白等代用品的治疗方法(见图 5-24)。其优点是,分离出来的血浆被全部废弃,可以清除体内中、小分子的代谢毒素,还清除了蛋白、免疫复合物等大分子物质,因此可以清除的物质的相对分子质量范围较广,主要包括血浆中的各种致病性物质,如自身抗体-抗原复合物、冷球蛋白、致病性轻链、毒素等物质。特别是置换液同时又补充了体内所缺乏的白蛋白、凝血因子等必需物质,较好地替代了肝脏某些功能。其缺点是,需要补充与废弃血浆等量的血液制品,因此有血液制品带来的导致感染或过敏反应的可能。置换液以新鲜冷冻血浆(fresh frozen plasma ,FFP)为主,FFP 保存液中含有枸橼酸钠,若大量使用,发生代谢性碱中毒的风险高。PE 是目前国内 NBAL 的主流。然而,血浆供给不足,血源性病毒感染等限制了 PE 的发展。创新 NBAL 模式有重要的意义。

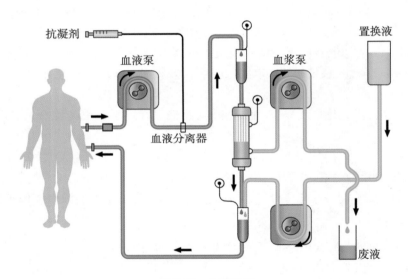

图 5-24 血浆置换

选择性血浆置换(fractional PE,FPE)是将孔径只有普通血浆分离器十分之一的血浆成分经分离器直接进行选择性血浆置换,与单纯的血浆置换相比,能直接清除蛋白结合毒素及水溶性毒素,对胆红素、血氨、内毒素等有害物质的清除率达 50%,可保留相对分子质量更大的凝血因子、肝细胞生长因子,减少白蛋白的丢失。FPE 利用蛋白筛选系数为 0.87 的血浆成分分离器,置换液用白蛋白部分替代血浆。

血液灌流(hemoperfusion,HP)采用吸附原理,是将患者血液引入装有固态吸附剂的灌流器中(见图 5-25),以清除毒素,并将净化的血液输回体内的一种治疗方法。已被广泛用于清除急性肝衰竭患者血液中的脂溶性毒素,是一种有效清除胆红素的方法。根据配体不同,吸附形式分为选择性吸附与非选择性吸附两大类。某种配体与需要清除的致病物质相结合,从而产生吸附现象,这种相互作用又分为物理化学作用和生物学作用两类。非选择性吸附材料如活性炭,不能特异性吸附致病物质,所以也不带有配体。目前使用的活性炭主要是石油炭,在其表面覆有聚羟乙基甲基丙烯酸酯(HEMA)等高生物相容性的膜材料,对相对分子质量 0.5~5 kDa 的物质吸附率较高。此外,吸附材料吸附量是有上限的,超过上限就无法再产生吸附作用。所以,将吸附材料表面做成多孔形式,扩大与溶质的接触面积,同时利用不同相对分子质量进行筛选,从而提高溶质清除率。临床上最常用的是多孔吸附剂,如活性炭和吸附树脂。近年来,有研究者证实了体外血液净化技术的免疫调节作用,用于减少细胞因子,从而减轻机体系统性过度炎症反应。CytoSorb 吸附柱可将细胞因子、炎症介质等快速清除,吸附胆红素和胆汁酸等毒素来调节内环境稳态。此外,有研究显示,以金属-有机框架 PCN-333、MOF-808 为代表的新型晶态多孔材料,吸附速度和吸附容量是活性炭的 4 倍和 69 倍,能高效、高选择性吸附胆红素,为克服 HP 特异性吸附效率及低容量提供了治疗新思路。

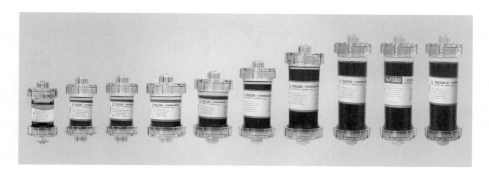

图 5-25　血液灌流器

血液透析滤过(hemodiafiltration,HDF)通过弥散和对流两种机制清除体内溶质,能有效清除中小分子物质,清除炎症介质,减少透析并发症,延长患者生存期,降低死亡率。有研究显示连续静脉-静脉血液透析滤过(continuous venous-venous hemodiafiltration,CVVHDF)能够减轻肝性脑病,高效清除血氨。但 CVVHDF 的最佳起始时间、模式、强度及持续时间需要进一步探讨。

肝衰竭的人工肝治疗要达到个体化治疗的目标,纠正肝衰竭导致的病理生理紊乱,考虑患者胆红素水平、凝血功能状况、血浆的来源是否充足。将血浆置换、血浆灌流、血浆滤过等多种净化手段模块化集成,李氏非生物型人工肝系统的应用和发展是经典的人工肝治疗方法,实现了各治疗手段之间的优势互补。组合式人工肝常用模式包括血浆透析滤过(plasma diafiltration ,PDF)、血浆置换联合血液滤过(plasma exchange with hemofiltration,PERT)、配对血浆置换吸附滤过(coupled plasma exchange filtration adsorption,CPEFA)、双重血浆分子吸附系统(double plasma molecules adsorption system,DPMAS)、其他还有分子吸附再循环系统(molecular absorbent recycling system,MARS)、连续白蛋白净化治疗(continuous albumin purification system,

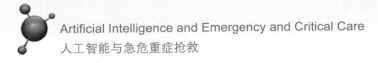
CAPS)、成分血浆分离吸附(fractional plasma separation and absorption,FPSA)等。

PDF:该方法将血浆置换、透析、滤过技术整合,清除向血管内移动较慢的物质,以及中、小分子溶质,维持水、电解质的平衡及血流动力学的稳定。该项新技术保留了凝血因子,具有高度膜生物相容性,凝血因子和血小板的膜接触反应轻微,降低了肝衰竭低凝血症的出血风险,节省了血浆补给量。

CPEFA:该方法偶联血浆分离、选择性血浆置换、吸附、滤过,先行低容量血浆置换,继而行血浆胆红素吸附并联血浆滤过,通过对置换过程中的废弃血浆进行血浆吸附、血液滤过多次循环,清除中、小分子毒物与炎症介质,恢复机体免疫功能,纠正水电解质、酸碱平衡。

DPMAS:其原理是将血液通过血浆分离器滤出血浆,采用两个互相串联的吸附器即离子交换树脂胆红素吸附剂 BS330 和中性大孔树脂吸附剂 HA-330 II 联合进行血浆吸附治疗(见图 5-26),在胆红素吸附治疗基础上增加一个可以吸附中、大分子毒素的光谱吸附剂,同时清除炎性介质等有害物质,提高治疗效果。

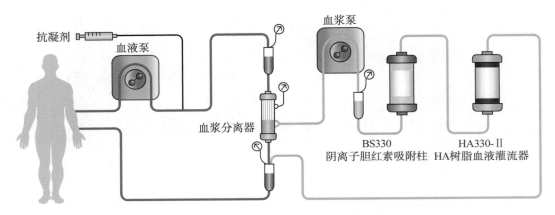

图 5-26　双重血浆分子吸附系统 DPMAS

欧洲主要的非生物型人工肝装置是 MARS 系统和普罗米修斯系统。

MARS:通过蛋白循环竞争性地清除患者血液中的毒性物质,基于双面嵌入白蛋白的特殊膜对血液进行透析,有害代谢产物被转移到透析液中,透析液再通过蛋白循环中的活性炭和树脂吸附器清除毒性物质,透析液重新回到滤过器中,再次与血液进行交换,可有效去除蛋白结合毒素和水溶性毒素,从而达到净化患者血液的目的。

FPSA:又称"普罗米修斯系统"。该系统是一个基于 FPSA 及高通量血液透析的体外肝脏解毒系统。谷氨酰胺、苯丙氨酸、酪氨酸和色氨酸等与肝性脑病的发展直接相关。有研究表明,FPSA 可有效清除血氨、胆红素、胆汁酸、炎症因子。

2.生物型人工肝

生物型人工肝指以培养肝细胞为基础的体外生物人工肝支持系统,由肝细胞、生物反应器、辅助装置三部分组成。其具体原理是将培养的肝细胞放置或培养于特殊的体外生物反应器中,当患者血液流过反应器时,通过半透膜或直接接触的方式与培养的肝细胞进行物质交换。关键材料是培养的具有正常活性与功能的肝细胞,能够摄取、转化、代谢血液中的毒性物质,且可以合成、补充缺乏的机体必需物质;核心是可供细胞培养或放置生物反应器,从而实现理想模式的人工肝支持与治疗,发挥肝脏解毒、生物合成和分泌代谢等功能,是人工肝技术创新发展的方向。李兰娟院士团队研制了新型生物型人工肝系统,由人源性永生化肝细胞株 HepLi4、漏斗型流化床生物反应器 Li-CFBB 和双腔储液池组成。国外的生物型人工肝系统主要有美国的 ELAD(extracorporeal liver assist device)、HepaDrive(HepatAssist 的更新产品)、BLSS(bioartificial liver support system),德国的 MELS(modular extracorporeal liver support),荷兰的 AMC-BAL(Amsterdam Medical Centre-BAL)等。

3.混合型人工肝

混合型人工肝是以培养肝细胞型生物人工肝,联合血液透析滤过、血浆交换及血液灌流等偏重于解毒作用的装置,构成复合型体外人工肝支持系统,旨在充分利用各种人工肝支持方法的优点,满足急性肝衰竭患者人工肝辅助支持治疗所需的效果,一直被认为是人工肝的发展方向。主要的混合型人工肝系统有 Li-HAL、MELS、HepatAssist、AMC 等,目前绝大多数研究都停留在临床试验阶段。

（二）肝脏芯片

器官芯片(organs-on-chips)是近年兴起的仿生技术,以微型芯片为载体,建立仿生微器官,在体外模拟体内生物微环境,其小型化生物反应器已成为替代性的细胞培养模型,可使人们深入了解人体生命活动,在生命科学、医学研究和新药研发等领域具有广阔的应用前景。肝脏芯片(liver-on-a-chip)(见图 5-27)细胞培养装置是药物毒理学研究、药物发现、再生医学和组织工程研究方面的仿生模型。在开发的肝脏芯片装置中进行肝细胞三维培养,维持特定的肝细胞功能,实现仿生细胞相容性,有助于肝脏方面的研究。

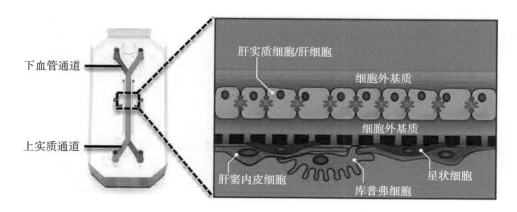

图 5-27　肝脏芯片示意图

图源:JANG K J, OTIENO M A, RONXHI J, et al. Reproducing human and cross-species drug toxicities using a Liver-Chip[J]. Sci Transl Med,2019,11(517):eaax5516.

※ 拓展阅读 ※

我国是病毒性肝炎高发国家,约有9300万慢性乙肝病毒感染者,还有其他各种原因引起的重症肝炎和肝功能衰竭患者,每年约有50万人死于肝病。通常,肝衰竭有三大救治方法,即内科综合治疗、人工肝支持治疗、肝移植。其中,人工肝是重型肝炎治疗的有效途径,肝移植则是肝衰竭晚期患者唯一的有效治疗方式。

1956年,Sorrention首次提出"人工肝脏"的概念。至今,人工肝脏经历了半个多世纪的发展过程。早期的人工肝脏装置功能主要集中于代偿肝脏的解毒。1958年,Schechter等报道了用离子交换树脂直接血液灌流来治疗肝性脑病。1964年,Yatzidis研制出血液活性炭灌流技术。但是,当时的研究者没有解决复杂的设备、免疫反应、血细胞的破坏等难题。20世纪70年代,传统的血液透析、血液滤过、血液灌流等血液净化技术的改善推动了非生物型人工肝的发展。在这一时期,Seglen等对肝细胞的分离进行了深入的研究,使制备高产量的存活肝细胞悬液成为可能,为生物型人工肝研究的兴起做出了重要贡献。20世纪80~90年代,新的血液净化装置取得较大进展,如血液透析吸附、血液透析滤过及血浆置换等,实现了吸附透析液中的有毒物质,提高对中分子物质的清除率,去除患者血浆中的有害免疫物质或有毒物质的作用。

我国人工肝的研究从无到有,由空白开始奋起追赶。李兰娟院士团队于1986年开始潜心研究非生物人工肝支持系统,首次系统地将血浆置换、血浆灌流、血液滤过、血液透析等应用于肝衰竭患者的治疗,并创新性地提出:在临床实践中要根据患者的具体病情选择单独或联合使用不同人工肝方法,形成了Li-NBAL体系,创建了具有自主知识产权的人工肝系统,称为"李氏人工肝支持系统"。作为科学家,李兰娟院士勇于探索、攻克重大医学难题,不断攀登新的高峰,首创李氏人工肝联合肝移植治疗重症肝病的新方法,将重症肝病肝移植患者5年生存率提高到80%以上。随着新技术的不断发展,现在还运用人工智能、大数据构建李氏人工肝智能云服务AI系统,可以做到术前智能辅助诊断,术中运行数据采集与云监测服务。李兰娟团队还开辟了干细胞移植治疗肝衰竭的新途径,多学科交叉,内外科结合,人工肝联合干细胞、肝移植等技术能显著提升肝衰竭患者的治愈率。如今,人工肝血液净化治疗已经写入新冠病毒的诊疗方案。人工肝血液净化系统可清除炎症介质,阻断细胞因子风暴,阻碍新冠肺炎重症患者向危重症进展,显著提高了重症、危重症患者的救治成功率。

参考文献

[1]中华医学会感染病学分会肝衰竭与人工肝学组.非生物型人工肝治疗肝衰竭指南(2016年版)[J].中华临床感染病杂志,2016,9(2):97-103.

［2］李兰娟.中国人工肝研究——跟跑者迈向领跑者［J］.中国发明与专利,2018,15(4):37-42

［3］DOMINIK A,STANGE J. Similarities, differences, and potential synergies in the mechanism of action of albumin dialysis using the MARS albumin dialysis device and the cytosorb hemoperfusion device in the treatment of liver failure［J］. Blood Purif, 2020,50(1): 119-128.

［4］LI Q, ZHAO W, GUO H, et al. Metal-organic framework traps with record-high bilirubin removal capacity for hemoperfusion therapy［J］. ACS Appl Mater Interfaces, 2020,12(23): 25546-25556.

［5］WARRILLOW S, FISHER C, BELLOMO R. Correction and control of hyperammonemia in acute liver failure: The impact of continuous renal replacement timing, intensity, and duration［J］. Crit Care Med,2020,48(2): 218-224.

［6］GARCIA MARTINEZ J, BENDJELID K. Artificial liver support systems: What is new over the last decade? ［J］. Ann Intensive Care, 2018, 8(1): 109-109.

［7］JANG K J, OTIENO M A, RONXHI J, et al. Reproducing human and cross-species drug toxicities using a Liver-Chip［J］. Sci Transl Med,2019,11(517):eaax5516.

（吕瑞娟　曹立军）

第六章　休　克

学习目的

1. 了解休克的定义、病因及发病机制。
2. 熟悉休克的临床表现和诊断方法。
3. 熟悉休克相关医工结合的现状及进展。
4. 掌握休克的治疗方法和预防措施。

案例

　　患者男性,68 岁,既往糖尿病病史 10 余年。肠镜检查后腹痛、心慌、胸闷半天,加重2 小时。查体发现全身大汗、湿冷,血压 88/58 mmHg,心率 147 次/分,呼吸频率23 次/分,血氧饱和度 92%,腹肌紧张、腹部压痛、反跳痛,心音低钝、呼吸急促、双肺呼吸音粗。急查动脉血气,结果显示:pH 7.3,氧分压 50 mmHg,二氧化碳分压 27 mmHg,乳酸 3.5 mmol/L,HCO_3^- 20.1 mmol/L,碱剩余(BE)-3.4 mmol/L。查体见腹肌紧张、腹部压痛明显,肠鸣音弱。给予紧急经口气管插管、呼吸机辅助通气,补液、血管活性药物升压,并转入重症监护室继续治疗。

　　腹部 X 线平片可见膈下游离气体,腹部 B 超显示腹腔积液,遂给予诊断性穿刺,穿刺液为褐色浑浊液体,怀疑肠液。考虑患者可能存在肠穿孔、腹腔感染、感染性休克,遂剖腹探查。术中发现,腹腔存在大量浑浊腹水,升结肠近回盲部有大小约 2 cm 穿孔,给予清除腹腔污染物,并行升结肠造瘘、远端肠管旷置。术后血压仍较低,给予 PiCCO 血流动力学监测,结果提示中心静脉压(CVP) 10 mmHg,心指数(CI) 2.5 L/(min・m^2),每搏量指数(SVI) 20 mL/m^2,全身血管阻力(SVRI) 860 dyn・s・m^2・cm^{-5},全心舒张末期容积指数(GEDI) 821 mL/m^2,血管外肺水指数(ELWI) 8 mL/kg。舌下微循环监测提示微循环障碍,毛细血管密度减少,多数毛细血管血流减少甚至停止,乳酸持续升高。患者 CI 和 SVRI 降低,存在心源性休克和分布性休克混合状态,结合心脏超声,考虑为重症感染导致的心肌顿抑和血管张力障碍,并伴有严重微循环障碍。针对性使用血管收缩药物、强心药物和改善微循环等对症处理,并给予抗感染、抗炎症反应等治疗。经治疗,患者 CI、SVRI 等指标显著改善,微循环灌注恢复,5 天后成功脱离呼吸机并拔除气管插管,10 天后转离 ICU 至普通病房。

医工结合点:血容量、血管容积及心脏泵功能,任何一个功能发生障碍,都会引起有效循环血量减少,组织灌注不足,进而导致严重休克。精确判断血流动力学变化、密切评估微循环灌注生理,更好地指导治疗,从而改善预后,逆转死亡。压力传感、生物电阻抗、无线植入、正交偏振光谱成像、侧流暗视野成像等技术的进步,推动大循环与微循环监测由短期向长期、由间断向实时、由有创向无创发展,为准确、安全、便捷地获取临床数据,指导休克救治提供重要保证。

思考题
哪些医工交叉的进展明显改善了此类患者的预后?

案例解析

一、疾病概述

(一)定义

休克是可以由多种原因引起的一种急性循环障碍综合征,在临床上并不少见。在 18 世纪,法国医学家 Henri Francois Le Dran 首次引入了"Shock"(打击)这一概念,并将其定义为一种应对机体创伤的病理状态。在 19 世纪,英国医学家 Grile 进一步表明,血管运动中枢的麻痹导致了休克的发生。进入 20 世纪后,系统性的研究证明,休克由循环功能发生急剧的障碍所引起。20 世纪 60 年代,Lillehei 等人指出,微循环衰竭是休克的关键环节。强烈的致病因素,如创伤、严重的失血或失液、感染等均可导致循环衰竭,引起有效循环血量的急剧下降和组织灌注的严重不足,最终导致组织细胞缺血缺氧和主要器官功能上甚至结构上的严重损伤。由此可见,组织缺氧是休克的本质,有效循环血量的显著减少与器官组织的低灌注状态共同组成休克的血流动力学特征,最终导致多器官功能障碍综合征(multiple organ dysfunction syndrome,MODS)。因此,休克应被定义为一种临床综合征,其特征为循环功能衰竭以及器官组织的灌注和代谢障碍。

(二)发病率

De Backer 等的一项大型研究显示,所有休克患者中,严重感染引起的休克占 62%,心血管原因引起的休克占 16%,低血容量导致的休克占 16%,阻塞性诱发的休克占 2%,而其他原因引起的休克占 4%。Jones 等人的研究表明,43% 休克患者为感染性休克、15% 为心血管原因、28% 为严重脱水、7% 为毒理学原因,不到 1% 患有过敏反应。因此,严重感染、心血管疾病和低血容量是休克常见的原因。

Sameer S. Kadri 等研究 27 家医院的 650 多万住院患者的大样本调查发现,约 1.5% 患者符合感染性休克临床标准。2001~2014 年意大利国家登记处数据研究证实,AMI

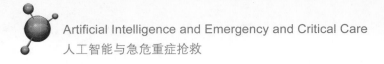
患者心源性休克的发生率为 3.1‰～6.7‰。美国大伍斯特医疗中心 15 年间的 AMI 人群研究,发现患者治疗期间休克发生率为 6.6％。我国台湾地区的过敏性休克流行病学调查研究结果显示,过敏性休克的人群发病率约为 13.23/100 万。美国国家死亡率数据库证实,引起过敏反应相关的死亡事件,药物是最常见的原因(58.8％),其次是"不明原因"(19.3％)、毒液(15.2％)和食物(6.7％)。

（三）病因与分类

所有病因导致的休克均与有效循环血量减少、血流动力学异常有关,而足够的血容量、良好的心脏泵血功能以及正常的血管舒缩功能是维持有效循环血量的必要因素,这三点也被称为休克的始动环节。按照始动环节进行分类,休克可分为分布性休克、低血容量性休克、梗阻性休克和心源性休克四大类(见图 6-1)。此外,多种休克也常常合并存在于循环衰竭的患者,此时称为混合型休克。

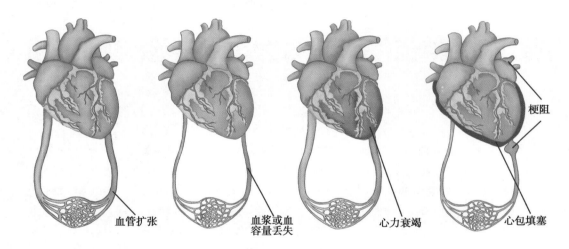

血管扩张　　血浆或血容量丢失　　心力衰竭　　梗阻　心包填塞

图 6-1　休克的四种类型

1.低血容量性休克(hypovolemic shock)

低血容量性休克可以由创伤、烧伤、失血或失液原因引起。其基本机制可以概括为循环血量严重不足,引起的静脉回流和心脏充盈减少,继而导致心输出量降低,最终引起血压下降。

2.分布性休克(distributive shock)

感染性休克、过敏性休克、中毒性休克、神经源性休克及血管调节激素分泌异常引起的休克等均属于分布性休克。血管舒缩功能障碍、容量血管扩张和循环血量的相对缺乏是分布性休克的基本机制。各种原因导致组织缺氧、酸中毒以及一氧化氮等扩血管介质大量释放,可以引起容量血管扩张的容量增加,此时有效循环血量相对减少或不足。此外,交感缩血管功能受抑制时,如剧烈疼痛、高位脊髓损伤或麻醉、中枢镇静药过量等,最终均可通过上述机制明显减少重要器官的有效灌注。

3.心源性休克(cardiogenic shock)

急性大面积心梗、瓣膜或室间隔破裂、急性心肌炎或严重的心率失常等均可引起心脏泵功能障碍,导致心输出量降低,血压下降,器官有效灌注明显减少。心输出量降低和组织低灌注是心源性休克的基本机制。

4.梗阻性休克(obstructive shock)

此类休克也存在心输出量和有效循环血量的严重不足,其基本机制为心脏内外流出道梗阻。阻碍血液回流以及心脏正常充盈或射血功能的心内外梗阻性病变均可视为梗阻性休克的常见病因,如缩窄性心包炎、心包填塞、张力性气胸、肺动脉栓塞、心脏瓣膜重度狭窄等。

(四)病理生理学

休克是一种全身性的、可分为多个阶段的病理生理过程。多种病因引起有效循环血量锐减,供给组织的血流严重不足,进而导致器官组织、细胞的功能障碍甚至结构的严重损害。若治疗反应性较好,初期阶段的休克较易被逆转,而终末期休克的重要器官损害往往不可逆转,严重患者甚至可发生死亡。

1.大循环的改变

完整的心泵功能、充足的血容量和正常的血管容积是保证器官得到有效灌注的必要环节。休克可因以上任何一个环节异常而发生。

休克早期的机体为了应对减少的组织灌注,可以表现出一系列代偿反应。例如,一个其他方面健康的成年人在发生低血容量休克的前期,可通过代偿性的心动过速和外周血管收缩将血压维持在正常或轻度升高的水平。此时,即使总有效动脉血容量减少10%,患者仍可表现为无症状。由此可见,心动过速、体循环血压轻度变化或血乳酸轻至中度升高可能是休克早期唯一的临床表现,及时有效的适当治疗可能防止早期休克的病情恶化并逆转即将恶化的征象。

休克期的患者因逐渐失去代偿机制而表现出有症状的心动过速、血压降低、呼吸困难、代谢性酸中毒、躁动、出汗、少尿和皮肤湿冷等一系列器官功能障碍的症状和体征,且此类症状和体征往往与显著异常的病理生理学有关。例如,在心源性休克中,心脏指数降至 2.5 L/(min·m²)以下时才会出现临床症状和体征;而在低血容量性休克中,症状和体征的出现对应着 20%～25% 的动脉血容量丢失。

进行性休克最终可引起不可逆转的器官损害,甚至死亡。此时机体处于严重的缺氧和酸中毒状态,细胞可因溶酶体破裂、溶酶释放和细胞自溶而死亡。器官功能衰竭在细胞死亡积累到一定程度时即发生,是一个由量变到质变的过程,此阶段的休克极难治疗。在此期间,重要器官的功能急剧恶化,可出现多个脏器的功能障碍,如急性肾衰竭、脑功能障碍、呼吸衰竭、胃肠道缺血、肝功能损伤、凝血功能紊乱、心力衰竭等,休克加剧,治疗效果较差,死亡风险较高。

2.微循环的改变

微循环是血液循环系统的末梢部分,也是许多器官的功能单元。它包括微动脉和微静脉之间的血管网络,通过微血管的自律运动将心脏输出的血液直接供给组织细胞所需

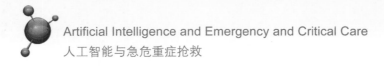
的营养物质、氧气和能量,并清除人体代谢废物。微循环是人体新陈代谢所必需的物质交换、能量和信息传输的重要场所,其功能状态对于人的生命活动具有重要意义。

微循环是血液和组织间进行物质交换的基本单元。休克最根本性的病理生理状态是微循环功能障碍。因此,治疗休克的目标应该是恢复微循环功能。但一些休克患者即使达到体循环复苏目标,其微循环功能也不能正常恢复,这种体循环与微循环变化不一致的现象被证明预示着器官功能障碍和不良预后。因此,在休克诊疗评估中纳入微循环评估具有非常重要的临床价值。

微循环是由微动脉和微静脉组成的血液循环系统,其在体内起着生成组织液、淋巴液以及进行物质交换的作用。虽然不同器官微循环的结构有所差异,但基本结构相似,微循环结构组成如图 6-2 所示。

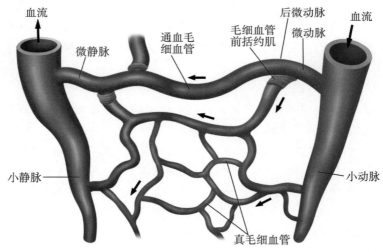

图 6-2　微循环结构图

微循环具有四个标志性的特点:①它是循环系统的最末梢部分,并且包括微血管和毛细淋巴管,这些结构与脏器的实质细胞、组织紧密相连,形成了以微血管为支架的立体结构。因此,微循环从结构上来讲,也是各个脏器的重要组成部分。②微循环结构兼具脉管和脏器的特性。微血管和毛细淋巴管都呈空腔管状,方便血液和淋巴液的流动。不同脏器中微血管的形态和结构各异,如小肠绒毛、肺组织和舌下微血管的排列、形态和结构都不相同。同一脏器的不同部位,如脾脏小体和髓质部分的微血管形态也各具特点。③微循环是全身血液循环的重要组成部分,除了部分流经短路支路外,几乎所有的血液都会通过微血管灌注组织和细胞。在微循环中,组织液流动于微血管、细胞和毛细淋巴管之间的空隙,而毛细淋巴管则是细胞和组织的主要输出通道之一。因此,微循环能让细胞和组织与血液、淋巴液进行充分、有效的物质交换。④微循环不仅受到全身神经和体液的调节,也会受到所在脏器局部调节的影响。

总之,微循环不同于一般循环,具有"二重性",即在属性、形态、功能、代谢、调节方面,既具有一般循环系统的共性,又有脏器的特殊性。

发生休克时,微循环的变化具有一定的规律。根据微循环的改变可以将休克分为三个阶段,即微循环缺血期、微循环淤血期和弥散性血管内凝血期(见图6-3)。

微循环缺血期:在失血、创伤等休克原发因素的刺激下,交感-肾上腺髓质系统活跃,导致血中儿茶酚胺水平显著升高。此时,除心脏和脑外,皮肤、内脏毛细血管前血管、微动脉和小动脉都会收缩,以确保心脏、脑等重要器官的血液供应,并维持适当的平均动脉压力。但是,这也会使皮肤和内脏组织处于一定的缺血和缺氧状态。在某些特殊原因下,如感染引起的休克,还存在动-静脉短路大量开放,从而导致毛细血管网的缺血和缺氧状态进一步加重和恶化。

微循环淤血期:若上述情况继续发展,将导致缺氧和代谢产物积累,并使得周围肥大细胞释放组织胺等物质,从而导致毛细血管扩张。由于缺氧和乳酸堆积,前毛细血管和微动脉均出现扩张。微静脉和小静脉由于对缺氧和酸中毒耐受性较强而仍处于收缩状态,这使得毛细血管网络容量增加并出现腔内淤血,最终导致组织缺血、缺氧和代谢产物进一步积累。

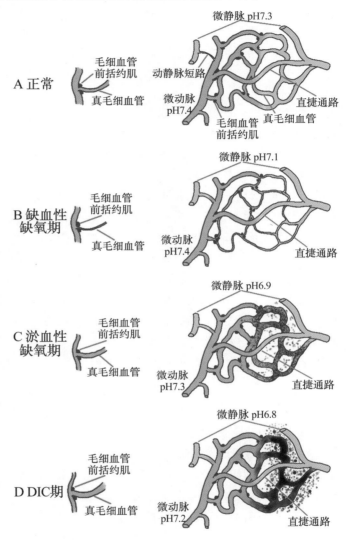

图6-3 休克三个不同阶段的微循环改变

弥漫性血管内凝血期:回心血量减少、动脉血压下降和微循环内的改变会导致毛细血管内血流减慢,血液淤滞,并导致液体向血管外溢出引起血液浓缩。在血流变慢、纤维蛋白沉积红细胞和血小板凝聚、酸中毒基础上,血液易发生凝固,各个器官内的微小血管会形成微小血栓,进一步加剧血液凝固现象,使灌注基本停止。由于凝血物质的大量消耗,临床上会出现明显的出血倾向。

(五)临床表现

根据不同的病因和表现阶段,不同原因休克的临床表现也不同。高度怀疑为休克的

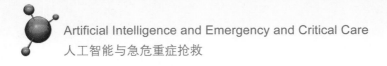

特征包括低血压、少尿、精神状态异常、呼吸过速、皮肤湿冷和代谢性酸中毒。休克早期，由于代偿机制作用，患者可能仅表现出心率加快、烦躁不安等，但随着休克进一步加重，患者会出现血压下降、尿量减少、皮肤紫绀或花斑、精神淡漠甚至昏迷。

二、疾病的预防、诊断、治疗和康复要点

（一）预防

休克是一危重变化的动态过程，临床应熟悉休克的早期症状、体征，积极治疗原发病，防止休克的发生。病因不同，预防措施也会有所区别。

对外伤患者，要进行及时准确的急救处理，以下措施应被采取：对于有活动性大出血的患者，必须立即进行止血。在固定骨折部位时，需要稳妥可靠地进行操作。软组织损伤应予以包扎，以防污染，并积极缓解疼痛。对严重感染的患者，应使用敏感的抗生素，并通过静脉滴注和清除源头病灶等方式进行积极治疗。对于可能发展成为休克的外科疾病，应尽早进行手术治疗，如切除坏死的肠段等。对于手术患者，应做好术前准备，包括纠正水与电解质紊乱和低蛋白血症，补足血容量，全面了解内脏功能，并需要选择合适的麻醉方法，估计术中可能发生休克的各种因素。对于过敏体质患者，要尽可能了解患者过敏史，避免应用可能致敏的某些药品、血清制剂、疫苗等。对于大面积急性心肌梗死、急性心肌炎、严重的心律失常等心脏疾病和心包填塞、肺栓塞、张力性气胸等影响血液回流和心脏射血功能的心外阻塞性病变，应积极纠正心功能、纠正心律失常、维持有效心排量，维持充足血容量，并积极解除梗阻因素。

（二）诊断

及早判断休克是否已经发生十分重要，同时还应该了解休克已经发展到哪个阶段，以及休克的血流动力学分类。

1.具有明确的诱发因素

需要通过询问病史，了解患者是否存在诱发休克的因素。明确诱发因素也有助于临床医师判断休克的血流动力学分类，如大量失血可导致低血容量性休克；大面积心肌梗死、心肌病、心肌炎、心脏瓣膜病等可造成心源性休克；严重感染、过敏反应可造成分布性休克；急性肺栓塞、急性心包填塞可造成梗阻性休克。

2.临床表现

血压下降（收缩压小于 90 mmHg）似乎被认为是休克的同义语，但在休克早期，由于代偿机制作用，患者血压可能得以维持，仅表现为面色苍白、心率加快、四肢湿冷、尿量减少[<0.5 mL/（kg·h）]、烦躁不安等。当患者出现血压下降时，可能已经处于失代偿期，此时由于脑灌注的不足，患者可表现为精神淡漠甚至昏迷；静脉塌陷、脉搏细数，肾脏灌注严重不足导致少尿或无尿；微循环血液瘀滞导致还原血红蛋白增多，表现为皮肤紫绀、花斑等。

3.辅助检查

血乳酸是一种敏感指标，可用于反映组织灌注不足的情况。动脉血乳酸水平反映了

全身细胞是否缺氧,而静脉血乳酸水平则反映了回流区域是否缺氧。动脉血乳酸的正常上限为 1.5 mmol/L,危重患者允许达到 2 mmol/L,但各实验室可能存在正常值范围的差异。当发现动脉血乳酸水平增高时,需要排除非缺氧原因,如恶性肿瘤、肝功能损伤、肾功能衰竭、特殊药物(如二甲双胍)等。如果无法明确原因,则应考虑组织缺氧状况。因此,乳酸水平可以协助判断休克时的组织灌注。

动脉血气分析是一种评价患者呼吸和循环功能的方法,它可以反映机体通气、氧合以及酸碱平衡状态。对于动脉血氧分压(PaO_2)、二氧化碳分压($PaCO_2$)、pH 值、碱剩余(base excess,BE)、标准碳酸氢盐(standard bicarbonate,SB)、实际碳酸氢根(actual bicarbonate radical,AB)、动脉血氧饱和度(SaO_2)和阴离子隙(anion gap,AG)等指标进行检测,有利于获知身体在各方面的健康情况。休克患者常见代谢性酸中毒及低氧血症。而对于创伤性休克患者来说,碱剩余水平是评估组织灌注不足引起的酸中毒严重程度及持续时间的一个间接敏感指标。

此外,明确病因对进一步治疗休克患者具有极其重要的意义(见表 6-1)。休克按病因可分为感染性休克、创伤性休克、失血性休克、心源性休克、中毒性休克、烧伤性休克等。

表 6-1　急性循环衰竭(休克)的病因诊断

分类	病因	临床表现	辅助检查
分布性	严重感染	感染病史、发热、寒颤	白细胞、CRP、PCT 增高
	过敏原接触	过敏原接触病史,皮疹,低血压	—
	神经源性	有强烈的神经刺激(如创伤、剧烈疼痛)、头晕、面色苍白、胸闷、心悸、呼吸困难、肌力下降	—
	中毒	毒素接触史、瞳孔改变、呼吸有特殊气味	毒理检测结果显示毒素水平增加
	酮症酸中毒	糖尿病症状加重和胃肠道症状,酸中毒,深大呼吸和酮臭味	血糖大幅升高,血尿酮体阳性,pH 值 <7.35,HCO_3^- <22 mmol/L
分布性	甲减危象	甲减病史、黏液性水肿、昏迷、低体温	血清 T3、T4 降低及(或)TSH 明显增高
低血容量性	创伤或出血	创伤病史,腹痛,面色苍白,活动性失血	超声、CT 见肝脾破裂或腹腔积液,腹穿抽出血性液体
	热射病	头晕、乏力、恶心、呕吐,严重者会出现高热、昏迷、抽搐	—
	急性胃肠炎、肿瘤化疗、消化道梗阻	严重呕吐、腹泻	血电解质异常

续表

分类	病因	临床表现	辅助检查
心源性	急性心梗	心前区压榨性疼痛、濒死感、心律失常	ECG:新出现 Q 波、ST 段抬高、ST-T 动态演变,心肌坏死标志物升高
	恶性心律失常	心悸、气促、胸闷	ECG 相应改变
	心肌病变	胸闷、气短、心慌	ECG、心脏超声相应改变
	瓣膜病	活动之后出现心悸、心跳加快、心脏杂音	ECG、心脏超声相应改变
梗阻性	张力性气胸	极度呼吸困难、端坐呼吸、发绀,可有皮下气肿、气胸体征	胸部 X 线:胸腔大量积气,肺可完全萎陷,气管和心影偏移至健侧
	肺栓塞	呼吸困难、胸痛、咯血、惊恐、咳嗽	D-二聚体升高,ECG 见 V1～V2 导联的 T 波倒置和 ST 段压低。CTA、肺通气血流比提示充盈缺损
	心包填塞	胸痛、呼吸困难、晕厥、奇脉	ECG 显示低电压,心脏超声显示心包积液

(三)治疗

休克的治疗方法可分为病因治疗和对症治疗,二者在休克的治疗过程中密切相关,相互影响。

1.病因治疗

应尽一切努力来治疗休克的潜在病因。部分患者病因明确(如创伤导致的失血性休克),但有很多患者发生休克时,病因不太明确(如巨大肺动脉栓塞导致的梗阻性休克)。一旦明确休克诊断,则应该通过精确监测(大循环的监测和微循环监测),并积极评估对症治疗效果(如平均动脉压、尿量、精神状态、血清乳酸水平),以随时评估休克的病理生理类型、潜在的病因和疗效。

针对休克的病因,可以实施的治疗包括肌内注射肾上腺素(全身性过敏反应)、心包穿刺术(心包填塞)、置入胸导管(张力性气胸)、外科干预(失血性休克、瓣膜破裂、主动脉夹层)、心脏复律或植入起搏器(危及生命的心律失常)、静脉给予抗生素(严重感染)、血运重建操作(心肌梗死)、全身性溶栓治疗(巨大肺栓塞)和静脉给予糖皮质激素(肾上腺危象)等。

2.对症治疗

对症治疗的目标是通过提高氧输送,尽快恢复组织灌注,改善微循环,纠正组织细胞缺氧,改善脏器功能。

(1)改善通气:部分休克患者需要接受机械通气以改善通气状况。应酌情根据患者的氧合状态来决定是否需要辅助通气,以及应用何种通气方式(有创或无创通气)。对于明显呼吸困难的患者,可考虑尽快建立人工气道、机械通气,维持肺脏的气体交换功能。但应注意机械通气可导致胸腔压力升高,影响回心血量。因此,在此之前应当建立静脉通路,尽可能补充循环血量。

(2)循环管理:包括容量管理、改善血管张力和心功能等几个方面,建议在监测无创或有创血流动力学(如心脏超声和 PICCO 等)以及微循环的情况下,通过容量管理、调节血管张力和促进心泵功能等多种方法不断优化循环管理,以改善组织灌注。需要注意的是,器官功能障碍是基于器官组织微循环障碍发生的。即使大循环的血流动力学参数恢复正常,仍然可能存在微循环问题。因此,循环管理应特别关注同时改善大循环和微循环,确保二者都得到改善。

(3)容量管理:为了最快恢复心脏容量负荷到最佳水平,可以使用晶体和胶体液来进行容量复苏。此外,应用中心静脉压测量和 PICCO 监测可以更全面地进行血流动力学监测。另外,容量负荷试验可用于判断容量复苏治疗的价值,并观察患者血流动力学相关指标的变化。在容量复苏过程中,需要注意患者血红蛋白含量的变化,如果有必要,应当给予红细胞补充以提高携氧能力。

(4)改善血管张力:使用血管活性药物(如去甲肾上腺素)可增加外周动脉血管收缩,提高患者血压,进而提高组织灌注,需要注意的是,如果在容量不足的情况下使用血管活性药物,可能会加重外周血管进一步收缩,组织灌注进一步减少。

(5)改善心泵功能:当容量复苏,仍不能恢复正常的心排出量时,则提示心脏泵血功能障碍,此时可给予正性肌力药物(如多巴酚丁胺)。

(6)改善微循环:微循环的改善主要依赖于大循环的有效维护,此外,在休克早期(微循环缺血期)可酌情使用山莨菪碱扩张毛细血管以提高微循环灌注;在休克弥漫性血管内凝血期可酌情考虑抗凝,避免微血栓持续形成,导致脏器灌注进一步恶化。

(7)脏器功能保护:动态监测并评价重要器官(心、肺、肾、肝、脑等)功能,及时对症或支持治疗。

(四)康复

经过积极监测和治疗,患者的休克状态得到改善后,仍可能面临脑缺血缺氧后遗留的认知功能障碍,以及骨骼肌缺血缺氧后遗留的肢体无力等问题,导致远期生活质量下降。上述问题若持续存在,可以考虑进行认知功能训练、物理治疗(主被动运动、针灸电刺激)等康复治疗方法,改善患者生活质量,提高自理能力。此外,休克的各种原发疾病改善后,如仍遗留肢体或器官功能障碍,也可考虑使用康复治疗的方法,如创伤后肢体残疾的物理治疗、急性心梗恢复期的心脏康复治疗等。

三、医工交叉应用的展望

(一)大循环的监测与评估

近十年来,血流动力学监测设备不断发展,从短时监测逐渐发展为长时实时监测,从有创监测逐渐发展为微创甚至无创监测。Swan-Ganz 导管及 PICCO 系统等有创血流动力学监测提供了流量、压力、耗氧量、血管外肺水、心排量及血管阻力等的连续参数。同时,随着技术的改进,无创血流动力学监测设备,为获取安全性及简单性临床数据方面提

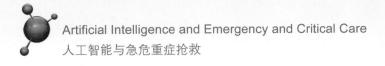
供了可能。

1.Swan-Ganz 导管

肺动脉导管（pulmonary arterial catheter，PAC）又称"Swan-Ganz 导管"，由 Swan 和 Ganz 于 1970 年研制，并于 1972 年应用于临床。从大静脉置入顶端附带气囊的导管，气囊充气后导管随血流漂动，经右心房—右心室—肺动脉，最终到达肺小动脉（见图 6-4）。导管能完成诸多参数的测定，如右房压（right atrial pressure，RAP）、右心室压（right ventricular pressure，RVP）、肺动脉压（pulmonary arterial pressure，PAP）以及肺毛细血管楔压（pulmonary capillary wedge pressure，PCWP）。光纤肺动脉导管可用于测定混合静脉血氧饱和度（mixed venous O_2 saturation，SvO_2）。同时通过计算公式，可取得血流动力学参数，如外周血管阻力（peripheral vascular resistance，PVR）、每搏量（stroke volume，SV）、每搏指数（stroke index，SI）、心指数（cardiac index，CI）、右心室舒张末容量（right ventricular end-diastolic pressure，RVEDV）和射血分数等。近年来，随着技术的进步，导管经过改进在尖端 15～25 cm 处安装加热电热丝，通过血液热稀释法，自动连续测定心排血量（continuous cardiac output，CCO），给重症患者的临床监测带来便利。

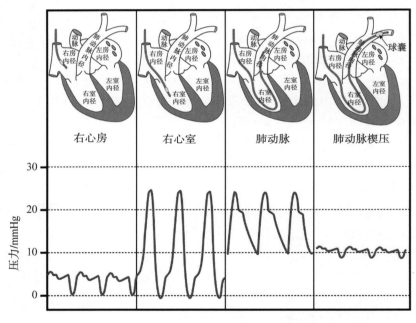

图 6-4　肺动脉导管置管过程与典型波形关系

Swan-Ganz 导管与兼容的心输出量监视仪配合使用时，可获得全面血液动力学特征的三个主要综合要素，即流量、压力、供氧量和耗氧量的连续参数。针对复杂患者的病况，除了右心室射血分数（RVEF）和 RVEDV 之外，先进的血液动力学参数包括 CCO 和 SvO_2，可允许连续监测供氧量和耗氧量的平衡，更快地提供患者病况发生的直观变化。热稀释导管可监测心内压、心输出量，以及用于输液。热稀释导管适用于通过直接监测心内和肺动脉血压、确定心输出量、对血液动力学状况进行评估和采取适当的输液方案。

利用远端(肺动脉)接口还可对混合静脉血液进行取样,以对氧运输平衡和其导出参数的计算(如氧利用系数、肺内分路分数)进行评价。在整个连续护理过程的血液动力学监控中,临床医生可将选择的众多监测参数和导出参数,如连续 CO、SvO_2、EDV、SVR 以及其他参数显示在自定义的监视仪上。准确管理患者病况所需的完整的血流量和组织氧合数据则可通过屏幕上显示的自定义趋势图、数据关系及状态获取。

Swan-Ganz 导管用于诊断、评价患者的血流动力学状态,包括判断心肌的收缩与舒张功能、监测患者肺循环与体循环的血流动力学状态、判断对治疗的反应。指导临床治疗包括维持液体平衡,合理应用血管活性药物与正性肌力药物、监测全身氧代谢、辅助评价患者的预后。

2.PICCO 监测系统

PICCO 兼具 CO 连续监测和容量指标监测功能,通过经肺热稀释法可测定心输出量 CO、心脏指数(CI)、血管外肺水指数(ELWI)、血管外肺水(EVLW)、全舒张末容积指数(GEDI)、胸内容量指数(ITBI)、肺血管通透性指数(PVPI)等指标,并可监测血管阻力的变化。通过经肺热稀释法对动脉脉搏轮廓法进行初次校正后,还可以连续监测脉搏轮廓心输出量(pulse contour cardiac output,PCCO)、心率(HR)、每搏输出量(SV)、平均动脉压(MAP)、容量反应(每搏输出量变异性 SVV,脉搏压力变异性 PPV)、系统性血管阻力指数(SVRI)、左心室收缩力指数(dPmax)等指标。

还可通过 PICCO 技术全面评估患者围术期的血流动力学变化,更好地为临床治疗提供依据。对于失血性休克,PICCO 测定的 SVV 和 ITBI 对容量状态的评估明显优于 HR、CVP、MAP 和 PAWP。因此,SVV 持续监测能更精确地指导液体复苏。在接受机械通气的患者中,PICCO 技术可早期、方便、持续地监测血流动力学的变化,并动态、及时地调整治疗方案,进而减少机械通气时间,促进成功脱机。由于 EVLW 与液体容量存在相关性,因此,PICCO 还可用来提示肺水肿的发生发展,确定呼吸困难是否为心源性原因。此外,EVLW 和肺血管通透性指数在脓毒性休克患者入院后 3 天均显著升高,有望成为评估脓毒症诱发的急性肺损伤的严重程度并判断预后的有效指标。感染性休克患者如治疗早期 EVLW 明显下降,液体呈负平衡,预后可能较好。

表 6-2 Swan-Ganz 监测导管与 PICCO 的性能比较

比较项目	Swan-Ganz 监测导管	PICCO 监测系统
置管操作	经心脏置管于肺动脉,过程复杂,操作要求高,损伤大	只需中心静脉和动脉置管,无须 X 线定位,简便安全
留置时间	不宜超过 5 天	可达 10 天
评价容量和心脏前负荷指标	PAP、PAWP 及 CVP 等,易受到多种因素影响	ITBV 及 EVLW,稳定、准确、直观,受呼吸的影响小
肺循环及右室压力参数	RAP、RVP、PAP、PCWP 等压力参数及 SvO_2	不能提供

续表

比较项目	Swan-Ganz 监测导管	PICCO 监测系统
并发症	除中心静脉置管并发症,尚有心律失常、肺及肺动脉损伤、气囊破裂、心脏填塞、导管打圈或打结等并发症	中心静脉和动脉置管的并发症,严重并发症较少

3.非侵入式脉冲轮廓分析设备

T-line 系统使用一种被称作扁平张力(applanation tonometry)的仪器作为感受器来进行脉冲轮廓分析。在桡动脉放置动脉压力传感器,记录被测试者所有的动脉压力值,并给予被测试者相应的机械压,维持机械压与动脉的跨壁压为零。随着动脉压值升高,被测试者受到的机械压力也逐渐升高,机械压力达到最大后,动脉压下降,所需机械压力也随之下降。根据所需机械压大小获得动脉波形图。同时,它通过一种特殊的算法,结合患者的年龄、性别及其他的生理参数,对动脉波进行计算,得出被测者的心输出量。另外,还有一些监测设备通过内置光电体积描记器向不断搏动的手指动脉释放与动脉压力相同的压力,使其维持在一个恒定的容积,同时通过一种特殊的算法把手指动脉压力波重建为肱动脉压力波。从而计算出压力时间曲线积分,并由弹性腔模型计算出心脏后负荷,通过脉搏轮廓分析法可算出被测试者的心输出量。

4.生物电阻抗(bioimpedance)血容量监测

应用阻抗心电描述法监测时,需要将 4 个电极片放置于患者的颈、胸部皮肤上,向胸腔释放恒定的、低幅、高频的交流电,通过测定对应的电压可以计算出胸阻抗的变化。根据欧姆定律,电压除以电流即为电阻。导体的横截面积(A),长度(I)及电阻率(ρ)均可影响电阻。在控制电阻率及电流固定不变的情况下,电压与导体的长度和横截面积,即导体的体积有关。类似地,患者胸腔的细微改变均可引起电压的大幅改变,我们根据与心动周期对应的血容量的变化计算 CO。分别从心输出量、前负荷、后负荷、心肌收缩力等几个角度充分评估心脏到动脉系统的泵血能力,评估胸腔的液体水平,动态监测非重症及非手术患者的心输出量。

5.无线植入式血流动力学监测

将无线植入式血流动力学监测(W-IHM)系统应用于纽约心脏学会(NYHA)Ⅲ级心衰患者,可显著降低住院率,在临床症状和体征外增加肺动脉压信息可促进心衰管理的改善。治疗心衰的关键是应用一定的监测方式,及时和动态地评估患者的容量状况。在症状出现之前,早期评估液体负荷有助于适当调整药物,从而减少液体负荷并改善心腔压力,进而降低严重心血管事件的发生率。CHAMPION 研究采用一种设计简单而精巧的装置,能够进行连续的肺动脉压监测,而几乎不影响标准的右心导管插入风险。

对于重症患者,目前仍缺乏在准确度上优于经肺动脉热稀释法的无创血流动力学监测仪。随着无创血流动力学长期监测的完成,应更多地考虑相对准确性。当监测仪器具有了一定程度的精确性,通过长时监测,可以评价患者血流动力学的变化趋势以及治疗反应性,有流域指导临床治疗。经过综合分析,手术患者或需要长期监测的轻症患者是各种无创血流监测设备的最适人群。

（二）微循环的监测与评估

休克时微循环的变化具有一定的规律。根据微循环的改变，可将休克分为三个阶段，即微循环缺血期、微循环淤血期和弥散性血管内凝血期。

手持活体显微镜（HVM）的发明实现了微循环的可视化，其基本成像原理即散射到组织中的绿光被血管中红细胞的血红蛋白吸收，从而显示出血管。第一代 HVM 设备使用的是由 Groner 等于 1999 年提出的直角偏振光谱（OPS）成像技术，其使用线性的偏振光，经过光线分流器进入组织内部，反射光再经过一个呈直角的偏振片，最后由摄像机进行成像。第二代成像技术即旁流暗视野（SDF）成像技术，它通过环绕的发光二极管制造出暗区，实现成像（见图 6-5）。

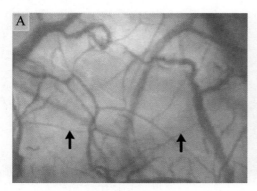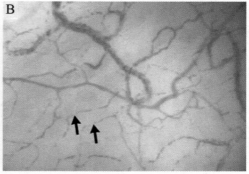

A：正常微循环状态；B：感染性休克状态，毛细血管密度减少，较多毛细血管血流减少或停止
图 6-5　手持活体显微镜对舌下微循环的监测

微循环监测所涉及的小血管是直径小于 20 μm 的血管，包括小动脉、毛细血管和小静脉，其中毛细血管直径小于 10 μm，在图像中显示为单一红细胞能够通过的血管；小静脉则由多根血管汇聚而成，其腔内具有更多的红细胞。随着监测技术的进步，HVM 可获得更大的视野和清晰的图像，2018 年欧洲危重病医学会《重症患者舌下微循环评估第二次专家共识》推荐，至少选择 3 个舌下区域作为观测点，并将同时具备毛细血管、小静脉甚至小动脉的位置作为舌下微循环监测中代表性的测量点，避免选择存在过多静脉环或小静脉的位置。

微循环监测的主要目的是评估红细胞向组织细胞输送氧的能力，这一生理功能是通过毛细血管内红细胞的流动（氧对流）和灌注毛细血管的浓度（氧弥散、功能毛细血管密度）来实现的。这些微循环参数是由图像分析计算得出的，2007 欧洲微循环评估圆桌会议共识使用网格分析法对微循环图像进行分析，这种方法可以半定量测量红细胞的流速，并获得反映灌注质量和血管密度的参数。如今，可以使用自动血管分析软件（AVA）来分析血流，这种方法不需要网格分割图像。随着技术的发展，还出现了肉眼实时分析、离线软件辅助分析以及在线自动分析法，其中，时间空间图（STDs）能够定量描述红细胞的流速。

HVM 监测舌下微循环所得参数、临床意义和测量方法见表 6-3。这些参数能够反映微循环的状态,国际共识将最常见的微循环异常状态分成四类:①完全淤滞的毛细血管;②灌注毛细血管数量减少;③无灌注和灌注血管共存;④毛细血管内高动力血流状态。每类微循环异常状态可单独存在,也可能共同存在于复杂状态中。各类异常状态依赖不同的微循环参数进行评价:①可由反映灌注质量的参数[微血管血流指数(MFI)、灌流血管比例(PPV)]评价;②通过反映血管密度的参数[DeBacker 评分、总血管密度(TVD)]评价;③由反映灌注质量和血管密度的参数共同评估;④需要通过测量红细胞的流速来评估。

表 6-3　HVM 监测舌下微循环状态参数

微循环参数	临床意义	代号/计算公式	单位	测量方法
微血管血流指数	关注血流质量（含小、中、大血管）	MFI	$0\sim3$	将图像划分为 4 个象限,对每个象限的主要血流计数(无血液流动计作 0,间断血流计作 1,血流淤滞计作 2,正常血流计作 3),取 4 个象限的平均值
De Backer 评分	血管密度	$VD_{DeBacker} = N_x / L_g$	$1/mm$	将图像用 3 条横线和 3 条纵线分割为 9 个区域,血管穿过各区域(N_x)除以总的线段长度(L_g)
总血管密度	血管密度（含小、中、大血管）	$TVD = L_v / A_{FOV}$	mm/mm^2	总的血管长度(L_v)除以总的分析面积(A_{FOV})
灌流血管比例（以长度计）	血管密度（含小、中、大血管）	$PPV = L_P / L_V$	百分比	灌流血管总长度(L_P)除以所有血管的长度之和(L_V)。灌流血管指血流状态为淤滞或正常
血流不均一指数	血流灌注的不均一性	$FHI = (MFI_{max} - MFI_{min}) / MFI_{avg}$	无单位	最大 MFI(MFI_{max})与最小 MFI(MFI_{min})之差除以平均 MFI(MFI_{avg})。此处 MFI 为各采样点的平均值
灌流血管密度	功能血管的密度（含小、中、大血管）	$PVD = L_P / A_{FOV}$	mm/mm^2	灌流血管总长度(L_P)除以总的分析面积(A_{FOV})。漂流血管指血流状态为淤滞或正常

微循环监测推广到临床的应用仍存在以下问题:①特定部位的微循环状态能否反映整个机体的微循环水平。②简化操作流程及分析过程,硬件和软件的进一步发展;现有的微循环监测设备因为依赖人工实现无压力伪差、选取最佳焦距和亮度,并要求在静态下获取充分的采集时长,都给监测造成了操作难度。③微循环图像分析:参数多且复杂,临床易用性差,通过人工智能识别诸多参数并给予结论性报告是未来的发展趋势。

循环监测设备及原理介绍

一、大循环监测设备——PICCO 血流动力学监测

脉搏指示 PiCCO 是近几年来广泛用于临床的血流动力学监测技术,其具有创伤小,测量参数丰富,在床旁就可以获得相对全面的血流动力学和心脏舒缩功能指标,使大多数患者可以不必使用侵入性更大的肺动脉导管。PiCCO 主要包括经肺热稀释法与动脉脉搏轮廓分析法。

(一)经肺热稀释法

通过置于股动脉的热敏探头和从颈内静脉或锁骨下静脉置入的中心静脉导管注入冰盐水,利用热稀释法得到热稀释曲线,对其进行进一步计算可得到经肺 CO,CO 是指 1 分钟内心脏泵出血液的容量。通过热稀释法计算的心输出量是根据 Stewart-Hamilton 公式得到的热稀释曲线下的面积。经肺容量测定可以通过心输出量乘热稀释曲线的特征时间变量得到全心舒张末期容量(GEDV)、胸腔内血管容量(ITBV)和血管外肺水(EVLW)等容量指标。该参数可以根据患者身体特征显示为绝对值参数或指数值参数(见图 6-6)。

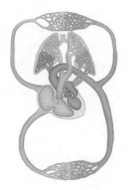
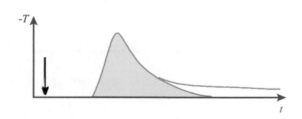

图 6-6 心肺循环及经肺热稀释曲线结果

$$tdCO = [(T_b - T_i) \cdot V_i \cdot K] / [\int \Delta T_b \cdot dt]$$

其中　$tdCO$　　=　心输出量(L/min)

　　　　T_b　　　=　注射冰盐水前血液温度(℃)

　　　　T_i　　　=　注射溶液(注射液)温度(℃)

　　　　V_i　　　=　注射剂量(mL)

　　　　$\int \Delta T_b \cdot dt$　=　热稀释法曲线下面积

　　　　K　　　=　校正常数,由指定重量和指定血温

　　　　　　　　　和注射液温度组成

$$GEDV = [tdCO \cdot 1000] \cdot [(MTt_{TDa} - DSt_{TDa})/60]$$
$$GEDV = ITTV - PTV$$

其中   GEDV   =   全心舒张末期容积(mL)

        ITTV   =   胸腔内热容积(mL) $= ITTV = (tdCO \cdot 1000) \cdot MTt_{TDa}$

        PTV   =   肺内热容积(mL) $= PTV = (tdCO \cdot 1000) \cdot DSt_{TDa}$

        并且

            tdCO   =   心输出量(L/min)

          MTt_{TDa} =   冷指示剂从注射点到探测点平均通过时间

          DSt_{TDa} =   动脉热稀释曲线指数下降时间

(二)动脉脉搏轮廓分析法

通过一根动脉导管进行有创压力监测,提供一道动脉压力波形,通过分析每一次心脏搏动时的动脉压力波形脉搏轮廓得到连续的参数。经热稀释法校正后,可以测量每次心脏搏动的 PCCO、CI、SV、SVV、SVR 和 ABP。目前,Edwards LifeSciences 公司的 FloTrac/Vigileo 系统可以通过特异性的人体测量数据及人口数据,以其研发的专利算法对动脉脉搏波形特征进行分析计算,从而可以简单地得到连续实时的心输出量而不需要校正(见图 6-7)。

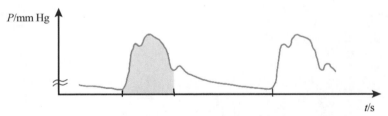

图 6-7   动脉脉搏轮廓分析曲线结果

1.适应证

任何原因引起的血流动力学不稳定,或存在可能引起这些改变的危险因素;任何原因引起的血管外肺水增加,或存在可能引起血管外肺水增加的危险因素,均为 PiCCO 监测的适应证。PiCCO 导管不经过心脏,尤其适用于肺动脉漂浮导管部分禁忌患者,如完全左束支传导阻滞,心脏附壁血栓,严重心律失常患者和血管外肺水肿增加的患者,如急性呼吸窘迫综合征(ARDS)、心力衰竭、水中毒、严重感染、重症胰腺炎、严重烧伤以及围手术期大手术患者等。

2.相对禁忌证

PiCCO 血流动力学监测无绝对禁忌证,对于下列情况应谨慎使用:肝素过敏;穿刺局部疑有感染或已有感染;严重出血性疾病,或溶栓和应用大剂量肝素抗凝;接受 IABP 治疗的患者。

3.操作流程

应用 Seldinger 法插入上腔静脉导管,并于大动脉插入 PiCCO 动脉导管,温度探头与中心静脉导管连接。准备好 PULSION 压力传感器套装,并将其与 PiCCO 机器连接。连接动脉压力电线,打开机器电源开关。输入患者参数,换能器压力"调零",并将换能器参考点置于腋中线第 4 肋间心房水平。准备好合适注射溶液,注射速度应快速均匀,以 5 s 为佳,从中心静脉导管注射,使用 PiCCO 监测仪通过热稀释法测量心输出量(建议测量 3 次),取平均值。切换到脉搏轮廓测量法的显示页(见图 6-8、图 6-9)。

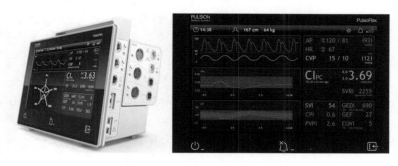

图 6-8　设备和屏幕的组成部分

注:信息栏:显示患者资料、特殊信息或错误消息;实时压力曲线:显示动脉压(AP)和(或)中心静脉压(CVP)的实时压力曲线;参数区:可以配置参数区,显示选定的参数;趋势曲线:根据选定的参数显示趋势曲线。

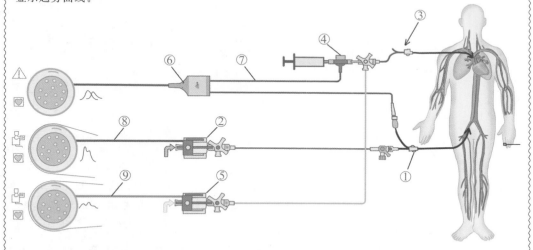

注:①动脉热稀释导管。②动脉压力传感器:不应添加其他组件(如延长管或三通阀),确保系统被液体完全充满,并且在连接患者前排出所有空气。③标准中心静脉导管(CVC)。④注射液温度传感器,通过三通阀连接远端 CVC 导管的管腔。⑤中心静脉压传感器,为保证 CVP 的传输,三通阀安装在注射液温度传感器前面。⑥温度接口电缆。⑦注射液温度传感器电缆。⑧动脉压电缆。⑨中心静脉压连接电缆。

图 6-9　患者与模块连线

二、微循环监测设备

（一）正交偏振光谱微循环成像方法及装置

监测微循环的手持式正交偏振光谱（orthogonal polarization spectral，OPS）成像技术问世，是微循环监测领域的革命。该技术摒弃了笨重的显微镜，实现了无创、可视微循环监测。偏振（polarization）指的是横波能够朝着不同方向振荡的性质，如电磁波、引力波都会展示出偏振现象。纵波则不会展示出偏振现象，如传播于气体或液体的声波，其只会朝着传播方向振荡。紧拉的细线可以展示出线偏振现象与圆偏振现象。

正交偏振光谱影像为用于显像如指甲甲床或嘴唇中小血管的影像技术。其光源利用波长 550 nm 的线形偏振光，该波段为血红蛋白的等消光点，借此显像流经该血管的红血球。仪器会纪录反光与入射光正交（及反射光与入射光夹角呈 90°）的光线。偏振光会在感光耦合元件（CCD）上形成微循环的图像，可以是静态影像或是动态影像。产生的图像类似于将光源放在目标物体后面透射出来的影像。正交偏振光谱影像在低血细胞压积时仍然可以使用。

OPS 通过浅表组织对偏振光的散射在被观测组织的内部产生一个虚拟的光源，实现了组织内部微血管的照明成像。这样可以在不必使用荧光染料或在透明状态下就可以实现人体微循环实时成像，其原理如图 6-10 所示。

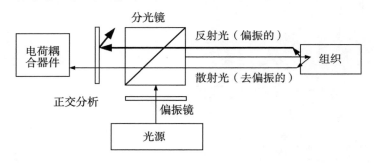

图 6-10　正交偏振广谱成像系统光学原理图

入射的线偏振光经分光棱镜反射后射到生物组织样品上，从样品返回光的 90% 为样品表面反射光，不包含组织内部图像信息。对成像系统来说，背景噪音降低了图像的对比度，这部分光保持了其偏振性，因而在被 CCD 接收成像前，被在偏振方向与之正交的检偏器所阻挡，不会参与成像。而返回光的约 10% 为入射到样品内部经散射、反射后返回的光，携带了大量组织内部结构图像的信息。这些光线在组织内部发生复散射退偏，能够通过检偏器被 CCD 接收成像，如果所选择的光波长在红血球的吸收谱内，就可以得到清晰的血管内红细胞流动的图像。

由于在血管中红血球所占的比例很大，因此，血管中流动的红血球图像可看作微血管的动态图像。表征微循环的参数为微血管管径、血流速度以及功能性微血管密度。其中,功能性微血管密度指的是红血球细胞灌注的微血管密度。因此,利用 OPS 成像技术可以对这个参数进行准确的测量。由以上分析可知,OPS 成像技术的关键两点是偏振光的复散射退偏和红血球的吸收。

图 6-11 为氧血红蛋白和血红蛋白的吸收谱。图中横坐标为波长,单位为 μm。纵坐标为吸收度,单位为 10^{-6} cm^2/g 分子;实线代表氧血红蛋白;虚线代表血红蛋白。从图中可以看出,氧血红蛋白在光谱的红区吸收低。因此,当氧血红蛋白占优势时,血看起来是红的。两个吸收曲线在波长为 0.548 μm、0.568 μm 和 0.805 μm 处相等,这些波长称为等消光点波长。而氧血红蛋白吸收峰值在波长为 0.415 μm 处,血红蛋白吸收峰值在波长为 0.575 μm 处。

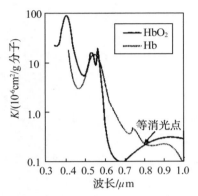

图 6-11　氧血红蛋白和血红蛋白吸收谱

图 6-12 是实际的 OPS 成像仪器装置图。光源采用溴钨灯,让光经过隔热玻璃,成为冷光源,防止灼伤机体。光通过波长为 548 nm 的滤光片以及起偏器,成为单色线偏振光,被分光棱镜反射后经过显微物镜聚焦在被测组织上,从组织返回的光经过物镜以及分光棱镜后成像在 CCD 靶面上。CCD 靶面前放置一块偏振方向与起偏器偏振方向垂直的检偏器,用以屏蔽生物组织表面反射回来的未携带微循环信息的光。CCD 传出的信号经图像采集卡送入计算机进行显示和处理。选用偏振分光棱镜提高光效率;起偏器和检偏器消光率达到 1000∶1,指托(样品固定架)放置在精密二维平移台上。

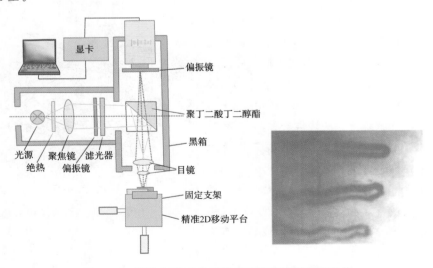

图 6-12　利用 OPS 成像系统设置的甲襞微循环图像

（二）侧流暗视野（sidestream dark field，SDF）成像技术

更先进的 SDF 成像技术更轻便、无创、无毒、相对廉价，图像较 OPS 清晰。暗视野（darkfield，DF）也称为"暗场""暗视场"。其原理是光学上的丁达尔现象，即粒子对光散射（光波偏离原来方向而发散传播）作用的结果。例如，微尘在强光直射通过的情况下，人眼不能观察，若把光线斜射它，由于光的散射，微粒似乎增大了体积，为人眼可见。暗视野观察所需要的特殊附件是暗视野聚光镜，即在普通聚光镜内加上暗场环。它的特点是不让光束直接通过被检物体，而是将光线改变途径，使其斜射向被检物体，使照明光线不直接进入物镜，利用被检物体表面反射光或衍射光形成的明亮图像。

暗视野和明场不同，不直接观察照明的光线，而是观察被检物体反射或衍射光线。因此，视场成为黑暗的背景，而被检物体则呈现明亮的像。此外，暗视野的分辨率较高。暗视野观察分辨率远高于明视野观察，可达到 0.02～0.004 μm，因此又称为"超显微术"。暗视野观察虽能观察到微小粒子的存在，但往往不能看清其形状。暗视野观察适用于观察在明视场下观察不到的极其微小的物体外部细节、细胞内微小颗粒和物体运动等，如硅藻、放射虫类和细菌等具有规律结构的细胞或单细胞生物，无须染色。

暗视野显微镜（dark field microscope）是光学显微镜的一种，也叫"超显微镜"（ultramicroscope）。暗视野显微镜与普通显微镜的主要区别是照明方式不同。它用强而窄的斜射光束照射标本，而又不让光束进入物镜。在没有光进入物镜时，视场是黑暗的，故又名"暗视野显微镜"。但由于标本中的微粒受光照射后能够散射光线，当散射光线进入物镜时，在显微镜中能够看到微粒的散射光点，好像微粒本身在发光一样。这道理正如在一间较暗的室内，从墙上的小孔中射入一束强烈的阳光，我们在光路上能够看见灰尘的存在一样。这种现象在光学上被称为丁达尔现象。暗视野显微镜就是根据这一原理设计的。暗视野显微镜能够观察到 0.004 μm 以上的微粒，分辨率可比普通显微镜高 50 倍。但它只能看到物体的外表轮廓和运动状态，而不能辨认其内部结构。从结构上看，只需将普通显微镜更换上一个暗视场聚光器即可变为暗视野显微镜。常用的暗视野显微镜有抛物面形和心形两种，它们的共同特点是在聚光镜下面的中央部分设有挡光板。照明光束只能从聚光镜边缘的环形圈内进入，经透射镜的反

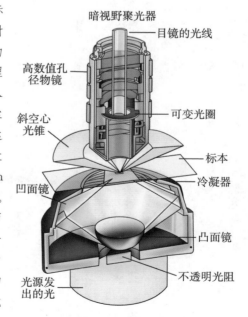

图 6-13　暗视野显微镜结构示意图

射面反射后，斜着射向标本，并在盖玻片上进行全反射。其结果是既照亮了标本。光束又不直接进入物镜，从而达到了暗视场照明的目的（见图 6-13）。

综上,OPS 和 SDF 技术是一种轻便、无创、无毒的可视化微循环监测技术。但目前仍有许多问题需要解决。例如,Hb 异常时,对结果是否有影响?高铁血红蛋白(MetHb)和碳氧血红蛋白(COHb)在 550 nm 是否可被吸收?血液中有染料(如亚甲蓝)或造影剂(如泛影葡胺)时是否影响观察效果?等等。此外,目前主要采用半定量方式对微循环结果进行解读,且获得更准确的结果需要花费大量时间。因此,开发快速自动分析软件是必须的。由于技术原因,该技术需要被监测器官表面洁净无气泡,这个缺陷一定程度上对其应用产生了阻碍。2010 年,是研究从体循环走向微循环的一年,微循环监测将越来越受到重视,各种微循环监测技术的发展对休克的早期诊断和治疗有重要的指导意义。

参考文献

[1]刘大为.实用重症医学[M].2 版.北京:人民卫生出版社,2017.

[2]陈主初.病理生理学[M].北京:人民卫生出版社,2005.

[3]谢志毅,于湘友,李颖.重症患者血流动力学监测与治疗:大循环微循环结合方案初探[J].中华内科杂志,2021,60(6):511-515.

[4]刘大为.血流动力学从监测走向治疗[J].中华危重病急救医学,2012,24(1):1-3.

[5]中国医师协会急诊医师分会,中国研究型医院学会休克与脓毒症专业委员会.中国脓毒症/脓毒性休克急诊治疗指南(2018)[J].中国急救医学,2018,38(9):741-756.

[6]张纳新,秦英智.微创/无创连续血流动力学监护系统的发展及临床应用现状[J].中国危重病急救医学,2007,19(4):253-256.

[7]施景,左祥荣.生物电抗无创血流动力学监测研究进展[J].中国急救医学,2013,33(1):86-88.

[8]中国医师协会急诊医学分会.急性循环衰竭中国急诊临床实践专家共识[J].中国急救医学,2016(1),1-8.

[9]陈蕾,章恩耀,孙利群,等.正交偏振光谱微循环成像方法及装置[J].应用光学,2007(02):169-172.

[10]VINCENT J L , ABRAHAM E, KOCHANEK P, et al. Text book of critical care[M].7th edition. Amsterclam:Elseviler,2011.

[11]DE BACKER D, BISTON P, DEVRIENDT J, et al. Comparison of dopamine and norepinephrine in the treatment of shock[J]. N Engl J Med,2010,362(9):779-789.

[12]JONES A E, TAYAL V S, SULLIVAN D M, et al. Randomized, controlled trial of immediate versus delayed goal-directed ultrasound to identify the cause of nontraumatic hypotension in emergency department patients[J]. Crit Care Med,2004,32(8):1703-1708.

[13]DE LUCA L, OLIVARI Z, FARINA A, et al. Temporal trends in the epidemiology,

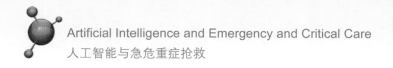
management，and outcome of patients with cardiogenic shock complicating acute coronary syndromes[J]. Eur J Heart Fail,2015,17(11):1124-1132.

［14］KADRI S S，RHEE C，STRICH J R，et al. Estimating ten-year trends in septic shock incidence and mortality in United States Academic Medical Centers using clinical data[J]. Chest,2017,151(2):278-285.

［15］LIU F C，CHIOU H J，KUO C F，et al. Epidemiology of anaphylactic shock and its related mortality in hospital patients in Taiwan：A nationwide population-based study[J]. Shock,2017,48(5):525-531.

［16］JERSCHOW E，LIN R Y，SCAPEROTTI M M，et al. Fatal anaphylaxis in the United States，1999-2010：Temporal patterns and demographic associations[J]. J Allergy Clin Immunol,2014,134(6):1318-1328.e7.

［17］VINCENT J L，DE BACKER D. Circulatory shock[J]. N Engl J Med,2013, 369(18):1726-1734.

［18］INCE C，BOERMA E C，CECCONI M，et al. Second consensus on the assessment of sublingual microcirculation in critically ill patients：Results from a task force of the European Society of Intensive Care Medicine[J]. Intensive Care Med,2018, 44(3):281-299.

（王昊　郭海鹏）

第七章　创　伤

学习目的

1. 了解不同的损伤机制会造成身体不同部位的损伤。

2. 熟悉创伤(trauma)导致的多发伤救治流程和骨折治疗的原则。

3. 掌握创伤失血性休克的诊断及救治原则。

案例

一个 23 岁的男青年,深夜酒后开着小轿车以 137 km/h 的速度(警察处理事故后得到的数据)追尾了一辆面包车。伤后短时失去知觉,"120"急救车赶到后,小伙说他的左腿很痛,一点不敢动。医生检查发现,他的右大腿短缩畸形,有异常活动,用下肢支具托临时固定后抬上车,紧急往医院急诊科转送,在车上给他鼻塞吸氧,这时他说自己肚子还有点痛,颈部活动良好无疼痛,双上肢活动好,左下肢能动但不敢屈曲髋膝关节,双脚可以活动。测量血压 98/47 mmHg,心率 109 次/分,呼吸 32 次/分,手指氧饱和度 SPO_2 100%,查看腹部有大量瘀斑,腹部软有轻压痛。在救护车上,"120"医生给他开通了静脉通道,输注 250 mL 一袋的 0.9% 生理盐水,给他查了动脉血气分析,发现血乳酸为 2.4 mmol/L,pH 值为 7.28。入院后经过完善检查(Hb 77 g/L)、补液、输血等支持治疗,急诊诊断为:①多发伤;②创伤失血性休克;③闭合性腹部外伤;④开放性骨盆骨折合并髋臼骨折;⑤坐骨神经损伤;⑥膀胱破裂;⑦左股骨干骨折;⑧胸部外伤(见图 7-1)。应用损伤控制原则,急诊行左髂内动脉栓塞+膀胱破裂修补+左股骨闭合复位外固定架固定术(图 7-2),术后持续行镇痛镇静、机械通气、抗感染等相关治疗。患者术后 2 天出现腹痛加剧、腹胀、恶性呕吐。查体:心率 123 次/分,呼吸频率 39 次/分,血压 109/63 mmHg,腹肌紧张,全腹压痛反跳痛(+),腹穿抽出浑浊液体,行胸腹盆部强化 CT 检查,提示胸腔积液、膈下游离气体、腹水及肠管肿胀(见图 7-3),考虑腹腔空腔脏器破裂,行剖腹探查+乙状结肠部分切除+乙状结肠造瘘+腹壁负压吸引术。脓液培养显示大肠埃希菌感染,术后多次调整抗生素,术后血压为 75/48 mmHg,加用去甲肾上腺素+补液治疗。剖腹探查术后第 2 天,腹胀明显,腹内压由术后 10 mmHg 升高至 24.5 mmHg,出现呼吸急促,呼吸频率 40～50 次/分,

SPO$_2$ 下降至 83％左右，双肺可闻及大量湿啰音，血气分析结果显示 PO$_2$ 为 62 mmHg 、PCO$_2$ 为 48 mmHg、pH 值为 7.39，出现腹腔间室综合征，再次急诊行腹腔感染清创＋开放腹腔减压＋负压吸引术，术后腹腔压力仍高（见图 7-4），经多次手术清创后，患者最终行髋臼骨折＋左股骨干骨折内固定手术后康复出院（见图 7-5）。

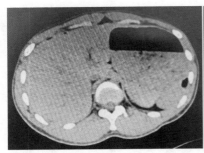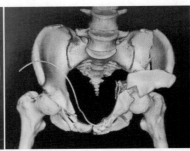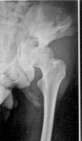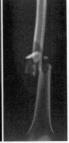

图 7-1　急诊检查

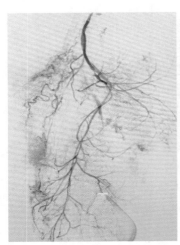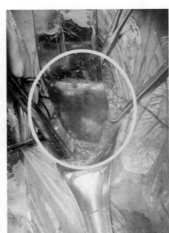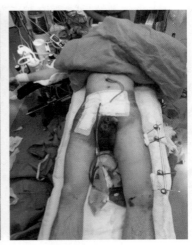

图 7-2　急诊行左髂内动脉栓塞＋膀胱破裂修补＋左股骨闭合复位外固定术

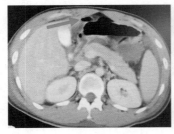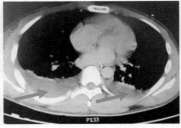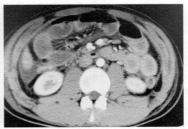

图 7-3　胸腹盆部强化 CT 检查

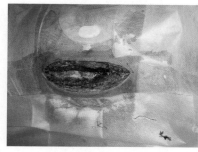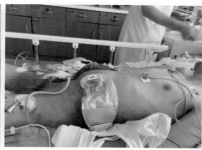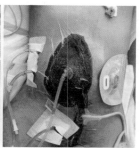

图 7-4　开放腹腔术后情况

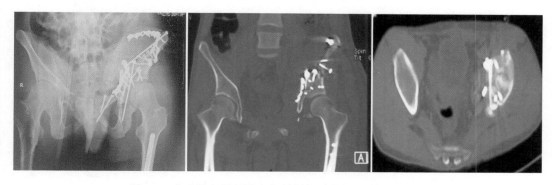

图 7-5　完成髋臼骨折及左股骨倒打髓内钉后内固定情况

医工结合点:本病例涉及两个医工结合的点,一个是病例中髋臼复杂骨折复位固定使用的接骨板,一个是股骨髓内钉使用的锁定。一些国际著名公司生产的重建接骨板可用于骨盆髋臼骨折的内固定,具有强大韧性、可塑性,可以在体折弯,同时又不影响 MRI检查,这种材料被称为去磁不锈钢,用这种材料做成的 3.5 mm 螺钉,最长可做到120 mm。目前,国内还不能生产这种高可塑性重建接骨板与高强度韧性螺钉,如何在材料力学方面获得技术突破,关系到整个医疗产业能不能去欧美化甚至超越欧美领先世界的重大技术瓶颈。

本病例涉及的第二个主要问题是股骨髓内钉的远端锁定。目前,只有施乐辉公司的SURE SHOT 系列产品解决了髓内钉远端锁定的问题,该产品采用类似磁力导航的原理,国内厂家目前还生产不出来这种产品,使得股骨髓内钉远端锁钉变得异常困难,影响了股骨髓内钉的推广使用,而股骨骨折髓内钉治疗是股骨干骨折治疗的"金标准"。

思考题

医学的进步高度依赖设备的进步,特别是急危重症患者,更需要先进可靠的医疗设备监护生命体征进而挽救生命,本案例涉及伤者的现场急救生命监测设备、从现场转运到医院急诊科的车辆中的监护和急救设备,以及急救现场和转运途中的患者信息传递、对接、互动及远程指挥等。

1.从以上几个方面着手,可以设计生产哪些医工交叉产品从而为此类创伤患者提供

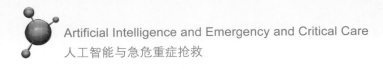
帮助？

2.此时患者住在重症监护室,使用呼吸机、血液净化滤过设备(CRRT)、微量泵持续注射等,同时还需要实时监测血气、凝血功能、心肺功能和腹腔压力,如何改进这么多的设备或研发新的集成设备使医生、护士更高效便捷监测伤者的各项生命体征?

3.这个受伤青年有大腿骨折,目前转运过程中常常使用预制长腿托板固定大腿,这种长腿托固定不牢固,转运途中下肢晃晃悠悠疼得厉害,可以设计一种什么样的产品,既能有效固定骨折、减少疼痛和骨折再移位并发症,又能有效监测伤肢筋膜室压力,防止骨筋膜室综合征?

4.创伤失血性休克的液体复苏最好选用全血输注,但是目前不能实现即时全血输注,需要输入成分血,即红细胞、血浆、凝血因子及血小板等需要分别输入,从材料学和分子学角度,如何研制生产一种替代全血的生物制品或人工全血,在休克最开始发生时就可以输入?

5.骨盆骨折切开复位内固定会导致大量出血,术前计划高度依赖 CT 三维重建扫描,也可以做 3D 打印模型,从医工交叉和人工智能角度出发,如何能实现智能闭合复位通道螺钉固定?

6.目前,股骨干骨折髓内钉治疗是"金标准",但是远端锁定是阻碍股骨髓内钉技术推广的主要壁垒。目前,国外有类似磁力导航的产品,锁定很准确,从工学角度,如何实现髓内钉远端锁定的准确性?

7.闭合性腹部外伤合并腹腔高压时,术后刀口不建议缝合,特别是肌层组织,需要敞开,用输液袋、硅胶袋或者 VAC 聚氨酯海绵替代腹壁肌肉及筋膜组织,临时关闭腹腔,防止腹腔间室综合征发生。但此种临时替代的材料需在术后短期取出,然后二期缝合刀口,患者需经受二次手术。从医工交叉角度来看,何时能生产出无须取出的耐感染、抗排斥、抗张力的高分子人工材料,可以在不增加腹腔压力的情况下一次性关闭腹腔?

案例解析

一、疾病概述

创伤正日益成为危害公众健康的一大公害,创伤是 45 岁以下人群死亡的第一位原因,也是所有人群死亡的第三位原因,对社会的危害和劳动力造成的损失远大于任何一类疾病。创伤是指机械性致伤因素作用于人体所造成的组织结构完整性的破坏或功能障碍。

随着社会的不断发展,机动车快速增长,建筑高空作业时间日益增长,创伤日渐增多。创伤已经成为发达社会疾病,据世界卫生组织(WHO)统计,世界上每 50 秒即有一人死于车祸,每 2 秒即有一人受伤。

（一）损伤机制

1.交通事故

交通事故为造成严重创伤的最常见原因,可分为车体内挤压翻滚导致的驾乘车人员损伤和机动车撞行人造成的行人损伤。交通事故常可以造成内脏破裂、骨盆骨折、大量失血甚至死亡等各种严重后果。

2.机械性损伤

机械性损伤多见于外部物理因素,如暴力击打、机械绞伤、异物如钢筋或木条等穿刺或贯通伤、刀或者其他锐利物品的切割等。

3.高空坠落

高空坠落伤可以分为着地部位的直接接触伤和通过骨骼传导造成的损伤,常造成严重创伤、多处骨折甚或死亡,多见于建筑工地人员或跳楼自杀者。

4.跌倒

跌倒一般造成骨折或软组织创伤,如老年人的髋部骨折、青少年的肱骨骨折。

5.火器伤

火器伤多见于欧美国家或恐袭及战争,由于弹药进入体内,伤口小,内部出血严重。

6.其他

其他损伤机制还包括冻伤、烧伤、化学物品腐蚀等。

(二)创伤的死亡高峰

严重创伤患者会出现三个死亡高峰。

1.第一个死亡高峰

第一个死亡高峰出现于创伤发生后数秒至数分钟或数十分钟,占创伤死亡的50%,这类患者基本都死于现场,称为即时死亡,主要死亡原因包括脑干损伤、脑实质严重挫伤碎裂、高位颈脊椎损伤、心脏、主动脉及大血管的严重创伤或严重撕裂。

大部分伤者会在意外发生后数秒至数分钟内死亡,只有极少数人能在这些情况下生存。预防意外发生是减少此类严重创伤所致死亡的唯一方法。针对此阶段的创伤研究是目前国家及军事创伤医学研究的重点。

2.第二个死亡高峰

第二个死亡高峰出现于严重创伤发生后的数小时内或数十小时,称为早期死亡,占创伤死亡的30%,这类患者是创伤救治的主要对象,也是急诊外科日常遇到的危重创伤患者,抢救的主要阵地为急诊科抢救室或创伤复苏单元。

这类患者的死亡原因主要包括硬膜下或硬膜外血肿、脑疝、血气胸、张力性气胸、脾破裂、肝脏裂伤、骨盆骨折及多处受伤并有大出血。这一时间段常称为抢救的"黄金时段"。如果伤者能在这段时间转送到创伤救治程序良好的医院或创伤中心,得到快速及适当的治疗,其死亡率将会大大减少。

3.第三个死亡高峰

第三个死亡高峰出现于创伤发生后的数日至数周内,占创伤死亡的20%,称为后期死亡,属于危重病领域。

此阶段死亡的原因包括多为创伤引起的并发症(如感染导致的脓毒症或感染性休克)、创伤性腹腔室隔综合征引起的肠坏死及多器官功能衰竭(multiple organ failure, MOF)。

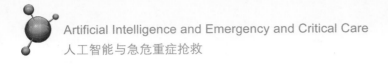

(三)创伤评估

创伤评估的目的除了要加强对原发性创伤的救治外,更需要监测继发性损害的发生,避免"二次损害",尽早地发现与治疗各种并发症。创伤的评估对于救治非常重要,评估即是救治的开始。

一般按照气道(A)、呼吸(B)、循环(C)、神经功能障碍(D)及暴露检查(E)的顺序进行评估。气道的评估在与患者的交谈中完成,同时应观察患者意识状态、口唇颜色是否青紫(紫绀)、有没有呼吸时的费力状态[鼻翼煽动、锁骨上窝凹陷、肋间隙凹陷(俗称"三凹征")],气道梗阻的时候会有喉鸣音,这与一个大学生参加剧烈体育活动后,上气不接下气、锁骨上窝会凹陷、鼻翼会煽动开合一个道理;通过观察呼吸的动度、呼吸频率、听诊双肺呼吸音来进行呼吸的评估(B),特别注意有没有反常呼吸、胸腔体表有没有出气口,如果有出气口就意味着存在开放性气胸;循环的评估可以根据血压、脉搏、末梢毛细血管是否充盈来判断,如果存在腹部疼痛及压痛反跳疼,很可能存在腹部实质性脏器损伤或肠破裂的情况;意识状态的评估可以简化为清醒(A)、对指令性语言有反应(V)、对疼痛刺激有反应(P)及无反应(U);还要注意做肛门指诊,查看有无损伤及直肠损伤,翻身做背部检查,查看有无皮肤剥脱伤或撕裂伤(见表7-1)。

表 7-1　初期评估应需立即识别伤情及处理要点

评估顺序	主要伤情	具体损伤	处理要点
A　气道和颈椎保护	气道阻塞 气道损伤	血液、呕吐物、舌后坠	清理呼吸道 口咽通气道 气管插管术 气管切开术
B　呼吸与通气	气道压迫 胸部创伤 颅脑损伤 低血容量	张力性气胸 开放性气胸 连枷胸 肺挫伤	机械通气
C　循环及控制出血	失血性休克 心源性休克 神经源性休克	大量血胸,大量腹腔积血,不稳定性骨盆骨折,闭合性股骨干骨折 心脏压塞 颈椎损伤	胸腔穿刺闭式引流术 急诊剖胸术 急诊剖腹探查 骨盆兜外固定 骨折外固定架固定术 骨盆填塞术 介入手术
D　失能	颅内压增高 脊髓损伤	创伤性脑出血,脑疝	降低颅内压 稳定脊柱
E　暴露	背部及会阴	低体温 四肢畸形	保温

对于颅脑外伤后昏迷的评分（见表 7-2），目前最常用的还是格拉斯哥昏迷评分（Glasgow coma scale，GCS），包括睁眼运动、语言反应和肢体运动三个指标。

表 7-2　格拉斯哥昏迷评分

指标	评分标准
睁眼反应 （eye opening，E）	4 分　自然睁眼（spontaneous），靠近患者时，患者能自主睁眼 3 分　呼唤睁眼（to speech），以正常音量呼叫患者，或高音量呼叫 2 分　有刺激睁眼（to pain），先轻拍或摇晃患者，无反应后予强刺激 1 分　对于刺激无反应（none）
语言反应 （verbal response，V）	5 分　说话有条理（oriented），定向能力正确，能清晰表达自己的名字、居住地 4 分　可应答，但有答非所问的情形（confused），定向能力障碍，有答错情况 3 分　可说出单字（inappropriate words），完全不能对话只能说简短句或单个字 2 分　可发出声音（unintelligible sounds），对疼痛刺激仅能发出无意义叫声 1 分　无任何反应（none）
肢体运动 （motor response，M）	6 分　可依指令动作（obey commands），按指令完成 2 次不同的动作 5 分　施以压眶刺激时，可定位疼痛（localize） 4 分　对疼痛刺激有反应，肢体会回缩（withdrawal） 3 分　对疼痛刺激有反应，肢体会弯曲（decorticate flexion） 2 分　对疼痛刺激有反应，肢体会伸直（decerebrate extension） 1 分　无任何反应（none）

注：15 分为正常，通常表述为 E4V5M6，即 4+5+6＝15 分。

根据评估结果，可以将创伤按严重程度分为Ⅰ级创伤和Ⅱ级创伤，分级的标准见表 7-3。

表 7-3　创伤分级指标

创伤分级	分极标准
Ⅰ级创伤	①SBP≤90 和（或）在送往医院途中接受输血 ②GCS≤12 或进一步恶化的 GCS ③8＜R＜30 ④RTS（校正的创伤积分）≤11 ⑤头部枪伤 ⑥开放性骨盆骨折 ⑦邻近膝盖/肘关节的穿透性损伤 ⑧肢端无脉搏 ⑨创伤性瘫痪 ⑩气道异常或气管插管患者 ⑪连枷胸

续表

创伤分级	分极标准
Ⅱ级创伤	①11＜GCS≤14 ②5≤年龄≤65 ③坠落高度＞20英尺(1英尺＝30.48厘米) ④汽车对行人创伤、驾驶室内的创伤 ⑤邻近手腕/踝关节切割伤 ⑥创伤伴随烧伤 ⑦多处骨折/开放性骨折 ⑧骨盆骨折/挤压受伤 ⑨出现喷出/倾翻性呕吐 ⑩医院之间转诊,创伤发生≤24小时 ⑪使用华法令的创伤患者/妊娠的创伤患者

应用这样的分级法,有利于按损伤轻重进行检伤分类,从而进行有效救治。检伤分类的原则适用于群体伤,以红(严重伤)、黄(较重伤)、绿(轻伤)和黑(死亡)的颜色贴牌或挂牌表示,方便批量伤员救治和运送。

二、疾病预防、诊断、治疗、康复

(一)预防

创伤是可以预防的。创伤预防科学最早的发展之一是 Hugh DeHaven 在 20 世纪 30～40 年代所做的工作,他证实了在诸如碰撞或摔倒等会造成损伤的事件中,身体能够承受多少动能取决于能量如何逸散。他指出了切断"事故"与随之而来的"损伤"之间的联系的可能性,为其后的创伤预防工作提供了生物力学基础,并提出了损伤阈值的概念。他的基本原理最终被人们所接受并引入了汽车安全带的应用。在 20 世纪 40 年代,John E. Gordon 把流行病学的应用引入损伤的评估中,他指出,就像其他任何疾病一样,随着年代与人群的变化,创伤是以一定的模式发生的;他还指出,损伤是人、致伤因素和它们相互影响的内环境互相作用的结果。

创伤预防最著名的早期倡导者是美国的国家公路交通安全管理局(NHTSA)第一任主任 William Haddon。他促进了这些早期工作的开展,并制定了一套系统的损伤评估和预防方法。他的方法建立在所有的损伤实质上是由能量快速、不可控制地传递到人体所致的基础上,而且这些能量的传递都是可理解和可预知的,因而是可预防的。Haddon 充分阐述了 Gordon 关于受伤体、致伤因素和环境的相互作用的理念,最终逐渐被称为 Haddon 模型。在这个模型中,事件被分成事件前、事件中、事件后三个阶段,而三个因素在各阶段各自影响创伤。在事件前期,三个因素各自影响导致损伤事件的可能性,如碰撞的发生;在事件中期,他们影响该事件引起损伤的可能性,并决定损伤的严重程度;在事件后期,上述因素决定损伤的最终结果。

Haddon 为创伤控制的现代方法提供了坚实基础,他的模型总结的原则也已成为制定预防措施的指导方针。他完善了 10 条对策,把潜在的致伤"能量"与人体分离。大多数现行创伤预防和控制的对策在概念上都源自这 10 条对策。

1.事件前期

(1)防止危险的发生;预防导致伤害传递的能量的发展(如制止某些特定毒药、烟花或手枪的生产)。

(2)降低危险量(如降低机动车速度)。

(3)防止已存危险的释放(如在手枪上安置扳机保险)。

2.事件发生期

(1)从源头上减缓危险释放速率或危险的空间分布(如安全带、气囊)。

(2)在时间或空间上将危险与被保护者隔离开(如车行道与人行道的隔离)。

(3)以机械屏障将被保护者与危险隔离开(如保护用头盔)。

(4)修改危险的基本结构或性质,以降低单位面积上的能量负荷(如拆除路边电线杆、家用桌角的磨圆)。

(5)使被保护对象(有生命和无生命的对象)更能抵抗危险造成的伤害(如防火和抗震的建筑物、骨质疏松症的预防)。

3.事件发生后

(1)查明并阻遏由环境危险已经造成的伤害(如急诊救治)。

(2)稳定、修复、复原受伤对象(急诊救治、外科重建、物理康复疗法)。

几乎所有的预防措施在概念上都可归结为源自 Haddon 的 10 条对策。然而,在现实社会中贯彻这些对策涉及多种实际因素。就被保护者而言,一般认为,干预可是主动的亦可是被动的。主动干预包括行为改变和需要人们落实一些行动,如戴头盔、系安全带、使用手枪扳机保险等。

被动干预不需要被保护者采取行动,而是贯穿到物品的设计里或环境中,如安全气囊或车行道与人行道的隔离。一般认为,被动干预比主动干预更可靠,但即便被动干预也需要社会某些部分的行动,如通过立法来要求汽车安装一些安全部件。

在社会层面,创伤预防对策的实施可通过以下三种基本形式来完成:①行政立法并执行(legislation and enforcement);②教育并改变行为(education and behavior change);③工程技术与设备改造(engineering and technology)。这三种形式常被称为三"E"规则。

国家或省、直辖市、自治区的立法使得机动车设计时就要把主动和被动安全因素考虑进去。例如,各省、直辖市或自治区抑或每个城市规定什么是醉酒驾驶并制定严密的实施细则;地方政府制定与安全相关的建筑法规并严格监督执行。

教育和行为的改变曾经是创伤预防工作的支柱。然而,若没有评估或反馈机制的使用,则这些工作的效果有限。教育工作可以采取政府督导或强制的方式进行,用社会营销的市场技术来达到行为改变的实际效果。此外,教育工作在与其他创伤预防方法一起使用时常常最有效,如通过各种平面、电视或自媒体途径使公众知情并实行新的、更为严厉的禁止酒后驾车的法律或惩戒措施,达到减少及杜绝酒后和醉酒驾驶的目的。

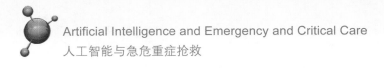

工程技术处理各种各样的问题,如设计更为安全的道路、更有效的汽车安全装置,以及制造设备的自动保护。

这三种主要形式常是互补的。例如,安全带是技术的进步,要说服人们使用安全带则需要教育,要说服立法者通过安全带法案也需要游说和教育。

一些共同原则贯穿于许多成功的创伤预防计划中。根据所要预防的损伤类型,一项计划可能需要多方面人士的共同努力,如卫生保健人员、公共卫生从业人员、流行病学家、心理学家、制造商、交通安全及执法官员、生物力学专家、教育家,以及与媒体、广告、公共关系相关的人员。卫生保健人员可以包括那些从事初级保健的人员,如儿科医师和那些与急性创伤有关的人员。最后,社会的每个成员都可以介入。

常常需要一些有不同兴趣的群体联合起来集中解决某一特定损伤的预防问题。这些群体可以包括政府机构如卫生部门、教育部门和运输部门,也可以包括学术研究所、媒体、社区团体、私人基金、公司和医学会。这些不同群体和不同利益的协调配合是整个预防计划的重要组成部分,而且常通过确定一个作为"领导机构"的组织而得到最好的执行。

当一项预防计划获得政府机构、组织或社区的持续支持和参与时,这项计划即可看作是"制度化的"。这对依靠教育和行为转变来进行的干预是特别必要的。

创伤预防的资金常常是一个制约因素,因为这些计划几乎都是非营利性的,而利用可获得的社区资源则能做很多,包括志愿者人力、以免费广告或特别的趣味故事的形式进行的媒体宣传,以及厂商捐赠的安全用具之类的礼品等。社区参与的程度越大,此类资源就越易于得到。因此,许多创伤预防计划的一个关键部分是引起并维持社区的兴趣。

创伤预防计划的一个决定性要素是提高效能,这需要两个主要活动,即对过程和结果都进行评估。在一定程度上,可以将过程评估看作预防项目的质量保障。例如,在公共信息活动中以多种形式定期通告进展情况。这种评估的主要目的是为干预的改进提供反馈意见。最重要的是,结果评估就是评价创伤发生率可能的变化或创伤预防对创伤发生率的影响。在理想情况下,结果评估能监控最严重的创伤情况,即死亡和创伤所致的残疾。

总之,创伤的预防主要依靠以下几个方面:①政府责任落实,如交通法规制定、道路划线、交通标识醒目悬挂等;②公民教育,如学校教育、家庭教育等;③制定违反交通法规的处罚细则和惩戒力度,教育行人与机动车司机共同遵守法律法规;④劳动安全教育及执法监督检查,预防高处作业坠落等。通过各种手段可以达到减少创伤的目的。

(二)诊断

创伤的诊断要从受伤当时情况即受伤机制入手。一些严重创伤通常包括以下几种情况:①交通事故,如高速公路快速行驶追尾或侧翻,导致驾乘人员挤在驾驶室或被甩出车外。②机动车撞行人,如大货车在国道或快速路上撞击行人或高速行驶的小汽车撞击行人。③高处坠落伤,从超过 6 m 以上高度的高处坠落往往引起严重的损伤,会导致骨盆骨折、腹部脏器破裂、多发的开放骨折等。④驾驶摩托车或电瓶车高速行驶,撞在树上、栏杆上或桥墩上等也往往引起严重损伤。⑤另外，还要注意受伤时患者的饱腹情况，即患者是空腹还是刚刚吃完饭或者正好在两顿饭之间，对于饱腹状态，要特别警惕合并肠破裂的情况；髂骨瘀斑征是查体外观提示有肠破裂的证据之一（见图 7-6）。熟悉导致严重损伤的不同状况，可以快速、有重点地边检查评估边进行有针对性的治疗，同时还可以避免漏诊。

创伤的诊断也要遵循视、触、叩、听的原则。例如，脑外伤患者要查看瞳孔大小及对光反射；胸部外伤患者要听呼吸音，看呼吸时胸部起伏动度；腹部外伤要仔细查看按压腹部有无压痛反跳痛；肢体骨折要检查有无反常活动等。要与所有的创伤患者，特别是严重创伤患者交谈，了解其神志状态及受伤时的状况，若患者能跟医生交谈沟通，说明气道通畅、没有昏迷或严重脑外伤状况。

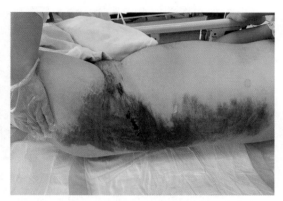

图 7-6　髂骨瘀斑征是指创伤后以髂骨为中心表现出来的皮肤瘀斑情况，常提示肠破裂

CT 自 1972 年问世之后，给临床诊断带来了巨大的进步。CT 作为首先开发的数字成像，大大促进了医学影像学的发展，使 X 线成像不能显示的解剖结构及病变得以显影，从而显著扩大了检查范围，提高了病变检出率和诊断的准确率。

CT 是用 X 线束，从多个方向对人体检查部位具有一定厚度的层面进行扫描，由探测器（而不用胶片）接收透过该层面的 X 线，转变为可见光后，由光电转换器转变为电信号，再转为数字信号并输入计算机处理。图像处理时，将选定层面分成若干个体积相同的立方体，称为体素（voxel）；经计算而获得每个体素的 X 线衰减系数（或称"吸收系数"），再排列成矩阵，即构成数字矩阵，数字矩阵中的每个数字经转换器转为灰度不等的小方块，称为像素（pixel），并按原有矩阵顺序排列，即构成 CT 图像。所以，CT 图像是由一定数目像素组成的灰阶图像，是数字图像，是重建的断层图像。

颅脑的外伤累及脑组织，可以通过 CT 检查明确颅骨骨折的部位、深度及范围，还可以根据脑沟、脑回的形态判断脑组织的肿胀、挫伤，CT 可以明确判断颅内出血的部位、大小及范围。

胸部外伤可以通过拍摄胸部 X 线片判断胸廓形态及肋骨骨折的部位与数量，CT 检查可以明确肺挫伤与出血情况、气胸及胸腔积液，CT 扫描后三维重建可以很好地显示肋骨骨折的精确部位等。

腹部闭合性外伤的 CT 检查尤其重要，通过 CT 可以明确肝脏、脾脏、胰腺、肾脏等实质性脏器的损伤部位、范围及腹腔出血情况，通过 CT 看到有腹腔游离气体或腊肠征可以辅助诊断肠穿孔破裂等。

骨盆骨折、髋臼骨折、脊柱骨折等可以通过 X 线片和 CT 明确诊断，并确定骨折的分

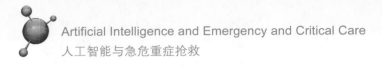

型、移位的大小、椎管压迫的程度,对确定手术与否有重要指导作用;脊柱骨折通常还需要做 MRI 检查,协助判断脊髓神经压迫或受侵犯的程度。

单部位的肢体损伤一般可拍摄 X 线片,以明确骨折部位和程度,累及关节的部位除需要 X 线片外还需要 CT 检查以明确骨折移位的程度、骨折块的数量,个别关节需要做磁共振检查,如胫骨平台骨折、肱骨近端骨折等。

多发伤患者常常首先选择全身 CT 检查,怀疑大出血患者也可以加做强化 CT 造影,以显示出血部位,为下一步治疗做准备。这样可以最少次数搬动患者,以减少因为搬动造成的进一步出血。

B 超在胸腹部创伤和多发伤的诊断中发挥着越来越重要的作用。创伤重点超声检查(focused assessment sonograph trauma,FAST)为腹部快速 B 超检查,主要适用于非影像专业的医生,如急诊科和外科医生操作,目的是对有腹部创伤,尤其是生命体征不稳定、不适于搬动到放射科进行 CT 检查的患者做初期快速评估。目前,在我国的许多急诊创伤中心,床旁 FAST 已被广泛应用,可帮助临床医生及时发现患者胸腔、心包腔或腹腔积液或严重气胸,这有助于防范患者在接受 CT 检查过程中的风险并有效缩短患者术前时间,为排除腹腔、胸腔和心包腔出血的重要检查工具。

血液学的检查主要是血常规、凝血功能、血气分析、血栓弹力图(TEG)等,可判断创伤大出血患者的凝血功能状态,诊断休克缺血缺氧状态等。同时,还要检测肝肾功能状况。血栓弹力图可以随时监测大出血后的血液凝血功能状态、指导血小板等血液制品的输入。

对于创伤后持续大出血患者,要尽可能创造条件进行止血处理,必要时可采用数字减影技术(digital subtraction angiography,DSA)进行血管造影与栓塞。

创伤大出血患者经救治暂时稳定后进入创伤 ICU 或综合 ICU,需要进行一系列的心电监护,最有效的方式是血液动力学监测。血液动力学监测的目的是维持最佳氧输送、保证组织供氧。可以通过动脉压监测、中心静脉压和心排量监测、心脏超声心动图及心电图来完成。常用的监测指标包括心输出量、每搏输出量、心脏指数、每搏输出指数、体循环阻力指数和肺循环阻力指数等。有创血压监测是最常用的直接测压方法,通过将导管置入动脉、通过压力检测仪直接测量动脉内压力,这一指标能够反映每一个心动周期的血压变化情况,实时监测收缩压、平均动脉压等变化,对于大出血休克血液动力学不稳定患者的及时救治有积极意义。

(三)治疗

根据受伤部位及程度,创伤的治疗有不同的措施,主要的措施可分为保守治疗和手术治疗。近年来,由于 DSA 的发展与普及,介入治疗在创伤特别是多发伤合并大出血休克的治疗中起到重要的作用。

DSA 是一种新的 X 线成像系统,是常规血管造影技术和电子计算机图像处理技术相结合的产物,特点是没有骨骼与软组织的充填,使血管及其病变显示更为清楚,通过动脉或是静脉穿刺之后,导丝导管引导下选择性或者超选择性插入相关的靶血管,对血管血流动态的成像,既是一种功能的检查手段也可以对再出血的血管用弹簧圈或明胶海绵颗粒堵塞止血。

DSA 系统最主要的组成部分是控制处理机和快速图像处理机，以及模拟数字转换器、存储器等。整个图像的摄制、储存、处理和传递都是用数字形式进行的。利用计算机处理数字化的影像信息，以消除骨骼和软组织影的减影技术，是新一代血管造影的成像技术。Nudelman 于 1977 年获得第一张 DSA 的图像。DSA 在 1980 年代进入临床，其基本方法可分为时间减影、能量减影和混合减影，临床应用的主要是时间减影。时间减影的原理是，从静脉或动脉注入造影剂，在造影剂进入欲检查的血管前，先将一幅空图像（无造影剂的图像）作为"掩膜"储存起来，然后与时间上顺序出现的充盈图像逐步相减。这样相同的、固定的图像部分就被减除了，即在减影图像中除去了整个骨骼和软组织，而造影剂通过血管时引起的密度变化被突出地显示出来，图像对比度、分辨率很高。

1.多发伤的紧急救治

多发伤（polytrauma）是指机体同一致伤因素使人体同时或相继遭受两个或两个以上解剖部位或脏器的较严重损伤，其中一处危及生命或合并休克，这种损伤称为多发伤。多发伤有以下几个特点：①损伤机制复杂：撞击、挤压、坠落，伤情重、变化快、死亡率高。②生理紊乱严重、并发症多：低氧血症、低体温、低凝状态、酸中毒；休克、ARDS、MODS、急性肾衰。③伤后并发症多、感染率高：失血性贫血、创伤性营养不良、免疫力差，MODS 6%～8%，应激性溃疡 25%，呼吸道及胸腹腔感染率 10%～22%。

（1）多发伤救治原则：包括现场救治与院内的紧急救治措施。

1）现场救治：①迅速评估伤情，病员检伤分类；②发现并紧急处理危及生命的创伤；③使开放性创面免受再污染，减少感染，防止损伤进一步加重。

现场急救的时效性（EMSS）取决于"120"急救系统反应时间和院前急救人员的救治设备和水平，而救治水平取决于周期性的规范化创伤培训，重点掌握非侵袭性创伤急救技术即通气、止血、包扎、固定、搬运及徒手心肺复苏，这也是创伤基础生命支持（basic trauma support，BTLS）的主要内容。

2）院内的紧急救治措施：到达急诊科后，在创伤复苏单元内对伤者继续进行抢救治疗（见图 7-7），一般应由受过创伤高级培训的高年资医师主持抢救。近年来，多提倡一体化救治的原则。一体化救治包括由固定的多学科外科医师组成的团队全程负责多发伤患者的急诊复苏、紧急手术、ICU 治疗、稳定后确定性手术，甚至包括早期直接康复重建。①对心跳、呼吸停止者立即行心肺复苏术，昏迷者保持呼吸道通畅并进行气管插管。②尽快建立 2 条以上静脉通道补晶体液和血管活性药，同时启动临床大输血程序。③吸氧/面罩吸氧，监测脉搏、血压、呼吸、中心静脉置管并检测中心静脉压，心电监护生命体征。④采血（查血型、配血、血常规/凝血四项、血气血糖、肝肾功、血栓弹力图检查）。⑤对开放性/张力性气胸者立即包扎为闭合性。⑥开放伤口用清洁/无菌辅料立即行包扎、止血和固定。⑦准备救命性急诊手术或损伤控制性手术（胸腔闭式引流、开胸心脏按压、开胸止血、剖腹止血手术、骨盆外固定架固定后的骨盆填塞止血或 DSA 血管栓赛等）。⑧在 ICU 内继续纠正凝血功能、处理 ARDS、治疗腹腔高压综合征及抗感染。

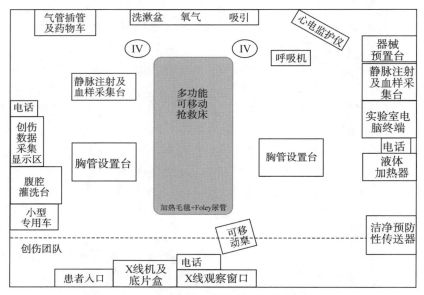

图 7-7　创伤复苏单元内物品设备摆放示意图

治疗是通常所说的高级生命支持（advanced trauma support，ATLS）的主要内容，ATLS 强调"黄金时间"的概念，即必须及时、按优先顺序对创伤患者进行干预和治疗，以避免死亡。

2.创伤失血性休克的救治

创伤失血性休克是指创伤造成机体大量失血，导致有效循环血量减少、组织灌注不足、细胞代谢紊乱和器官功能受损的病理生理过程。创伤失血性休克具有较高的病死率。

从休克发生到死亡的中位时间仅有 2 小时，因此早期快速识别，全面评估并迅速及时进行有效止血是拯救患者生命的关键一环。创伤受伤机制是创伤评估的重要依据，导致失血性休克的创伤主要是腹腔实质性脏器伤、胸腔脏器伤、胸壁伤、骨盆骨折、血管损伤和长骨骨折等。其中，钝性伤主要包括交通伤、坠落伤和冲击伤等，临床上应根据损伤机制进行判断，而不是孤立地看损伤部位，所以要特别重视胸腔、腹腔、腹膜后、骨盆和大腿近端等部位的出血评估。早期诊断创伤失血性休克需要动态连续地根据临床表现，依靠血流动力学、影像学和代谢检测指标进行判断。血常规可以提供血红蛋白、血小板计数、红细胞压积等重要指标，从而帮助判断失血程度及凝血功能。血乳酸是反映组织灌注受损和细胞无氧代谢的重要标志，与病情的严重程度及预后密切相关，可动态、重复检查。另外，凝血功能、生化等指标能够为更加及时、全面地评估病情提供重要依据。应限制血流动力学不稳定者进行诊断性影像学检查，必要时行诊断性穿刺。创伤超声重点评估（focused assessment with sonography for trauma，FAST）被广泛用于躯干检查寻找出血源，可以确定危及生命的腹腔出血等。若条件允许，及时行多层螺旋 CT，能明确脏器损伤、确定出血来源，以及明确并量化出血量。

创伤失血性休克的救治:

(1)救治原则:对于创伤失血性休克,应尽快控制致命性大出血,同时保持呼吸道通畅、液体复苏、止痛以及其他对症治疗,采取损伤控制复苏策略。最终的治疗目标则是有效控制出血、改善微循环及氧代谢障碍,恢复内环境稳定。

(2)救治措施:①高效止血:应根据出血部位及出血程度合理选择止血敷料、止血带、骨盆固定带等工具。有条件者应积极采取措施控制或减少内出血。对于存在出血或有出血风险的患者,创伤后 3 小时内尽早使用氨甲环酸,采用"1+1"方案,首剂 1 g,输注时间不能少于 10 分钟,然后追加 1 g,输注时间至少持续 8 小时。若有条件,对部分腹部或盆腔出血的患者可进行复苏性主动脉球囊阻断术(resuscitatire endorascular balloon occlusion of the aorta,REBOA)。对于合并重度失血性休克、有持续出血和凝血病征象的严重创伤患者,推荐实施损伤控制性手术;对于血流动力学稳定且不存在上述严重情况的患者,则推荐实施确定性手术。②气道管理:有效的气道管理是创伤失血性休克患者救治成功的前提和基础,应在第一时间进行评估和干预。一旦患者出现呼吸不畅或不能有效通气,应紧急建立人工气道;快速气管插管是保证气道安全的确切方法。③液体复苏:对出血已得到控制的休克患者,可采用常规复苏;对有活动性出血的非控制性出血休克患者,推荐采用允许性低压复苏,应将收缩压维持在 80~90 mmHg;对于合并严重颅脑损伤(GCS≤8 分)的患者,应维持平均动脉压在 80 mmHg 以上,彻底止血后可采用常规复苏。若伤者有胸部爆震伤或肺挫裂伤,应适当减慢输液速度和液体总量。低压复苏时间不宜过长,最好不超过 2 小时。失血丢失的是全血,单纯地补充任意一种物质都会造成另一种物质浓度的下降,失血输血还要重视凝血。如果补得不恰当,还可能会造成不良后果。复苏液体晶体液与胶体液均可应用,一般先使用晶体液后使用胶体液,比例为 2:1。但是大量输注等渗晶体液可增加呼吸衰竭、肢体/腹腔间室综合征及凝血病等风险,应遵循最少量晶体液输注原则(入院后 6 小时内<2 L),非控出血时应最小量晶体复苏。对于存在严重创伤失血的患者,应及早启动大出血抢救预案,最好全血输注。成人患者进行输血治疗时,血浆与红细胞的比例为 1:1。对于儿童患者,血浆与红细胞的比例仍为1:1,注意根据儿童的全身血容量进行计算。④血管活性药物早期应用:为延长黄金救治时间窗,为手术治疗赢得时间,在创伤现场或后送途中可小剂量应用缩血管药物。⑤创伤性凝血病的处理:创伤性凝血病(trauma-induced coagulopathy,TIC)是创伤患者预后不良的独立危险因素。TIC 是指在严重创伤和大手术打击下,机体出现以凝血功能障碍为主要表现的临床病症,是一种多元性的凝血障碍疾病。影响 TIC 发展的因素主要涉及三个方面:一是创伤相关因素,如创伤部位、性质和严重程度;二是环境和治疗因素,如低温、大量补液等;三是伤者自身因素,包括年龄、合并症及抗凝药物服用史等。目前,尚无可检测所有 TIC 的理想方法,检测手段主要包括普通凝血试验(CCT)和黏弹性凝血试验(VHA)。CCT 是对凝血过程进行静态、非全面的评估。VHA 通过检测血液黏弹性变化来动态反映凝血全貌,可对 TIC 全程监测。VHA 主要包括血栓弹力图(TEG)和旋转式血栓弹力测定仪(ROTEM)检测。根据实验室检查结果可选用新鲜全血、浓缩红细胞(PRBC)、新鲜冷冻血浆(FFP)、血小板(PLT),以及 rhVⅡa 等防治凝血功能障碍。若

Hb<7 g/dL,建议输全血;若 PLT<50000/mL,或伴颅脑损伤者 PLT<100000/mL,应输注 PLT;当血浆纤维蛋白原水平小于 1.5~2.0 g/L 或血栓弹力图显示有明显的纤维蛋白原缺乏时,应给予补充,补充的起始浓度为 3~4 g 的纤维蛋白原或 50 mg/kg 冷沉淀,进一步的补充应根据实验室检测结果确定;若 TEG 测定纤溶大于 3%,即应启动抗纤溶治疗。⑥死亡三联征的危害与紧急处理:发生创伤,尤其是严重多发伤并发休克后出现严重的生理功能紊乱和机体代谢功能的失调,表现为低体温、低凝状态和酸中毒,是构成死亡的主要原因,称为死亡三联征。33%的严重创伤患者在到达医院时合并凝血功能障碍。一旦出现上述情况,患者已经面临着死亡和出现严重并发症的危险。死亡三联征包括:①低温:是严重创伤和继复苏之后不可避免的病理生理改变,低温指机体温度低于35 ℃,创伤患者因低血容量、低血流状态及麻醉时周围血管收缩反应丧失,引起机体低温,灌注冷液体又加重低温。低温时间越长,全身多器官功能障碍综合征发生率越高,病死率也越高。②代谢性酸中毒:持续和反复出现的组织低灌注引起的明显生理异常为代谢性酸中毒,血液 pH 值小于 7.25。从能量转换开始,正常细胞的生理发生改变,无氧酵解取代了有氧代谢,引起乳酸性酸中毒。乳酸性酸中毒时,乳酸水平与病死率之间存在明显的相关性,这种关系的病理生理基础在严重创伤患者身上表现得更为显著。③凝血障碍:严重创伤或合并休克后患者出现凝血功能障碍,可由多种因素引起。已知影响凝血功能的主要因素是体温,凝血过程中的各种反应在低温条件下可被抑制。大量出血和输液可引起血小板和凝血因子Ⅴ、Ⅷ减少与稀释。低温可使凝血酶原时间(PT)出现异常,从量和质上影响凝血反应,使凝血因子的产生减少。低温也能导致血小板功能损害,包括血小板黏附、聚集、钙离子释放、前列烷酸产物、血小板凝血酶受体复合物形成等功能均受损害。

为防止出现死亡三联征,可以做如下处理:①保温:低体温被认为是严重创伤患者预后不良的独立危险因素。对创伤失血性休克患者,应尽量保温,以减少持续的热量丢失。保温措施包括去除湿冷衣服、增加环境温度、覆盖身体防止体温散发、输注温热液体等,概括而言就是需要温暖的房间、温暖的毯子、温暖的复苏液体、温暖的吸入空气。②纠正酸中毒:目前主张采用损伤控制性液体复苏策略,尽早启动大出血程序,一次性输注平衡盐液不超过 2000 mL。③输血液制品、凝血底物改善凝血功能,按比例输注红细胞、血浆和冷沉淀,输注血小板能显著改善凝血功能状态,在血小板没有输入之前可以输注凝血酶原复合物、纤维蛋白原等。

(3)复苏目标:提高 HCT,使其大于等于 30%,HGB≥8~9 g/L;pH 值≥7.20。

3.骨盆骨折的救治

随着现代化交通事业的发展,高速、高能量损伤的发生呈明显上升趋势,骨盆损伤的发生率和严重性均有明显增加,其发生率为每年(20~35.2)/10 万人,占骨关节损伤的 3%~8%。

(1)骨盆损伤的力学机制:骨盆骨折合并出血通常是由于骶髂关节骨折或脱位导致腹膜后的韧带断裂所致,或由于暴力使骨盆环破裂,撕裂骨盆静脉丛,有时撕裂髂内动脉的分支出血以及骨盆骨折的骨折端包括滋养血管出血。尤其是前后挤压暴力使骶髂关节前韧带撕裂、耻骨联合分离使阴部下动脉断裂而导致大出血。骨盆环的损伤多见于骑摩托事故、车辆撞击行人、直接撞击骨盆或从 3.5 m 以上高空坠落。在汽车事故中,常见的骨盆骨折是由于侧面撞击,暴力使半侧骨盆内旋,使骨盆容积缩小(侧面挤压伤)。骨盆的内旋使骨折的耻骨支刺伤泌尿生殖系统,造成膀胱和尿道损伤。侧面挤压伤很少因出血或其他并发症导致患者死亡。

(2)骨盆骨折的诊断:骨盆骨折占全身骨折的 3%~8%。根据骨盆的受伤机制,骨盆骨折可分为低能量损伤和高能量损伤。高能量所致骨盆骨折,其骨盆的稳定性遭到严重破坏,并伴有广泛的软组织或其他骨骼、脏器损伤。

1)病史:一般有严重的创伤史,详细准确的致伤病史对于判断病情是非常重要的。

2)查体:体格检查非常重要,首先要对患者的全身状况进行快速的评估,并进行初步查体,包括观察骨盆、腹部及会阴部有无瘀斑,直肠或阴道指诊(检查直肠或阴道是否破裂,如果有出血则提示开放性骨折),导尿管内有无血尿(提示有无尿道损伤),骨盆是否对称,下肢有无异常旋转等畸形,双下肢是否等长。在患者生命体征稳定的情况下仔细检查下肢的血管神经功能,以便于发现潜在的血管神经损伤。由于腹膜后血肿的形成,伤者可出现腹胀、腹肌紧张和腹部压痛等体征,易与腹腔内出血或腹内脏器损伤相混淆,应注意鉴别。

真实、详尽的病史与严格而仔细的体格检查,是制订合理手术计划的基础。通过临床检查,判断骨盆骨折的稳定性,以及是否存在合并及伴发伤,指导下一步的影像学检查。

(3)影像学评估:虽然通过病史和体检可初步判断骨盆骨折的情况,但要明确骨折的部位、移位程度、粉碎程度,必须依靠详细的影像学资料。

1)X 线检查:X 线检查是诊断骨盆骨折的重要依据,也是骨折患者急诊期间最常用的影像学检查手段。X 线片包括前后位、入口位、出口位和骨盆斜位。多数情况下,通过前后位 X 线片完全可以对骨盆环的损伤做出初步的判断,但前后位片不能显示骨盆环移位的全貌,对骨盆后环损伤漏诊率高达 47%。骨盆入口位片可以更好地显示骨盆前后方的移位。出口位片可以清楚地显示骨盆后环的上移。骨盆斜位片对于显示骶骨骨折有很大帮助。

2)CT 扫描:CT 扫描可以多层面、多角度地提供骨盆骨折的部位、移位方向以及软组织的损伤情况,CT 对骨盆损伤更重要的价值是它可以清晰地显示骨盆后环的损伤程度和损伤形式,从而准确评估骨盆环的稳定性。

(4)早期急救的基本原则:对严重伤和多发伤患者的急救程序,必须遵循呼吸道、呼吸功能、循环至其他的顺序(即 ABCDE)。确保气道通畅是抢救生命的首要措施,是维持正常通气和治疗创伤后低氧血症的先决条件。但在检查和处理气道堵塞的过程中,要注意不要过分搬动头部,以免加重可能存在的不稳定型颈椎损伤。

失血是创伤性休克的主要原因,骨盆骨折休克的发生率为 15%~50%。对重度骨盆骨折出血的患者,必须立即开展抗休克急救,同时采取措施控制出血。首先应建立快速输液通道,输入平衡盐溶液,同时进行交叉配血,并视出血量进行输血。定时监测凝血功能,防止出现凝血功能障碍。输入的液体应当经正确加温,防止输入大量低温液体导致

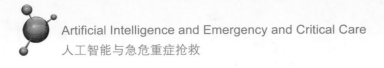

低体温。

在循环复苏的同时，应采取控制骨盆骨折出血的措施，减少出血，降低死亡率。应用骨盆捆绑带和骨盆外固定架可以减少骨盆腔容量、稳定骨折，并起到压迫止血的作用。

盆腔填塞是控制骨盆骨折大出血的有效方法，在输入 4～6 U 的红细胞、400～600 mL 血浆和 8～12 U 的冷沉淀后仍不能稳定的骨盆骨折要果断进行盆腔填塞止血。

也可以采用动脉造影寻找出血的盆内动脉，并行选择性动脉栓塞术控制动脉出血。

（5）合并伤的处理：尿道及膀胱损伤是骨盆骨折常见的合并伤，男性多见尿道损伤，通常为后尿道的膜部损伤；而膀胱破裂男女均可出现。尿道损伤后可有排尿困难、尿道口滴血、会阴部血肿和尿外渗等表现。阴囊血肿为男性后尿道损伤的信号，应做直肠指诊；若膀胱充盈而导尿管却不能进入膀胱，证明后尿道断裂，后尿道断裂者可行尿道会师术或膀胱造瘘后二期修复尿道手术；前尿道断裂不能插入导尿管及膀胱破裂者应行膀胱造瘘术。

直肠和肛管损伤多由直接撕裂或机械性撞击破裂引起，肛门指诊有血是肛管直肠损伤的重要体征。损伤处一旦感染，骨折处浸泡于脓液中，感染沿骨折线及血肿在盆腔内扩散，可形成化脓性骨髓炎。因此，早期确诊并及时采取结肠造瘘控制感染是会阴部开放损伤治疗的关键。

骨盆骨折常合并腰骶干神经损伤和骶神经损伤，表现为足背麻木、踝背伸无力或不能背伸，骶 1 神经损伤表现为足底麻木、踝跖曲无力。

（6）骨盆骨折的治疗：骨盆骨折的出血常积聚于腹膜后形成腹膜后血肿，患者可有腹胀、腹痛等刺激症状。严重者血肿可沿腹膜后疏松结缔组织间隙蔓延至肾区或膈下，引起重度休克，表现为血压降低、脉搏细速、神志不清或昏迷、四肢发凉、尿少或无尿、血红蛋白降低等体征。

威胁生命的大出血可以采取盆腔填塞或 DSA 血管栓塞，同时启动大量输血程序，密切监测生命体征、动脉血气以及凝血功能。

骨盆骨折的治疗原则：①稳定或部分稳定型（Tile A 型或 B 型）：轻微移位的骨折，可保守治疗；明显移位的骨折，若为"翻书样"损伤，骨盆后环较完整，治疗原则为利用"关书样"手法使骨折复位，然后用外固定架或切开复位钢板内固定维持复位。②不稳定型（Tile C 型）：a.前环损伤：耻骨联合分离明显或耻骨支骨折移位者，需行切开复位内固定术。b.后环损伤：骶髂关节分离大于 1 cm、骶尾区开放损伤或髋臼后壁骨折且需要内固定时，可一期行后环切开复位内固定术。③非手术治疗的方法：卧床、骨盆束带、骨牵引，包括股骨髁上牵引、胫骨结节牵引、股骨大转子牵引等。

（7）骨盆骨折的手术治疗

1）骨盆骨折的外固定：骨盆外固定器械有各种类型的外固定架和 AO 骨盆"C"形钳或门形钳。骨盆骨折外固定适用于严重的骨盆环破裂合并多发伤、出血性休克、内脏损伤，可稳定骨盆环，降低盆腔容量，减少出血。

2）内固定手术适用于：①垂直不稳定型骨盆骨折。②多发伤合并髋臼骨折。③外固定后残留移位。④开放性骨盆骨折。⑤骶髂关节脱位或者累及骶骨或髂骨的骨折脱位。

⑥耻骨联合分离超过 2.5 cm。⑦骶管占位、骨块压迫骶神经。

3)骨盆骨折的内固定:除开放、伴血管或脏器损伤需急症手术外固定或内固定手术外,其他各不稳定型骨折手术一般在伤后 3~7 天后进行。骨盆前环损伤的切开复位内固定采用 Pfannenstiel 切口入路。单纯耻骨联合分离可用 3.5 mm 重建钢板固定,目前更多是采用闭合复位的 Infix 固定,骨盆骨折一般都是后环合并前环骨折,后环可以采用骶髂螺钉固定(见图 7-8)。

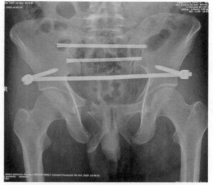

骶骨骨折的治疗取决于骨盆的稳定性及神经损伤两方面的因素。严重的骶骨骨折常常是由高处坠落导致的"H"形或"U"形粉碎骨折,腰椎下陷进入骨盆,骶骨呈"Z"形或成角分离移位,大部分合并骶神经损伤引起的肛门括约肌松弛失用,膀胱功能失用而导致大小便失禁,这时需要进行腰骶盆固定并行骶管减压和骶神经减压(见图 7-9)。

4.髋臼骨折

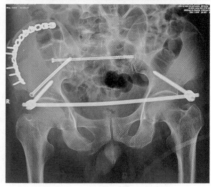

髋臼是骨盆的一部分,由于其位置深、骨折移位具有特殊性,决定了手术治疗的特殊性。髋臼骨折是骨科医生在认识和处理上最具挑战性的骨折之一,是创伤骨折医生向往的学术和技术高峰。由于骨折的特殊性,此类骨折大部分在国内的三甲医院里开展手术治疗,学习曲线长,需要在有经验的医生指导下进行手术,尽管如此,所有的创伤科医生、骨科医生、急诊外科医生都应当精通此类骨折

图 7-8　骨盆骨折后采用微创内固定,后环采用骶髂螺钉、前环采用 Infix

的诊断程序及检查的目的和方向,为手术创造条件,切忌盲目手术给后来的治疗带来无法弥补的缺憾。

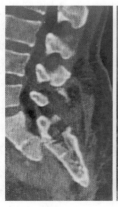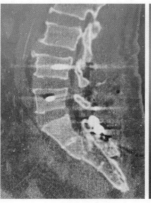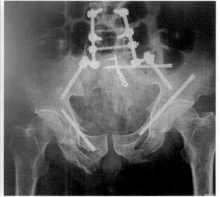

图 7-9　腰骶盆固定合并骶管减压和骶神经减压

（1）髋臼骨折的损伤机制及分型

1）损伤机制：髋臼骨折主要是由经股骨头作用于髋臼的暴力引起，因此，任何类型的髋臼骨折必然累及股骨头。髋臼骨折的类型取决于受伤时股骨头与髋臼之间的位置，以及暴力的大小、方向和作用速度，股骨头的位置尤为重要。

2）髋臼骨折的分型：分型的目的是便于指导治疗和对预后进行比较研究。Judet-Letournal 分类法是常用的分型方法：①简单骨折：a.后壁骨折：骨折线累及髋臼后缘或上方负重区，如骨折块较大，超过后壁的 40%，则髋关节稳定性差，可发生股骨头脱位。移位的骨折块或脱位的股骨头易造成坐骨神经损伤。b.后柱骨折：骨折线自坐骨大切迹处，经过髋臼，延伸至坐骨支与耻骨下支交界处。c.前壁骨折：骨折局限于髋臼前缘，而耻骨支没有骨折。d.前柱骨折：骨折线起于髂嵴或髂前上棘，经方形区前方达耻骨支。e.横行骨折：骨折线经过髋臼窝的上缘，将髋臼分为上下两部分，累及负重区。②复杂骨折：a.后壁伴后柱骨折：由后柱和后壁两种骨折构成，累及负重区、臼后缘、方形区和坐骨结节。b.横行伴后壁骨折：髋臼横行骨折，合并后壁粉碎骨折，累及负重区，关节内常有骨折块，股骨头可向后、内移位。c."T"形骨折：横行骨折加髋臼下半的纵形骨折，骨折线经方形区累及闭孔环。d.前柱伴后半横行骨折："T"形骨折的变异，与"T"形骨折的区别在于该型骨折的前柱骨折起点高，而"T"形骨折前方骨折线起点低。e.双柱骨折："T"形骨折的另一变异型，骨折线在髋臼上的水平分离，仅垂直骨折线扩展髋臼，髋臼与中轴骨完全失去联系，又称"漂浮髋臼"。

（2）髋臼骨折的诊断

1）病史：髋臼骨折多由高能量损伤所致，如高处坠落或车祸伤。

2）体检：重点检查伴发的其他部位骨折和坐骨神经损伤，在髋臼后柱或后壁骨折中，坐骨神经损伤发生率高达 40%，主要表现为腓总神经损伤第 1 第 2 趾间皮肤感觉减退、踝背伸和踇趾背伸不能，合并髋关节后脱位属于急诊，应积极整复或急诊切开复位；还应注意检查膝关节的后交叉韧带有无损伤及髌骨有无骨折。

3）影像学评估髋臼骨折影响的检查包括骨盆正位片、闭孔斜位和髂骨斜位，CT 扫描重建。①X 线检查：骨盆前后位片最常用，可以看到髋臼双柱大体情况。闭孔斜位片可以很好地评价髋臼前柱、髋臼后壁、闭孔及臼顶的骨折情况。髂骨斜位片用于评价髋臼后柱、前壁及髂骨翼的骨折情况。②CT 检查：CT 扫描对于髋臼骨折情况的评价是非常重要的，在前后柱骨折、臼顶骨折、四边体移位骨折、股骨头骨折及关节内游离体的诊断方面，有 X 线片所不具备的优势。采用股骨头消隐技术将股骨头去除，可多角度清晰地显示髋臼关节面，更能清晰、整体地观察髋臼，尤其是臼顶及后缘和臼底的骨折；有助于手术方案的设计；三维 CT 能多方位显示骨折及脱位，有助于手术者准确判断病变，还可进行手术入路的模拟，指导术中准确复位及选择合理的内固定，提高手术的安全性及有效性。

（3）髋臼骨折的治疗：骨折分型固然对指导治疗有帮助，但是每个创伤患者的骨折情况并不完全相同，应特别强调个体化原则。手术通常在伤后 5～7 天进行，超过 3 周称为陈旧性骨折，复位困难。

1) 手术适应证:是否手术,取决于患者和骨折两方面的因素。手术治疗的目的主要是恢复髋臼关节面的完整性、连续性和平整性,并通过坚强内固定为复位后的髋臼骨折提供足够的稳定性,满足髋关节早期活动及负重的要求;对于某些特殊情况的骨折,可考虑全髋关节置换。①患者比较年轻,骨质结构好,一般情况良好,无严重的内科禁忌证,可根据情况采用手术治疗;如果患者年龄较大、有严重的骨质疏松、骨折粉碎严重或有严重的内科疾病难以耐受手术,均应采取非手术治疗。②多发伤的患者,如髋臼骨折合并股骨干骨折等,复位内固定会给予骨折足够的稳定性,可减少疼痛从而改善睡眠、改善通气功能和营养状态。③髋关节不稳定,包括后壁骨折脱位、前壁骨折脱位、四边体骨折中心脱位等,是手术的绝对指征。④相容性:股骨头在髋关节的三个平片位置上都与臼顶部匹配密切,称为原发相容性;髋臼双柱骨折后,如果髋关节的中心跟随着骨折向内侧移位而仍能保持髋臼的关节面和股骨头关节面的相对相容性,称为继发相容性。失去继发相容性或继发相容性差的双柱骨折需要手术治疗;而如果手术医生没有相当的经验,则保守治疗效果优于手术治疗。⑤臼顶角:是指在髋臼的三个 X 线片上,从股骨头中心做一垂线,然后再由此点向髋臼骨折处划一线,两线的夹角称为臼顶角,臼顶角大于 45°可以保守治疗,任何一张片上臼顶角小于 30°均有手术指征;臼顶角也是评价继发相容性的一个概念。⑥对于合并有移位股骨头骨折的任何髋臼骨折,都需要手术复位内固定。⑦移位严重的髋臼骨折因各种原因失去手术时机、老年性髋臼骨折保守治疗失败以及初次手术复位不佳或失败,后期将引起严重的创伤性髋关节炎或股骨头坏死时,应行人工全髋关节置换术。

2) 各类型骨折手术入路:①后壁、后柱骨折:K-L 入路或改良 K-L 入路。对于后柱+后壁骨折,应首先复位后柱,再复位后壁骨折块。②前柱或前壁骨折:髂腹股沟入路,适用于所有累及前方的骨折类型。髂股入路(Smith-Peterson),只用于高位前柱骨折。③横行骨折:单纯横行骨折,如骨折开口向前,选择髂腹股沟入路或经腹肌的入路,如果骨折开口向后,则选择 K-L 入路;横行+后壁骨折,选择 K-L 入路或改良 K-L 入路;或行前后联合入路。④"T"形骨折:"T"形骨折由高能量暴力所致,是最难处理的髋臼骨折,保守治疗效果不佳,手术复位困难,效果也可能欠佳。将其看成两个独立的"A"型骨折可能对手术有所帮助。前后联合入路,即后侧的 K-L 入路+前侧的髂腹股沟入路;也可用扩展的髂股入路。⑤前壁、前柱+后半横行骨折(见图 7-10、图 7-11):实际上是"T"形骨折伴股骨头前方移位+前柱或前壁骨折,由于后柱骨折常是无移位的稳定骨折,因此,其复位和固定技术实际上与前柱或前壁骨折相同。髂腹股沟入路,偶尔在高位前柱骨折时采用髂股入路。如果前方入路无法完成复位,可加做 K-L 切口形成前后联合入路。⑥双柱骨折:对于新鲜的双柱骨折,若不伴后壁骨折,而且后柱骨折是一块较大的骨块,采用单一髂腹股沟入路就可满足手术的要求。而陈旧性骨折合并后壁骨折、粉碎性后柱骨折、后柱骨折经过骶髂关节并有移位或关节面严重粉碎或嵌压的双柱骨折,需采用髂腹股沟入路+K-L 入路,扩展的髂股入路为非常规之选。

3) 非手术治疗措施:对无移位或移位轻微的髋臼骨折,根据情况可行皮/骨牵引治疗,牵引同时应辅以抗炎、消肿及预防深静脉血栓形成等药物,并指导患者行患肢肌肉等长收缩功能锻炼。对股骨头中心脱位的髋臼骨折,骨牵引应同时有大转子部侧向牵引和下肢长轴的纵向牵引。

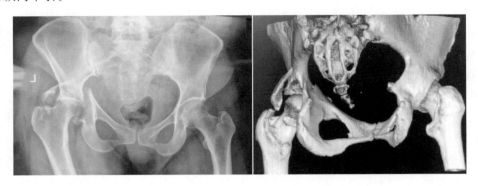

图 7-10　髋臼横行伴后壁骨折 X 线正位片和彩色三维 CT 重建片

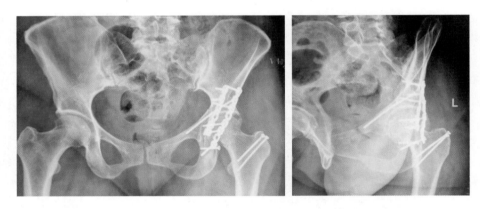

图 7-11　骨折经 K-L 入路复位固定后股骨头脱位复位

5.股骨干骨折

股骨干骨折是指小转子下 2～5 cm 至股骨髁上 2～5 cm 的股骨骨折,多由强大暴力造成,常合并多系统损伤。其暴力可分为直接暴力和间接暴力。直接暴力包括汽车撞击、重物砸压、辗压或火器伤等,骨折多为粉碎或近似横行骨折;间接暴力包括高处坠落和机器绞伤等,骨折多为斜行或螺旋形骨折。闭合性股骨干骨折大腿内出血可达 500～1500 mL,出血量多者可出现失血性休克,但必须排除胸腔、腹腔或腹膜后大出血等情况。由挤压伤所致的股骨干骨折,可能引起挤压综合征。这些并发症在骨折早期易危及患者生命,需高度警惕。

(1)分类:可根据骨折形状等对骨折进行分类。

1)根据骨折的形状可分为:①横行骨折:大多数由直接暴力引起,骨折线为横行。②斜行骨折:多由间接暴力引起,骨折线呈斜行。③螺旋形骨折:多由强大的旋转暴力所致,骨折线呈螺旋状。④粉碎性骨折:骨折处有 2 块以上骨块,多见于砸、压伤等。⑤青枝骨折:断端没有完全断离,多见于儿童。

2)AO 分类:①A 型:单纯骨折。②B 型:楔形骨折。③C 型:复杂骨折。

(2)临床表现:①症状:多有较严重的外伤史,患肢剧烈疼痛,活动障碍,部分患者可合并多发伤或内脏伤,甚至出现休克。②体征:a.畸形:患肢短缩,远端肢体常外旋。b.疼痛:局部肿胀压痛。c.局部有反常活动,或听到骨擦音。③影像学检查:X 线片可确定骨折部位及移位情况。

(3)治疗:治疗方式包括非手术治疗与手术治疗。

1)非手术治疗:主要包括骨牵引和石膏支具,由于需长期卧床,住院时间长,并发症多,目前已逐渐少用,骨牵引现在更多的是作为常规的术前准备或多发伤损伤控制手段。

2)手术治疗:目前有数种治疗股骨干骨折的手术方法,主要包括髓内钉、钢板和外固定架等。骨科医师必须了解每一种方法的优缺点及适应证,为每位患者选择恰当的治疗。骨折的部位和类型、骨折粉碎的程度、患者的年龄、患者的社会和经济要求,以及其他因素均可影响治疗方法的选择。目前,对于大部分股骨干骨折,通常选择交锁髓内钉固定治疗。总的治疗原则是恢复肢体的对线、旋转和长度;保留血液供应,以促进骨折愈合并防止感染;促进患肢及全身的康复。

①外固定架:外固定架一般不作为股骨干骨折的最终治疗方式,而主要用于多发伤患者的骨折临时固定,即损伤控制性手术的一部分(见图 7-12)。另外一个指征是用于存在大面积污染的开放骨折。外固定架通常在伤后 2 周内更换为内固定。

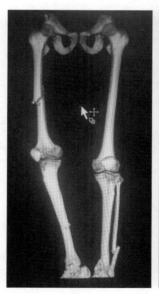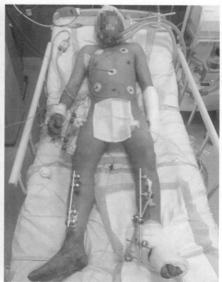

图 7-12　外固定架临时固定

②髓内钉:目前,顺行扩髓交锁髓内钉是治疗股骨干骨折的"金标准"。逆行髓内钉的适应证包括病态性肥胖、同侧股骨颈和股骨干骨折、同侧股骨和胫骨骨折(浮膝损伤)、双侧股骨干骨折、多发性创伤、不稳定脊柱损伤、同侧近端股骨已有内固定存留等(见图 7-13)。

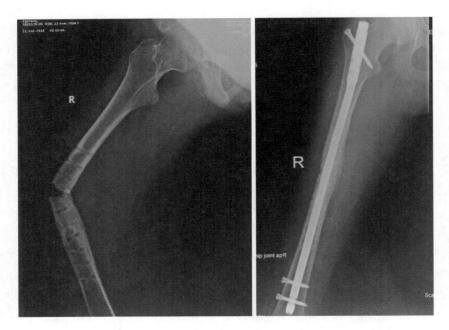

图 7-13　髓内钉固定

③接骨板：适应证包括无法使用髓内钉如股骨髓腔过细或前弓过大等、骨筋膜室综合征、缺乏透视设备以及手术医生个人偏好等。目前，接骨板内固定手术主要包括开放手术和经皮桥接骨板技术（即微创接骨术）。

④同侧股骨干合并股骨颈骨折：治疗方法包括新型交锁髓内钉，可同时固定股骨颈和股骨干骨折；股骨颈骨折用 3 枚空心钉或 DHS 内固定，股骨干骨折用逆行髓内钉或钢板固定。

⑤股骨粗隆下骨折是指小粗隆和股骨干峡部之间的骨折。其治疗首选髓内钉，如小转子与近端骨块没有分开，可使用普通髓内钉；如有小转子骨折，则使用可固定股骨头颈部的新型髓内钉或重建钉。另外，桥接钢板治疗也是可选择的方法。

6.闭合性腹部外伤的诊断和治疗

腹部外伤是临床上较为常见的创伤，随着交通方式的改变、现代化建设的加速以及局部战争的爆发，腹部创伤明显增多，目前位居致死性创伤的第 3 位。

根据腹壁的连贯性是否完整，腹部外伤分为两种，即开放性腹部外伤和闭合性腹部外伤。开放性腹部外伤因为存在引人注目的伤口，诊断多不复杂，但应详细询问外伤史，进行详细的检查，以便对创伤的全面情况进行估计；闭合性腹部外伤，常见于腹部钝器伤、挤压伤、冲击伤等情况，因腹壁完整，甚至外观正常，且往往合并其他部位的损伤，容易导致漏诊。

（1）闭合性腹部外伤的诊断：闭合性腹部外伤诊断的中心问题是尽早确定有无内脏伤，对内脏伤还应判断是何脏器损伤，是单个还是多个脏器损伤，以及有无合并伤。对于闭合性腹部外伤，在某种意义上讲，能否早期明确诊断，决定了治疗的效果和救治的成功率。

1)病史采集：对于神志清醒的患者，往往可以详细描述受伤时的情况，如受伤时暴力的大小、性质、方向、速度及作用力部位，并应了解患者受伤前是否进食及有无其他疾病史，受伤后的神志感觉，以及有无腹痛、腹胀、呕吐及其性质，有无血便、血尿等现象，对估计是否存在腹内脏器损伤有很大帮助；而对于多发伤患者，特别是神志不清的患者，病史的采集比较困难，但却更加重要，接诊医生需高度重视，并反复询问家属。一旦存在上腹部的挤压伤，需重点关注胰腺及十二指肠的损伤，避免漏诊。

2)症状及查体：患者有无腹痛症状，查体有无腹膜刺激征，对于判断有无内脏损伤很关键；固定位置的腹痛，程度逐渐加重，范围逐渐扩大，伴随腹肌紧张、压痛及（或）反跳痛，同时心率加快，严重者血压受到影响，这是腹腔内脏器损伤的典型表现。但需注意的是，对于神志不清的患者，或者某些高龄患者，因其对疼痛刺激不敏感，反应迟钝，有时即使存在内脏损伤，却无明显腹痛症状，也无腹膜刺激征，这类患者需高度注意，需结合临床化验及影像学检查，综合考虑，避免漏诊。

（2）影像学检查：对于大多数闭合性腹部外伤患者，常规超声及 CT 即能明确诊断；腹盆腔内游离气体、积液、肠壁水肿伴周围渗出、实质脏器密度不均、边缘不整伴周围积液等都是腹腔内脏器损伤的典型影像学表现；但对于病情危重的患者，因无法被搬动，创伤超声重点评估技术对于病情的诊断可以提供非常重要的帮助。

（3）实验室检验：创伤早期，白细胞和中性粒细胞的增高往往是机体的应激反应所致，但持续增高则反映了感染的存在；红细胞和血红蛋白的进行性下降则表明有活动性出血的存在。降钙素原（PCT）对细菌性感染的敏感度较高，目前已在急诊检验中普及。血液淀粉酶和脂肪酶的升高则反映了胰腺损伤的存在。对于观察期间的患者，需动态检测以上指标，根据变化趋势，对疾病的诊断做出判断。

（4）诊断性腹腔穿刺：腹腔穿刺的目的是明确腹盆腔有无积液以及积液的性质。在缺乏先进影像学仪器的基层医院中，腹腔诊断性穿刺是早期检测腹腔脏器损伤情况的有效方法；而对于已经行超声和 CT 检查的患者，若存在少量腹盆腔积液，但积液性质不明确，超声引导下的腹腔穿刺可以给出非常明确的答复，对于下一步治疗方案的制定非常重要。

（5）腹腔镜探查：适应证包括有些腹部外伤患者，即使经过 B 超、CT 等各种影像学检查，仍然不能确定是否存在受伤脏器，或不能确定受伤的程度；对一些腹膜炎症状不重、血流动力学指标稳定的患者，医生对第一时间行手术探查还是观察治疗，难以做出决定；或者某些昏迷的多发伤患者，存在无法解释的感染和休克时。以上情况，腹腔镜探查不仅可以明确诊断，而且可以提供治疗。腹腔镜是集诊断和治疗于一体的一项微创外科技术，具有安全、准确、术后并发症少、恢复快等优点，应用于腹部外伤，既能快速做出诊断以指导治疗，又能避免不必要的开腹手术或为开腹手术明确方向，但应严格掌握适应证及禁忌证。

（2）闭合性腹部外伤的治疗：包括非手术治疗、手术治疗、介入治疗、内镜治疗及围手术期支持治疗。

1)非手术治疗：主要适用于腹腔内及腹膜后实质脏器的轻中度损伤，需满足以下几点:①血液动力学稳定,无明显的腹膜炎体征;②CT 显示实质脏器损伤小于Ⅲ级;③没有需手术治疗的其他脏器损伤。

非手术治疗的措施包括:积极治疗腹部以外伤情的同时,绝对卧床休息;暂禁饮食,静脉营养支持,维持代谢平衡;应用止血剂及广谱抗生素;严密观察生命体征及腹部体征变化,动态监测血红蛋白、红细胞压积、尿量情况及感染指标的变化;定期复查 B 超及CT。观察期间,医生需提高警惕,密切观察病情的变化,随时做好手术准备;一旦发现病情恶化,应积极中转手术,防止病情继续加重。

2)手术治疗:对于明确存在空腔脏器破裂,或血流动力学不稳定的实质性脏器破裂患者,或其他具有明确手术指征的腹部外伤患者,以及经保守治疗后病情加重的患者,应积极做好术前准备,手术治疗。

手术方式包括剖腹探查和腹腔镜探查两种方式,随着腹腔镜手术技术的进步和完善,部分腹部外伤患者的手术可以完全在腹腔镜下完成。对于各种脏器损伤后的处理方式,在此不做详细阐述。然而,尽管腹腔镜技术在腹部创伤的应用越来越受重视,但当镜下探查无法明确诊断,探查过程中出血量增多且无法控制,镜下处理较困难,腹腔内污染严重,患者病情危重、不适合腹腔镜操作时,应果断中转开腹。

在严重腹部创伤的手术救治过程中,需要强调两点:① 损伤控制外科(damage control surgery,DCS)的理念:对于严重的腹腔内脏器损伤,或合并其余多发伤的患者,如果患者生命体征很不稳定,甚至已经出现致死性三联征(低体温、代谢性酸中毒、凝血功能障碍),此时不适合接受过于复杂的手术操作,否则会继续增加创伤,加重休克,增加患者的死亡率;手术要求快速、简单、有效,切忌追求完美彻底。在此类患者的救治过程中,需贯彻 DCS 的理念,DCS 包括三个阶段:a.简要开腹手术,以控制出血和污染为目的。一时无法分辨来源的出血,或者难以通过简单缝扎或修补控制的出血,可以采用填塞止血法。对于胃肠道破裂造成的污染,务必清理干净,严重破损或坏死的肠管,可以切除后行临时性封闭或外置,待二期处理。b.复苏:复苏过程切忌输入大量晶体液,液体应以血制品为主,最佳比例为血浆:血小板:红细胞为 1:1:1,复苏过程中检测凝血功能及血气分析。c.确定性手术:手术时间依据复苏的时间而定,一般在第一次手术后 24~48 小时内最佳。手术探查要认真仔细,避免遗漏。②腹腔间室综合征的防治:人体正常的腹腔内压力接近零,当腹腔内压因各种病理原因升高至大于等于 12mmHg 时,可引发腹内高压(IAH);若腹内压持续升高至 20 mmHg(伴或不伴有腹腔灌注压<60 mmHg)以上时,并伴有新的器官功能障碍或衰竭,则为腹腔间室综合征。ACS 是腹部创伤术后的严重并发症之一,应提高警惕,注意防范。对急诊剖腹术后的腹部张力高的患者,勿强行关闭腹腔;而对于 DCS 第一阶段,术后则主张常规不关腹,可用输液袋、硅胶片等材料行减张缝合暂时性关腹,而 VAC 或 VSD 负压吸引材料则是最优选择,它不仅可以暂时性封闭腹腔,而且可以通过持续负压吸引,将腹腔内高度水肿的组织渗液持续吸出,从而减轻组织水肿并控制感染;待腹腔内水肿消退,感染得到控制后,行二期手术关闭腹腔。术后持续监测膀胱压可以早期发现腹腔高压(见图 7-14)。

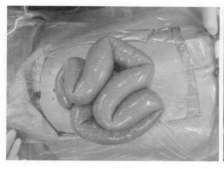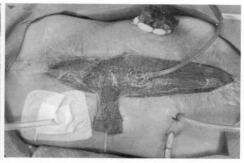

图 7-14　VAC 持续负压材料临时关闭腹腔

3）介入治疗：腹部创伤的介入治疗，是在 DSA 影像增强系统下通过股动脉植入导管到达出血部位的血管来完成，主要应用于以下几个方面：①单纯的实质性脏器损伤，介入既可以明确脏器出血的部位和程度，又可以栓塞止血治疗，增加了非手术治疗的成功率；②病情危重，不能耐受开腹手术，或者凝血功能差，不适合手术的患者；③患者有严重的多发伤，血流动力学不稳定，可以先行导管置入，明确出血的部位，给予栓塞止血，然后积极输血输液，待血流动力学稳定后，再继续下一步的手术治疗，可增加手术的安全性，提高救治的成功率。另外，对于腹膜后血肿，出血来源不明，介入治疗既可以明确血肿来源，又可以提供确切止血处理。

4）内镜治疗：内镜下逆行性胰胆管造影（ERCP）因在胰管显影胰管支架放置及引流等诸多方面有显著优势，已成为诊断胰腺创伤的"金标准"，并在治疗中起重要作用，经十二指肠乳头置入胰管支架（TPS）或经鼻胰腺引流（NPD）是 ERCP 治疗胰腺创伤的主要方法，支架或引流管可支撑并连接破裂的胰管，阻止胰漏的发生，以此加速裂口愈合并降低胰管系统的内压。

5）围手术期支持治疗：严重创伤的患者，围手术期的抗休克、抗感染及营养支持治疗非常重要，需密切监测生命体征和脏器功能的变化。围手术期需禁饮食，胃肠减压，全静脉营养，维持代谢平衡；待胃肠蠕动功能恢复后，视伤情康复情况逐渐恢复饮食；需抗生素防治感染，根据术中污染严重情况选择抗生素，术中术后留取标本送检，作为后期抗生素选择的依据；治疗原发病的同时，需防治肺部感染、下肢深静脉血栓、肺栓塞等严重并发症的发生等。

（四）康复

理论上，任何部位创伤后都需要康复治疗。康复是不同专业采用不同治疗的协同工作。学科间的良好沟通、医师的指导与治疗师的相互影响都非常重要。

实际上，康复需要团队协同工作，包括理疗师、骨科医师、治疗师及言语治疗师、矫形支具师及康复护士等。日常生活活动、交流沟通能力和性功能康复是康复团队必须考虑的内容；另外，还要考虑创伤患者的心理健康与疏导。同时，康复团队还要认识到职业训练的必要性，以便帮助患者重返家庭、社会或工作岗位。

颅脑创伤特别是严重创伤遗留脑功能障碍（包括意识、认知、行为能力等）者，需要进行系统的功能康复训练;脑外伤后,经过系统康复训练恢复大部分或全部功能,已经被无数事实证明是可行的。颅脑创伤康复计划不应忽视轻微头部创伤患者,"脑震荡后遗症"的患者常持续存在明显的残疾,持续有主观上的神经系统症状主诉,如头疼、眩晕、恶心、疲劳、易怒、注意力困难、失眠或情绪不稳等,要警惕精神失常的可能。

据统计,目前我国残疾人总数超过8500万,脊髓损伤患者超过370万人。脊髓损伤后残留四肢瘫或截瘫,也需要系统地进行康复训练,才有希望恢复部分功能,解决大小便失禁、吃饭穿衣等问题;特别是下颈椎骨折脱位伴有的脊髓损伤和胸腰段以下的脊髓或神经根损伤,经过良好的功能康复训练,会有很好的恢复效果,胸椎损伤后功能恢复较慢,需要的时间也长。目前,已经有膀胱起搏器或骶神经调控的办法来帮助脊髓损伤瘫痪后存在小便失禁问题的患者重新恢复排尿功能。

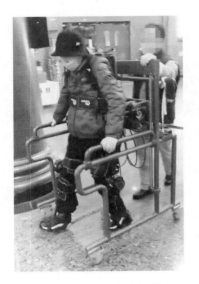

图 7-15　行走机器人

目前,研究者已经开发出了一些高位脊髓损伤智能辅助行走的器具(或称"机器人"),帮助脊髓损伤患者、双下肢瘫痪者行走,还有借助人工智能研发出的外骨骼机器人,帮助截瘫患者恢复行走功能(见图7-15、图7-16)。

最需要康复训练的还是四肢关节的功能康复,例如股骨干和股骨远端骨折后膝关节伸膝装置粘连的康复训练、肘关节特别是肱骨远端骨折后的肘关节屈伸功能训练,是目前四肢创伤中最常遇到和最易出现关节功能障碍的两个部位;另外,胫骨远端骨折如Pilon骨折或踝关节骨折后出现的跟腱挛缩导致踝关节背伸功能丧失也是经常遇到的问题。

腹部损伤如肠破裂修补术后常导致继发性的肠梗阻,这向研究者提出了如何更好地康复、避免后期出现肠梗阻的问题。

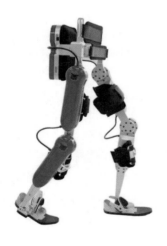

图 7-16　外骨骼机器人

三、医工交叉应用的展望

目前,在创伤骨科存在的第一个主要问题是金属材料,如AO和史塞克等公司使用钢板材料做成了重建钢板,用于骨盆髋臼骨折的内固定,具有强大韧性、可塑性,可以在体折弯,同时又不影响MRI检查,这种材料称作去磁不锈钢。目前,国内还不能生产这种高可塑性重建钢板。

创伤骨科存在的另一个主要问题是接骨板刚度。国外一些大公司生产的股骨、胫骨接骨板以钛合金板(Ti_6Al_4F)为主要原料,国内厂家的接骨板材料基本也是这种原料配比,但生产出来的钢板刚度大、韧性差、易疲劳断裂。如何在材料力学方面获得技术突破,关系到整个医疗产业能不能去欧美化甚至超越欧美技术水平。

存在的第三个主要问题是股骨髓内钉的远端锁定。目前,只有施乐辉公司的 SURE SHOT 系列产品解决了髓内钉远端锁定的问题,该产品采用类似磁力导航原理,国内厂家目前还生产不出来这种产品,使得股骨髓内钉远端锁钉变得异常困难,影响了股骨髓内钉的推广使用,而股骨骨折髓内钉治疗是股骨干骨折治疗的"金标准"(见图 7-13、图 7-17)。

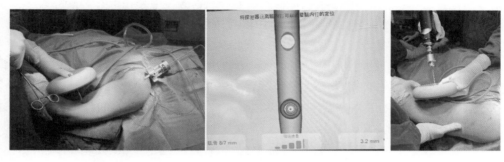

图 7-17　骨干骨折髓内钉治疗远端瞄准系统

存在的第四个主要问题就是产品的设计与加工精度,包括工艺不精的问题。另外,加工产品的机床设备、电子程序等相关问题,也是需要克服瓶颈、有所突破的技术难关。

参考文献

[1]刘良明,白祥军,李涛,等.创伤失血性休克早期救治规范[J].创伤外科杂志,2017,19(12):881-883+891.

[2]张连阳,李阳.创伤失血性休克进展[J].临床急诊杂志,2018,19(3):145-148.

[3]李春光,桑锡光,石恩东,等.髂骨瘀斑征在骨盆骨折合并腹部空腔脏器损伤中的诊断价值[J].中国矫形外科杂志,2017,25(16):1478-1482.

[4]创伤失血性休克诊治中国急诊专家共识[J].中华急诊医学杂志,2017,26(12):1358-1365.

[5]MOORE E E,FELICIANO D V,MATTOX K L.创伤学[M].5 版.高建川,朱敬民,崔晓林,等主译.北京:人民军医出版社,2009.

[8]于学忠.协和急诊医学[M].北京:科学出版社,2011.

[9]陈孝平,汪建平.外科学[M].北京:人民卫生出版社,2014.

[10]张连阳,白祥军.多发伤救治学[M].北京:人民军医出版社,2010.

[11]中华医学会创伤学分会创伤急救与多发伤学组.多发伤病历与诊断:专家共识意见[J].创伤外科杂志,2010,12(1):96-97.

[12]张连阳.论严重创伤急救中的多学科团队模式[J].中华创伤杂志,2011,27(5):

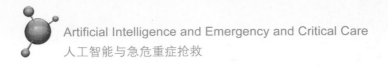

385-387.

[13]王一镗.严重创伤救治的策略——损伤控制性手术[J].中华创伤杂志,2005,25(1),32-35.

[14]李阳,张连阳,王毅,等.多层螺旋 CT 对严重多发伤患者低血容量性休克的预测价值[J].解放军医学杂志,2013,38(1):6.

[15]张连阳.多发伤的致伤机制与紧急救治原则[J].中华创伤杂志,2009,25(2):3.

[16]付小兵,王正国,李建贤.中华创伤医学[M].人民卫生出版社,2013.

[17]吴孟超,吴在德.黄家驷外科学[M].7 版.北京:人民卫生出版社,2008.

[18]黎介寿.腹部损伤控制性手术[J].中国实用外科杂志,2006,26:561-562.

[19]徐明.2019 年第 5 版《欧洲创伤后大出血与凝血功能障碍管理指南》解读[J].临床药物治疗杂志,2020,18(1):3.

[20]COURT-BROWN C M,HECKMAN J D,RICCI W M,et al. Principal of treatment form Rockwood and Green's Fractures in Adults (eighth edition)[J]. Wolters Kluwer,2015:155-574.

[21]WHITE C E,HSU J R,HOLCOMB J B. Haemodynamically unstable pelvic fractures[J]. Injury, 2009(40):1023-1030.

[22]STANESCU L, TALNER LB, MANN FA. Diagnostic errors in polytrauma: A Structured review of the recent literature[J]. Emerg Radiol, 2006, 12(3):119-123.

[23]BERWIN J T,PEARCE O ,HARRIES L,et al. Managing polytrauma patients[J].Injury, 2020, 51: 2091-2096.

[24]D'ALLEYRAND J C, O'TOOLE R V. The evolution of damage control orthopedics: Current evidence and practical applications of early appropriate care[J]. Orthop Clin North Am,2013,44(4):499-507.

[25]MCKINLEY T O, LISBOA F A, HORAN A D, et al. Precision medicine applications to manage multiply injured patients with orthopaedic trauma[J]. J Orthop Trauma,2019,33 (Suppl 6):S25-S29.

[26]GROTZ M R W,GIANNOUDIS P V,PAPE H C,et al. Traumatic brain injury and stabilisation of long bone fractures: An update[J].Injury, 2004, 35: 1077-1086.

[27]PAPAKOSTIDIS C, KANAKARIS N, DIMITRIOU R, et al. The role of arterial embolization in controlling pelvic fracture haemorrhage: A systematic review of the literature[J]. Eur J Radiol,2012,81(5):897-904.

[28]American College of Surgeons Committee on Trauma. Advanced Trauma Life Support (ATLS) student course manual[M]. 9th ed. Chicago: American College of Surgeons,2012:69-69.

[29]CHRISTIAN N T, BURLEW C C, MOORE E E, et al. The FAST exam can reliably identify patients with significant intraabdominal hemorrhage in life threatening pelvic fractures[J]. Journal of Trauma & Acute Care Surgery, 2018, 84(6):1.

［30］CANNON J W. Hemorrhagic shock［J］.N Engl J Med,2018,378:370-379.

［31］BHASIN D K,RANA S S,RAWAL P.Endoscopic retrograde pancreatography in pancreatic trauma:Need to break the mental barrier［J］. J Gastroenterol Hepatol, 2009,24:720-728.

［32］TIWARI A，MINT F，HAMILTON G. Recognition and management of abdominal compartment syndrome in the United Kingdom［J］. Intensive Care Med, 2006，32(6): 906-909.

［33］LI Y G，WANG Z Y，TIAN J G,et al.Iliac ecchymosis，a valuable sign for hollow viscus injuries in blunt pelvic trauma patients［J］. Chinese Journal of Traumatology,2021,24 (3):136-139.

（桑锡光）

第八章　急性中毒

第一节　急性中毒总论

学习目的

1. 了解急性中毒(acute poisoning)的定义、病因及中毒机制。
2. 掌握急性中毒的临床表现及诊断方法。
3. 掌握急性中毒的治疗原则和方法。
4. 熟悉急性中毒相关医工结合的现状及进展。

案例

患者男性,30 岁,农民,因与邻居发生口角,冲动之下口服"百草枯"约 50 mL,家属急忙将其送往医院急救,约半小时到达急诊科。

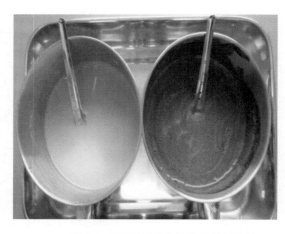

图 8-1　"思密达"+活性炭混悬液

目前情况:患者意识清楚,生命体征尚平稳。自觉咽痛、恶心、腹痛,略感胸闷、心慌。家属携带农药药瓶[百草枯水溶液(20%)],医生以尿液半定量碳酸氢钠-连二亚硫酸钠法测定百草枯浓度,结果大于 30 μg/mL,证实患者所服农药为百草枯。入院查体:脉搏 90 次/分,血压 115/70 mmHg,呼吸频率 25 次/分。口腔黏膜无破溃,双肺呼吸音清,未闻及干湿性啰音。心律齐,各瓣膜听诊区无明显病理性杂音。腹软,上腹部压痛,无反跳痛。双下肢无水肿。

入院诊断:急性百草枯中毒。

抢救过程:立即催吐、洗胃,连续 4 天采用"白+黑方案"进行全胃肠洗消(具体方案:30 g思密达溶于 250 mL 20%甘露醇,分次服用;30 g 活性炭粉剂溶于 250 mL 20%甘露醇,分次服用）。给予"211"方案血液灌流治疗[第1天2次（每12小时一次），第2、3天每天一次）]，静脉应用地塞米松，口服他克莫司，其他脏器保护和营养支持治疗。

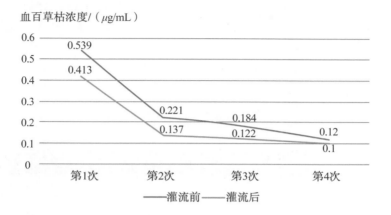

图 8-2 患者灌流前后血百草枯浓度变化

实验室检查：WBC 11.4×10^9/L，NEU% 86.30%，BUN 8.3 mmol/L，Cr 111 μmol/L，AST 26 U/L，ALT 31 U/L，TBIL 30 μmol/L。

心电图检查：未见明显异常。

胸部 CT 平扫：入院时未见明显异常；2 周后复查可见双肺内多发斑片状密度增高影；3 周后复查胸部 CT，较前好转。

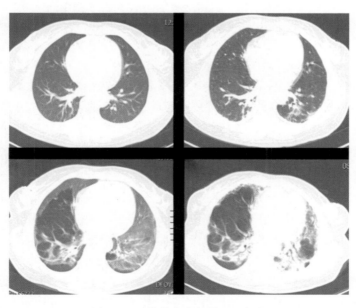

图 8-3 百草枯中毒的肺 CT 表现

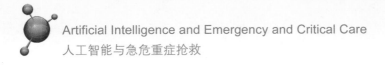

经过积极救治,患者中毒 21 天后达到临床治愈。

医工结合点:毒物检测对中毒患者病因的诊断和治疗方案的确定均有重要作用。借助于现代化的仪器与技术,分析化学物质在体内数量和质量的变化,有助于临床工作的顺利开展。引起急性中毒的大多数毒物均无特效解毒剂,血液净化技术为清除血液中毒物的有效手段。

思考题
哪些医工交叉的进展明显改善了急性中毒患者的预后?

案例解析

一、疾病概述

(一)定义

急性中毒是指机体一次性大量暴露或 24 小时内多次暴露于某种或某些有毒物质,引起急性病理变化而出现的临床表现,其发病急、病情重、变化快,如不积极治疗常危及生命。

引起中毒的化学物质为毒物。根据毒物来源和用途可分为工业性毒物、药物、农药和有毒动植物等。

(二)病因

原卫生部发布的第三次全国死因调查(2008 年)的结果显示,创伤和中毒是我国城市和农村的第五大死亡原因,仅位于恶性肿瘤、脑血管疾病、心脏病及呼吸系统疾病之后,占总死亡率的 10.7%。

中毒包括职业中毒和生活中毒两种。职业中毒是在生产过程中,暴露于有毒原料、中间产物或成品引起的中毒,或者在保管、使用和运输这些产品的过程中引起的中毒。生活中毒主要是由于误食、意外接触毒物、用药过量、自杀或被谋害等引起的中毒。研究表明,有意接触毒物者多于无意接触毒物者,自杀是急性中毒的重要原因。药物、乙醇、一氧化碳、食物、农药和鼠药是引起急性中毒的主要毒物种类。

(三)毒物代谢

1.毒物侵入途径

一般情况下,毒物多经消化道、呼吸道、皮肤黏膜等途径进入人体引起中毒。毒物对机体产生毒性作用的速度、强度和临床表现与毒物侵入途径和吸收速度密切相关。

(1)消化道:是生活中毒的常见途径,如有机磷酸酯类(OPI)农药、杀鼠剂和镇静催眠药物等常经口摄入引起中毒。毒物较少经口腔或食管黏膜吸收。OPI 和氰化物等在胃中吸收较少,主要由小肠吸收。经小肠液和酶作用后,毒物性质部分发生改变,然后进入血液循环,经肝酶解毒后分布到全身组织和器官。

(2)呼吸道:因肺泡表面积较大、肺毛细血管丰富,经呼吸道吸入的毒物较经消化道吸入的毒物入血的速度快20倍,能迅速进入血液循环发生中毒。因此,吸入性中毒患者症状重,病情发展快。职业中毒时,毒物常以粉尘、烟雾、蒸气或气体状态经呼吸道吸入。生活中毒常见一氧化碳中毒。

(3)皮肤黏膜:健康皮肤表面有一层类脂质层,能防止水溶性毒物侵入机体。少数脂溶性毒物(如苯、苯胺、硝基苯、乙醚、三氯甲烷或有机磷化合物等)接触皮肤后易经皮脂腺吸收中毒。损伤皮肤的毒物(如砷化物、芥子气等)也可通过皮肤吸收中毒。皮肤多汗或有损伤时,都可加速毒物吸收。有的毒物也可经球结膜被吸收,从而引起中毒。毒蛇咬伤时,毒液可经伤口入血,引起中毒。

2.毒物代谢

毒物吸收入血后,与红细胞或血浆中某些成分相结合,分布于全身组织和细胞。脂溶性较大的非电解质毒物在脂肪和部分神经组织中分布量大;不溶于脂类的非电解质毒物,穿透细胞膜的能力差。电解质毒物(如铅、汞、锰、砷和氟等)在体内分布不均匀。

大多数毒物在肝内通过氧化、还原、水解和结合等作用进行代谢,然后与组织和细胞内化学物质作用,分解或合成不同化合物。例如,乙醇氧化成二氧化碳和水,乙二醇氧化成乙二酸,苯氧化成酚等。大多数毒物代谢后毒性降低,此为解毒过程。少数毒物代谢后毒性反而增强,如对硫磷氧化为毒性更强的对氧磷。

3.毒物排泄

人体的毒物多数经代谢后排出体外。毒物排泄速度与其组织溶解度、挥发度、排泄和循环器官功能状态有关。肾脏是排毒的主要器官,水溶性毒物排泄较快,利尿药可加速肾毒物排泄;重金属、某些除草剂和生物碱主要由消化道排出,铅、汞和砷尚能由乳汁排出,可致哺乳婴儿中毒;易挥发毒物(如三氯甲烷、乙醚、酒精和硫化氢等)可以原形经呼吸道排出,潮气量越大,排泄毒物作用越强;一些脂溶性毒物可由皮脂腺及乳腺排出,少数毒物经汗液排出时可引起皮炎。有些毒物蓄积在体内一些器官或组织内,排出缓慢,再次释放又可导致中毒。

(四)中毒机制

毒物进入人体后产生毒性作用,导致机体功能障碍和(或)器质性损害,引起疾病甚至死亡。不同毒物的中毒机制不同,有些毒物通过多种机制产生毒性作用。

1.干扰酶活性

人体的新陈代谢主要依靠酶参与催化,大部分毒物通过对酶系统的干扰引起中毒:①与酶活性中心的原子或功能基团(如巯基、羟基、羧基、氨基等)结合,如汞、砷等与酶的巯基结合,抑制含巯基酶的活性;氰化物中毒时,氰离子与氧化型细胞色素氧化酶中的三价铁结合,形成氰化高铁型细胞色素氧化酶,使其不能被还原为二价铁,从而阻断了氧化磷酸化过程中的电子传递。②竞争抑制作用,毒物结构与酶底物结构相似,如有机磷、氨基甲酸酯类可直接与胆碱酯酶相结合,竞争性抑制此酶活性。③作用于酶的激活剂,如磷酸葡萄糖变位酶是生成和分解肝糖原的酶,其发挥作用需要 Mg^{2+} 作为激活剂,而氟离子能与 Mg^{2+} 形成复合物,故在氟中毒时,磷酸葡萄糖变位酶受阻。④与辅酶作用,如铅中毒时,体内烟酸消耗增加,辅酶Ⅰ和辅酶Ⅱ减少,从而抑制了吡啶核苷酸或烟酰胺核苷酸连接的脱氢酶的作用。⑤与酶的底物作用,如氟乙酰胺进入人体后产生氟乙酸,与草酰乙酸结合成氟柠檬酸,抑制乌头酸酶的活性,使三羧酸循环中断。

2.破坏细胞膜功能

(1)对膜脂质的过氧化作用,如四氯化碳中毒,在体内产生自由基,使膜上多烯脂肪过氧化,导致膜脂质完整性受损,溶酶体破裂。

(2)对膜蛋白的作用,如汞可与线粒体膜蛋白起反应,从而影响三羧酸循环和氧化磷酸化过程。

(3)使膜结构及通透性发生改变,如河豚毒素可选择性阻断膜对钠离子的通透性,从而阻断神经传导,使神经麻痹。

3.阻碍氧的交换、输送和利用

刺激性气体引起肺水肿,使肺泡气体交换受阻;一氧化碳与血红蛋白结合形成不易解离的碳氧血红蛋白,使其丧失携氧功能。

4.影响新陈代谢

烷化剂、氮芥等使去氧核糖核酸发生烷化,影响脱氧核糖核酸功能;敌鼠钠中毒竞争性抑制维生素K活性,从而抑制凝血酶原的合成。

5.改变递质的释放或激素的分泌

肉毒杆菌毒素可使运动神经末梢不能释放乙酰胆碱而致肌肉麻痹。

6.直接毒性作用

强酸强碱中毒,可直接引起蛋白质变性,造成组织坏死,引起局部的充血、水肿、坏死和溃疡。

7.其他

如抗肿瘤药物可使免疫功能下降,灰黄霉素进入人体后在日光照射下发生光化学反应,产生毒性作用。

(五)临床表现

1.急性中毒综合征

(1)胆碱样综合征:包括毒蕈碱样综合征、烟碱样综合征。

1)毒蕈碱样综合征:主要见于有机磷酸盐、毛果芸香碱、某些毒蘑菇中毒等。临床表现主要有心动过缓、瞳孔缩小、流涎、流泪、多汗、支气管分泌物增多、呕吐、腹泻、多尿,严重时可导致肺水肿。

2)烟碱样综合征:主要见于烟碱样杀虫剂、烟碱、黑寡妇毒蜘蛛中毒等。临床表现主要为心动过速、血压升高、肌束颤动、肌无力等。

(2)抗胆碱综合征:主要见于颠茄、阿托品、曼陀罗、抗组胺类药物、三环类抗抑郁药中毒等。临床表现主要为心动过速、体温升高、瞳孔放大、吞咽困难、皮肤干热、口渴、尿潴留、肠鸣音减弱甚至肠梗阻,严重时甚至出现谵妄、幻觉、呼吸衰竭等。

(3)交感神经样中毒综合征:主要见于氨茶碱、咖啡因、苯环己哌啶、苯丙胺、可卡因、苯丙醇胺、麦角酰二乙胺中毒等,可能与体内儿茶酚胺升高有关。临床表现主要为中枢神经系统兴奋、抽搐、血压升高、心动过速、体温升高、多汗、瞳孔散大。

（4）麻醉样综合征：主要见于可待因、海洛因、复方苯乙哌啶（止泻宁）、丙氧酚中毒等。临床表现主要为中枢神经系统抑制，呼吸抑制、血压下降，瞳孔缩小、心动过缓、肠蠕动减弱，体温降低，严重时昏迷。

（5）阿片综合征：主要见于阿片类、乙醇、镇静催眠药中毒等。临床表现类似于麻醉综合征。

（6）戒断综合征：主要见于停用乙醇、镇静催眠药、阿片类、肌松剂（氯苯胺丁酸）、5-羟色胺再摄取抑制剂（SSRIs）及三环类抗抑郁药等。临床表现主要为心动过速、血压升高、瞳孔扩大、多汗、中枢神经系统兴奋、定向障碍、抽搐、反射亢进、竖毛、哈欠、幻觉。

2.特殊中毒特征

（1）阵挛性惊厥、癫痫发作：如毒鼠强、有机氯杀虫剂等农药中毒，异烟肼、中枢兴奋剂、氨茶碱等药物中毒，马钱子、白果等有毒植物中毒，还可见于樟脑丸、霉变甘蔗中毒。

（2）呕吐物或洗胃液颜色异常：如高锰酸钾中毒时呕吐物或洗胃液颜色为紫红色，铜盐、镍盐为蓝绿色，钴盐为粉红色，硝酸盐、苦味酸为黄色，硝酸、硫酸及草酸为咖啡色。

（3）尿色异常：如亚甲蓝中毒时尿色为蓝色，苯胺染料、萘、苯酚、亚硝酸盐中毒可为棕褐色或黑色，麝香草酚中毒为绿色。

（4）皮肤颜色异常：如高铁血红蛋白血症、胺碘酮可引起化学性发绀；一氧化氮中毒使皮肤黏膜呈现"樱桃红色"；肝损伤及溶血毒物可使皮肤表现为黄染；抗凝血灭鼠剂、肝素等可导致皮肤紫癜。

（5）特殊气味：如氰化物中毒可嗅到苦杏仁味；有机磷、砷等中毒为大蒜味；硫化氢、硫醇中毒有臭鸡蛋气味。

（六）毒物检测

目前可以检测的常见中毒毒物包括以下几种：

（1）醇类：如酒精、玻璃水、工业酒精等。

（2）合成药毒物：如苯二氮䓬类药物、巴比妥类药物、吩噻嗪类药物、降压药、降糖药等。

（3）天然药毒物：植物类如乌头、马钱子、曼陀罗等。

（4）毒品或滥用药物：中枢神经抑制剂，如哌替啶、美沙酮等；中枢神经兴奋剂，如苯丙胺类（冰毒、摇头丸）、可卡因等；致幻剂，如大麻、氯胺酮等。

（5）杀虫剂及除草剂：有机磷杀虫剂、百草枯、敌草快等。

（6）杀鼠剂：香豆素类杀鼠剂、毒鼠强等有机合成杀鼠剂等。

（7）金属毒物：如铅、汞、砷、铊等。

二、疾病的预防、诊断、治疗、康复

（一）预防

加强预防是从根本上减少急性中毒发生的重要手段。

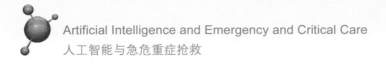
1.加强防毒宣传

在厂矿、农村、城市居民中结合实际情况,因时、因地制宜进行防毒宣传。急性中毒具有地域性、季节性、群体性等特点,结合大数据分析,合理分配医疗资源,能有效增加宣传力度和中毒防控效率。例如,在初冬时宣传预防煤气中毒常识;在喷洒农药或防鼠、灭蚊蝇季节,向群众宣传防止农药中毒常识;夏秋季节,宣传预防毒蛇咬伤中毒及蘑菇中毒常识等。

2.加强毒物管理

严格遵守有关毒物管理、防护和使用规定,加强毒物管理。

3.预防化学性食物中毒

食用特殊的食物前,要了解有无毒性。不吃有毒或变质的动植物性食物;不要食用不易辨认有无毒性的蕈类。河豚、木薯、附子等经过适当处理,可消除毒性,如无把握不要进食。

4.防止误食毒物或用药过量

盛放药物或化学品的容器要加标签。医院、家庭等的消毒液和杀虫药要严加管理。医院用药和发药要执行严格查对制度,以免误服或用药过量。

5.预防地方性中毒病

地方饮水中含氟量过高,可引起地方性氟骨症,可用打深井、换水等方法改善水源,预防中毒。

(二)诊断

中毒诊断通常根据毒物接触史、临床表现、实验室毒物检查分析和调查周围环境有无毒物存在、与其他症状相似疾病进行鉴别而得出。

鉴于实验室毒物检测分析在临床上应用的局限性,毒物接触史是急性中毒诊断的重要参考依据。对生活中毒,如怀疑服毒时,要了解患者发病前的生活情况、精神状态、长期用药种类,有无遗留药瓶、药袋,家中药物有无缺少等,以判断服药时间和剂量。对一氧化碳中毒,要了解室内炉火、烟囱、煤气及同室其他人员情况。食物中毒时,常为集体发病;散发病例,应调查同餐者有无相同症状。水源或食物污染可造成地区流行性中毒,必要时应进行流行病学调查。对于职业中毒,应询问职业史,包括工种、工龄,以及接触毒物种类、时间、环境条件、防护措施、工作中是否有过类似情况等。

1998 年,欧洲中毒中心和临床毒理学家协会(EAPCCT)联合国际化学安全计划和欧盟委员会(the International Programme on Chemical Safety and the European Commission)推荐了中毒严重度评分(PSS):①无症状(0 分):没有中毒的症状或体征。②轻度(1 分):一过性、自限性症状或体征。③中度(2 分):明显、持续性症状或体征;出现器官功能障碍。④重度(3 分):严重威胁生命的症状或体征;出现器官功能严重障碍。⑤死亡(4 分)。

(三)治疗

治疗原则:①立即终止毒物接触。②紧急复苏和对症支持治疗。③清除体内尚未吸收的毒物。④应用解毒剂。⑤预防并发症。

1.终止继续暴露

立即将患者撤离中毒现场,转到空气新鲜的地方;脱去污染衣物;用温水或肥皂水清洗掉皮肤和毛发上的毒物;用清水彻底冲洗眼内毒物;清除伤口处毒物。

2.紧急复苏和对症支持治疗

对于急性中毒昏迷者,保持呼吸道通畅、维持呼吸和循环功能。观察神志、体温、脉搏、呼吸、血压等情况。当严重中毒者出现心脏骤停、休克、循环衰竭、呼吸衰竭、肾衰竭、水电解质和酸碱平衡紊乱时,立即采取有效急救复苏措施,稳定生命体征。

3.清除体内尚未吸收的毒物

经口中毒者,早期清除胃肠道尚未吸收的毒物可明显改善病情,愈早、愈彻底愈好。

(1)催吐:用于意外中毒不能洗胃者。对清醒、合作的经口摄入中毒者,可考虑催吐法。因此法易引起误吸和延迟活性炭应用,还可能引起食管撕裂、胃穿孔、出血等,临床上已不常规应用。催吐方法包括物理法刺激催吐和药物催吐两种。

(2)洗胃:①口服中毒1小时内者。②吸收缓慢的毒物、胃蠕动功能减弱或消失者,可延长至4～6小时。③对无特效解毒治疗的急性重度中毒,患者就诊时已中毒超过6小时,仍可酌情考虑洗胃。但对于吞服强腐蚀性毒物、食管静脉曲张、惊厥或昏迷的患者,不宜进行洗胃。

(3)肠道毒物吸附:活性炭是强力吸附剂,能吸附多种毒物。活性炭结合为一种饱和过程,需应用足量的活性炭吸附毒物。

(4)导泻:不推荐单独使用导泻药物清除急性中毒患者的肠道毒物。通常不用油脂类泻药,以免促进脂溶性毒物吸收。洗胃或给予活性炭后,灌入泻药。常用导泻药有甘露醇、山梨醇、硫酸镁、硫酸钠、复方聚乙二醇电解质等。

(5)灌肠:除腐蚀性毒物中毒外,用于口服中毒6小时以上、导泻无效或肠蠕动抑制毒物(巴比妥类、颠茄类或阿片类)中毒者。

(6)全肠洗消:可通过促使排便、加快排出而减少毒物在体内的吸收。用于口服重金属中毒、缓释药物、肠溶药物中毒以及消化道藏毒者。聚乙二醇溶液不被吸收,也不会造成患者水和电解质紊乱,可用于全肠洗消。

4.促进已吸收毒物排出

(1)强化利尿和改变尿液酸碱度。

(2)供氧:高压氧治疗是一氧化碳中毒的特效疗法。

(3)血液净化:用于血液中毒物浓度明显增高、中毒严重、昏迷时间长、有并发症和经积极支持治疗病情仍日趋恶化者。

5.解毒药

解毒药包括:①金属中毒解毒药:多属螯合剂,常用氨羧螯合剂和巯基螯合剂,包括依地酸钙钠、二巯丙醇、二巯丙磺钠、二巯丁二钠。②高铁血红蛋白血症解毒药:亚甲蓝(美蓝)。③氰化物中毒解毒药:亚硝酸异戊酯。④乙二醇和甲醇中毒的解毒药:甲吡唑。⑤纳洛酮是阿片受体拮抗剂,可特异性拮抗麻醉镇痛药引起的呼吸抑制。⑥氟马西尼是苯二氮䓬类中毒的解毒药。⑦阿托品、长托宁、氯磷定和解磷定是有机磷农药中毒的解

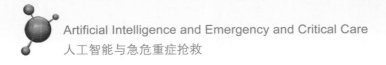

毒药。⑧抗毒蛇血清是毒蛇咬伤中毒的特效解毒药等。

6.预防并发症。

（四）康复

急性中毒往往发病急、病情重、变化快，如不积极治疗常危及生命。毒物种类不同、中毒剂量不同、中毒途径不同等都会影响疾病的严重程度和患者的康复过程，应视不同情况而定。

三、医工交叉应用的展望

急性中毒常累及多个器官、系统，多学科交叉、医工交叉在急性中毒的诊疗过程中得到了充分的体现。

（一）疾病诊断

毒物检测分析是急性中毒的客观诊断方法，也可以帮助评估病情和判断预后，当诊断为急性中毒或疑为急性中毒时，应常规留取剩余的毒物或可能含毒的标本进行检测。目前，临床上尚无法做到利用实验室毒物分析来快速明确诊断所有的毒物，现有的便携式毒物检测方法为：①检气管，可快速检测有毒性气体，辨别有毒气体种类及浓度。②便携式气体测定仪，用于常见无机有毒气体测定。③毒物测定箱，化学法测定常见毒物。④快速综合毒性检测仪，快速检测化学毒性物和病原体。⑤便携式酒精测试仪。⑥便携式酒醇（甲醇、乙醇）速测箱。⑦常见食物中毒快速检测箱，可检测部分有机磷农药中毒、亚硝酸盐中毒、毒鼠强中毒、氰化物中毒等。实验室毒物检测手段方法有：①色谱，气相色谱分析、高效液相色谱分析。②质谱，电感耦合等离子体质谱分析。③光谱，原子吸收光谱分析、原子荧光光谱分析、红外吸收光谱分析、紫外吸收光谱分析、磁共振波谱分析、X射线光谱法。④化学法。⑤快速广谱药物筛选系统。⑥层析法。⑦胶体金法。⑧其他，如常压电离质谱（AIMS）、表面增强拉曼散射方法等。

（二）疾病治疗

1.现场救援的防护

中毒现场救援，特别是群体中毒救治，救援人员的防护与染毒人员的现场洗消是重中之重。防护设备（如防护服、防毒面罩）与洗消设备（如洗消车、洗消帐篷）依赖于医工交叉技术的不断发展。

2.血液净化治疗

案例中提到的血液灌流是血液净化治疗的一种。在急性中毒中，仅有少数毒物有相应的特效解毒剂解救，绝大多数毒物进入体内后，仅能依靠血液灌流、血浆置换、血液透析等手段清除血液中的毒物。

3.多学科交叉

急性中毒是全身性的疾病，脏器支持是治疗的基础。重症急性中毒患者的救治方式与其他学科有相似之处，如人工膜肺技术、人工肝技术、心肺复苏技术等也在重症中毒患者救治中发挥了重要作用。此外，部分中毒的治疗还涉及普通外科、胸外科、整形外科等其他学科,如口服强腐蚀性毒物(强碱、强酸、草甘膦等)中毒可能造成食管瘢痕挛缩狭窄、消化道大出血等,此时可能需要外科手术治疗;严重的皮肤化学烧灼伤也需要进行植皮、修复等治疗。因此,其他学科的医工交叉技术可能同样适用于急性中毒患者。

参考文献

[1]葛均波,徐永健,王辰.内科学[M].9 版.北京:人民卫生出版社,2018.
[2]张文武.急诊内科学[M].4 版.北京:人民卫生出版社,2017.
[3]林果为,王吉耀,葛均波.实用内科学[M].15 版.北京:人民卫生出版社,2017.
[4]菅向东.我国中毒救治专业的回顾、发展与展望[J].医学综述,2019,25(17):3329-3332.

第二节　急性百草枯中毒

学习目的

1.了解急性百草枯中毒的定义、病因及中毒机制。
2.掌握急性百草枯中毒的临床表现及诊断方法。
3.掌握急性百草枯中毒的治疗原则和方法。
4.熟悉急性百草枯中毒相关医工结合的现状及进展。

案例

患者是一位 18 岁的男生,6 天前与家人发生了争吵,一时冲动喝下了一大口百草枯(大约 30 mL)。1 个小时之后,家人把他送到了当地医院,接受了洗胃、3 次血液灌流和其他脏器支持治疗。今天,家属将患者转到了中毒科,尿液半定量碳酸氢钠-连二亚硫酸钠法测定百草枯浓度为 10 μg/mL。

目前情况:患者神志清楚,生命体征尚平稳。自觉胸闷、憋气,咽痛明显,乏力。初入中毒科时,生命体征显示:心率 94 次/分,血

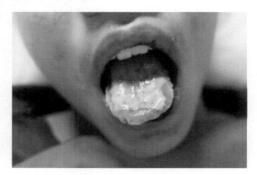

图 8-4　急性百草枯中毒口腔表现

氧饱和度 99%,血压 115/65 mmHg,呼吸频率 27 次/分。口腔黏膜破溃(见图 8-4),双肺呼吸音粗,没有其他明显的阳性体征。

实验室检查:BUN 13.4 mmol/L(正常值 3.2~7.1 mmol/L),Cr 151 μmol/L(正常值 71~133 μmol/L),ALT 24 IU/L(正常值 21~72 IU/L),AST 25 IU/L(正常值 17~59 IU/L)。

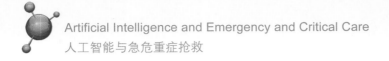

胸部 CT 检查：双肺肺纹理增多，可见片状磨玻璃影。

入院诊断：急性百草枯中毒。

根据百草枯中毒"齐鲁方案"，患者接受了血液灌流、糖皮质激素、抗凝、抗氧化、保肾等综合治疗，病情逐渐趋于稳定，症状逐渐好转。住院期间及随访过程中多次复查胸部CT，肺部病变随时间的动态变化如图 8-5 所示。

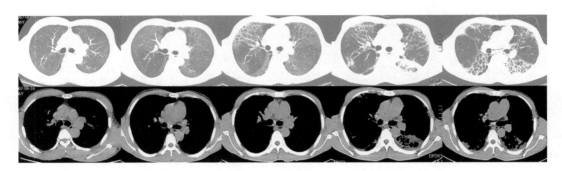

图 8-5　急性百草枯中毒胸部 CT 动态变化

医工结合点：血液灌流是清除血液中百草枯的有效手段，早期血液灌流可以迅速清除毒物（见图 8-6）。

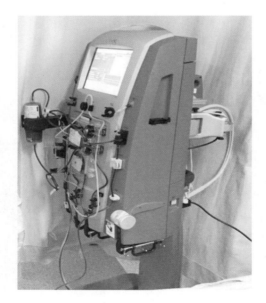

图 8-6　急性百草枯血液灌流治疗

思考题

除了上述案例中血液灌流技术的使用，还有哪些医工结合的进展给急性百草枯中毒患者提供了帮助？

案例解析

一、疾病概述

（一）定义

急性百草枯中毒（acute paraquat poisoning）是指短时间接触较大剂量或高浓度百草枯后出现的以急性肺损伤为主，伴有严重肾脏及肝脏损伤的全身中毒性疾病。

口服百草枯中毒患者多伴有消化道损伤，重症患者多死于呼吸衰竭或多器官功能障碍综合征（MODS）。虽然我国已经禁止使用百草枯，但是在临床工作中发现，很多商品名为其他除草剂的农药，其有效成分实为百草枯。百草枯中毒仍然是当前严重威胁人民生命的疾病之一。

（二）中毒机制

百草枯分子式 $C_{12}H_{14}N_2Cl_2$，工业品为黄色固体，市售产品由于添加剂不同多为墨绿色或蓝褐色，也有红色品种。本品主要经消化道和呼吸道吸收，皮肤吸收中毒也不可忽视。百草枯大鼠经口 LD_{50} 为 100 mg/kg，小鼠经口 LD_{50} 为 120 mg/kg，兔经皮 LD_{50} 为 236 mg/kg。成人致死量为20％水溶液5～15 mL（20～40 mg/kg）。百草枯吸收后随血液分布至肺、肾脏、肝脏及甲状腺等器官，但以肺内含量最高，可为血中含量的十至数十倍，且存留时间较久。百草枯在体内很少降解，常以原形随粪、尿排出，少量经乳汁排出。百草枯中毒可以引起严重的肺、肾脏和肝脏损害，服毒量大者可迅速因多脏器功能衰竭而死亡。肺是百草枯中毒损伤的主要靶器官之一。Ⅰ型及Ⅱ型肺泡上皮细胞则是百草枯选择性毒性作用的主要靶细胞。百草枯中毒病理表现为早期肺泡上皮细胞受损，肺泡内出血水肿，炎症细胞浸润，微血栓形成；晚期则出现肺间质纤维化，这种表现被命名为"百草枯肺"，是 ARDS 的一种形式。

（三）临床表现

1.潜伏期

根据吸收途径和吸收量不同，百草枯中毒的潜伏期不同。口服量大者数分钟后即可发生恶心、呕吐症状，量小者数小时至数十小时才发病；皮肤吸收者可于数天后发病。

2.呼吸系统

呼吸系统主要表现为胸闷、气短，进行性呼吸困难。严重者1～3天内可迅速出现肺水肿及肺炎表现，可因 ARDS、MODS 致死。7天后存活的患者病情变化以进行性肺渗出性炎性病变、纤维化形成、呼吸衰竭为主。21天后肺纤维化进展减慢，但仍有不少患者3周后死于肺纤维化引起的呼吸衰竭。有些患者早期可无明显症状或仅有其他脏器损害表现，在多日后可迅速出现迟发性肺水肿及炎症表现，往往预后不良，且多见于服毒量较大的患者。

3.消化系统

消化系统主要表现为口腔及食管损伤，恶心、呕吐、腹痛，甚至出现呕血、便血，个别

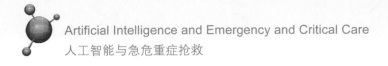

患者可出现食管黏膜表层剥脱症,可有胆汁淤积性黄疸。

4.泌尿系统

中毒数小时后即可出现蛋白尿,血肌酐和尿素氮升高,严重者出现急性肾衰竭,无尿提示病情较重。肾功损害往往早于肺损害。

5.循环系统

循环系统主要表现为胸闷、心悸,严重者出现心律失常甚至猝死。

6.神经系统

神经系统症状多见于严重中毒患者,可出现头痛、头晕、意识障碍及精神症状等。出现神经系统损害往往提示预后不良。

7.局部表现

皮肤污染可引起接触性皮炎,表现为皮肤红斑、大疱,局部溃烂。眼污染后可出现刺激症状,表现为流泪、畏光、结膜充血、短暂视物模糊等,一般不引起永久性视神经损害。

二、疾病的预防、诊断、治疗、康复

(一)预防

预防胜于治疗。自2016年7月1日起,我国已全面停止百草枯水剂在国内的销售和使用。中国公民应严格遵守百草枯的管理、防护和使用规定,加强毒物管理,严禁私存。盛放百草枯的药液器皿应有警告标志,以防误服;使用前应进行安全防护教育,使用时应穿长裤和戴防护镜,不宜暴露皮肤和逆风喷洒。

(二)诊断

1.诊断

根据明确的百草枯接触史、百草枯中毒的典型临床表现特点、实验室检查和毒物检测等,可做出急性百草枯中毒的临床诊断。

若百草枯接触史明确,特别是有口服途径接触史,即使早期临床症状轻微,如有明确的毒检证据支持,诊断仍能成立;毒物接触史不详,血、尿中检出百草枯,临床表现支持,诊断也依然成立。

2.辅助检查

(1)血液检查:早期血常规检查可以出现白细胞及中性粒计数增高,早期尿常规检查即可有尿蛋白阳性。发生肝损害时,丙氨酸氨基转移酶、天冬氨酸氨基转移酶、γ-谷丙酰基转肽酶可升高,部分患者总胆红素、直接胆红素和间接胆红素随着病情进展可升高。发生肾损害时,血肌酐、尿素氮、胱抑素可明显升高,严重的低钾血症是百草枯中毒常见的电解质紊乱之一。呼吸衰竭时动脉血气分析可有氧分压降低,二氧化碳分压也可降低或正常。血乳酸可明显升高。

(2)毒物分析:血液、尿液百草枯浓度测定可采用高效液相色谱法、高效液相色谱-质谱联用、气相色谱-质谱联用方法等精确定量测定。尿液百草枯也可采用碳酸氢钠-连二亚硫酸钠半定量快速检测方法,用于快速估计服毒量和病情评估,简单易行,实用性强。

（3）肺部影像学及肺功能检查：肺 HRCT 早期以渗出性病变为主，中晚期出现肺纤维化表现。重症患者可出现胸腔积液、纵隔及皮下气肿、气胸等。出现顽固性低氧血症及呼吸衰竭提示预后不良。肺功能检查可作为患者出院及随诊时的评估指标，部分患者可留有限制性通气障碍及小气道病变表现。

（4）其他：血 D-二聚体升高可能与肺损伤相关，明显升高者往往提示肺损害较重。心电图可有 T 波及 ST-T 改变、心律失常等表现。

（三）治疗

1.现场急救和一般治疗

接触量大者应立即脱离现场。皮肤污染时立即用流动清水或肥皂水冲洗 15 分钟，眼污染时立即用清水冲洗 10 分钟，口服者立即给予催吐、洗胃和全胃肠洗消治疗。

2.早期胃肠营养及消化道损伤的处理

口咽部及食管损伤往往在中毒 1～3 天后出现，早期以流质饮食为主，除非患者有口咽部、食管严重损伤及消化道出血，否则不建议绝对禁食。局部使用和口服康复新液对于口咽部和食管损伤有治疗作用。口腔真菌感染多发生在治疗 1 周后，一旦发生可给予抗真菌药物（如制霉菌素）局部治疗。

3.血液净化

血液灌流是清除血液中百草枯的有效治疗手段。早期血液灌流可以迅速清除毒物，宜在洗胃后尽快进行。血尿毒物检测结果对血液灌流治疗的次数和方法具有指导意义。对于合并急性肾衰竭患者，可继续给予 CRRT 治疗。

4.糖皮质激素

糖皮质激素是百草枯中毒的主要治疗药物，应早期足量使用。

5.抗凝及抗氧化治疗

百草枯中毒可伴有肺部局部血液循环障碍，可给予患者低分子肝素，有出血倾向者暂缓使用；还原型谷胱甘肽可有效对抗百草枯的过氧化损伤，可酌情使用。

6.防治晚期肺纤维化

他克莫司是一种新型免疫抑制剂，用于防治器官移植后的抗排斥反应，已有研究证实，它对于"百草枯肺"有一定治疗作用，国内已有医院用它替代环磷酰胺。

7.合理氧疗及机械通气治疗

百草枯中毒早期吸氧可促进氧自由基形成，加重百草枯引起的肺损伤，原则上早期不吸氧。但是对于呼吸衰竭患者，如果血气分析氧分压低于 60 mmHg 或血氧饱和度低于 90%，应该积极给予吸氧。对于临床上需要机械通气治疗的患者，无论采用有创还是无创通气，多预后不良。

8.治疗肝肾损害及黄疸

积极给予保肝、利胆治疗，重视胆汁淤积性黄疸治疗；积极给予保护肾功能治疗，给予输液、利尿改善循环等综合治疗。

9.纠正电解质紊乱、维持酸碱平衡

百草枯中毒往往导致严重的低钾血症，应积极给予补钾治疗，对于其他电解质紊乱

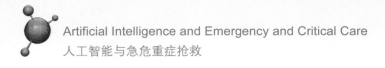

及酸碱平衡失调,也应及时处理。

10.中医药及其他治疗

中医中药对治疗百草枯中毒有一定疗效,丹参制剂、虫草制剂及血必净注射液的合理使用有助于病情的改善。

(四)康复

口服百草枯中毒具有很高的病死率,近年来,随着治疗方法的改进,大部分轻度和中度中毒患者有望治愈,但是对于重度中毒患者,病死率仍居高不下。所有百草枯中毒存活患者均需要较长期的随诊,动态观察病情变化,以期达到临床治愈标准。

三、医工交叉应用的展望

(一)疾病诊断

碳酸氢钠-连二亚硫酸钠半定量快速检测方法有助于快速诊断、评估服毒量和病情,高效液相色谱法、高效液相色谱-质谱联用、气相色谱-质谱联用方法可准确测定血液、尿液中百草枯浓度,X线、CT、心电图、超声心动图等的应用能够全面评估患者各系统中毒性损伤情况,以便制定治疗方案、判断预后。

(二)疾病治疗

1.血液净化

血液灌流是清除血液中百草枯的有效治疗手段。血液灌流通过活性炭、树脂等吸附剂吸附血液中毒物,以达到血液净化效果,主要用于中分子物质、小分子环状物结构物质及高脂溶性物质的清除。对于急性百草枯中毒,可以部分清除毒物和代谢物,纠正水、电解质及酸碱失衡。对于合并急性肾衰竭的患者,可考虑联合 CRRT 治疗。

2.ECMO

ECMO 是重要的体外生命支持技术,临床上主要用于心脏功能不全和(或)呼吸功能不全的支持。在百草枯中毒中,肺是主要的靶器官,ARDS、急性呼吸衰竭和肺纤维化是百草枯中毒患者重要的死亡原因。对于百草枯中毒患者,依靠 ECMO 维持生命仅为权宜之策。临床报道中,ECMO 常用作肺移植手术前的维持治疗,迄今为止,只有个别患者获益。

3.肺移植

对于百草枯中毒晚期肺纤维化的患者,肺移植可能是唯一可行的治疗方法。1968 年,Matthew 等人报告了第一例肺移植治疗百草枯诱导肺纤维化的案例。患者是一位15 岁男孩,他在百草枯中毒后第 6 天接受了左肺移植,但是于中毒后第 16 天死亡。尸检表明,患者的死亡与手术时血液中存在百草枯有关。相关文献表明,1997 年之前的案例都因相似的原因失败了。直到 1997 年,Walder 团队报告了第一例成功案例。一位17 岁患者在中毒后 44 天接受左肺移植和右肺切除术后存活,并于术后 88 天出院。此后,陆续有百草枯肺纤维化患者成功接受肺移植手术的案例报道。但由于受到诸多条件的限制,目前国内外的成功案例数还仅为个位数,超过 5 年存活者更少。

参考文献

[1]葛均波,徐永健,王辰.内科学[M].9 版.北京:人民卫生出版社,2018.

[2]张文武.急诊内科学[M].4 版.北京:人民卫生出版社,2017.

[3]林果为,王吉耀,葛均波.实用内科学[M].15 版.北京:人民卫生出版社,2017.

[4]百草枯中毒诊断与治疗"泰山共识"专家组,菅向东.百草枯中毒诊断与治疗"泰山共识"(2014)[J].中国工业医学杂志,2014,27(2):117-119.

第三节　有机磷杀虫剂中毒

学习目的

1.了解有机磷杀虫剂中毒的定义、病因及中毒机制。

2.掌握有机磷杀虫剂中毒的临床表现及诊断方法。

3.掌握有机磷杀虫剂中毒的治疗原则和方法。

4.熟悉有机磷杀虫剂中毒相关医工结合的现状及进展。

案例

患者女性,51 岁,与邻里争吵时喝下有机磷农药"乐果"约 150 mL(空腹状态),随即大汗淋漓、口吐白沫、呼吸断续,伴呕吐胃内容物,无肢体抽搐,无大小便失禁。大约40 分钟,患者被送到医院急诊抢救。

目前情况:初至医院时,患者处于昏迷状态,叹息样呼吸,双侧瞳孔呈针尖样大小,双肺满布湿啰音。立即给予气管插管、呼吸机辅助呼吸,洗胃导泻,阿托品、胆碱酯酶复活剂及其他对症支持治疗。初步抢救后,再次评估生命体征并进行体格检查:体温 36.7 ℃,脉搏140 次/分,呼吸 18 次/分,血压 88/55 mmHg。深昏迷,GCS 5 分,双侧瞳孔等大等圆,直径5 mm,对光反射差。口唇无紫绀,全身皮肤干燥,双肺呼吸音粗,未闻及明显干湿性啰音。腹部略显膨隆,全腹未见胃肠型,未闻及肠鸣音,肌张力尚可,病理反射未引出。

实验室检查:WBC $9.54×10^9$/L,HGB 154 g/L,PLT $124×10^9$/L,胆碱酯酶 1198 U/L,pH 值 7.05,肝肾功能指标大致正常。

入院诊断:急性重度有机磷农药中毒(乐果)。

患者入院时存在明显低血压,医护人员立即给予其中心静脉置管并积极补液,同时予以持续胃肠减压、血液灌流、血浆置换清除毒物、血管活性药物等治疗。但是患者的血压一直维持在 80~95/58~65 mmHg,且一直无尿。入院 6 小时后,患者腹胀明显加重,腹部膨隆明显,叩诊实音,肠鸣音未闻及。腹部超声显示肠管扩张明显,内径约达 3.6 cm,探及大量暗区充盈。腹腔内游离暗区达 6.5 cm。入院 24 小时后,腹胀进行性加重,全身水肿

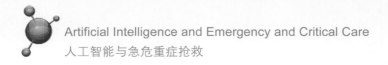

明显,双下肢青紫,股动脉及足背动脉不能触及。腹内压 72 mmHg。立即行剖腹减压术,术中见腹腔内约 2800 mL 淡黄色澄清液体,肠管高度水肿,涌出切口之外,肠管内可见大量粪石阻塞,部分肠管浆膜层成点片状暗红色改变,术毕肠管难以还纳,外露小肠表面用大网膜覆盖。减压后 5 分钟见尿管中引流出淡黄色尿液,双下肢青紫消失,股动脉及双侧足背动脉可触及。手术结束前可见肠管颜色红润。术后第一天 24 小时尿量 1600 mL。

医工结合点:血液净化技术多用于重症有机磷杀虫剂中毒,是清除血液中毒物的有效手段。重症中毒患者可发生呼吸肌麻痹,引起周围性呼吸衰竭,气管插管及呼吸机辅助通气是重要的生命支持手段。此外,急性中毒性疾病常累及多个系统,可涉及多学科的医工交叉技术。

思考题

除了上述案例中使用的血液净化技术、呼吸机辅助通气技术等,还有哪些医工结合的进展给有机磷杀虫剂中毒患者提供了帮助?

案例解析

一、疾病概述

(一)定义

急性有机磷杀虫剂中毒(acute organic phosphorus insecticides poisoning,AOPIP)是指 OPI 进入体内抑制乙酰胆碱酯酶(AChE)活性,引起体内生理效应部位 ACh 大量蓄积,出现毒蕈碱样、烟碱样和中枢神经系统等中毒症状和体征,患者常死于呼吸衰竭。

(二)中毒机制

OPI 属于有机磷酸酯或硫化磷酸酯类化合物,多为油状液体,呈淡黄色至棕色,稍有挥发性,有大蒜臭味。由于取代基不同,各种 OPI 毒性相差很大。根据大鼠经口 LD_{50},OPI 可分为四类。

1.剧毒类

LD_{50} 小于 10 mg/kg,如甲拌磷(3911)、内吸磷(1059)、对硫磷(1605)、速灭磷等。

2.高毒类

LD_{50} 10～100 mg/kg,如甲基对硫磷、甲胺磷、氧乐果、敌敌畏等。

3.中毒类

LD_{50} 100～1000 mg/kg,如乐果、倍硫磷、敌百虫、乙酰甲胺磷等。

4.低毒类

LD_{50} 1000～5000 mg/kg,如马拉硫磷、辛硫磷、甲基乙酯磷、碘硫磷等

OPI 主要经过胃肠道、呼吸道、皮肤或黏膜吸收。6～12 小时血中浓度达高峰,24 小时内通过肾由尿排泄,48 小时完全排出体外。吸收后迅速分布至全身各器官,以肝内浓

度最高,其次为肾、肺、脾等,肌肉和脑含量最少。OPI主要在肝内进行生物转化和代谢,代谢产物与羧基、巯基、葡萄糖醛酸、谷胱甘肽等结合失去抑制胆碱酯酶的能力,经尿排出。

OPI通过亲电子性磷与胆碱酯酶(ChE)结合,形成磷酰化ChE,抑制ChE特别是AChE的活性,使AChE失去分解乙酰胆碱的能力,乙酰胆碱在生理效应部位蓄积,产生胆碱能神经过度兴奋的表现。OPI可以形成肝肠循环,再由肠道吸收,抑制新生成的ChE,导致中毒症状迁延,甚至反跳。某些OPI可与脑和脊髓中的特异蛋白质——神经毒酯酶(NTE)结合,使NTE老化,抑制轴索内NTE的活性,使轴浆运输的能量代谢发生障碍,轴索退行性变化,继发脱髓鞘病变,引起迟发性神经毒作用。OPI还可干扰神经轴索内钙离子/钙调蛋白激酶Ⅱ,使神经轴索内钙稳态失衡,导致轴索变性和迟发性神经病。

（三）临床表现

1.急性中毒

急性中毒的发病时间与有机磷杀虫剂的种类、剂量和侵入途径有关。口服中毒者在数分钟内即可出现症状,且病情迅速发展。经皮肤和呼吸道吸收中毒,发病时间相对较迟。

急性中毒的临床表现包括以下几种:

（1）毒蕈碱样症状:又称"M样症状"。主要是副交感神经末梢兴奋所致,类似毒蕈碱作用,表现为平滑肌痉挛和腺体分泌增加。临床上表现为瞳孔缩小、腹痛、腹泻,大汗、流泪和流涎,咳嗽、气促、呼吸困难,双肺干、湿性啰音,严重者发生肺水肿。

（2）烟碱样症状:又称"N样症状"。乙酰胆碱在横纹肌神经肌肉接头处积蓄过多,出现肌纤维颤动、全身肌强直性痉挛,也可出现肌力减退或瘫痪。呼吸肌麻痹可导致周围性呼吸衰竭。交感神经节节后纤维末梢释放儿茶酚胺使血管收缩,血压增高、心跳加快和心律失常。

（3）中枢神经系统症状:头晕、头痛、意识模糊、共济失调、烦躁不安、谵妄、昏迷和抽搐,甚至可因呼吸、循环衰竭而死亡。

（4）迟发性神经病:有些患者在急性中毒后2~4周,胆碱能症状消失后出现感觉、运动型多发性神经病。迟发性神经病主要累及肢体末端,可出现下肢瘫痪、四肢肌肉萎缩等症状。重者出现脊髓侧索运动神经障碍,称为有机磷中毒迟发性多发性神经病(organophosphate induced delayed poly-neuropathy, OPIDP)。神经-肌电图检查显示神经源性损害,全血或红细胞ChE活性可正常。

（5）中间综合征(intermediate myasthenia syndrome, IMS)指在有机磷中毒急性期胆碱能危象消失后1~4天,出现以呼吸肌、颅神经运动支所支配的肌肉以及肢体近端肌肉无力为特征的临床综合征。表现为上睑下垂、眼外展障碍、面瘫和呼吸肌麻痹,可引起通气障碍性呼吸困难或衰竭,如未及时发现并迅速救治,病死率较高。

（6）其他:急性有机磷杀虫剂中毒,特别是重度中毒患者,常可出现不同程度的心脏损害,主要表现为心律不齐、ST-T改变和QT间期延长等。

急性中毒根据临床表现和实验室检查可分为:①轻度中毒:短时间内接触较大量有机磷杀虫剂后,在 24 小时内出现较明显的 M 样症状和中枢神经系统症状。全血或红细胞胆碱酯酶活性一般在 50%～70%。②中度中毒:在轻度中毒基础上,出现肌束震颤等 N 样症状。全血或红细胞胆碱酯酶活性一般在 30%～50%。③重度中毒:除上述胆碱能兴奋或危象的表现外,具有肺水肿、昏迷、呼吸衰竭、脑水肿表现之一者,可诊断为重度中毒。全血或红细胞胆碱酯酶活性一般在 30% 以下。

2.局部表现

部分有机磷杀虫剂如敌敌畏、对硫磷等接触皮肤后可引起过敏性皮炎,局部可出现水泡和脱皮。有机磷杀虫剂滴入眼中尚可引起结膜充血和瞳孔缩小。

二、疾病预防、诊断、治疗、康复

(一)预防

对生产和使用 OPI 的人员,要进行宣传,普及防治中毒常识;在生产和加工 OPI 的过程中,严格执行安全生产制度和操作规程;搬运和应用农药时应做好安全防护。对于慢性接触者,定期体检和测定全血胆碱酯酶活力。

(二)诊断

1.毒物接触史

有机磷杀虫剂中毒主要有生活性中毒和生产使用过程中发生的中毒。

2.典型 OPI 中毒症状及体征

呼出气有大蒜味、瞳孔缩小("针尖样瞳孔")、多汗、肺水肿、肌纤颤和昏迷。

3.全血胆碱酯酶活力测定

该指标是诊断有机磷杀虫剂中毒的特异性实验指标,对于病情、疗效判断和预后估计都非常重要。正常人胆碱酯酶活力为 100%,中毒患者有不同程度降低。

4.OPI 及代谢产物检测

血、尿、粪便或胃内容物中可检测到 OPI 或其特异性代谢产物。OPI 的动态血药浓度检测有助于病情评估及治疗。

(三)治疗

急性中毒的治疗应采取综合措施,包括清除毒物和防止毒物继续吸收、及早合理应用特效解毒药物以及给予对症和支持治疗等。

1.迅速清除毒物及防止毒物吸收

立即将患者撤离中毒现场。脱去污染衣服,用肥皂和温水彻底清洗污染的皮肤、头发和指甲;眼部污染时,用清水、生理盐水等反复冲洗。对于口服中毒者,应立即给予清水洗胃,直至洗清、没有异味。如有机磷品种明确,洗胃液也可用 2% 的碳酸氢钠或 1:5000 的高锰酸钾溶液。应注意,敌百虫忌用碳酸氢钠,对硫磷忌用高锰酸钾。

2.特效解毒剂

特效解毒剂包括抗胆碱药和胆碱酯酶复活剂,可联合使用。

（1）抗胆碱药：使用阿托品治疗重度中毒患者的原则是早期、足量、重复给药，直到毒蕈碱样症状好转，达到阿托品化（atropinization）状态。阿托品化的临床表现是瞳孔较前散大、口干、皮肤干燥、颜面潮红、肺部湿啰音消失、心律加快等。一旦出现阿托品化，即应减少阿托品用量，包括减少一次给药剂量和延长给药时间间隔。如果在使用阿托品的过程中出现瞳孔散大固定、狂躁不安、高热、神志不清、昏迷加重、尿潴留等症状，则提示阿托品中毒（atropinism），应停药观察。

近年来，有报道称新型选择性胆碱药盐酸戊乙奎醚（长托宁）具有较强的中枢和外周抗胆碱作用，但不影响心率，替代阿托品治疗急性有机磷杀虫剂中毒具有较好疗效。当用本品治疗有机磷杀虫剂中毒时，不能以心跳加快来判断"阿托品化"，而应以口干和出汗消失或皮肤干燥等症状判断"长托宁化"。

（2）胆碱酯酶复活剂：胆碱酯酶复活剂即肟类复能剂，能使被抑制的胆碱酯酶恢复活性，对烟碱样症状的解除较为明显，但对于不同有机磷杀虫剂的作用并不完全相同。常用药物有氯磷定、解磷定，还有双复磷、双解磷等。对复能剂有效的有机磷杀虫剂中毒，除要尽早应用外，还应根据中毒程度，给予合理的剂量和应用时间。

3.对症支持治疗

有机磷杀虫剂中毒的主要死因有呼吸衰竭、中枢神经衰竭、心肌损害、心脏骤停、休克等。因此，积极对症治疗、维持生命体征的稳定非常重要。发生中间综合征或呼吸衰竭时应及时给予机械通气。

4.其他治疗

根据病情，可给予糖皮质激素、利尿剂、抗生素、成分输血等治疗。

（四）康复

急性有机磷中毒起病急，症状与摄入量呈正相关。轻度中毒患者症状较轻，病程较短，预后好。重度中毒患者可因呼吸肌麻痹、中枢性呼吸衰竭而死亡。部分患者急性中毒后 1～4 天会出现中间综合征，持续时间长短不一。重度中毒表现为呼吸肌麻痹，可能会迅速发展为呼吸衰竭，甚至死亡。少数患者急性症状恢复后 2～4 周出现迟发性、多发性周围神经病变，6～12 个月逐渐恢复。

三、医工交叉应用的展望

（一）疾病诊断

1.全血胆碱酯酶活力测定

胆碱能神经及效应器胆碱酯酶受抑制程度反映了 AOPP 中毒的严重程度，这是 AOPP 公认的、经典的毒理机制。突触间 AChE 活性临床无法获得，全血胆碱酯酶活力测定成为诊断 AOPIP 的特异性实验指标，对于病情、疗效判断和预后估计都非常重要。胆碱酯酶包括乙酰胆碱酯酶（AChE）、丙酰胆碱酯酶（PrChE）、苯酰胆碱酯酶（BzChE）和丁酰胆碱酯酶（BuChE）。其中，AChE 又称"真性胆碱酯酶"，PrChE、BzChE 和 BuChE 又称"假性胆碱酯酶"。全血胆碱酯酶活性包括红细胞的真性胆碱酯酶活性和血浆中的假性胆碱酯酶活性(主要是 BuChE),以水解乙酰胆碱的能力来说,红细胞胆碱酯酶活力占 60%～80%,血浆胆碱酯酶活力仅占 20%～40%。全血和红细胞胆碱酯酶活力一直是 AOPP 经典的"特异性"实验室诊断指标,世界卫生组织及我国的国家标准均推荐将其作为 AOPP 的诊断、中毒程度分级指标。但是,基于各种限制,医院通常测定血清胆碱酯酶(S-BuChE)活性,其临床意义与血浆胆碱酯酶(P-BuChE)相同。在 AOPP 中,BuChE 以高亲和力与进入血液的 OPI 结合,随后被代谢掉,防止或减少了游离农药进入靶器官。理论上讲,进入血液的 OPI 量越大,P-BuChE 活性降低越明显。但是,关于 S-BuChE 活性在 AOPP 的诊断与指导治疗的价值和意义一直备受争议。精确、快速、可靠的检测方法的开发仍需要检测技术与理论上的进一步突破。

2.辅助诊断技术

AOPP 是累及多器官、系统的全身性疾病,其严重程度的分级、治疗方案的制定及预后的评估均离不开各种辅助检查手段。CT、超声、肌电图等的应用在中毒严重程度评估、鉴别诊断等方面发挥了重要作用。

(二)治疗

1.血液净化

血液净化技术,包括血液透析、血液灌流、CRRT 等,在清除血液中的毒物方面具有不可替代的地位。对重度 AOPP 患者,可在解毒剂及综合治疗的同时尽早给予血液灌流治疗。合并肾功能不全或 MODS 时可考虑应用血液透析或 CRRT。更合理的血液净化方案或者更好的替代手段仍有赖于医工领域的进步与发展。

2.生命支持及监测技术

重症 AOPP 可引起呼吸衰竭、循环衰竭、MODS 甚至死亡。各种生命支持手段,包括机械通气、ECMO 等,均可用于 AOPP 的治疗。此外,各种生命监测及脏器功能监测技术也同样适用于 AOPP,在此不予赘述。

参考文献

[1]葛均波,徐永健,王辰.内科学[M].9 版.北京:人民卫生出版社,2018.

[2]张文武.急诊内科学[M].4 版.北京:人民卫生出版社,2017.

[3]林果为,王吉耀,葛均波.实用内科学[M].15 版.北京:人民卫生出版社,2017.

[4]中国医师协会急诊医师分会.急性有机磷农药中毒诊治临床专家共识(2016)[J].中国急救医学,2016,36(12):1057-1065.

[5]YU G,JIAN X,KAN B,et al.Clinical analysis of acute organophosphorus pesticide poisoning and successful cardiopulnomary resuscitation:A case series[J].Front Public Health,2022,10:866376.

(菅向东　曾梅)

第九章

早期快速监测评估技术

1.了解急危重症患者入院后的早期监测评估工具。

2.熟悉急危重症患者的早期评估技术及应用。

3.掌握床旁超声、CT等急危重症常用设备的原理与应用。

案例

患者男性,65岁,因"发现意识不清15分钟"由"120"送至医院。患者15分钟前被家人发现意识不清、呼之不应,遂呼叫"120"。"120"急救车至现场后发现其大动脉搏动未触及,立即予以胸外心脏按压,并应用电除颤、气管插管、肾上腺素等抢救措施,约20分钟后自主循环恢复,心率80次/分,血压90/56 mmHg,SpO$_2$ 92%,但仍意识不清,无自主活动,遂立即送往医院急诊科。患者既往有睡眠呼吸暂停综合征、高血压病病史。入急诊科后立即予以心电血压血氧饱和度监测,行床旁超声提示心脏弥漫性动度减低,估测 LVEF 为 0.30,双肺可见少量 B 线,无胸腔积液,下腔静脉直径为 1.8 cm,随呼吸变异度尚可。行 ECG 检查提示 ST-T 改变,床旁快速检验(point of care test,POCT)显示 cTnI 0.032 μg/L(0~0.023 μg/L),NT-proBNP 845 pg/mL(0~900 pg/mL),血气分析显示 pH 值为 7.23,血二氧化碳分压为 44 mmHg,血氧分压为78 mmHg,K$^+$ 4.3 mmol/L,Na$^+$ 145 mmol/L,Lac 5.5 mmol/L。为明确患者心脏骤停病因,立即行颅脑 CT、肺动脉 CTA、急诊冠状动脉造影术,均未见明显异常。收入监护病房进一步治疗及康复。

医工结合点:心脏骤停、高危胸痛(急性冠脉综合征、主动脉夹层、肺动脉栓塞、张力性气胸)、创伤、急性中毒等急危重症患者的早期快速检测评估的设备近年来发展迅速,包括床旁快速检测(point-of-care test,POCT)、心电图、心电监护、床旁超声、有创血流动力学检测,如 PiCCO、Swan-Ganz 导管,结合我国目前领先国际的 5G 信息通信技术,一些新兴监测手段层出不穷,包括远程机械手臂感应超声、重要生命体征(体温、心率、血压、氧饱和度等)非接触式远程测量传输、可穿戴设备、虚拟现实技术等,未来有望进一步实

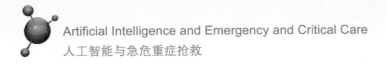

现数据/图像的高清、实时、智能化。因本套丛书多个分册和章节已经涉及一些技术设备,本章将主要以床旁超声和CT为例,讲述目前临床应用最为广泛的早期快速监测评估技术。

思考题

危重患者早期快速监测评估技术有哪些?还有哪些有望通过医工交叉实现突破的技术?

案例解析

一、概述

心脏骤停是指心脏正常机械活动停止,循环征象消失,如不进行积极抢救,患者将很快进入临床死亡阶段。在早期高质量心肺复苏后,心脏骤停患者由"120"接诊或被送入院后需紧急应用多种早期快速监测评估技术,包括心电血压血氧饱和度监护、心电图、POCT(血气分析、cTnI、NT-proBNP等)、床旁超声、影像学检查(CT平扫和强化、MRI、血管介入诊疗)等。目前,床旁超声和大型影像设备的应用具有很好的前景,除了在心脏骤停等急危重症早期应用,还贯穿了急危重症的防、诊、治、康,是临床医生进行早期快速监测评估,并指导治疗的重要武器。本章主要围绕这类设备的临床应用以及医工交叉研发前景进行论述。

二、早期快速监测评估技术

(一)床旁超声技术

床旁超声(point-of-care ultrasound,POCUS)是医用超声小型化、便携化发展的产物,亦是基于肺部超声的急诊/重症超声迅速发展的急危重症患者早期监测评估最重要的设备之一,是将"视、触、叩、听、超"作为最新检体诊断的必不可少的手段。医用超声成像需要医学、声学和电子学等专业相结合。20世纪80年代以来,超声、CT、MRI、核医学一起构成了临床医学四大影像诊断技术,其中,超声与CT以其成像速度快,应用范围广而被广泛应用于急危重症患者的早期监测评估。

超声成像技术与其他成像技术相比,具有安全无创、患者无痛苦、实时性好、价格低廉等优点,在急危重症的"防、诊、治、康"中有很高的价值,广泛应用于急诊、ICU、妇科、心脏内外科、产科、泌尿科、普外科、消化科等,且通过学科交叉,发展出超声内镜、冠脉血管内超声,以及人工智能技术(包括自动下腔静脉直径及变异评估容量负荷、心脏超声自动LVEF、VTI测量等)等。目前,超声已是临床不可或缺的检查方法。

1.医用超声设备简介

(1)超声诊断仪的原理与分类:人类耳朵能听到的声波频率为20～20000赫兹(Hz)。当声波的振动频率大于20000 Hz或小于20 Hz时,人类便听不见了。研究者把频率高于 20000 Hz 的声波称为"超声波",通常,医学超声的频率范围在 200 kHz～40 MHz,超声诊断常用频率在 1～10 MHz。由于超声波频率高、波长短,使得超声波具有定向、折射和反射等特点。超声诊断仪面向人体不同部位发射超声波,其在人体器官、组织的传播过程中,由于声波的反射、折射、衍射,会产生各种信息。将这些信息接收、放大和处理形成波形、曲线、图像或频谱,最终呈现在显示器屏幕上。目前,脉冲反射式的超声诊断仪应用最广泛,根据其在临床上应用的诊断部位、应用方式、纵波显示、探头声束的不同,又分为多种类型。

(2)医用超声设备组成:目前,一台医用彩色超声诊断仪的外观主要包括探头、主机、控制面板、显示器及其他附件。其中,探头和主机是其关键部件。

1)探头:探头是超声诊断仪的重要组成部分,其作用是发射和接收超声波。发射时将电信号转换为超声波进入人体,接收时将人体反射的超声波转换为电信号,经过一系列的处理后成像,成像通常分为线阵式、相控阵式、凸阵式等,分别适用于不同部位或器官。

2)主机:超声诊断仪理论上由前、中、后端三个部分组成。前端是超声波的发射与接收部分;中端(中间处理部分)是组织结构信息提取部分,从射频回声信号提取组织结构信息与血流和组织的动力学信息[多普勒频移(Doppler shift)]并进行成像处理,分别形成 B 型、C 型、D 型、M 型的视频图像信号。后端是系统的控制与管理以及图像显示处理部分,其关键组成部分是实现对系统控制与管理的计算机控制平台。

2.国内外技术发展历史

超声成像技术的发展经历了一维、二维再到三维乃至四维成像的过程,从静态成像到动态成像,从结构成像到功能成像,超声诊断仪结构越来越复杂,功能越来越强大,可获得的信息越来越丰富,采集信息的手段越来越智能,其技术发展史也是一段不断探索和发现人体奥秘的科技史。

(1)国外技术发展过程:1880 年,法国 Pierre Curie 和 Jacques Curie 兄弟发现"压电效应",这是超声探头工作的基础。1917年,法国的 Paul Langevin 发现了"逆压电效应",研制出历史上第一个超声换能器,并使用该换能器探测到潜艇的超声回波。20 世纪 30 年代后期,奥地利神经学家 K. T. Dussik 首先用超声穿透法探测颅脑疾病,并于 1949 年用此方法获得了头部图像,超声从此开始应用于医学领域。20 世纪 40～50 年代,欧美相继开展了超声医学的研究。1949 年,美国外科医生 George Ludwig 使用一种改进的超声波材料测试设备检测胆结石取得成

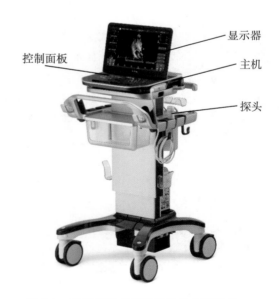

图 9-1 现代便携式超声仪及其主要组成

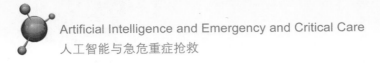

功,并最终证明了回声成像最简单形式的可行性,即一维 A 型扫描。1954 年,Edler 与西门子公司工程师合作,开始用 M(motion)型超声诊断多种心血管疾病。M 型超声的原理是将同一个位置的回波信号按照时间的先后顺序排列开,以观察该位置的组织的运行情况,一般用来检测心脏和大血管。

20 世纪 50 年代后,医生与科学家们开始探索 B 型超声成像,通过各种方法将不同的超声扫描线组合成更加直观、易于理解的二维组织图像。早期的实时 B 超以机械扫描为主,即以电机带动一个或几个换能器,按扫描线逐线扫描和接收回波信号以构成二维图像。1975 年,澳大利亚 Kossoff 教授发明了扫描变换,使得 B 型超声图像以灰阶方式能够在普通电视显示屏上显示。1978 年,基于计算机技术的数字扫描变换(DSC)出现,使得此时全球医用超声技术出现了良好发展的景象。

20 世纪 80 年代初,逐渐形成了以 DSC 和电子扫描为特征的第一代医用超声诊断设备,时至今日,一些超声设备仍沿用这一设计。此后医用超声产业不断创新,通过增加传感器的数量,改善传感器的工艺,提高计算机处理能力,逐步用数字替代模拟信号,并利用超声波和人体的运动组织产生的多普勒效应来检测人体组织器官的血流动力学信息,即连续式 D 型超声,其原理是使超声设备上一部分换能器连续发射超声波,另外一部分换能器连续接收超声波回波,利用信号处理技术提取回波中的多普勒频移信号。1959 年,脉冲多普勒超声仪(PW)问世,其原理和连续多普勒类似,换能器发射脉冲超声波。脉冲多普勒的优势是能够对特定深度组织进行运动检测,其劣势是对于速度较高的血流和运动组织,容易产生图像混叠现象。随后,彩色多普勒血流成像的超声诊断仪器应运而生,此后超声影像设备进入了彩色时代。该装置采用电子相控阵扫描技术,实时二维血流成像,能够实时显示心脏跳动时血液流动轨迹的彩色运动图像,为各类疑难心脏病的诊治提供了新的思路。彩色血流成像模式需要进行大量的信号处理和运算工作,计算机和微电子技术等信息技术的飞速发展为彩色血流成像模式奠定了基础,同时也促进了人工智能超声的发展。2000 年以后,超声造影技术、按压式弹性成像、声压力主动式弹性成像模式等新技术层出不穷,这使得超声可以同时进行结构和功能成像,大大拓宽了超声的临床应用范畴。

血管内超声成像是 20 世纪 80 年代迅速发展起来的一种新的血管(尤其是冠脉)介入超声成像技术。随着介入型冠状动脉治疗技术的不断发展,分辨率高的超声导管被开发应用。按照血管内超声的扫描方式不同,可以将血管内超声分为机械扫描型和电子扫描型。随着导管技术的发展,IVUS 的探头导管越来越细、频率也越来越高,已由原来的 3~5 Fr、10~30 MHz 发展到 2.6~3.5 Fr、20~50 MHz,沿着导丝可进入冠状动脉各主要分支,其轴向分辨率也得到了进一步提高。

近年来,人工智能技术突飞猛进,也带动了超声的人工智能化发展,图像导航、自动测量、计算机辅助诊断等智能化工具已应用于急危重症等诸多领域。随着大规模集成电路芯片技术的不断提升,小型化、低功耗、高性能便携彩超设备(床旁超声)日新月异,基于蓝牙短距离通信的小型手持式掌上超声尤获青睐。

(2)国内技术发展历史:1958 年 11 月,上海六院采用超声波探伤仪对人体进行探索,这通常被看作我国超声诊断技术应用的起源。1962年,国产超声波诊断仪在汕头率先研制成功并投入批量生产,同年,M型和ABP超声诊断仪的主机研制成功。1965年,国内A型医用超声诊断产品面市。1983年,我国B型超声诊断仪研制成功。1989年,我国第一台彩色多普勒超声诊断仪推向市场。迈瑞公司于1993年推出我国第一款经颅多普勒脑血流诊断仪,并于2006年推出了国内首台具有自主知识产权的台式彩超。此后,国内超声研发迅速发展,据不完全统计,截至2018年底,在原国家食品药品监督管理总局注册超声设备的国产、合资厂家就有160余个。

3.床旁超声(POCUS)的主要流程进展

急危重症领域POCUS发展迅速,具有快速、无创等特点,在临床工作中发挥了重要作用,如急危重症病情评估、深静脉血栓监测、多种穿刺技术的引导等。随着该技术在临床的推广使用,以及超声仪的便携化、普及化,POCUS有望完成从"辅助检查"到"检体诊断"的转变。其临床应用主要为"流程化"策略,包括以下内容:

(1)急性呼吸衰竭/血流动力学评价

1)BLUE(bedside lung ultrasound in emergency)与BLUE-plus(改良BLUE方案):BLUE方案是经典的床旁超声应用案例,Lichtenstein教授及其团队自1989年开始用其来评估、管理危重患者。BLUE方案建立在肺部超声的基础上,需要扫查肺部共12个区域,配合静脉超声(压迫试验),用于急性呼吸衰竭/呼吸困难患者,来鉴别肺水肿、肺栓塞、肺炎、气胸、COPD或支气管哮喘,成为医师重要的武器。该方案要求使用者掌握A线、B线、肺滑动征、肺点、胸腔积液、肺实变等典型图像。

鉴于BLUE方案未发现的肺实变/肺不张主要位于双肺下叶后基底段,我国专家团队提出了BLUE-plus,该方案确立了BLUE方案的经典扫查点:双手并拢平放于右胸前,手指与肋骨平行,左手尺侧置于锁骨下位置,即上蓝点(左手第三、四掌指关节处)、下蓝点(右手掌中心)、膈肌点(右手小指的横线与腋中线交点)和PLAPS(posterolateral alveolar and/or pleural syndrome)点(下蓝点垂直向后与同侧腋后线的相交点),加入了后蓝点(肩胛下线和脊柱间的区域),并需要识别三种征象,即组织样征、碎片征、支气管充气征,提高了BLUE方案对于肺实变、肺不张的评价能力。

2)FATE(focus assessed transthoracic echocardiography)与eFATE(extended FATE):FATE方案实际上是一种问题/目标导向式的流程,主要是帮助急诊科、手术室、ICU、麻醉医师解决围手术期心脏功能评估五个方面的问题:①寻找明确的病理改变。②评价室壁厚度和心腔大小。③评价心室功能。④评价双侧胸膜(胸腔积液)。⑤与临床信息相结合。经过短时间的培训即可应用,需要依次扫查五个切面,即剑突下四腔心、心尖四腔心、胸骨旁长轴、胸骨旁短轴、双侧胸膜。

eFATE方案在FATE方案的基础上加入了剑突下切面扫查下腔静脉(宽度和随呼吸变异度),可评估患者容量状态和液体反应性。该方案成为了评价患者血流动力学状态的基础方案,扩大了原方案的适用人群,如在感染性休克的早期目标导向治疗(early goal directed therapy,EGDT)时代,eFATE有利于对补液策略进行补充指导,避免液体过负荷。

3）CCUE（critical care chest ultrasonic examination）、PCUM（Peking Union Medical College Hospital Critical Ultrasonic Management）、M-BLUE 与 CCUE-plus：作为 BLUE-plus 和 eFATE 两种肺、心超声的联合使用，CCUE 方案或我国专家提出的 PCUM 方案主要用于急性呼吸困难/血流动力学不稳定的病因诊断。该方案分为两个部分：①心脏超声：剑突下四腔心，剑突下下腔静脉，心尖部四腔心，胸骨旁长轴、短轴。②肺部超声：上蓝点、下蓝点、膈肌点、PLAPS 点，后蓝点。这样做完一套 CCUE 超声需要扫查 13 个点、15 个切面，熟练者 10 分钟左右即可完成。该方案可用来辅助诊断肺实变、肺不张、急性呼吸窘迫综合征、气胸、大量胸腔积液、急性肺水肿、大面积肺栓塞、心包填塞及休克等。

BLUE 或 BLUE-plus 定位膈肌线的方法在一定程度上不够准确，M-BLUE 方案以沿腋中线位置扫查到的膈肌（膈肌可见时）位点或肺与肝/脾的交接处（膈肌不可见时）为膈肌点，上蓝点位置不变，其与膈肌点的中点即为 M 点，PLAPS 点则为 M 点垂直向后与腋后线交点。若 M-BLUE 方案的膈肌点较 BLUE 方案膈肌点上移 2 cm 以上，则认为是膈肌上移，应立即实施 6 个部位的腹部超声筛查，即肝肾间隙、脾肾间隙、左右结肠旁沟、脐周及耻骨联合上方，观察有无腹腔积液及肠梗阻，并指导进行下一步诊治，即 CCUE-plus 方案，该方案有助于发现呼吸困难或血流动力学不稳定患者的腹源性病因。

（2）休克/急性循环衰竭评估

1）FALLS（fluid administration limited by lung sonography）：休克或急性循环衰竭患者需要在稳定生命体征的同时立刻进行鉴别诊断，明确病因。Lichtenstein 等提出的 FALLS 方案，在采用 BLUE 方案排除了梗阻性休克（心包填塞、肺栓塞、张力性气胸）、心源性休克（急性肺水肿）之后，通过观察液体治疗的效果，来区分低血容量性休克和感染性休克。该方案思路清晰，实用性略差，感染性休克的早期治疗亦可通过其指导液体复苏。使用者需要掌握 10 种肺部超声的基本征象：蝙蝠征、肺滑动征、A 线（正常），四边形征、正弦波征（胸腔积液），碎片征、组织样征（肺实变），肺火箭征-B 线（间质综合征），平流层征、肺点（气胸）。

2）ACES（abdominal and cardiac evaluation with sonography in shock）：ACES 方案主要用于急诊医师鉴别非创伤性低血压，即休克病因，主要包括六个步骤：①心脏超声（剑突下四腔心或胸骨旁长轴、心尖部四腔心）。②下腔静脉直径及塌陷率（即随呼吸变异度）。③腹主动脉扫查。④右侧胸腔积液及肝肾间隙积液扫查。⑤左侧胸腔积液及脾肾间隙扫查。⑥盆腔及膀胱扫查。利用心脏、下腔静脉、主动脉、腹腔积液、胸腔积液五组指标，协助鉴别四种类型休克。

3）GDE（Goal-directed echocardiography）：GDE 方案主要用于休克患者，为问题导向式，主要包括通过超声及其他手段，回答五个问题：①是否有立即威胁到生命安全的病因？②患者是否有液体反应性？③有无泵衰竭？④休克状态是否可能由多种原因导致？⑤是否为非心源性因素所致？该方案对于超声下患者液体反应性做了较为深刻的阐述，要求实施者掌握胸骨旁长、短轴，心尖部四腔心，剑突下下腔静脉等切面，以及评估左心室和右心室的泵功能、心包积液、室间隔动度、瓣膜疾病和液体反应性的方法。

4）RUSH（rapid ultrasound in shock）：RUSH 方案用于快速评估休克患者，明确病因。根据对于休克血流动力学的理解，RUSH 方案分为对血泵、血池和血管的评估。首先，血泵的评估通过四个切面（胸骨旁长短轴，剑突下，心尖部四腔心）评估心脏的三种病理状态（心包积液、左室收缩功能异常、右心室增大）；其次，对于血池的评估，先通过观察下腔静脉/颈内静脉直径和随呼吸变异度，判断血池的充盈度，再通过 eFAST 方案，判断血池是否有渗漏，然后通过排除气胸、肺水肿（实际上类似 BLUE 方案），判断是否有血池受累；最后，通过对主动脉和深静脉系统的评估，明确是否存在主动脉夹层/破裂，以及深静脉血栓。

5）THIRD：该方案中，T 指 tamponade、tension pneumothorax，即心包积液与张力性气胸；H 指 heart，即心脏；I 指 inferior vena cava，即下腔静脉；R 指 respiratory system，即呼吸系统；D 指 deep venous thrombosis、dissection，即深静脉血栓与主动脉夹层的统称；其中，心脏的评估采取 SMART 原则（S 指 size 即形态；M 指 motivation 即运动；A 指 arorta 即主动脉；R 指 rhythm/rate，即节律/心率；T 指 tricuspid regurgitation，即三尖瓣反流），呼吸系统的评估采用 3P 原则（pneumothorax，即气胸；pulmonary water，即肺水；pleura effusion，即胸腔积液）。THIRD 是一套综合性的休克病因查找方案，通过有无心包积液，心脏相关的五组指标，下腔静脉、肺脏相关的三组指标，深静脉血栓或主动脉夹层这些指标，来协助鉴别梗阻性休克（心包填塞、张力性气胸、肺栓塞、肺动脉高压）、低血容量性休克（出血性休克、主动脉瘤、主动脉夹层）、心源性休克（急性心肌梗死、心力衰竭）以及分布性休克（仅包括感染性休克）。该套方案由我国专家提出，对于临床的应用具有较强的指导意义，但熟练掌握该方案需要一定的超声基础和相关培训。

（3）心脏骤停病因评估：FEEL（focused echocardiographic evaluation in life support）或 FEER（focused echocardiographic evaluation in resuscitation management）主要应用于心脏骤停与心肺复苏中，理论上更适用于院内心脏骤停（in-hospital cardiac arrest，IHCA）患者，用来快速识别心脏骤停可逆性病因，准确识别室颤，鉴别假性无脉电活动（pulseless electrical activity，PEA）等。FEEL 方案需要结合 CPR 指南推荐的流程，每 5 个循环（30∶2）约 2 分钟后监测脉搏的 10 s 内或与胸外按压同时进行心脏超声检查（剑突下四腔心、胸骨旁长短轴、心尖部四腔心）。但有文章表明，心肺复苏时进行 FEEL 方案会带来胸外按压的延迟，故具体应用细节仍需探讨。

（4）急性创伤评估

1）FAST（focused assessment with sonography for trauma）、EFAST（extended FAST）、r-EFAST（modified EFAST）与 FASTER（focused abdominal sonography trauma extremity respiratory）：FAST 应用于创伤患者腹腔出血的快速筛查，探查肝周（perihepatic）、脾周（perisplenic）、盆腔（pelvic）和心包（pericardial）四个区域，可快速判断隐匿性腹腔出血/心包积液，防止出现失血性休克乃至危及生命。EFAST 是在 FAST 的基础上，进行气胸评估所产生，其对平卧位患者气胸的判断甚至优于 X 线。而 r-EFAST 则是为了心脏介入等术后探查是否存在腹膜后血肿所提出；FASTER 主要应用于四肢外伤者，需要增加四肢长骨及软组织和呼吸系统的扫查，未来有望应用于军事和航天领域。

2）BEAT（bedside echocardiographic assessment for trauma/critical care）：该方案主要应用于创伤/重症患者床旁心功能评估，其中 B（beat）：在胸骨旁长轴切面主要以 FS（fractional shortening，即左室缩短分数）获得心功能情况。E（effusion）：胸骨旁长轴切面，观察有无心包积液。A（area/ventricular size and function）：在胸骨旁短轴以及心尖部四腔心切面观察左、右室大小及功能。T（tank/preload）：通过剑突下扫查下腔静脉 M 超，评价心脏前负荷情况。

（5）全身超声方案及其他：随着床旁超声的发展，着眼于进行全身超声（head-to-toe）以提高诊断精确度的 ICU-sound 方案应运而生，主要包括视神经（测量视神经鞘直径间接反映颅内压）、肺脏（左右各六个区域）、心脏（胸骨旁长、短轴，心尖部五腔、四腔、两腔，剑突下）、腹部（左上、上、右上、左下、下、右下六个区域）、静脉系统（包括下肢和上肢静脉系统，采用压迫试验法）。另外，床旁超声在脓毒症、多脏器功能衰竭评估、引导鼻肠管置入等临床问题上都有了较好的解决方案。

为便于开展临床教学工作，根据上文所述床旁超声的众多经典流程，结合在住院医师中进行超声培训的经验，笔者团队选取了既具有共性、又易于掌握的几个扫查点和切面，凝炼成"七点九面"法，用于训练急危重症临床实习医生掌握基本超声技术，已经授权专利"一种用于超声培训的医用模拟人装置"并实现转化。

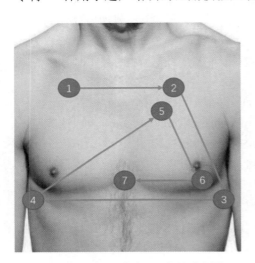

图 9-2　"七点九面"流程示意图

注：按照图示顺序扫查：右肺上野、左肺上野、左肺下野外侧、右肺下野外侧、胸骨旁长短轴、心尖部四腔心、剑突下四腔心及下腔静脉切面。

（二）CT 技术

CT 即电子计算机断层扫描，它是利用精确准直的 X 线束、γ 射线、超声波等，与灵敏度极高的探测器一同围绕人体的某一部位做连续的断层扫描，具有扫描时间快、图像清晰等特点，可用于多种疾病的检查。CT 是用 X 射线束对人体某部位一定厚度的层面进行扫描，由探测器接收透过该层面的 X 射线，转变为可见光后，由光电转换变为电信号，再经模拟/数字转换器（analog/digital converter）转为数字，输入计算机处理。图像形成处理时将选定层面分成若干个体积相同的长方体，称为体素（voxel），经计算扫描所得信息，获得每个体素的 X 射线衰减系数或吸收系数，再排列成矩阵，即数字矩阵（digital matrix），数字矩阵可存储于磁盘或光盘中。经数字/模拟转换器把数字矩阵中的每个数字转为由黑到白不等灰度的小方块，即像素（pixel），并按矩阵排列，构成 CT 图像。所以，CT 图像是重建图像，每个体素的 X 射线吸收系数可以通过不同的数学方法算出。

CT 在临床中应用广泛，在急危重症医学领域，主要用于卒中诊断、高危胸痛鉴别（肺动脉、主动脉、冠脉强化 CT）、肺部病变诊断等。强化 CT 根据人体不同组织与造影剂对

X线的吸收与透过率的不同,应用灵敏度极高的仪器对人体进行测量,然后将测量所获取的数据输入电子计算机,电子计算机对数据进行处理后,就可摄下人体被检查部位的血管的断面或重建后的立体图像,发现体内任何部位和重要血管的微小病变。

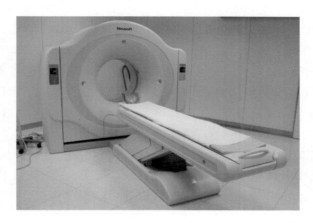

图 9-3　CT 机

经过数十年的应用,CT 技术在医学影像诊断学中已经确立了重要地位。随着科技水平的不断发展以及人们对急危重症诊治要求的不断提高,CT 技术的发展将朝着既能获得高质量的图像,又能使患者尽量减少 X 线辐射,同时操作及应用更加方便、快捷的方向进行。传统 CT 由于安装位置固定,一般需要将患者从急诊科或其他科室转送至 CT室进行扫描诊断,这一操作流程会导致急诊患者损失宝贵的抢救时间(如急性脑卒中、急性高危胸痛患者),而重症监护患者则需离开监护环境、术中患者无法实时获得手术效果评判、烈性传染病导致肺炎如何隔离防护等问题出现,间接促进了移动式 CT(mobile CT)的研发使用,使得 CT 产品的应用更加方便快捷。目前,CT 技术的发展和在急危重症领域的应用如下所述。

1.CT 技术的发展

(1)滑轨式 CT:滑轨式 CT 仍需安装在固定的房间内,与传统固定式 CT 相比,滑轨式 CT 通过机房内固定安装的滑轨滑动机架,对患者进行扫描成像。与传统 CT 相比,滑轨式 CT 变化不大,滑动行程受到预安装滑轨的严格限制,往往作为一套诊疗系统中的辅助设备出现,患者仍需转送至固定房间诊疗。

(2)术中 CT:术中 CT 在神经外科等相关科室应用愈加广泛,是颅脑外伤等急危重症患者急诊手术术中应用的关键辅助检查手段,需要在有条件的医院建立类似"杂交手术室"的高级别手术间。严格来说,术中 CT 类似心导管室"C"臂机的创新改进,通过"C"形臂的旋转,在不同扫描角度多次曝光获取信息,并通过计算机重建获得实时三维图像。在获得更佳影像的同时,患者受到的辐射剂量随之增加。

(3)便携式 CT(portable CT):近年来,便携式 CT 在全国各地发展尤为迅速。便携式 CT 按照扫描方式的不同,可大致分为传统型的多层螺旋 CT(multislice spiral CT,MSCT)和锥形束 CT(cone beam CT,CBCT)两种。MSCT 与 CBCT 的最大区别在于

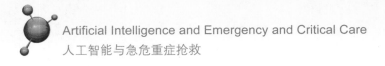

MSCT 采用二维扇形 X 线束扫描,在线状探测器上首先获得一维数据,经计算机后处理获得二维重建图像。而 CBCT 采用三维锥形 X 线束扫描,并在探测器上直接获得二维数据,经后处理重建获得三维图像。

便携式 CT 技术的出现为危重患者的诊断影像提供了一种更为便利安全的方式,大大降低了传统 CT 检查方式运送患者所带来的经济及风险成本。尽管目前便携式 CT 的影像,如腹部影像、强化后影像不尽如人意,使其临床应用受到限制,目前主要应用于神经内、外科评估颅脑病变。与传统全身 CT 所进行的头部检查相比,便携式 CT 具有所进行的头部扫描可以迅速获得满足临床诊断要求影像的优点,解决了 CT 诊断中长期面临的一大难题,是未来急危重症患者 CT 检查的重要发展方向。使用便携式 CT 时,也应注意 CT 辐射的安全防护和对强化 CT 诱发造影剂肾病的预防。

2.CT 技术在急危重症患者中的应用现状与展望

相对于 MRI 等其他大型影像辅助检查,CT 技术以其快速、高效、精准的特点在急危重症患者中应用广泛,其主要应用于颅脑外伤与急性脑卒中、高危胸痛、发热与肺部感染、急腹症及其他急危重症。

(1)颅脑外伤与急性脑卒中:CT 检查在颅脑外伤、脑挫裂伤、急性出血性脑卒中(脑出血)、急性缺血性脑卒中(脑梗死)的诊断和鉴别诊断中都具有准确高效的作用,是急危重症"卒中中心"和"创伤中心"必不可少且需争分夺秒的辅助检查。例如,针对可疑缺血性脑卒中患者,入院至 CT 完成需要缩短至大约 10 分钟内完成,方能对后续的溶栓、介入等治疗提供足够的时间。

(2)高危胸痛:CT 检查对于高危胸痛的鉴别诊断意义巨大,目前尚无更好的可替代的检查手段。高危胸痛通常包括急性冠脉综合征(急性心肌梗死)、主动脉夹层、肺动脉栓塞、张力性气胸等,其致死致残率高,严重威胁着广大人民群众的生命健康,冠脉 CTA ＋主动脉 CTA ＋肺动脉 CTA 通常被称为"胸痛三联",对于鉴别高危胸痛患者并选择不同的治疗策略有着重要的意义,也是建设"胸痛中心"必不可少的有力武器。但是,强化 CT 的辐射量增加,可能造成造影剂肾病,导致住院费用增加,医生通常可以根据症状体征以及心电图及床旁快速检验结果选择 1～2 个检查项目。

(3)发热与肺部感染:CT 检查对于发热患者肺部感染的诊断、感染源的鉴别有着重要作用,尤其是病毒性肺炎、肺细菌、真菌感染、肺脓肿、肺结核、非典型病原体感染、慢性阻塞性肺病、支气管扩张症等,是"发热门诊"的重要组成部分,移动 CT 可为突然暴发的不明原因肺炎提供除院内普通 CT 外的有效补充。

(4)急腹症及其他急危重症:CT 检查对于急腹症也具有非常重要的诊断价值。腹部外伤与异物、结石类疾病、急性胆囊炎、急性胰腺炎、急性肠梗阻、肠系膜动静脉血栓栓塞等及多种急危重症都依赖于 CT 或强化 CT 的检查。

三、医工交叉应用的展望

近年来,急危重症患者的早期监测、评估、支持与保护的设备发展迅速。床旁超声设备在临床上的应用已经有数十年历史,从技术发展看,今后以图形处理器(graphics processing unit,GPU)为主的图像处理技术将替代传统的硬件图像处理方式。人工智能的应用将医生诊断图像的经验医学向数据化、规范化、标准化方向转变,人工智能辅助诊断系统提高了临床病例的检出率,减少了误诊。5G 远程传输超声实时动态影像成为现实,给分级诊疗、远程会诊、均质化医疗提供了很大的帮助。超声设备在一机多用、满足全身应用的同时向小型化、便携化以及更具针对性的临床专科化发展。

CT 技术目前已经发展成为临床医学至关重要的影像检查,同时 MRI、PET、SPECT 等影像技术也在不断发展中,后者更适用于慢病检查。目前,这些大型设备的研发、制造是"卡脖子"难题,关键技术尚受国外限制,然而正如前文提到的国产品牌超声仪,相信我国在不远的将来会有自主研发的大型影像设备,或者从理论上实现突破。研发过程需要医工交叉学科广大同仁的共同协作,走出一条自力更生的道路。目前来看,由多位院士领衔、山东大学齐鲁医院牵头的"零磁医学"和"中子医学"以及我国领先国际的 5G 通信技术、人工智能技术和一流制造产能将有助于我国在基础理论以及创新研发方面实现突破。

参考文献

[1]张文武.急诊内科学[M].4 版.北京:人民卫生出版社,2017.

[2]葛均波,徐永健,王辰.内科学[M].9 版.北京:人民卫生出版社,2018.

[3]姜琳琳,李瑞雪,蒋秋圆.医用超声成像设备发展历程、现状与趋势综述[J].中国医疗器械信息,2019,25(23):9-13,16.

[4]PAPOLOS A, NARULA J, BAVISHI C,et al. U.S. hospital use of echocardiography: Insights from the nationwide inpatient sample[J]. J Am Coll Cardiol,2016,67(5):502-511.

[5] ZIELESKIEWICZ L, MULLER L, LAKHAL K, et al. Point-of-care ultrasound in intensive care units: Assessment of 1073 procedures in a multicentric, prospective, observational study[J]. Intensive Care Med,2015,41(9):1638-1647.

（边圆）

第十章　脏器支持与保护技术

1.熟悉正常呼吸的要素、掌握呼吸衰竭的定义、了解机械通气的适应证及临床应用。

2.了解血液净化、体外膜肺氧合、主动脉球囊反搏术及左心室辅助装置的临床应用，熟悉其技术原理。

3.了解亚低温的临床应用，熟悉其主要方法。

第一节　机械通气

案例

在某市人民医院重症医学科，患者家属正在为是否同意给患者上呼吸机犹豫不决。原来，他们家里老人因呼吸困难于急诊科就诊，被诊断为重症肺炎，收治于重症医学科。考虑到患者病情严重，主管医生建议尽快进行气管内插管，上呼吸机治疗……经过1周的规范化治疗，患者病情明显好转，顺利脱机。

思考题

为什么呼吸机是急诊科、重症监护病房的基本配备设施？

案例解析

一、概述

机械通气是在呼吸机的帮助下，利用机械装置来代替、控制或改变自主呼吸运动的一种通气方式，其目的是改善通气和氧合，减少呼吸做功，减少心肌做功，使通气功能正常化，防止机体缺氧和二氧化碳蓄积，使机体有可能度过基础疾病所致的呼吸衰竭阶段，为治疗基础疾病创造条件。

（一）呼吸衰竭的基本定义

正常呼吸实施的要素包括完整而扩张良好的胸廓、健全的呼吸肌、富有弹性的肺组织及与之相配的肺血循环、畅通的气道、调节灵敏的呼吸中枢与神经传导系统。当以上某个或多个要素出现障碍，引起肺通气和（或）换气功能严重障碍，以致不能进行有效的气体交换，导致缺氧伴（或不伴）二氧化碳潴留，从而引起一系列生理功能和代谢紊乱的临床综合征时，称为呼吸衰竭。呼吸衰竭的临床诊断标准为：在海平面大气压下，于静息条件下呼吸室内空气，并排除心内解剖分流和原发心排血量降低等情况后，动脉血氧分压低于 8 kPa（60 mmHg），或伴有二氧化碳分压高于 6.65 kPa（50 mmHg）。

（二）机械通气治疗的适应证

当出现较为严重的呼吸功能障碍，符合下列条件时，应尽早使用机械通气：经积极治疗后病情仍继续恶化；意识障碍；呼吸形式严重异常，如呼吸频率大于 35～40 次/分或小于 6～8 次/分，呼吸节律异常，自主呼吸微弱或消失；血气分析提示严重通气和（或）氧合障碍，即动脉血氧分压小于 50 mmHg，尤其是充分氧疗后仍小于 50 mmHg；二氧化碳分压进行性升高，pH 动态下降。

（三）机械通气的类型

目前有两种基本的机械通气类型，即无创通气和有创通气。

1.无创通气

无创通气通过应用紧密贴合于面部的面罩或鼻罩来实现，无须气管插管等有创操作。无创通气的临床适应证包括慢性阻塞性肺疾病加重并发高碳酸血症性酸中毒、心源性肺水肿、急性低氧性呼吸衰竭等。无创通气的禁忌证包括心搏骤停或呼吸骤停、因患者不配合而无法保护气道或清除分泌、意识严重受损、严重威胁生命的非呼吸系统器官衰竭、面部手术及创伤或畸形、高误吸风险、较长的预期机械通气时间等。需要注意的是，动脉血气分析应在无创通气治疗开始数小时内完成，以明确无创通气是否达到预期效果，如果在限定时间范围内患者未从无创通气中获益则提示应对患者实施有创通气治疗。

2.有创通气

有创通气是通过将插管插入气管，在高于大气压的压力下使（温暖的、充分氧合的及湿润的）气体输送至气道和肺部而实现。需要注意的是，气管插管后，机械通气的基本目标是改善氧合的同时避免由于肺泡过度牵张和萎陷而出现呼吸机相关肺损伤，称为保护性通气策略。在通气支持过程中，应该严密监测患者通气情况，若患者的呼吸功能得到改善，应当降低机械通气支持水平；反之，若患者接受机械通气支持后，病情仍继续恶化，可能就需要增加吸氧浓度或用另一种通气模式替代。

※ 拓展阅读 ※

呼吸机:生命防线,呼吸守候

一、新冠疫情中,呼吸机如何"守住最后底线"?

呼吸机主要用来替代或控制生理呼吸,增加肺通气量,改善呼吸功能。新冠肺炎导致部分患者出现不同程度呼吸窘迫综合征和严重感染,自主呼吸难以保障血氧含量,呼吸机的使用可以避免呼吸系统和重要器官衰竭,为其他治疗手段争取时间。《新冠诊疗指南》中明确指出,针对重症、危重症患者,无创或有创呼吸机支持呼吸,是重要的诊疗方式。根据研究者的分析发现,呼吸机缺口较大的地区死亡率明显较高。

二、呼吸机的缺口有多大?

呼吸机支持呼吸衰竭和外科手术,保有量本身较低。预计疫情前,国内呼吸机保有量在 8 万台左右,年采购量为 1.47 万台。ICU 资源挤兑较为严重的武汉地区预计需求量在 5000 台左右,整体缺口约为 4000 台,在疫情爆发初期就得到了迈瑞、鱼跃等呼吸机厂商的支持,需求缺口基本得到缓解。

三、呼吸机缘何"一机难求"?

"一机难求"本质上体现的是技术壁垒和产能限制。上游的零部件产能限制了下游的产能拓展。零部件供应细节较多,需要多方共同努力,预计国内呼吸机产能为每日 1240 台,海外主流企业为每日 300～400 台,难以适应新冠疫情的发展。同时,医用呼吸机还有较高的无菌生产要求和资质壁垒。

四、跨界生产呼吸机,是青铜,还是王者?

车企、航空企业"被迫营业"呼吸机,包括特斯拉、通用等。从基础来说,车企和航天企业具有较强的供应链和涡轮风机相关技术、生命支持系统和重叠度较高的零部件。但是仍然可能因为设计复杂、无菌量产要求以及售后调试跟台服务等所面临的问题,难以替代传统企业。

五、呼吸机热潮,是昙花一现还是细水长流?

新冠疫情发生前,我国的整体呼吸机配置较低。考虑到疫情情况,以及后续新冠肺炎可能成为一个较为常态化的呼吸性疾病,国家有望从优化资源结构、提升公共卫生应急能力的角度出发,提升呼吸机的配置率。而各级医院有望通过疫情,认识到呼吸机的配置意义,提升呼吸机采购意愿以及呼吸机使用的相关培训。同时,中高端呼吸机的国产占比较低,疫情提升了国产品牌的影响力与公信力。

总结:研发国产化生命支持设备需要深度的医工结合。

第二节　血液净化技术

案例

近日，一名"27周早产伴呼吸困难、发热、腹胀"的宝宝从湖南送达某医院新生儿科，患儿被诊断为坏死性小肠结肠炎、脓毒症休克。患儿的肾功能仍未恢复，无尿，全身浮肿，急需进行血液净化抢救治疗。

医工结合点：血液净化技术指各种连续或间断清除体内过多水分、溶质方法的总称，有血液灌流、免疫吸附和血浆置换等多种模式。

思考题

在急危重症的救治中，为什么血液净化是重要的生命支持手段？

案例解析

一、概述

血液净化也称"透析"，是把患者的血液引出身体外并通过一种净化装置，除去其中某些致病物质，以达到净化血液、治疗疾病的目的（见图10-1）。

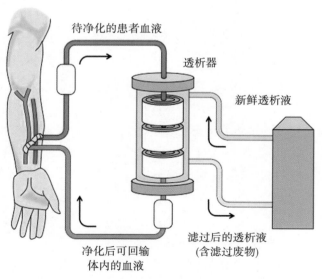

图 10-1　血液净化（透析）示意图

图源：LOCATELLI F，COVIC A，CHAZOT C，etal.Optimal composition of the dialysate，with emphasis on its influerce on blood pressure[J].Nephrol Dial Transplant，2004，19（4）：785-796.

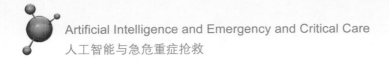
（一）血液净化的治疗模式与技术原理

1.血液透析

血液透析的原理是弥散,溶质基于布朗运动,从半透膜的高浓度一侧转移到低浓度一侧。血液透析是最早和最基础的血液净化模式,对水和大部分尿毒症毒素均有很好的清除作用,但不具备补充体内所缺电解质和吸附的功能。

2.血液滤过

血液滤过的原理是对流,依靠半透膜两侧的静水压,溶液带动溶质做跨膜运动。其过程不依靠半透膜两侧溶质的浓度差。因治疗过程与肾单位的滤过和再吸收的生理过程相似,故对血压、心率等生命体征影响较小。目前,临床多选择血液透析加血液滤过的治疗,即血液透析滤过治疗。

3.血液灌流

血液灌流的原理是利用灌流器中的吸附剂吸附血液中的药物和毒物,或选择性地吸附自身抗体、抗原。由于吸附材料带有不同基团,或有特殊孔道,或固定有抗原或抗体,使得血液中的很多物质被吸附(如药物、毒素、自身抗体等),可用于治疗急性药物和毒物中毒、尿毒症、肝脏疾病、炎性疾病、风湿免疫疾病、神经系统疾病及血液病等。

4.血浆置换

血浆置换是利用血浆分离器,分离血浆和血液有形成分,丢弃血浆或将血浆中的大分子量致病因子去除。血浆置换的优势在于可以清除患者血液中的免疫球蛋白和免疫复合物,在各种免疫性疾病、血液系统恶性肿瘤、器官移植后排斥反应、与蛋白结合率高的药物中毒等方面有很好的应用。

5.连续性血液净化

连续性血液净化治疗,主要针对传统血液净化时间短、患者内环境变化剧烈、血流动力学不稳的问题,在数周内缓慢、持续地清除体内的毒素和水分。该模式能够保证患者的血流动力学平稳,因此,在危重患者的治疗中具有独特优势。

（二）血液净化技术在危重患者治疗中的应用

1.肾功能衰竭

肾脏是人体泌尿系统中最重要的器官,承担着过滤代谢废物的重要使命。在急慢性肾功能衰竭过程中,血液净化能够代替肾脏滤过功能。但是,血液净化不能代替肾脏的内分泌功能;而且血液净化在清除毒素的过程中也会清除体内部分营养物质,加重营养不良。

2.心力衰竭

心力衰竭时发生水、电解质平衡紊乱,主要表现为水钠潴留;血液净化可以减轻心衰患者的容量负荷,清除有害的神经内分泌因子。特别值得注意的是,连续性血液净化持续缓慢的特点减少了对血流动力学的干预,有利于心功能的恢复;同时,长时间的缓慢超滤为静脉药物的使用和胃肠外营养提供了条件,在危重患者的治疗中具有重要意义。

3.药物中毒

血液净化技术可以清除血液中的药物,对药物中毒的疗效肯定。为了避免药物由血液循环进一步沉积在组织细胞而无法清除,血液净化越早进行越好。

4.脓毒血症

脓毒血症是由感染引起的全身炎症反应综合征,表现为机体的免疫应答和炎症反应引起的继发损伤。血液净化可以清除体内的细胞间黏附因子、白细胞介素、肿瘤坏死因子等炎症介质,减轻全身炎症反应综合征。

血液净化技术从产生到今天,治疗模式和应用范围均不断拓展。随着材料学的进步,透析器、滤器及灌流器的治疗效果更好,在各种危重患者的治疗中有很好的应用,特别是随着连续性血液净化技术的不断发展,其长时间稳定维持机体内环境的特点在危重患者治疗中发挥了独特作用,具有广阔的发展前景。

第三节　体外膜肺氧合

案例

患者男性,51 岁,因"咳嗽 20 天,发热 9 天"转入急诊科,诊断为多发性肺炎(MDA-5阳性)、急性间质性肺炎、急性呼吸衰竭。10 天后因病情进展迅速,无创呼吸机难以维持氧饱和度,立即转入 ICU 治疗。入 ICU 行机械通气治疗后,患者仍不能维持血氧饱和度。经过评估,判断患者有使用 ECMO 的指征,应尽快行 ECMO 治疗。重症医学科、心外科医生联合讨论后决定立即行静脉-静脉体外膜肺氧合(VV-ECMO)治疗,随即在最短时间内建立循环通路,完成管路预充、连接、转流。随着 ECMO 的启动运行,患者的氧合迅速改善,生命体征逐渐平稳。

医工结合点:救治急危重症时,ECMO 可以代替呼吸和循环功能,为患者赢得更多的时间和机会,但 ECMO 特别是其核心原件的国产化道阻且长。

思考题
ECMO 的原理是什么,为什么其对急危重症的救治非常重要?

案例解析

一、体外膜肺氧合的技术原理

体外膜肺氧合的基本工作原理是抽出身体的部分血液,这部分血液在体外通过制氧机和热交换机,血液通过制氧机时可使血红蛋白完全氧合,去除二氧化碳,之后这部分血液再重新输入体内,从而改善身体的供氧(见图 10-2)。

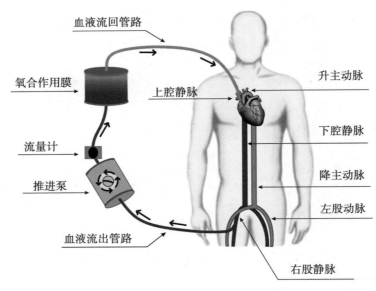

图 10-2　体外膜肺氧合示意图

二、体外膜肺氧合的部件组成

ECMO 由很多部件组成，但核心部件是离心泵和氧合器。

（一）离心泵

离心泵是 ECMO 系统的动力源部分，其依靠泵头的高速旋转运动，通过旋转的叶轮或黏性剪切力将动能传输给液体，使泵内侧壁形成高压区，而中央形成低压区，在压力差的作用下，液体从中心往周边单向运动。

（二）氧合器

氧合器采用的是膜式氧合器，二氧化碳和氧气在膜的两侧进行交换。相比人体肺，目前的膜材料实际气体传输能力偏小，同时受容器体积和膜面积的影响，目前在临床中，膜合器只能满足成人呼吸需求的 50％。另外，在长时间工作后，膜材料氧合性能会下降；再加上血浆堵塞和血液成分沉积，限制了氧合器的临床使用时间。

三、体外膜肺氧合的临床应用

ECMO 主要用于心脏/循环衰竭、难治的心源性休克、大面积肺栓塞、心脏骤停或心脏手术后体外循环无法脱机等，也可作为等待心脏移植或植入左室辅助装置前的桥接治疗。特别值得注意的是，ECMO 对于在导管室中突发严重血流动力学衰竭的患者具有其他治疗无法替代的作用。但是，目前的 ECMO 的机器体积巨大，限制了其进一步的推广应用，开发更便携的 ECMO 设备是未来的研究方向。

第四节　主动脉内球囊反搏术、左心室
辅助装置与亚低温脑保护

一、主动脉内球囊反搏术

主动脉内球囊反搏术的原理是，在舒张期增加主动脉根部压力，增加冠脉血流，提高心肌灌注；在收缩期进一步降低主动脉压力，降低左室后负荷，减少心肌耗氧量（见图10-3）。IABP有助于受到打击的心脏（如心肌炎、急性心肌梗死、心脏术后等）恢复功能，但IABP无法替代心脏本身的泵功能，特别是对于心肌已经存在严重损伤的患者，IABP并不能明显增加心输出量，满足身体各器官的灌注。因此，对于此类患者，仍需额外的循环支持治疗。IABP具有操作简便、花费较低等优点，是国内导管室常备的循环辅助装置。在常规治疗措施不能改善血流动力学、不具备其他左心室辅助装置的情况下，IABP作为初级循环辅助，应该尽早使用。

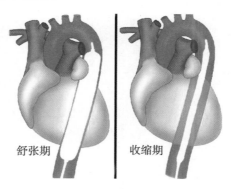

舒张期　　　　　　收缩期

图10-3　主动脉内球囊反搏术原理示意图

图源：GINAT D，MASSEY H T，BHATT S，et al. Imaging of mechanical cardiac assist devices[J]. J Clin Imaging Sci，2011，1：21.

医工结合点：IABP的技术原理与局限。

二、左心室辅助装置

左心室心室辅助装置是一种可提供动力的血泵，安置在胸腔内可以帮助心脏将富氧血液输送到全身。与人工心脏不同，左心室心室辅助装置不会代替心脏，只是辅助心脏工作。但是，左心室心室辅助装置对一些患者来说非常重要，如心脏直视手术之后心脏需要休息的患者；心脏无法推动血液正常流动的患者或等待心脏移植的患者。现在，永久性左心室心室辅助装置正用于治疗一些无法接受心脏移植的患者。

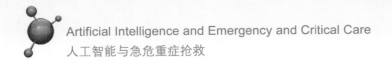

三、亚低温脑保护

（一）亚低温治疗的定义

低温治疗是通过人工物理方法降低患者全身体温或者局部脑温，配合使用具有中枢神经系统抑制作用的药物，达到降低脑氧耗、保护血脑屏障、减轻脑水肿、促进脑功能恢复的治疗目的。目前，国际上将低温划分为轻度低温（33～35 ℃）、中度低温（28～32 ℃）、深低温（17～27 ℃）、超深低温（4～16 ℃）。其中，轻度低温和中度低温属于亚低温，临床应用最为普遍。

（二）亚低温治疗的适应证

亚低温治疗的适应证包括心脏外科体外循环术中的脑保护、脑灌注压下降相关的颅脑损伤、心肺脑复苏后脑病、新生儿缺氧缺血性脑病、颅脑损伤（创伤性颅脑损伤、广泛脑挫裂伤出血后脑水肿、急性癫痫持续状态等）、缺血性脑卒中、脑出血、蛛网膜下腔出血、各种高热状态（中枢性高热病、高热惊厥、脑炎）等。亚低温治疗无绝对禁忌证，但年老体弱、生命体征不平稳者酌情采用。

研究表明，在脑缺氧、缺血原发损伤开始后，应尽早开始亚低温治疗，并持续到整个继发性损伤阶段。亚低温治疗越早、降温速度越快，其治疗效果越好。患者清醒、病情稳定后即可开始复温。

（三）实现亚低温治疗的物理手段

1.体表降温

体表降温指将冰袋、冰帽置于头部和大血管体表部位，该方法简单、易行。目前，亚低温治疗仪可实现电子化靶向目标降温，在临床应用广泛，目前已有国产化的设备。

2.血管内降温

静脉输注 4 ℃晶体液或建立体表血管通路（股动静脉建立循环），经体外循环机变温器进行降温，该方法效果最显著，但创伤较大。

3.局部降温

局部降温，如选择性头部降温。

参考文献

[1]中华医学会重症医学分会.机械通气临床应用指南（2006）[J].中国危重病急救医学，2007，19（2）：65-72.

[2]王志刚.血液净化学[M].3 版.北京：北京科学技术出版社，2010：10.

[3]中华医学会心血管病学分会介入心脏病学组，中国医师协会心血管内科医师分会血栓防治专业委员会，中华心血管病杂志编辑委员会.中国经皮冠状动脉介入治疗指南（2016）[J].中华心血管病杂志，2016，44（5）：382-400.

[4]廉坤，高好考，谢炜巍，等.机械循环辅助择期 PCI 成功治疗复杂高危冠心病患者

10 例[J].心脏杂志,2019,31(2):249-250.

　　[5]田峰,周珊珊,张彧,等.主动脉内球囊反搏联合体外膜肺氧合在急性心肌梗死合并心原性休克患者救治中的应用[J].中国介入心脏病学杂志,2019,27(11):610-614.

　　[6]中国研究型医院学会神经再生与修复专业委员会心脏重症脑保护学组,中国研究型医院学会神经再生与修复专业委员会神经重症护理与康复学组.亚低温脑保护中国专家共识[J].中华危重病急救医学,2020,32(4):385-391.

（李传保）

第十一章　人工智能与大数据

第一节　概　论

学习目的

1. 了解人工智能的基本概念、分类和发展历史。
2. 熟悉人工智能在临床医学中的应用。
3. 了解人工智能在临床应用中的局限性和发展方向。

一、智能医学

人工智能正赋能各个产业，影响着人类生活的方方面面，推动着人类进入智能时代。尤其是人工智能、机器人、大数据等新技术与医疗健康相关领域的结合日趋紧密，正推动着现代医学模式发生重大变革，为应对重大疾病、提升健康福祉带来了前所未有的机遇。人工智能在医学中的前景是提供一套增强临床医生能力的工具，总体目标是使用计算机算法从海量复杂数据中发现有价值的信息并协助临床决策，减少医疗差错和提高医疗效率。智能医学工程则是在此背景下以人工智能与医学交叉融合形成的新兴学科方向。智能医学正在成为创新驱动卫生与健康事业发展的先导力量。

二、人工智能

（一）人工智能的定义

1956 年，在美国达特茅斯学院召开的"如何用机器模拟人的智能"研讨会上，John McCarthy 和 Marvin L. Minsky 等科学家提出了"人工智能"这一概念，标志着人工智能学科的诞生。

人工智能的目标是通过探索智慧的实质，拓展人类智能，开发一种能够像人类一样思考和行动的机器，使之会听（语音识别、机器翻译等）、会看（图像识别、文字识别等）、会说（语音合成、人机对话等）、会思考（人机对弈、专家系统等）、会学习（知识表示，机器学习等）、会行动（机器人、自动驾驶汽车等）。一个经典的 AI 定义是，智能主体可以理解为数据及从中学习，并利用知识实现特定目标和任务的能力。

（二）人工智能、机器学习和深度学习的关系

人工智能是对智能体的研究，它可以感知环境并像人类一样智能地行动。如今，大多数研究都致力于利用机器学习（machine learning，ML）技术从数据中学习，即不需要显式的程序也可以具备学习的能力（1959 年，Arthur Samuel），以实现人工智能，完成特定任务。机器学习是对统计模型和算法的科学研究，可以逐步从数据中学习并在特定任务上实现所需的性能。而近年来发展迅速的深度学习（deep learning，DL）是机器学习的一个子领域，它侧重于使用由多个处理层组成的复杂计算模型来学习数据表示。图 11-1 说明了人工智能、机器学习和深度学习之间的关系。

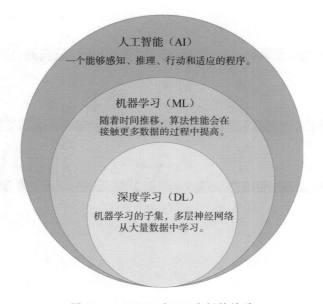

图 11-1　AI、ML 和 DL 之间的关系

注：DL 是 ML 的一个子域，ML 是 AI 的一个子域。

图源：ALZUBAIDI L，ZHANG J，HUMAIDI A J，et al. Review of deep learning：Concepts，CNN architectures，challenges，applications，future directions[J]. J Big Data，2021，8(1)：53.

（三）人工智能的分类、发展历史

自 1956 年至今，人工智能在充满未知的道路上经过了 60 多年的起伏发展，历经了三次浪潮，三起两落。在人工智能的发展过程中，不同时代、学科背景的人对于智慧的理解及实现方法有着不同的思想主张，并由此衍生了不同的学派。影响较大的学派有符号主义（专家系统）、联结主义（SVM、神经网络）、演化主义（遗传算法）、贝叶斯主义（贝叶斯网络）和行为主义（强化学习）。

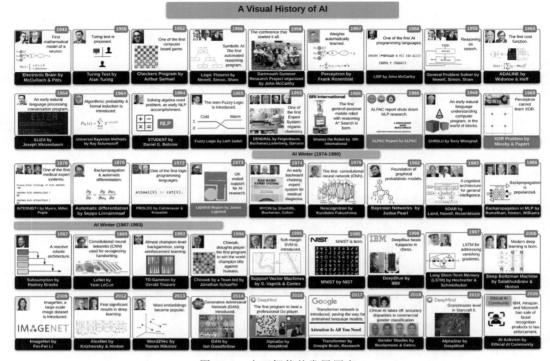

图 11-2　人工智能的发展历史

来源：https://doi.org/10.6084/m9.figshare.12363890.v8

自从 1956 年，研究者在达特茅斯会议上提出人工智能的概念后，发展出了符号主义、联结主义（神经网络），相继取得了一批令人瞩目的研究成果，如机器定理证明、跳棋程序、人机对话等，被广泛应用于数学领域，用来解决代数、几何问题，这让很多研究者看到了机器向人工智能发展的信心。

1. 符号主义

1956 年，J. McCarthy 和 M. L. Minsky 等研究者在达特茅斯会议上提出了符号人工智能或知识驱动方法。符号人工智能最初把注意力放在研究推理（搜索）的通用方法上，试图通过通用的方法解决范围广泛的现实问题。然而，由于通用方法是一种弱方法，实际上只能解决"玩具世界"中的简单问题，如机器人摆放积木等，与解决复杂现实问题相差很远，导致符号主义于 20 世纪 70 年代初跌入低谷。

幸运的是，斯坦福大学教授 E. A. Feigenbaum 等及时改变了思路，认为知识，特别是特定领域的知识才是人类智能的基础。研究者们在人工智能系统中导入人类的"专家知识"，研制专家系统（expert systems），用来模拟人类专家的知识和经验，解决特定领域的问题，实现了人工智能从理论研究走向实际应用、从一般推理策略探讨转向运用专门知识的重大突破。专家系统在医疗、化学、地质等领域取得成功，与此同时，许多新技术使大规模神经网络变得更加实用，人工智能进入了第二次发展高峰期。1976 年，斯坦福大学的 Edward H. Shortliffe 等完成了第一个用于血液感染病的诊断、治疗和咨询服务的医疗专家系统 MYCIN(1971～1977 年)。不过,早期的专家系统规模都较小,难以实际应用。随着人工智能应用规模的不断扩大,专家系统存在的应用领域狭窄、知识获取困难、推理方法单一等问题逐渐暴露出来。当时的计算机水平还难以模拟复杂的人工神经网络,使得人工智能应用具有一定的局限性。人工智能发展又一次进入了低谷期。直到 1997 年 5 月 IBM 的深蓝(deep blue)国际象棋程序打败世界冠军 Kasparov,符号人工智能才真正解决了大规模复杂系统的开发问题。然而,由于专家系统的项目都需要编码太多的显式规则,降低了效率且增加了成本。因此,人工智能研究的重心从基于知识系统转向了机器学习方向。

2.联结主义

早在人工智能概念提出之前,美国神经科学家 Warren McCulloch 和逻辑学家 Water Pitts 便在 1943 年提出了神经元数学模型,奠定了现代人工智能学科基石。同时,1950 年,Alan Mathison Turing 提出"图灵测试"(测试机器是否能表现出与人无法区分的智能),让机器产生智能这一想法开始进入人们的视野。其中,1957 年,Frank Rosenblatt 发明了第一款神经网络——"感知机"(perceptron),将人工智能推向了第一次高峰。然而,Marvin L. Minsky 等于 1969 年出版的《感知机》一书中指出,感知机只能解决线性可分问题,即使增加隐层数量,由于缺乏有效的学习算法,感知机也很难实用。明斯基对感知机的批评是致命的,使刚刚起步的连接主义人工智能跌入低谷达 10 多年之久。

在困难时期许多研究者的共同努力下,机器学习(特别是神经网络)探索了不同的学习策略和各种学习方法,在大量的实际应用中也开始慢慢复苏。首先,误差反向传播(backpropagation,BP)的提出为人工神经网络训练奠定了基础。Geoffrey Hinton 与 David Rumelhart 等提出了反向传播算法的完整表述,将多层感知器(multilayer perceptron,MLP)与反向传播训练相结合,不仅解决了单层感知器不能做非线性分类的问题,而且直到今天还是神经网络训练时采用的算法。1989 年,George Cybenko 证明了"万能近似定理"(universal approximation theorem),从根本上消除了 Minsky 对神经网络表达力的质疑。1989 年,Yann LeCun 结合反向传播算法与权值共享的卷积神经层发明了卷积神经网络(convolutional neural network,CNN),这一思想被沿用至今。然而,此时大规模神经网络训练仍然是难以解决的问题,而 Cortes 和 Vapnik 提出联结主义经典的支持向量机(support vector machine),在解决小样本、非线性及高维模式识别中表现出许多特有的优势,并能够推广应用到函数拟合等其他机器学习问题中。直到 2006 年,杰弗里·辛顿提出了用逐层预训练的策略训练多层神经网络,正式提出了深度学习的概念。因此,2006 年也被称为深度学习元年。2012 年,Hinton 和他的学生 Alex Krizhevsky 设计的 AlexNet 神经网络模型在 ImageNet 竞赛中大获全胜,获得了远超第二名的 top-5 测试 15.3%的错误率,引爆了神经网络的研究热情,激起了深度学习在学术界和工业界的浪潮。

自 2012 年以来,深度学习以迅猛的速度发展。各种大规模网络结构相继问世,如 VGG、Network in Network、GoogLeNet、Inception、ResNet、Residual-Attention、DenseNet、SENet、R-CNN、GRU、BERT 和 Transformer 等。Yoshua Bengio 和他的学生 Ian Goodfellow

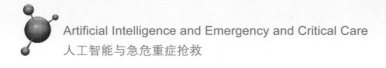
共同提出了生成对抗网络(generatire adversarial networkd,GAN),这成为了目前研究最热的数据生成模型,解决了很多特定领域的数据生成问题。

Geoffrey Hinton、Yann LeCun 和 Yoshua Bengio 是深度学习的领军人物,带动了此次人工智能的复兴,使得这一领域第一次出现了真正的大规模产业化。以深度神经网络为代表的人工智能技术飞速发展,大幅跨越了科学与应用之间的"技术鸿沟",人工智能进入了爆发式的发展阶段,各类应用产品不断涌现。从计算机视觉的图像分类、目标检测、图像分割、3D、目标跟踪,到语音识别,自然语言处理中的机器翻译,以及图像、声音数据的生成,AlphaGo 的成功。深度学习带动了此次人工智能的复兴,使得这一领域第一次出现了真正的大规模产业化。

三、人工智能在临床医学中的应用、取得的成果及不足

人工智能从诞生的那一刻起,就跟医疗发生了紧密的联系。近几年,全球各地纷纷提出"大健康"、医疗大数据等概念,如我国于 2016 年颁布的《"健康中国 2030"规划纲要》和 2017 年颁布的《新一代人工智能发展规划》,将民生健康置于战略性地位,规划了加快推动人工智能在医养健康等重大民生需求中的创新应用,促进了人工智能在医疗领域的发展。

（一）生命科学领域

近年来,随着算法和算力的飞速发展,以及医学数据的不断积累,人工智能(尤其是深度学习)在基础医学和临床医学领域均有重要突破,在医学影像的高效、精准识别,辅助医生诊疗决策,加速创新药物发现,结合可穿戴设备助力慢性病健康管理和远程诊疗上具有广阔前景。例如,2019 年多伦多大学研究团队通过深度学习和生成模型相关的技术发现了几种候选药物,证明了 AI 发现分子策略的有效性,很大程度上解决了传统新药开发的分子鉴定困难且耗时的问题。2020 年,DeepMind 的 AlphaFold2 人工智能系统,精确预测了蛋白质的三维结构,准确性可与冷冻电子显微镜(cryo-EM)、磁共振或 X 射线晶体学等实验技术相媲美。2021 年,美国斯坦福大学开发出一种用于打字的脑机接口,这套系统可以从运动皮层的神经活动中解码瘫痪患者想象中的手写动作,并利用神经网络将这些手写动作实时转换为文本。

（二）心血管病学领域

心脏病学是医学界人工智能的研究最前沿。人工智能赋能的电生理信号分析、医学影像分析,在心血管疾病领域已取得了长足进展,涉及疾病诊断、危险分层、探索新的基因型与表型等,如心衰预测、先心病自动筛查、冠心病风险预测和扩张型心肌病精细分类。

1.人工智能赋能电生理

人工智能在电生理中的重要应用包括数据管理、数据解释以及多模态或动态融合。记录 ECG 的可穿戴设备可在更广泛的范围内对人群进行筛查,从而在确定其患有已知心血管疾病之前就可以进行更具成本效益的筛查。初步数据表明,人工智能技术虽然可

以对可穿戴设备的 ECG 进行较为准确的解释,对需要看医生的人(包括心脏科医生或电生理学家)进行适当的分类,但是,目前尚无法在总体水平上评估计算需求和功效。对获取的电生理学数据进行复杂的解释,利用专家级心电解释训练神经网络可能会提高非电生理学家和非心脏病专家的解释准确性。

2.人工智能赋能医学影像

借助医疗影像大数据及图像识别技术的发展优势,医学影像成为人工智能在医疗领域应用较成熟的一个领域。人工智能能够对心血管影像,如冠脉 CT、心动超声图、冠脉造影、心脏磁共振、心肌核素、血管内超声等医学图像进行快速、准确、高效的分割、定位、测量和分析,提高诊断效率;能够提取更高维度的图像特征,挖掘新的生物标志物,为心血管疾病诊断提供重要依据,提高诊断精度并精细化疾病分型;进一步结合预后相关临床资料,可以优化危险分层,进而指导临床决策。例如,Kusunose 等利用超声心动图构建深度学习模型,识别心肌梗死患者的节段室壁运动异常,以提高节段室壁运动异常的检出率,减少误读。Ouyang 等开发出一种基于心动超声视频的深度学习算法,在左心室分割、射血分数计算和射血分数减低型心力衰竭预测等关键任务上优势明显。Al'Aref 等使用增强集成算法 XGBoost 进行罪犯血管定位研究,基于冠脉 CTA 斑块特征建立了诊断模型,优于传统的狭窄程度模型、高危斑块特征模型和 ICONIC 模型。进一步将 CCTA、钙化积分与临床变量结合并建立基于机器学习的冠心病诊断模型。

(三)人工智能在临床应用中的不足

得益于算法、算力和数据这三驾马车,人工智能在 2006 年后获得了巨大的发展。尽管人工智能在医学领域已有诸多突破性研究,但其本身的一些局限性也正日益凸显,阻碍了其在临床中的推广应用。人工智能在医学领域的现状可以被总结为"前景好、数据与证据差"。

从数据上看,数据质量和体量在医疗人工智能的应用中十分重要,但数据质量在 AI 中起到的作用正在被低估。数据是构建人工智能系统必需的关键基础设施。数据在很大程度上决定了 AI 系统的性能、公平性、稳健性、安全性和可扩展性。矛盾的是,对于 AI 研究人员和开发人员而言,数据通常是最不被重视的方面。同时,对于罕见心血管病和常见疾病的罕见亚型,数据体量是 AI 模型训练效果的主要制约因素。

人工智能在医疗领域中的自适应能力或泛化性有限。许多基于人工智能的系统已经在现实世界中被验证用于糖尿病视网膜病变、手腕骨折检测、乳腺癌的组织转移、非常小的结肠息肉和先天性白内障;然而,许多已经被证明在实验环境中等同于或优于专家的系统,在真实的临床环境中却显示出很高的假阳性率。

可解释性、可解释能力的相关概念和透明性已成为过去几年医学上关注的核心问题。深度学习的"黑箱"性质是造成深度学习推广能力差的一个重要原因,因为用户或受影响的人几乎不知道预测是如何做出的。

(四)结论

近年来,人工智能在临床医学,包括电生理信号分析、影像图像处理、疾病诊断和预后评估方面取得了一些重要进展。虽然基于人工智能的医学技术发展迅速，但比较成功的人工智能仅限于医疗影像、药物研发、医疗机器人等，其发展主要受制于当代机器学习与人工智能技术待解决的关键核心问题，包括理论基础不充分和不完整、需要大量数据支撑、泛化能力有限、缺乏透明度和可解释性、动态环境下实时学习能力有限等。当前，基于智能医学的实际临床应用尚未普及，特别是医疗环境对智能医疗系统的可解释性有着非常高的要求，而缺乏可解释性的医疗诊断模型难以获得医生的信任，限制了其进一步的临床应用。研究具有可解释性的动态环境机器学习（动态学习）新方法具有重要意义。

参考文献

[1]刘则烨,潘湘斌.人工智能在心血管疾病防治中的应用[J].中国胸心血管外科临床杂志,2022,29(9):1230-1235.

[2]蒋希,袁奕萱,王雅萍,等.中国医学影像人工智能 20 年回顾和展望[J].中国图象图形学报,2022,27(03):655-671.

[3]MCCARTHY J, MINSKY M L, ROCHESTER N, et al. A proposal for the Dartmouth summer research project on artificial intelligence August 31, 1955[J]. AI Magzine, 2006,27(4):12-14.

[4]AK A, M H B. Siri, Siri, in my hand: Who's the fairest in the land? On the interpretations, illustrations, and implications of artificial intelligence[J]. Business Horizons[J]. 2019, 62(1):15-25.

[5]SAMUEL A L. Some studies in machine learning using the game of checkers[M]. New York: Sprinnger, 1988.

[6]LECUN Y, BENGIO Y, HINTON G. Deep learning. Nature, 2015,521(7553):436-444.

[7]HAENLEIN M , KAPLAN A. A brief history of artificial intelligence: On the past, present, and future of artificial intelligence[J]. California management review, 2019, 61(4):5-14.

[8]FEIGENBAUM E A , BUCHANAN B G . DENDRAL and Meta-DENDRAL: Roots of knowledge systems and expert system applications[J]. Artificial Intelligence, 1993, 59(1-2):233-240.

[9]Copeland B J. Encyclopedia Britannica[M]. Chicago: Encyclopedia Britannica Inc,2018.

[10]Rosenblatt F. The perceptron: A probabilistic model for information storage and organization in the brain[J]. Psychological review,1958,65(6):386-408.

[11]Cybenko G V . Approximation by superpositions of a sigmoidal function[J].分析理论与应用(英文刊), 1993, 5(4):17-28.

[12]LECUN Y , BOSER B , DENKER J , et al. Backpropagation applied to handwritten zip code recognition[J]. Neural Computation，1989，1(4)：541-551.

[13] CORTES C , VAPNIK V . Support-vector networks[J]. Chemical Biology & Drug Design，2009，297(3)：273-297.

[14]HINTON G E, SALAKHUTDINOV R R. Reducing the dimensionality of data with neural networks[J]. Science,2006,313(5786)：504-507.

[15]HINTON G E, OSINDERO S, TEH Y W. A fast learning algorithm for deep belief nets[J]. Neural Comput,2006,18(7):1527-1554.

[16]RADFORD A , METZ L , CHINTALA S . Unsupervised representation learning with deep convolutional generative adversarial networks[J]. Computer ence，2015.

[17] CALLAWAY E . 'It will change everything'：DeepMind's AI makes gigantic leap in solving protein structures[J]. Nature，588(7837)：203-204.

[18]WILLETT F R,AVANSINO D T,HOCHBERG L R,et al. High-performance brain-to-text communication via handwriting[J]. Nature,2021,593(7858):249-254.

[19]JOHNSON K W, TORRES S J, GLICKSBERG B S,et al. Artificial intelligence in cardiology[J]. J Am Coll Cardiol,2018,71(23):2668-2679.

[20] WATSON X, D'SOUZA J, COOPER D, et al. Artificial intelligence in cardiology：fundamentals and applications[J]. Intern Med J,2022,52(6):912-920.

[21]WESTCOTT R J, TCHENG J E. Artificial intelligence and machine learning in cardiology[J]. JACC Cardiovasc Interv,2019,12(14):1312-1314.

[22]LOPEZ-JIMENEZ F, ATTIA Z, ARRUDA-OLSON A M, et al. Artificial intelligence in cardiology：Present and future［J]. Mayo Clin Proc, 2020, 95 (5)：1015-1039.

[23]EBRAHIMI Z , LONI M , DANESHTALAB M , et al. A review on deep learning methods for ECG arrhythmia classification［J]. Expert Systems with Applications X, 2020：100033.

[24] SOMANI S, RUSSAK A J, RICHTER F, et al. Deep learning and the electrocardiogram：Review of the current state-of-the-art[J]. Europace,2021,23(8)：1179-1191.

[25]CHOI J, LEE S, CHANG M, et al. Deep learning of ECG waveforms for diagnosis of heart failure with a reduced left ventricular ejection fraction［J]. Sci Rep, 2022,12(1)：14235.

[26]OREN O, GERSH B J, BHATT D L. Artificial intelligence in medical imaging：Switching from radiographic pathological data to clinically meaningful endpoints[J]. Lancet Digit Health,2020,2(9)：e486-e488.

[27]THRALL J H, LI X, LI Q, et al. Artificial intelligence and machine learning in radiology：Opportunities, challenges, pitfalls, and criteria for success[J]. J Am Coll

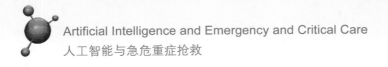
Radiol,2018,15(3 Pt B):504-508.

[28]KUSUNOSE K，ABE T，HAGA A，et al. A deep learning approach for assessment of regional wall motion abnormality from echocardiographic images[J]. JACC Cardiovasc Imaging,2020,13(2 Pt 1):374-381.

[29]GHORBANI A，OUYANG D，ABID A，et al. Deep learning interpretation of echocardiograms[J]. NPJ Digit Med,2020,3:10.

[30]Al'AREF S J，MALIAKAL G，SINGH G，et al. Machine learning of clinical variables and coronary artery calcium scoring for the prediction of obstructive coronary artery disease on coronary computed tomography angiography：Analysis from the confirm registry[J]. Eur Heart J,2020,41(3):359-367.

[31]LAW M，SEAH J，SHIH G. Artificial intelligence and medical imaging：Applications，challenges andsolutions[J]. Med J Aust,2021,214(10):450-452.e1.

[32]HOLZINGER A，LANGS G，DENK H,et al. Causability and explainability of artificial intelligence in medicine[J]. Wiley Interdiscip Rev Data Min Knowl Discov,2019,9(4):e1312.

第二节　基于确定学习及心电动力学图的 心肌缺血早期检测研究

学习目的

1.了解确定学习及心电动力学图的基本原理。

2.了解确定学习在医学中应用的基本流程。

3.熟悉人工智能赋能的 ECG 在冠心病检测中的应用现状。

4.了解动态环境机器学习方法的 ECG 分析在冠心病检测中的性能。

案例

患者男性,67 岁。以"反复胸闷 30 余年,加重 7 天"入院。查体:血压:119/75 mmHg,口唇轻度发绀,双肺呼吸音正常,无啰音;心前区无隆起,心尖搏动未及异常,位于左侧第 5 肋间锁骨中线内 1.0 cm,叩诊相对浊音界正常,心率 72 次/分,心律齐,无杂音,肝、脾肋下未触及;双下肢无水肿。心电图检测见窦性心律,正常心电图。

诊疗经过:入院后完善相关检查,血分析五分类、凝血全项、急诊十一项、生化血气分析、TNI、CKMB、BNP 未见异常。D-二聚体 336.00 ng/mL。肝功、肾功、血糖、血脂、电解质、甲状腺十项、肿瘤标记物、ENA、抗 O 类风湿因子。肾早期损伤指标:尿 NAG 甘酶 13.80 U/L。粪常规＋粪寄生虫镜检＋潜血正常。予以抗血小板聚集、调脂、降低心肌耗氧量、改善冠脉供血等治疗。

行冠脉造影检查,结果显示:前降支近中段局限病变,最重 90% 狭窄。PCI 术中,在前降支近中段植入支架 1 枚。术后病情稳定。

经治疗患者症状改善,病情平稳,请示上级医师,同意后报出院。

医工结合点:心电图是临床评估心脏功能的重要、无创工具,在心脏病诊断方面具有不可替代的作用。在心肌缺血的早期,许多患者的心电图并未明显改变。对于心电图正常或大致正常的心肌缺血/猝死患者,其心电图信号是否蕴涵心肌缺血的心电信息及其规律和特征? 如果心电图信号中确实蕴涵着心肌缺血的微弱病理信息,但考虑到心电信号是一种毫伏级的微弱低频交流生物信号,在体表表现为心电图的心电信息又是整个心脏心电信息的终末向量改变的结果和演示,受心肌缺血部位及各种噪声的影响,现有方法无法对这些微弱病理心电信息进行有效的提取和应用。因此,应该采用什么新原理、新方法对其进行有效提取?

思考题

1.心电图已在临床应用了 100 多年,仍是最重要的心血管诊断设备之一,随着人工智能技术发展,心电图的判读将会如何变革?

2.人工智能心电分析的原理是什么?

3.人工智能心电分析的临床效果如何,是否有广阔的临床应用前景?

案例解析

一、疾病概述

(一)定义

缺血性心脏病(ischemic heart disease,IHD)是世界范围内的首要致死原因。据 2018 年世界卫生组织(WHO)统计,全球每年约有 943 万人死于缺血性心脏病。如果能够对缺血性心脏病早期检测并采取有效措施,就能减少因心肌缺血导致的急性心肌梗死甚至猝死等恶性心血管事件,挽救更多生命。因此,缺血性心脏病早期检测具有重要意义。

缺血性心脏病是一组以心肌供氧和耗氧失衡(即心肌缺血)为特征的临床综合征,临床类型和病因复杂多样(见图 11-3)。冠心病(coronary artery disease)是最常见的临床类型,主要病因是冠脉粥样硬化导致的冠脉狭窄和急性冠脉闭塞。

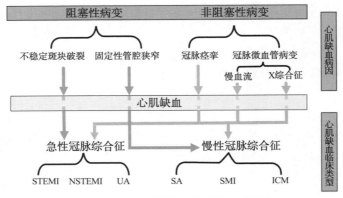

图 11-3　心肌缺血病因及临床类型

注：STEMI：ST 抬高型心肌梗死；NSTEMI：非 ST 抬高型心肌梗死；UA：不稳定心绞痛；SA：稳定型心绞痛；SMI：无症状性心肌缺血；ICM：缺血性心肌病；缺血性心肌病是冠心病的晚期阶段或特殊类型。

图源：孙庆华，王磊，王聪，等.基于确定学习及心电动力学图的心肌缺血早期检测研究[J].自动化学报，2020，46（9）：1908-1926.

（二）临床诊断方法

如图 11-4 所示，心肌缺血有多种临床诊断方法。心电图（electrocardiograph，ECG）、冠脉 CT 血管造影（computed tomography angiography，CTA）及冠脉造影（coronary angiography，CAG）是诊断心脏疾病的常用临床手段，对心肌缺血诊断具有重要价值。然而，近年来越来越多的临床研究表明，冠脉造影中的冠脉狭窄程度并不能直接决定心肌缺血的严重程度。虽然核素心肌灌注显像（myocardial perfusion imaging，MPI）、心脏磁共振成像（Cardiac magnetic resonance imaging，CMR）和冠脉血流储备分数（fractional flow reserve，FFR）等功能学方法可诊断心肌缺血，但操作复杂、价格昂贵，且存在辐射或创伤风险。因此，尽管临床上已有上述多种先进的心肌缺血诊断技术，但由于诊断方法的种种局限，在许多情况下，准确评估患者是否存在心肌缺血依然十分困难，因而建立标注准确的大规模心肌缺血临床数据集是一项困难且成本高昂的工作。

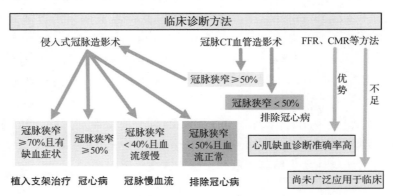

图 11-4　心肌缺血诊断方法

注：FFR：血流储备分数；CMR：心脏磁共振。

图源：孙庆华，王磊，王聪，等.基于确定学习及心电动力学图的心肌缺血早期检测研究[J].自动化学报，2020，46（9）：1908-1926.

1.心电图

心电图是心脏电活动在体表的综合表现,蕴涵着丰富的反映心脏功能的病理和生理信息。标准心电图包括 12 导联,即Ⅰ、Ⅱ、Ⅲ、aVR、aVL、aVF 肢体导联和 V1、V2、V3、V4、V5、V6 胸前导联。每个导联心电信号由 P 波、QRS 波群、ST 段和 T 波等组成(见图 11-5),其中心电图中 ST 段抬高、ST 段压低和 T 波倒置等对心肌缺血诊断具有重要价值。

关于急性心肌缺血的心电图诊断标准,中国和欧美专家的共识文件均指出,如果心电图中存在以下任何一种情况,初始心电图即可诊断为有急性心肌缺血的证据(缺血性改变心电图):①两个相邻导联新出现 ST 段抬高:V2-V3 导联,男性大于等于 0.2 mV,女性大于等于 0.15 mV,和(或)其他导联大于等于 0.1 mV。②两个相邻导联新出现 ST 段水平或下斜型压低大于等于 0.05 mV。③在以 R 波为主波或 R/S 大于 1 的两个相邻导联上 T 波倒置大于等于 0.1 mV。另外,如果心电图中仅发生如下情况:①ST 轻度升高、降低或 T 波倒置未达到缺血阈值(即非特异性 ST-T 波改变)。

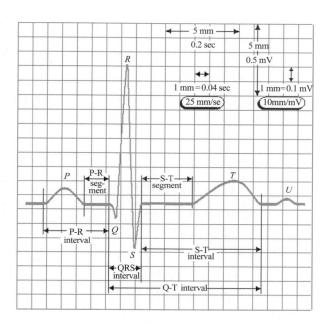

图 11-5　一组典型的心电图

②没有 ST 段或 T 波异常(即正常心电图)。③束支传导阻滞、左室肥厚等其他心电图混杂因素导致的继发性 ST-T 改变,则对心肌缺血不具有诊断价值(非诊断性心电图)。然而,上述心电图诊断标准对心肌缺血诊断的准确率并不够高,临床中许多心肌缺血患者的心电图仍表现正常或大致正常(即非特异性 ST-T 波改变)。例如,对于临床上最常见的心肌缺血类型——稳定型心绞痛,其中 50%甚至更多的患者在无症状时心电图表现完全正常;对于急性心肌梗死患者,仅有 46%～65%患者的心电图发生了缺血改变;而对于占急性冠脉综合征大多数的非 ST 段抬高型急性冠脉综合征患者,其中仅有 20%患者的心电图发生了缺血改变。

2.冠脉造影及冠脉慢血流

冠脉造影是目前评价冠脉狭窄性病变的"金标准",通过影像学方法确定左、右冠脉及其主要分支的冠脉内情况,可明确冠脉病变、冠脉血流、心肌灌注以及冠脉解剖。冠脉造影显示冠脉血管狭窄程度大于等于 50%即可诊断为阻塞性冠心病(即冠脉狭窄病变)。然而,冠脉造影仅能对冠脉病变的解剖学进行评价,并不能直接评估心肌缺血的严重程度。对于同一支冠脉血管,冠脉狭窄程度与心肌缺血存在相关性,狭窄程度越严重,越容

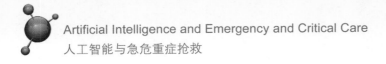
易导致缺血;但对于不同冠心病患者,冠脉狭窄与心肌缺血存在着不匹配的情况,并非狭窄越严重,心肌缺血就越严重。其原因在于,冠脉狭窄是否引起心肌缺血,不仅与狭窄程度相关,还与血管供血范围大小、侧支循环以及斑块性质等因素相关。

除冠脉狭窄外,在冠脉造影过程中发现的冠脉远端血流缓慢的现象(简称"冠脉慢血流")也是心肌缺血发生的重要原因。目前,临床诊断冠脉慢血流的最可靠手段是冠脉造影,通过心肌梗塞溶栓治疗(thrombolysis in myocardial infarction,TIMI)血流分级法或TIMI 帧数法对冠脉血流速度进行测量。按照 TIMI 血流分级法,可将冠脉血流从无血流到血流速度正常分为 0、1、2 和 3 级,如果冠脉狭窄小于等于 40％且 TIMI 血流 2 级及以下即可诊断为冠脉慢血流。冠脉慢血流患者的冠脉主要分支血管正常或接近正常,但常因反复胸部不适就诊,部分患者可能出现心肌梗死,甚至有猝死的风险。且随着冠脉造影的普及,临床中冠脉慢血流并不少见(发生率为 1％～7％),因此越来越受到国内外心血管病领域的关注。

二、人工智能赋能的 ECG 在冠心病检测中的应用现状

为进一步提高心电图在心肌缺血早期检测上的应用价值,人们仍在持续不断地对心电图进行改进,相继提出多种基于机器学习的心电图自动分析方法,其思路是通过波形分析、傅里叶变换及小波变换等方法,提取心电图的时域、频域、时频域及其他变换域特征,然后利用神经网络(neural networks,NNs)、支持向量机(support vector machine,SVM)等机器学习方法进行心电波形分类及缺血检测。2017 年,美国密歇根大学 Ansari 等对过去三十多年关于基于心电图的心肌缺血和梗死检测方法进行了较为全面的综述。在上述方法中,心电图时域分析方法提取心电图中各特征波形的时域信息,具有直观性强、物理意义较明确等优点,比较符合临床医生的诊断习惯,但无法有效区分心电图中微小的缺血变化。心电图频域分析则利用傅里叶变换、小波分析等提取心电图的频域内特征分布、变换系数等,但这类方法通常无法解释心肌缺血的病理生理机制,难以被临床医生理解和采用。

在心电图特征提取基础上,人们采用 NNs、SVM 等机器学习方法在德国 PTB 心电数据集、欧洲 ST-T 数据集等心电数据集上训练心肌缺血/梗死检测模型。PTB 心电数据集是德国联邦物理技术研究院(Physikalisch-Technische Bundesanstalt,PTB)提供的、被广泛应用于心电信号相关算法的测评。近年来,随着人工智能快速发展,深度学习也开始应用于心肌缺血检测研究,并利用 PTB 等数据集建立心肌缺血/梗死检测模型。然而,建立有效的深度学习缺血检测模型需要大规模标注准确的心电数据集,而 PTB 心电数据集规模较小。因此,一些研究将一份心电记录分成多次甚至单次心跳的多个数据短段,但这种做法无法代表真实人群中心肌缺血/梗死的心电波形变化。因此,尽管基于机器学习及 PTB 心电数据集的心肌缺血/梗死检测研究取得了一定的进展,但由于所采用方法具有局限性或所用数据集存在不足,这些基于机器学习的心肌缺血心电图检测方法很少甚至没有在临床中得到应用。因此,在临床上构建包含心电图正常及大致正常,且包含冠脉阻塞性和非阻塞性病变的较大规模心肌缺血数据集,对心肌缺血相关检测算

法研究具有重要意义。

三、确定学习及心电动力学图

心电动力学图（cardiodynamicsgram，CDG）是我们近年来提出的一种用于心肌缺血检测的心电图分析新方法。心电动力学图基于动态环境机器学习方法——确定学习，通过对心电图中 ST-T 段进行动力学建模，提取心电信号中与心肌缺血相关的微弱动力学信息，并使其三维可视化显示，得到心电动力学图。心肌缺血的临床试验研究表明，心电动力学图能够在心电图正常或大致正常时对疑似冠心病患者的缺血状况进行较为准确的检测。

（一）动态环境机器学习新方法——确定学习

确定学习是近年来提出的一种适用于动态环境的机器学习新方法。针对产生周期或回归轨迹的非线性动态系统（包括连续系统和采样系统），确定学习可以实现对其未知系统动态的局部准确建模，其基本要素包括：①使用径向基函数（radial basis function，RBF）神经网络。②对于周期（或回归）状态轨迹满足部分持续激励（persistent excitation，PE）条件。③在周期（或回归）轨迹的邻域内实现对非线性系统动态的局部准确神经网络逼近（局部准确建模）。文献基于确定学习提出动态模式识别方法及微小振动故障诊断方法，并应用于轴流压气机旋转失速建模与检测。

心电信号本质上是由心脏这一复杂非线性动态系统产生的非平稳信号，具有周期或回归特性。经采样得到心电信号采样数据序列，利用确定学习算法可对其进行动力学建模。下文简要介绍了针对采样数据的确定学习算法。

考虑由一类非线性动态系统：

$$\dot{X} = F(X;p), X(t_0) = X_0 \qquad \text{公式 11-1}$$

其中，$X = [x_1, x_2, \cdots, x_n]^T \in R^n$ 是系统状态，p 为系统参数，$F(X;p) = [f_1(X;p), \cdots, f_n(X;p)]^T$ 是未知的系统动态。假设系统 11-1 X 一致有界，且起始于初始状态 X_0 的系统状态轨迹是周期或回归轨迹，经采样得到数据序列 $\varphi_\zeta = [X(t_0), \cdots, X(t_0 + NT_s)]$，$T_s$ 是采样周期。

当采样周期 T_s 足够小时，系统 11-1 的采样模型可用如下欧拉模型近似表示：

$$X(k+1) = X(k) + T_s F(X(k);p) \qquad \text{公式 11-2}$$

其中，$X(k)$ 表示在 $t_k = t_0 + kT$ 时刻对系统（11-1）的状态 X 的采样值 $X(t_k)$。

采用如下神经网络辨识器：

$$\hat{x}_i(k+1) = \hat{x}_i(k) + a_i(\hat{x}_i(k) - x_i(k)) + T_s \hat{W}_i^T(k+1) S_i(X(k))$$

$$\text{公式 11-3}$$

其中，$\hat{W}_i^T(k+1) S_i(X(k))$ 是 RBF 神经网络，$\hat{x}_i(k)$ 是神经网络辨识器的状态，$\hat{W}_i$ 为 RBF 神经网络权值的估计，并对 $\hat{W}$ 采用如下自适应学习率

$$\hat{W}_i(k+1) = \hat{W}_i(k) - \frac{\alpha P(e_i(k) - a e_i(k-1)) S_i(X(k-1))}{1 + \lambda_{max}(P) S_i^T(X(k-1)) S_i(X(k-1))} \qquad \text{公式 11-4}$$

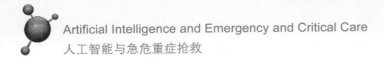

其中，$e_i(k) = \hat{x}_i(k) - x_i(k)$ 是状态估计误差。

确定学习理论指出，对于周期或回归数据序列，RBF 神经网络中沿着采样数据序列的神经元函数构成的子向量满足部分 PE 条件。这个部分 PE 条件的满足使得采样系统 11-2 的非线性未知动态 $F(X(k);p)$ 能被局部准确地建模/逼近：

$$f_i(X(k);p) = \bar{W}_i^T S_i(X(k)) + \xi_i(k)，\forall i = 1,\cdots,n \qquad \text{公式 11-5}$$

其中，$\bar{W}_i = \dfrac{1}{k_b - k_a + 1} \sum_{k=k_a}^{k_b} \hat{W}_i(k)$。

（二）心电动力学图

为提高心电图检测心肌缺血准确率，有研究者基于确定学习理论提出心电动力学图方法，通过对心电信号 ST-T 段进行动力学建模，提取可用于心肌缺血检测的动力学信息。

心电动力学图具体生成步骤如下：

首先，将心电信号看作是由心脏复杂非线性动态系统产生的具有周期或回归特性的非平稳信号：

$$\dot{X} = F(X(t)) \qquad \text{公式 11-6}$$

其中，$X(t) = [x_{1(t)},x_{2(t)},\cdots,x_{12(t)}]^T$ 是系统状态，代表标准 12 导联心电信号；$F(X(t)) = [f_1(X(t)),f_2(X(t)),\cdots,f_{12}(X(t))]^T$ 是未知非线性动态。

其次，将 12 导联心电信号转换为 3 导联心电向量信号（VCG）。12 导联心电信号可以在不损失有用的心电动力学信息的情况下转换为 3 导联心电向量信号。这时三维心电向量信号可以由以下三维动态系统产生：

$$\dot{V} = F_v(V(t)) \qquad \text{公式 11-7}$$

其中，$V(t) = [v_1(t),v_2(t),v_3(t)]^T \in R^3$ 代表着三维心电向量信号，$F_v(V(t)) = [F_{v1}(V(t)),F_{v2}(V(t)),F_{v3}(V(t))]$ 是非线性系统动态，代表心电向量信号内在的动力学特征。

然后，对心电向量信号进行采样得到 $V(k)$，截取其对应于心电信号 ST-T 段的采样数据 $V_{ST}(k)$。利用基于采样数据的确定学习算法公式 11-3、公式 11-4，对 ST-T 环内在系统动态进行局部准确神经网络建模，获得关于心电向量信号 ST-T 环内在的动力学特征 $F_v(V(k)) \mid V(k) \in V_{ST}$：

$$F_v(V(k)) \mid V(k) \in V_{ST} = [F_{v1}(V(k)),F_{v2}(V(k)),F_{v3}(V(k))] \mid V(k) \in V_{ST}$$
$$\cong [\bar{W}_1^T S(V(k)),\bar{W}_2^T S(V(k)),\bar{W}_3^T S(V(k))] \mid V(k) \in V_{ST}$$
$$\text{公式 11-8}$$

最后，把对上述动力学建模结果进行三维可视化显示，得到心电动力学图。

心电动力学图既包含心电信号 ST-T 段的状态信息，也包含沿着 ST-T 段状态轨迹的动力学信息，是一种全息的、能在空间和时间上刻画心脏复极过程电活动的动力学特征。与心电信号或心电向量信号相比，这种系统动力学特征是对心电信号内在系统动态更深层次、更本质的一种特征描述。临床预试验研究发现，心电动力学图对于正常个体，其形态有较好的规律性,表现为规整的环形或略微散开的环形;而对于心肌缺血患者,其心电动力学图的形态为散乱环形或无序。

（三）确定学习及心电动力学图在心肌缺血检测中的应用

1.基于心电动力学图的心肌缺血检测方法

心电信号的 ST 段和 T 波对心肌缺血诊断具有重要价值,可通过确定学习对心电信号中的 ST-T 段进行动力学建模生成心电动力学图,并提取心电动力学特征用于心肌缺血检测。本文采用心电动力学图方法进行心肌缺血检测,具体流程如下:

（1）将常规 12 导联心电信号转换为三维心电向量信号,截取三维心电向量信号的 ST-T 数据段 $V_{ST}(k)$,并利用确定学习算法公式 11-3、公式 11-4 对心电信号 ST-T 段进行动力学建模,将建模结果公式 11-8 三维可视化,生成心电动力学图（CDG）,如图 11-6 A。

（2）对每份心电动力学图,利用李雅普诺夫指数提取心电动力学图的空间离散度（spatial heterogeneity index，SHI）,采用傅里叶变换获取心电动力学图的时间离散度（temporal heterogeneity index，THI）,作为描述患者心肌缺血状态的心电动力学特征向量（THI，SHI）。

（3）分类器选择线性支持向量机（linear support vector machine，SVM-linear）:

$$f(x) = \text{sign}\left(\sum_{1}^{N} \alpha_i^* y_i (x * x_i) + b^* \right)$$ 　　　　公式 11-9

并以经过缺血标注的训练集病例特征向量作为 SVM-linear 输入,以病例的缺血标注作为输出,采用 5 折交叉验证方法训练心肌缺血检测模型。

（4）在以心电动力学图的 THI 为横坐标和以心电动力学图的 SHI 为纵坐标的特征空间上,绘制心肌缺血分类边界,如图 11-6 B 中的虚线所示,并计算每个病例到分类边界的距离作为该病例的 CDG 值（见图 11-6 B）。

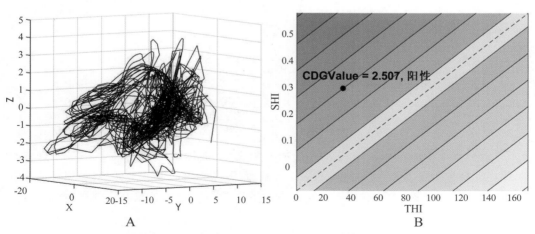

图 11-6　一例心肌缺血患者的心电动力学图及 CDG 值

图源:孙庆华,王磊,王聪,等.基于确定学习及心电动力学图的心肌缺血早期检测研究[J].自动化学报,2020,46（9）:1908-1926.

在测试集上验证线性支持向量机分类模型的心肌缺血检测性能，并采用以下四种测度方式衡量缺血检测性能：①灵敏度＝真阳性/（真阳性＋假阴性）×100％。②特异度＝真阴性/（真阴性＋假阳性）×100％。③准确率＝（真阳性＋真阴性）/所有病例×100％。④受试者工作特征曲线（receiver operating characteristic curve，ROC）下面积（area under curve，AUC）。

2.试验结果与分析

首先，针对上述数据集中的心电图正常或大致正常病例数据，研究心电动力学图对心电图正常或大致正常患者的心肌缺血检测能力；其次，利用心电动力学图的可解释性，对以上试验中假阳性病例进行研究，对发现的慢血流病例重新进行缺血标注，在此基础上重新构建更为准确的心肌缺血检测模型。

（1）试验数据：共有393例心电图正常或大致正常的疑似心肌缺血患者，其中冠脉狭窄组299例、非冠脉狭窄组94例（包括冠脉慢血流组13例和非冠脉病变组81例），具体临床情况如表11-1所示。

表 11-1 心电图正常或大致正常患者的人口基线特征

类型	冠脉狭窄（299 例）	非冠脉狭窄（$n＝94$ 例）		P 值
		冠脉慢血流（13 例）	非冠脉病变（$n＝81$ 例）	
性别（男性）	216/299(72.2％)	9/13(69.2％)	43/81(53.7％)	0.005**
年龄/岁	58±10	56±9	54±10	0.022*
收缩压/mmHg	129±10	131±18	127±14	0.563
舒张压/mmHg	77±10	85±14	77±10	0.109
心率/(beats/min)	72±10	65±6	71±10	0.012*
高血压	171/299(57.2％)	10/13(76.9％)	42/81(51.9％)	0.226
糖尿病	88/299(29.4％)	6/13(46.2％)	18/81(22.2％)	0.159
血脂异常	190/299(63.5％)	8/13(61.5％)	53/81(65.4％)	0.937

注：所有数据采用软件 SPSS 21.0 进行统计分析；计量资料采用 Mann-Whitney 秩和检验，表示为（均值±标准差）；计数资料采用卡方检验，用％表示；记*：$P＜0.05$ 为差异有统计显著性，**：$P＜0.01$ 为差异有高度统计显著性。

针对数据集中心电图正常或大致正常的病例，以冠脉狭窄大于等于50％为缺血标准，将冠脉狭窄大于等于50％的病例标注为缺血，否则为非缺血。由此，我们以冠脉造影对冠脉狭窄的检测为手段，对心电图正常或大致正常的疑似心肌缺血病例进行较为准确的数据标注。

按照7∶3的比例分别将冠脉狭窄组（299例）、冠脉慢血流组（13例）和非冠脉病变组（81例）随机分割为互不相关的训练数据和测试数据，各组训练数据合并为包含275份心电图的训练集，各组测试数据合并为包含118份心电图的测试集。

（2）试验分类结果：在训练集中采用 5 折交叉验证方法训练线性支持向量机心肌缺血分类模型。计算冠脉狭窄组和非冠脉狭窄组（包含冠脉慢血流和非冠脉病变患者）中所有病例的心电动力学图及 CDG 值。结果分析发现两组的 CDG 值存在明显可区分的分布范围，与非冠脉狭窄组相比，冠脉狭窄组 CDG 值显著性增高（$P<0.01$）（见箱线图 11-7）。

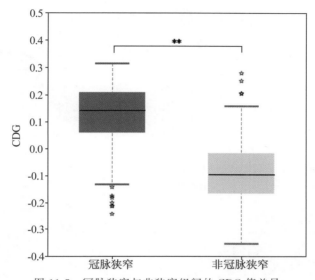

图 11-7　冠脉狭窄与非狭窄组间的 CDG 值差异

注：$**$ $P<0.01$ 存在差异有高度统计显著性；☆ 超出边界的实例。

将上述心电图正常或大致正常的测试集病例输入训练后的 SVM 分类模型中，计算心电动力学图对心肌缺血的检测结果。由分析结果可知，心电动力学图对心电图正常或大致正常患者的心肌缺血检测准确率为 87.8％，灵敏度为 85.1％，特异度为 82.6％，AUC 为 0.88，如图 11-8 所示。这一结果表明，心电动力学图对心肌缺血和非缺血具有较为显著的区分能力。

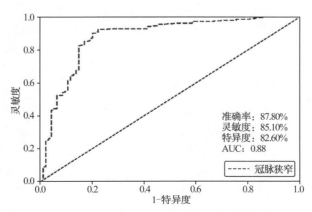

图 11-8　心电动力学图的心肌缺血检测结果

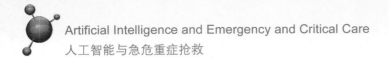

下面用两例心电图正常（见图 11-9 A）但有胸痛症状的疑似心肌缺血患者为例进行说明。图 11-9 为一名 55 岁男性患者的检查结果，经冠脉造影检测发现，前降支存在 80％的血管狭窄（见图 11-9 C），诊断为冠心病。从图 11-9 B 和 11-9 D 可以分别看到心电动力学图散乱且 CDG 值为阳性，提示该患者存在心肌缺血。

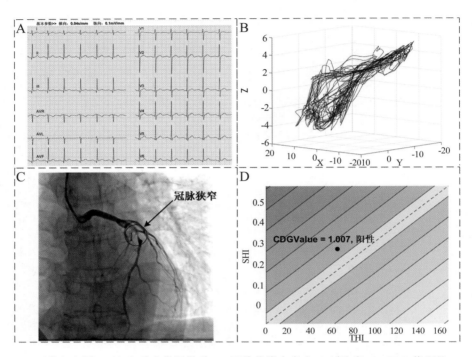

A：正常心电图；B：心电动力学图散乱；C：冠脉前降支存在 80％狭窄；D：CDG 值阳性

图 11-9　一例 55 岁男性冠脉狭窄患者

图源：孙庆华，王磊，王聪，等.基于确定学习及心电动力学图的心肌缺血早期检测研究［J］.自动化学报，2020，46（9）：1908-1926.

图 11-10 为一名 47 岁女性患者的检查结果，经冠脉造影检测未发现明显的冠脉病变（见图 11-10 C），临床诊断为植物神经功能紊乱导致的胸痛。从图 11-10 B 和 11-10 D 可以分别看到心电动力学图大致规整且 CDG 值为阴性，提示该患者不存在心肌缺血。

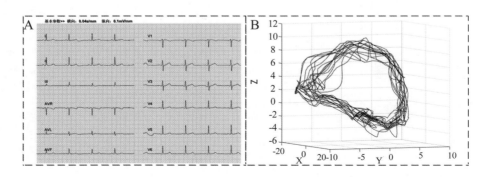

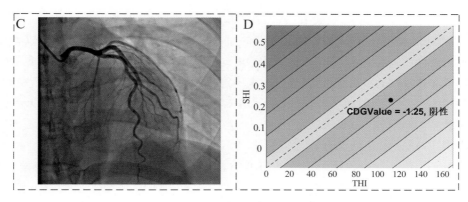

A：正常心电图；B：心电动力学图较为规整；C：正常冠脉；D：CDG 值阴性

图 11-10　一例 47 岁女性非心肌缺血患者

图源：孙庆华，王磊，王聪，等.基于确定学习及心电动力学图的心肌缺血早期检测研究［J］.自动化学报，2020，46（9）：1908-1926.

上述结果表明，利用确定学习对每份心电图进行动力学建模生成的心电动力学图，对缺血和非缺血具有较强区分能力；健康个体的心电动力学图的形态有较好的规律性，表现为规整的环形或略微散开的环形；而心肌缺血患者的心电动力学图形态呈散乱环形或无序状态。在以冠脉狭窄大于等于 50％为缺血标准时，利用常规机器学习算法构建有效心肌缺血检测模型，实现对心电图正常或大致正常患者较为准确的心肌缺血检测。

3.心电动力学图的可解释性

近年来，机器学习尤其是深度学习在许多领域取得了巨大成功，但缺乏可解释性严重限制了其在现实任务尤其是医疗环境的应用。医疗环境对智能医疗系统的可解释性有着非常高的要求，医生和患者要能理解智能医疗系统诊断或预测的合理性，因为缺乏可解释性的医疗诊断模型可能给患者带来错误的治疗方案，甚至严重威胁患者的生命安全。因此，可解释性是医疗智能系统中的一个挑战性问题。

由确定学习对每份心电图生成的心电动力学图对心肌缺血检测结果具有良好的可解释性，体现在以下三个方面：①确定学习建模的可解释性：针对产生回归轨迹的非线性动态系统，确定学习可以实现对其未知非线性系统动态的局部准确建模（即得到其回归信号轨迹的时间变化率）。上述产生周期或回归轨迹的非线性动态系统由非线性微分方程来描述，可以用来对自然界和工程技术中广泛存在的各种非线性振动信号（包括人体心电信号）进行机理建模，但非线性微分方程尚无普遍有效的求解方法。因此，我们采用确定学习算法，通过对心电信号内在的未知非线性系统动态进行局部准确建模，可以获得人体心电信号的时间变化率。②心肌缺血导致复极离散的可解释性：已有动物试验及大量临床研究表明，心肌缺血会引发心脏复极过程离散，呈现时空不均一性，包括复极空间离散和复极时间离散，对应心电图上的 T 波电交替（TWA）现象。③心电动力学图对心肌缺血检测的可解释性：心电动力学图是确定学习对 ST-T 段心电信号（主要是 T 波）的动力学建模结果，其代表的是心电信号的时间变化率，因而比心电信号更为敏感。已有临床试验结果表明，正常个体的心电动力学图形态具有较好的规律性，表现为规整的环形或略微散开的环形;而对于心肌缺血患者,其心电动力学图的形态为散乱环形或无序。上述心电动力学图的规整和散乱对应着与心肌缺血密切相关的复极离散程度,且能以可视化的方式直观表达。因此,由确定学习生成的心电动力学图在心肌缺血检测方面具有明确的生物物理意义和较好的可解释性,可以在心电图正常或大致正常时对心肌缺血进行检测。

利用心电动力学图的可解释性,对上述试验中的 16 例假阳性患者(即冠脉造影未发现冠脉狭窄,数据标注为非缺血,但心电动力学图提示阳性的胸痛患者)进行逐例分析,发现其中 13 例假阳性病例存在冠脉慢血流(即冠脉狭窄≤40%且 TIMI 血流 2 级及以下)。如前所述,冠脉慢血流是一种非阻塞性冠脉病变,可引起稳定或不稳定型心绞痛、心肌梗塞等。因此,对上述存在冠脉慢血流现象的假阳性病例进行重新标注,以冠脉狭窄≥50%或冠脉慢血流为缺血标准,即将冠脉狭窄≥50%的病例和冠脉慢血流病例均标注为缺血,其他标注为非缺血,以提高数据集的缺血标注精度。由此,我们以冠脉造影为手段对冠脉狭窄和冠脉血流进行检测,对心电图正常或大致正常的疑似心肌缺血病例进行更为准确的数据标注。并将标注更为准确的训练数据输入常规机器学习算法 SVM 中,重新构建心肌缺血检测模型,并利用测试集评估模型的缺血检测精度,结果表明,与仅以冠脉狭窄为缺血标准相比,以冠脉狭窄及慢血流作为缺血标准时,心电动力学图对心电图正常或大致正常患者具有更优的心肌缺血检测效果,准确度为 89.0%,灵敏度为 90.1%,特异度为 85.2%,AUC 为 0.93,如表 11-2 和图 11-11 所示。

表 11-2 不同缺血标注精度下,心电动力学图的缺血检测结果

缺血标准	灵敏度	特异度	准确率	AUC
冠脉狭窄	87.8%	82.6%	85.1%	0.88
冠脉狭窄及慢血流	90.1%	85.2%	89.0%	0.93

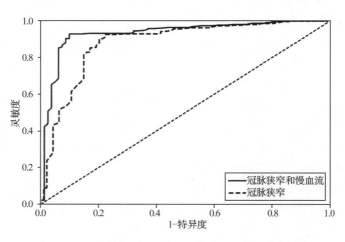

图 11-11 不同缺血标注精度下分类模型的 ROC 曲线

图源:孙庆华,王磊,王聪,等.基于确定学习及心电动力学图的心肌缺血早期检测研究[J].自动化学报,2020,46(9):1908-1926.

　　下面一两例慢血流病例进行说明。图 11-12 是一名 48 岁男性胸痛患者，从图11-12 A 和 11-12 C 可以看出该患者入院心电图正常，且冠脉造影检测并未发现明显冠脉狭窄；但从图 11-12 B 和 11-12 D 可以看到心电动力学图散乱且 CDG 值为阳性，提示可能存在心肌缺血；进一步采用 TIMI 血流分级法评估冠脉各分支血流速度，发现前降支 TIMI 血流 2 级，存在冠脉慢血流，证实该患者存在心肌缺血。上述结果表明，具有可解释性的心电动力学图能够发现并修正数据中存在的缺血标注错误及模型存在的偏差，提高对心电图正常或大致正常患者的心肌缺血检测能力。

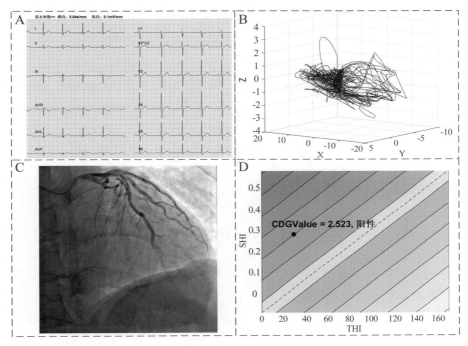

A：正常心电图；B：心电动力学图散乱；C：冠脉无狭窄但前降支慢血流；D：CDG 值阳性

图 11-12　一例慢血流男性患者，48 岁

图源：孙庆华，王磊，王聪，等.基于确定学习及心电动力学图的心肌缺血早期检测研究[J].自动化学报，2020，46（9）：1908-1926.

四、总结与医工交叉展望

　　本节讲述了心电动力学图对心电图正常或大致正常患者的心肌缺血早期检测研究，在分析已有机器学习方法在基于心电图的心肌缺血检测方面取得的进展及不足基础上，构建了更贴近临床实际、更具代表性的双中心较大规模心肌缺血数据集，其中既有心电图已发生缺血性改变，又有心电图正常及大致正常，而且包括经冠脉造影检验发生冠脉阻塞性病变和非阻塞性病变的数据。该数据集为心肌缺血相关检测方法和临床研究提供了重要的数据基础。其次，利用确定学习生成每份心电图的心电动力学图，提取对心肌缺血和非缺血具有显著区分能力的动力学特征，并利用常规机器学习算法建立有效的心肌缺血检测模型。最后,利用由确定学习生成的具有明确物理意义的心电动力学图对假阳性病例进行逐例分析,对分析中发现的慢血流病例重新进行了缺血标注,改善了数据集缺血标注精度,获取了对心电图正常或大致正常心肌缺血患者更有效的检测模型,而且,在公开数据集 PTB 上的结果表明,心电动力学图对心肌缺血具有较好的检测能力。本研究表明,由确定学习生成的心电动力学图具有良好的可解释性,有助于发现缺血数据标注的偏差和模型的错误,提高心肌缺血检测模型性能,有望成为用于临床分析心肌缺血的有效工具。

参考文献

[1]李镒冲,刘世炜,曾新颖,等.1990～2016 年中国及省级行政区心血管病疾病负担报告[J].中国循环杂志,2019,34(8):729-740.

[2]国家卫生计生委合理用药专家委员会与中国药师协会.冠心病合理用药指南(第2 版)[J].中国医学前沿杂志(电子版),2018,10(6):1-130.

[3]张运,陈韵岱,傅向华,等.冠状动脉微血管疾病诊断和治疗的中国专家共识[J].中国循环杂志,2017,32(5):421-430.

[4]杨跃进,许海燕.冠心病早期诊断策略[J].中国医学前沿杂志(电子版),2010,2(1):33-35.

[5]中华医学会心血管病学分会介入心脏病学组.稳定性冠心病诊断与治疗指南[J].中华心血管病杂志,2018,46(9):680-694.

[6]王建安.透过现象看本质:从冠状动脉狭窄与心肌缺血的辩证关系说起[J].中华心血管病杂志,2018,46(9):671.

[7]中华医学会心血管病学分会与中华心血管病杂志编辑委员会.推荐在我国采用心肌梗死全球统一定义[J].中华心血管病杂志,2008,36(10):867-869.

[8]何永福,孙林,林志.冠状动脉慢血流现象病理生理机制及治疗进展[J].心血管病学进展,2018,39(3):448-452.

[9]王帅,薛强,刘毅,等,大样本冠状动脉慢血流的相关因素分析[J].心脏杂志,2017,29(2):180-183.

[10]王聪,陈填锐,刘腾飞.确定学习与基于数据的建模及控制[J].自动化学报,2009,35(6):693-706.

[11]王聪,文彬鹤,司文杰.轴流压气机旋转失速建模与检测:基于确定学习理论与高阶 Moore-Greitzer 模型的研究[J].自动化学报,2014.7(40):1265-1277.

[12]王乾,王聪.基于确定学习理论和 Lempel-Ziv 复杂度的非线性系统动态特征提取[J].自动化学报,2018,44(10):1812-1823.

[13]纪守领,李进锋,杜天宇,等.机器学习模型可解释性方法、应用与安全研究综述[J].计算机研究与发展,2019,56(10):2071-2096.

[14]World Health Organization.WHO-the top 10 causes of death[J].24 Maggio,

2018:1-7.

[15]TAMIS-HOLLAND J E, JNEID H, REYNOLDS H R, et al. Contemporary diagnosis and management of patients with myocardial infarction in the absence of obstructive coronary artery disease: A scientific statement from the American Heart Association[J]. Circulation,2019,139(18):e891-e908.

[16]SONG Y B, A R BAB-ZADEH A, MATHESON M B, et al. Contemporary discrepancies of stenosis assessment by computed tomography and invasive coronary angiography[J]. Circulation: Cardiovascular Imaging, 2019, 12(2):e007720.

[17]WASFY J H,HIDRH E M K, YEH R W, et al. Differences among cardiologists in rates of positive coronary angiograms[J]. Journal of the American Heart Association, 2015, 4 (10): e002393.

[18]COLOMB A,PANOULAS V F. Diagnostic coronary angiography is getting old! [J]. JACC-Cardiovascular imaging, 2015, 8(1): 11-13.

[19]TONINO P A, FEARON W F, DE BRUYNE B, et al. Angiographic versus functional severity of coronary artery stenoses in the FAME study[J]. Journal of the American College of Cardiology, 2010, 55(25): 2816-2821.

[20] PARK, H B, HEO R, O HARTAIGH B, et al. Atherosclerotic plaque characteristics by CT angiography identify coronary lesions that cause ischemia: A direct comparison to fractional flow reserve[J]. JACC: Cardiovascular Imaging, 2015, 8(1): 1-10.

[21]THYGESEN K, ALPERT J S, WHITE H D et al. Universal Definition of myocardial infarction[J]. Circulation, 2007, 116(22): 2634-2653.

[22]LILLY L S. Pathophysiology of heart disease-a collaborative project of medical students and faculty[M]. 6 ed. New York: Wolters Kluwer, 2019.

[23] DREW, B J, PELTER M M, LEE E, et al. Designing prehospital ECG systems for acute coronary syndromes. Lessons learned from clinical trials involving 12-lead ST-segment monitoring[J]. Journal of Electrocardiology, 2005. 38(4): 180-185.

[24]ROUAN, G W.LEE T H, COOK E F, et al. Clinical characteristics and outcome of acute myocardial infarction in patients with initially normal or nonspecific electrocardiograms (a report from the Multicenter Chest Pain Study)[J]. The American Journal of Cardiology, 1989, 64(18): 1087.

[25]HUEBNER T, GOERNIG M, SCHUEPBACH M, et al. Electrocardiologic and related methods of non-invasive detection and risk stratification in myocardial ischemia: State of the art and perspectives [J]. German medical science: GMS e-Journal, 2010, 8: Doc27.

[26]HAN C, SHI L. Automated interpretable detection of myocardial infarction fusing energy entropy and morphological features[J]. Computer Methods and Programs

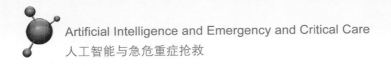
in Biomedicine，2019，175：9-23.

　　[27] SADHUKHAN D，PAL S，MITRA M. Automated identification of myocardial infarction using harmonic phase distribution pattern of ECG Data[J]. IEEE Transactions on Instrumentation and Measurement，2018，67(10)：2303-2313.

　　[28]DIKER A，COMERT Z，AVCI E，et al. Intelligent system based on Genetic Algorithm and support vector machine for detection of myocardial infarction from ECG signals[J]. 2018：IEEE.

　　[29]SHARMA L D，SUNKA RIA R K. Inferior myocardial infarction detection using stationary wavelet transform and machine learning approach[J]. Signal，Image and Video Processing，2018，12(2)：199-206.

　　[30]PAPALOUKAS C，FOTIADIS D I，LIKAS A，et al. An ischemia detection method based on artificial neural networks[J]. Artif Intell Med，2002，24(2)：167-178.

　　[31]SHARMA N，TRIPATHY R K，DANDAPAT S. Multiscale energy and eigenspace approach to detection and localization of myocardial infarction[J]. IEEE Transactions on Biomedical Engineering，2015，62(7)：1827-1837.

　　[32]ANSARI S，FAR ZANEH N，DUDA M，et al. A review of automated methods for detection of myocardial ischemia and infarction using electrocardiogram and electronic health records[J]. IEEE Reviews in Biomedical Engineering，2017，10：264-298.

　　[33]GOLETSIS Y，PAPALOUKAS C，FOTIADIS D I，et al. Automated ischemic beat classification using genetic algorithms and multicriteria decision analysis [J]. IEEE Transactions on Biomedical Engineering，2004，51(10)：1717-1725.

　　[34]DOHARE K，KUMAR V，KUMA R. Detection of myocardial infarction in 12 lead ECG using support vector machine[J]. Applied Soft Computing，2018，64：138-147.

　　[35]ACHARYA U R，FUJITA H，ADAM M，et al. Automated characterization and classification of coronary artery disease and myocardial infarction by decomposition of ECG signals：A comparative study[J]. Information Sciences，2017，377：17-29.

　　[36]BOUSSELJOT R K D S A. Nutzung der EKG-Signal datenbank CARDIODAT der PTB über das internet[J]. Biomedizinische Technik，1995．40(1).

　　[37]TADDEI A，DISTANTE G，EMDIN M，et al. The European ST-T database：Standard for evaluating systems for the analysis of ST-T changes in ambulatory electrocardiography[J]. European Heart Journal，1992，13(9)：1164-1172.

　　[38]ACHARYA U R，FUJITA H，SHU L O，et al. Application of deep convolutional neural network for automated detection of myocardial infarction using ECG signals[J]. Information Sciences，2017，415-416：190-198.

　　[39]TAN J H，HAGIWARA Y，PANG W，et al. Application of stacked

convolutional and long short-term memory network for accurate identification of CAD ECG signals[J]. Computers in Biology and Medicine，2018，94：19-26.

[40]HAN C，SHI L. ML-ResNet：A novel network to detect and locate myocardial infarction using 12 leads ECG[J]. Computer Methods and Programs in Biomedicine，2020，185：105138.

[41]RAJKOMAR A，DEAN J，KOHANE I. Machine learning in medicine[J]. New England Journal of Medicine，2019，380(14)：1347-1358.

[42]WANG C，DONG X，DU S，et al. A new method for early detection of myocardial ischemia：Cardiodynamicsgram（CDG）[J]. Science China Information Sciences，2016，59(1)：1-11.

[43]WANG C. Deterministic learning theory for identification，recognition，and control[M]. Boca Raton：CRC Press，2009.

[44]DENG M，TANG M，WANG C，et al. Cardiodynamicsgram as a new diagnostic tool in coronary artery disease patients with nondiagnostic electrocardiograms [J]. The American Journal of Cardiology，2017，119(5)：698-704.

[45]ROZINAJ G，JURKO S. High resolution of the ECG signal by polynomial approximation[J]. Radioengineering，2006，15(1)：32-37.

[46]HAWKINS B M，STAVRAKIS S，ROUSAN T A，et al. Coronary slow flow-prevalence and clinical correlations[J]. Circulation Journal，2012，76(4)：936-942.

[47]WANG C，HILL D J. Deterministic learning and rapid dynamical pattern recognition[J]. IEEE Trans Neural Netw，2007，18(3)：617-630.

[48]WANG C，HILL D J. Learning from neural control[J]. IEEE Transactions on Neural Networks，2006，17(1)：130-146.

[49]YUAN C Z，WANG C，Colle geof automation and the center for control and optimization，et al. Design and performance analysis of deterministic learning of sampled-data nonlinear systems[J]. Science China Information Sciences，2014，57(3)：1-18.

[50]WANG C，CHEN T. Rapid detection of small oscillation faults via deterministic learning[J]. IEEE Trans Neural Netw，2011，22(8)：1284-1296.

[51]KORS J A，VAN HERPEN G，SITTIG A C，et al. Reconstruction of the frank vectorcardiogram from standard electrocardiographic leads-diagnostic comparison of different methods[J]. European Heart Journal，1990，11(12)：1083-1092.

[52]DOWER G E，MACHADO H B. XYZ data interpreted by a 12-lead computer program using the derived electrocardiogram[J]. Journal of Electrocardiology，1979，12(3)：249.

[53]DOWER G E，MACHADO H B，OSBORNE J A. On deriving the electrocardiogram from vectorcardiographic leads[J]. Clinical Cardiology，1980，3(2)：87-95.

[54]DOWER G E，YAKUSH A，NAZZAL S B，et al. Deriving the 12-lead

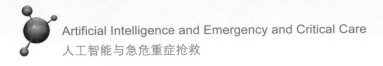
electrocardiogram from four（EASI）electrodes[J]. J Electrocardiol，1988，21 Suppl：S182-S187.

[55]ZHANG Z，CHEN P，MCGOUGH M，et al. Pathologist-level interpretable whole-slide cancer diagnosis with deep learning[J]. Nature Machine Intelligence，2019，1(5)：236-245.

[56]Guidotti R，MONREAL A，RUGGIEKI S et al. A Survey of Methods for Explaining Black Box Models[J]. ACM Computing Surveys，2019，51(5)：1-42.

[57]VERRIER R L，KLINGENHEBEN T，MALIK M，et al. Microvolt T-wave alternans physiological basis，methods of measurement，and clinical utility-consensus guideline by International Society for Holter and Noninvasive Electrocardiology[J]. J Am Coll Cardiol，2011，58(13)：1309-1324.

第三节　心脏骤停监护与救治的人工智能方法

学习目的

1.了解动态监护的多模态信号智能采集与处理方法。

2.熟悉基于多模态生理信号的智能分析方法。

3.掌握应对心脏骤停的智能决策方法。

4.了解呼吸机和心肺复苏机的智能控制方法。

思考题

1.人体主要的动态生理信号有哪些，目前是如何采集的？

2.多模态生理信号分析方法有哪些，主要应用于哪些领域？

3.如何利用医工交叉技术改善心脏骤停救治效果？

解析

一、疾病概述

心脏骤停是指各种原因引起的、在未能预计的情况和时间内心脏突然停止搏动，从而导致有效心泵功能和有效循环突然中止。心脏骤停可引起全身组织细胞严重缺血、缺氧和代谢障碍，如不及时抢救可立刻失去生命。目前，全球因心脏骤停导致的猝死人数排在各病因致死的首位；我国的心脏性猝死年发生率为 41.8/10 万人，院前生存率仅为 1.3%，院内生存率为 9.1%，严重威胁着人类的生命健康。

心肺复苏（cardiopulmonary resuscitation，CPR）是早期抢救心脏骤停患者，使其实现自主呼吸恢复和自主循环恢复（return of spontaneous circulation，ROSC）的最有效手段。

CPR 的原理为借助外力保证心、脑等器官的血氧供应，其过程主要包含开放气道、胸外按压、人工呼吸、体外除颤等。心脏骤停一旦发生，如得不到及时的抢救复苏，4～6 分钟后会造成患者脑和其他重要器官、组织的不可逆损伤。因此，如何优化 CPR 救治过程、提升 CPR 救治效率、改善 CPR 后患者的生存率和生存质量已成为急危重症研究领域的热点。

现有的研究证明，人工智能与医学的深度融合形成的智能医学新方法对于解决 CPR 面临的问题具有重要的推动作用。采用智能医学新方法后，徒手 CPR 的操作难度将极大降低。对医护人员的体力要求也可下降，对特殊场景下的及时、有效的生命抢救具有重要意义。本节以心脏骤停的应急处理为例，着重讲解如何在 CPR 中借助人工智能新方法，实现多模态信号智能采集与处理、基于多模态生理信号的智能分析、应对心脏骤停的智能决策，以及呼吸机和心肺复苏机的智能控制等。本节对于深入认识了解 CPR 过程中的生命监护和生命支持有重要价值，对学习智能医学新方法、提高 CPR 的救治效率、提升患者的生存率均有重要意义。

二、动态监护的多模态信号智能采集与处理方法

人体生理电信号与复杂生理机制密切相关，是生命系统的直接反映，包含着丰富的生理、病理信息。通过分析这些信息可以帮助我们研究各种疾病的临床生理指征。常见的生理信号包括心电信号、血氧饱和度、呼吸信号、脉搏波和血压等（见图 11-13）。在监护患者生命体征的过程中，仅采用单一模态，不能考虑生命系统的多样性，不能从多个角度进行分析。因此，我们对多模态信号进行实时动态监测，掌握智能采集与处理方法，综合分析患者的生理状态，保障监测结果的准确性，进而帮助医生更有依据地诊断各种疾病，有效地制定治疗方案，合理地进行药物评价，平稳地控制患者病情。

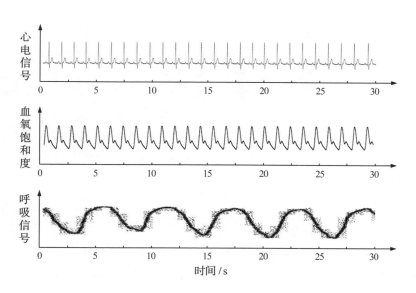

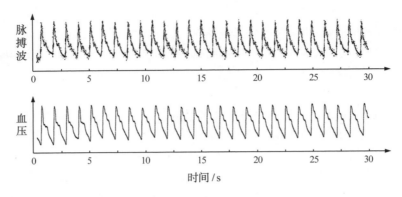

图 11-13　动态监护中的常见信号

（一）智能信号采集系统

人体的生理信号表现出不同的特征，如信号带宽、信号幅值、干扰因素等，因此采集信号的硬件电路必须针对人体生理信号的特殊性而设计。如脑电信号很微弱，幅值范围为 $5\sim100~\mu V$，在采集过程中需要对信号进行 20000 倍的放大，而且，由于大脑的信号源阻抗高，前置部分的输入阻抗需大于 $10~M\Omega$。心电信号的幅值为 $0.05\sim5~mV$，在采集过程中易受肌电、呼吸波等体内干扰以及工频为主的体外干扰的影响，同时具有近场检测的特点，离开人体表的微小距离，基本无法检测信号。

智能信号采集系统可根据不同生理参数的测量要求实现对带宽、增益的自动调节，并可将信号传输至电脑端，实现实时监测、处理、储存和分析。图 11-14 为智能信号采集系统的主要结构。

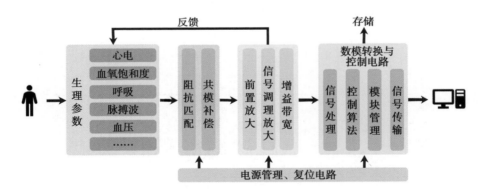

图 11-14　智能信号采集系统

1.防护和阻抗匹配电路

采集人体生理电信号需要采用具有极高输入阻抗的互补金属氧化物半导体型或者结型场效应管的前端芯片，以实现人体阻抗与后级放大器的阻抗匹配。由于这两种工艺的半导体芯片都属于静电放电敏感器件，为避免人体静电对电路的损坏，需要在电极的输入接口处设计防护电路,降低系统的输入阻抗,改变预期的阻抗匹配参数。

2.信号放大电路

信号放大电路是采集系统的核心,包括前置放大、信号调理放大和增益带宽选择三个部分。前置放大电路是整个放大的第一级,其性能直接决定了整个系统的输入阻抗、共模抑制比、噪声系数等参数。信号在经过前置放大后,需进行进一步的调理放大,以满足系统带宽、增益以及后级模数转换的抗混叠的要求。根据不同生理信号的需求,调理放大级利用模拟开关对滤波网络和增益网络中的阻容器件进行选择,以选择合适的系统增益和带宽。

3.数模转换与控制电路

数模转换与控制电路主要通过选择合适的单片机来负责整个硬件平台的指令控制,实现多种生理参数的采集,传输至电脑端进行处理和分析以及数据存储,是信号采集系统的主体。通过单片机表面的传感器分别采集各种生理信号,如心电信号由单导联干电极获得,脉搏波信号由反射式血氧探头获得,体温信号由热敏电阻获得等。然后通过相应的模拟前端进行信号处理,再通过中央处理器进行算法控制,解析出各项生理参数并在上位机显示。

(二)智能信号处理系统

由于生理信号具有噪声强、信号之间易相互干扰、信号微弱、频率范围低以及随机性强等特点,为了提高信号的质量,需要根据不同生理信号的特点,有针对性地进行智能化信号处理。下面主要讲解三种干扰的处理方法。

1.去除噪声干扰

在滤除生理信号的噪声干扰中常用低通滤波,规则为低频信号能正常通过,而超过设定临界值的高频信号则被阻隔、减弱。但是阻隔、减弱的幅度则会依据不同的频率以及不同的滤波程序(或目的)而改变。对于高通滤波,其要求与低通滤波相反。

2.去除工频干扰

工频干扰是由电力系统引起的一种干扰,频率一般为 50 Hz 或 60 Hz,主要表现为信号测量时出现的正弦波或其他信号与正弦波的叠加,常用陷波滤波器来去除。该滤波器指的是一种可以在某一个频率点迅速衰减输入信号,以达到阻碍此频率信号通过的滤波效果的滤波器。一个理想陷波滤波器的频率响应是要在消除的信号频率点,其值等于零;而在其他频率处,其值不为零,且要等于 1。最简单的(二阶)陷波滤波器是 RLC 串联电路(见图 11-15)。

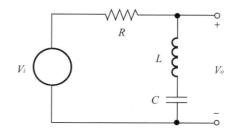

图 11-15　二阶陷波器的 RLC 串联电路

其电路滤除的频率通过以下公式计算:

$$\omega = 2\pi f = \frac{1}{\sqrt{LC}}$$ 公式 11-10

3.矫正基线漂移

基线漂移是指信号基线随时间的增加朝单一方向的偏离。它的滤除方法有很多,比如低通滤波、高通滤波、中值滤波、小波变换以及经验模态分解等,本节主要介绍小波变换算法,公式如下:

$$WT(a,\tau) = \frac{1}{\sqrt{a}}\int_{-\infty}^{\infty} f(t) \times \psi\left(\frac{t-\tau}{a}\right)dt \qquad 公式 11-11$$

其中,变量 a 为尺度(scale),τ 为平移量(translation)。尺度 a 控制小波函数的伸缩,对应于频率且成反比关系,平移量 τ 控制小波函数的平移,对应于时间。

该算法的主要思想是通过小波分解高通滤波器 G 和低通滤波器 H 来对原始信号进行多尺度分解,过程如图 11-16 所示。原始信号通过滤波器,再经过下采样得到分解的高频系数 D(细节部分)和低频系数 A(近似部分),多层分解只需要对上一层分解出来的低频分量继续分解即可。在分解的低频系数中可观察到信号的基线趋势,再将原始信号减去基线信号,可获得基线校正后的信号。

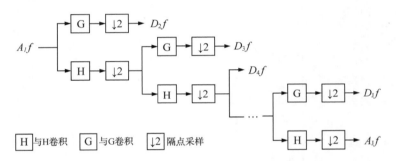

图 11-16 小波分解过程

智能信号处理系统根据不同信号的特征有针对性地进行处理,使经过预处理后的信号保留了大量有效信息,避免了噪声干扰,提高了信号质量。可减少医生的工作负担和提高诊断准确率,为随后的数据分析打下基础。

三、基于多模态生理信号的智能分析方法

(一)多模态信号的融合预处理概述

1.滤波、去噪

在心电信号、脑电、脉搏波信号、呼吸信号采集过程中,主要的噪声源有工频干扰、基线漂移、肌电干扰和随机噪声。针对工频干扰使用 50 Hz 的陷波滤波器进行滤波。去除基线漂移的方法有很多,如高通滤波、中值滤波、小波变换等,根据需求做具体的分析,选择滤波方式。人体的肌肉在活动的时候会产生电信号,肌电信号的主要频率在 20~5000 Hz,而心电信号的主要频率在 5~20 Hz,一般情况下可以用低通滤波器来滤波。

2.多模态信号归一化

由于心电、脑电、脉搏波、呼吸信号具有不同的量纲和量纲单位,这样的情况会影响

到数据分析的结果,为了消除指标之间的量纲影响,需要进行数据标准化处理,以解决数据指标之间的可比性。原始数据经过数据标准化处理后,各指标处于同一数量级,适合进行综合对比评价。

3.时间同步

对于多传感器信号融合问题,时间同步就是一件必做的事情。在多传感器数据同步采集的过程中保证时钟源一致,时钟源都有钟漂,而且每个时钟源并非严格同步,所以即使把各个传感器时间戳在初始时刻对齐,运行一段时间之后,之前对齐的结果还是会偏离。解决这个问题的办法就是在硬件上把时钟源统一,常见的做法是做一个脉冲发生器,所有传感器都被这个脉冲触发,每次触发都校正一次自己的时钟,这样就可以消除时钟源的累计误差,以实现多通道信号的时间同步。

（二）多模态信号融合

本文中的多模态信号融合指的是多通道生理信号的联合、耦合分析。通过对多种生理信号(心电信号、脑电信号、脉搏波信号、呼吸信号等生理信号)之间的耦合关系进行分析,从而推测出当前人体的体征情况。多通道生理参数联合分析框架图如图 11-17 所示。

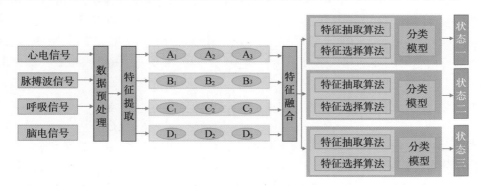

图 11-17　多通道生理参数联合分析框架图

（三）多模态信号融合典型算法：多层递归网络

现实世界中的动态系统都是多自由度的。例如,在生化网络或传动系统中,许多不同的信号通道实际上是并行工作的。这些系统的每个组成部分都可以看作是一个时间序列,因此我们也可以对这样的系统进行相空间的重构。但因时间序列数量较多,需要较长的序列长度才能在相空间中出现足够多的递归次数,从而对系统进行递归分析。然而,信号时间序列的长度是不能保证的。因此,需要对系统中的时间序列进行逐个分析或进行某种降维处理,但这可能会导致系统信息的丢失。因此,传统的递归网络(recurrence network,RN)会由于缺乏递归性而不能有效应用于短多元时间序列进而解释系统行为。为了解决上述问题,应尽可能多地从多自由度动态系统中获取信息,有人提出了一种基于多变量时间序列分析的多层递归网络(multiplex recurrence network,MRN)方法,并利用其研究传统的 RN 方法无法直接分析的高维系统,证明了 MRN 方法的有效性。MRN 的构建原理是将系统中的每个时间序列都表示为一个独立的 RN,然后

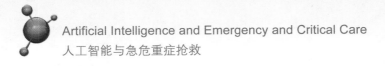

将单一的 RN 作为 MRN 的不同层,对应的时间点相连接,以此构建 MRN。

为了分析多元时间序列,可以在多个节点数目相同的 RN 的基础上构建 MRN,单一 RN 将形成 MRN 的不同层,层与层之间用相应的时间点进行连接。以多通道生理信号为例,MRN 构建步骤如图 11-18 所示。

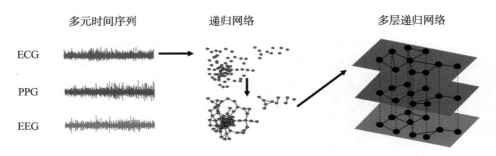

图 11-18　多层递归网络构建过程图

使用心电信号、脉搏波信号、脑电信号分别构建了多层递归神经网络,并在各网络中提取平均层间互信息(mean interlayer mutual information,I)以及平局边缘覆盖率(average edge overlap,ω)两个参数。以 MRN 中任意的两层(α 层和 β 层)为例,层间互信息指的是两个时间序列相应度序列 $k^{[\alpha]}$ 和 $k^{[\beta]}$ 之间的互信息,衡量的是层与层之间的相似程度,公式如下所示:

$$I_{\alpha,\beta} = \sum_{k^{[\alpha]}} \sum_{k^{[\beta]}} (k^{[\alpha]},k^{[\beta]}) \log \frac{p(k^{[\alpha]},k^{[\beta]})}{p(k^{[\alpha]})p(k^{[\beta]})} \qquad 公式\ 11\text{-}12$$

式中,$p(k^{[\alpha]})$ 和 $p(k^{[\beta]})$ 分别为 α 层和 β 层的度分布,$p(k^{[\alpha]},k^{[\beta]})$ 表示 α 层和 β 层的联合度分布。I 是 MRN 中所有可能的层间组合对之间互信息的平均值,它衡量的是 MRN 中度分布的平均相似性。在本研究中,I 值越大表明各信号之间的相似性越高。

ω 衡量的是 MRN 中层间相同边数的平均数量,计算公式如下:

$$\omega = \frac{\sum_i \sum_{j<i} \sum_a \alpha_{i,j}^{[a]}}{m \sum_i \sum_{j<i} (1 - \delta_{0,\sum_a \alpha_{i,j}^{[a]}})} \qquad 公式\ 11\text{-}13$$

式中,m 代表的是层数;一般来说,ω 的范围是[$1/m$,1],当边(i,j)仅存在于其中一层时,$\omega = 1/m$;当边(i,j)存在于所有层时,$\omega = 1$。ω 可以表示原始多元时间序列的整体一致性,ω 值越高表明信号高度微观结构的相关性越高。在本研究中,ω 值越大,表明各信号之间的同步性越高。

人体相当于多自由度的动态系统,许多不同的信号实际上是并行工作的。因此,人体每个组成部分的信号都可以看作一个时间序列,因此,对这样的系统可以进行相空间重构,通过 MRN 尽可能多地从多自由度动态系统中获取信息。分别利用心电信号、脑电信号、脉搏波信号、呼吸信号构建 MRN,并在各网络中提取了平均层间互信息以及平均边缘覆盖率两个参数。层间互信息可衡量心电信号、脑电信号、脉搏波信号、呼吸信号之间的相似程度;平均边缘覆盖率衡量的是心电信号、脑电信号、脉搏波信号、呼吸信号之间的同步性。当出现心脏骤停等疾病时，上述信号之间的相似程度和同步性显著降低，从而致使层间互信息和平均边缘覆盖率明显下降，实现了多模态信号融合后对于人体健康状态的判断。

四、针对心脏骤停事件的智能决策方法

（一）心脏骤停事件概述

1.定义及表现

心脏骤停是指心脏机械活动停止，循环征象消失。如果患者既往表现健康，而且是在急性症状出现后 1 小时内死亡，则称为猝死。其中，心血管疾病导致的猝死称为心脏性猝死。

（1）原发性心脏骤停是心脏本身疾患导致的急性心肌梗死。由于患者患有心肌梗死，可导致心脏异常，即心脏传导系统异常、心脏电活动不稳定、恶性心律失常、心室颤动以及心脏骤停。

（2）继发性心脏骤停是指由于心外组织病变，如缺血、缺氧、中毒、代谢障碍等引起的心脏骤停，导致继发性心脏骤停的常见疾病是高血压。

（3）诱发性心脏骤停是过敏因素导致的心脏骤停，常见过敏性休克。因过敏而大量释放的组织胺选择性地使一些器官的微静脉和小静脉收缩，造成微循环淤血，导致静脉回流量和心输出量急剧减少，从而使血压迅速下降，乃至测不出，脉搏消失，最终导致心脏骤停，危及生命。另外，还会有出汗、面色苍白、脉速而弱、四肢湿冷、发绀、烦躁不安、意识不清等休克表现。

2.心脏骤停事件的识别

（1）非专业人士：如果受害者无意识/无反应，呼吸缺失或不正常（即只喘气），业余救援人员应假设受害者心脏骤停。

（2）专业人士：如果受害者无意识/无反应，呼吸缺失或异常（即只有喘气），专业救援人员应检查 10 秒内的脉搏，如果没有明确的脉搏，应假设受害者心脏骤停。

（二）心脏骤停的救治

心脏骤停的生存和恢复依赖于复杂的系统共同工作，以确保受害者得到最好的结果。心脏骤停事件的主要焦点在于快速识别、及时提供 CPR、恶性心律除颤、ROSC 后支持性护理和潜在原因的治疗。对于任何心脏骤停，应指示救援人员呼救，进行 CPR 以恢复冠状动脉和脑血流，在可能的情况下，则应用自动体外除颤仪直接治疗心室颤动或室性心动过速。

《2020 年美国心脏协会心脏复苏和心血管急救指南》强调，尽早实施 CPR 不仅可以降低院外心脏骤停死亡率，改善其神经功能预后，还能缩短患者的住院时长，同时降低患者住重症监护病房的风险。成人心脏骤停的救治过程如图 11-19 所示。

1.CPR 质量要求

在救治过程中，救治者应保持高质量的 CPR，即按压深度至少为 5 厘米，按压频率为

100～120 次/分,并使胸廓完全回弹。如果没有高级气道,应采用 30∶2 的按压/通气比率。当检测到当前心律为可除颤心律时,基于目前使用最多的双向波除颤仪,应当按照除颤仪制造商建议能量(例如,初始能量剂量为 120～200 J);如果未知,请使用允许的最大剂量。第二次和随后的能量应相当,而且可考虑使用更高能量。

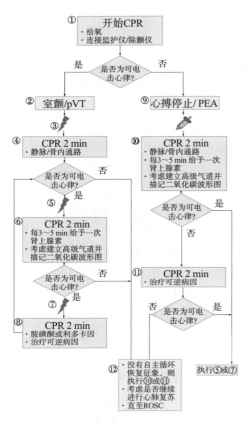

图 11-19　成人心脏骤停救治流程图

2.心脏骤停后 ROSC 标准

在非心脏按压状况下可触及大动脉搏动或监护显示有创动脉血压波形明显;持续 ROSC 以恢复自主心律、窦性或室上性心律,且收缩压≥50 mmHg;上述指标维持大于等于 20 min。

(三)CPR 中的智能决策

1.CPR 过程中的问题

(1)使用人工 CPR 的方法体力消耗巨大,无法长时间坚持,同时很难保证按压质量。随机对照实验表明,与徒手复苏相比,使用心肺复苏机进行机械复苏患者生存率得到了明显提高。但是,无论患者高矮胖瘦,目前的心肺复苏机均为同一个按压频率和按压深度,没有考虑到个体的差异性。

(2)识别是否为可除颤心律时,不得不暂停按压。调查显示,平均每次心电分析将要中断胸外按压 15 s 以上,胸外按压中断的时间占 CPR 总时间的 24%～57%。这种中断会严重降低患者恢复自主循环的可能性。

2.智能决策算法

在按压过程中进行心律的决策识别,根据个体情况自适应地选择心肺复苏机和呼吸机的运行参数,智能决策算法为上述问题的解决提供了一种可能的方案。常见的智能决策算法有机器学习方法和深度学习方法,机器学习方法包括决策树、K 近邻、随机森林和 C4.5 等算法,深度学习方法有卷积神经网络、循环神经网络、递归神经网络等。本节将简要介绍两种典型的智能决策算法,即随机森林和卷积神经网络。

(1)随机森林:是指通过集成学习的思想集成多棵决策树,从而对样本进行训练与预测的一种算法。它的基本单元是决策树,而它的本质属于机器学习的一大分支——集成学习方法。从直观的角度来看,每一棵决策树都是一个分类器,那么对于一个输入样本,有 M 棵树就会有 M 个分类结果,随机森林集成了所有的分类结果,形成一个最终的输出。随机森林的算法示例如图 11-20 所示。

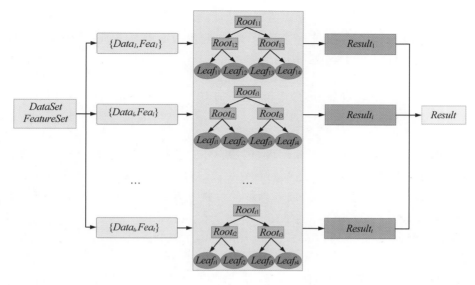

图 11-20　随机森林示意图

决策树是一种树形结构。信息、熵及信息增益是决策树利用特征来分类时，确定特征选取顺序的依据。其中，信息可被定义为：

$$I(X=x_i)=log_2 P(x_i)$$ 公式 11-14

$I(X)$ 用来表示随机变量的信息，$P(x_i)$ 是指当 x_i 发生时的概率。

对于机器学习中的分类问题而言，熵越大则这个类别的不确定性越大，反之则越小。

信息增益在决策树算法中是用来选择特征的指标，信息增益越大，则这个特征的选择性越好。

（2）卷积神经网络：机器学习的另一个分支是深度学习，卷积神经网络是深度学习的一个重要组成部分。卷积神经网络的模型结构如下图所示。卷积层进行的作用是提取特征。对于输入数据，卷积运算以一定间隔逐步滑动滤波器的窗口。滤波器的大小就是卷积核的大小。池化层的作用是缩小二维空间两个方向上的运算。卷积层的典型结构是"卷积-激活-池化"，卷积层用于进行特征的提取，池化层进行下采样以减少计算的复杂度。最终经由全连接层进行多分类处理，得到分类结果。

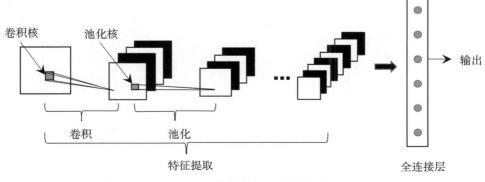

图 11-21　卷积神经网络结构图

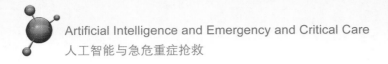
智能决策算法的输入为经过动态监护和智能处理分析之后的多模态信号的特征,经过特征选择、参数调优之后,建立一个决策模型,输出为心肺复苏机、除颤仪和呼吸机的控制指令,控制心肺复苏机等设备协同工作。

五、呼吸机和心肺复苏机的智能控制方法

(一)呼吸机的智能控制方法

CPR 作为心脏骤停的主要救治手段,包括胸外心脏按压、通气、电除颤三部分,其中,机械通气作为一种可以代替人工通气的有效手段,被广泛用于院内和院外心脏骤停的治疗之中,然而机械通气的模式以及通气参数的设置一直存在争议。CPR 过程中,通气模式主要有以下几种。

1.容量控制间歇正压通气模式(intermittent positive pressure ventilation mode,IPPV)

IPPV 模式包括定压和定容两种通气方式,为避免按压过程中气道压力过高停止通气,CPR 过程中采用控制容量的 IPPV 模式,同时调高呼吸机高压报警压力,容量型 IPPV 模式如图 11-22 所示。为避免胸外按压过程中的呼吸机误触问题,应采用时间控制,关闭触发,即使降低触发灵敏度,在 CPR 过程中,患者依然可以轻松触发机械通气。IPPV 模式是目前临床和实验中使用最多的通气模式,在相关的动物实验中,与进行 IPPV 通气的实验组相比,未进行 IPPV 通气的对照组,动物在复苏后的 24 小时内出现更严重的缺氧和呼吸酸中毒,神经功能更差。作为最常用的通气模式,IPPV 模式衍生出智能自适应支持(adaptive support ventilation,ASV)算法,ASV 算法可以根据患者的呼气末二氧化碳、气道阻力和呼吸系统的顺应性等参数,调节潮气量和呼吸频率。ASV 算法原理如图11-23所示。

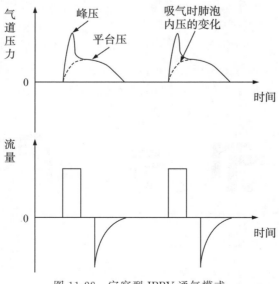

图 11-22　定容型 IPPV 通气模式

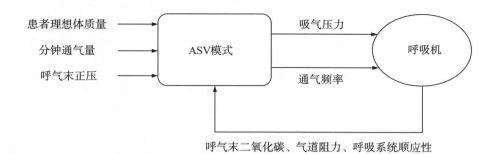

图 11-23　ASV 算法

2.胸外按压同步通气(chest compression synchronous ventilation，CCSV)模式

2014 年，相关研究提出一种新的应用于 CPR 期间的通气模式，该通气模式为压力控制通气，在胸外心脏按压的按压期提供通气，在胸外心脏按压的放松期进入呼气相，有效地减少了正压通气对静脉回流入心脏的抑制。同时，在动物实验中发现，CCSV 通气的氧合和血流动力学都优于 IPPV 模式。

3.持续气道正压/压力支持通气(continuous positive airway pressure/pressure support ventilation，CPAP/PSV)模式

CPAP 通气模式是指在 CPR 胸外按压过程中以一定的流速持续经气管导管给氧，可使肺内形成一定的正压。CPAP 通气模式其实是一种被动通气模式，有动物研究显示，其能较好地改善氧合和血流动力学，且简单有效。同时，相关研究提出一种 CPAP 联合 PSV 的通气模式，通过胸外按压时胸廓回弹触发通气。研究发现，与单纯 CPAP 模式或 IPPV 模式对比，复苏过程中用 CPAP/PSV 模式通气能明显改善实验动物肺的血气交换和氧摄取量。

4.阻力阀装置(impedance threshold device，ITD)

ITD 是一种吸气阻力装置，可以防止机体在 CPR 期间按压放松期吸入气流，增强因为胸廓回弹生成的胸腔内负压，使得心血量增加。同时，ITD 可以降低颅内压，增加脑灌注。但是，ITD 辅助复苏的利与弊，尚需进一步观察和验证。

CPR 过程中，通气参数的调整是提高通气质量和复苏成功率的重要手段。相关研究表明，采用开放的肺模式，具有低气道压、低潮气量、低胸内压的特点，患者的肺泡不会反复开启和闭合，也不会因为机械通气产生剪切力，大大降低了肺组织和气道的损伤，保证了肺始终处于均匀性开放的状态，有利于克服患者在呼气结束时引起的肺泡萎缩和吸气结束时引起的肺泡膨胀。以 IPPV 通气为例，正常通气时参数设置为呼吸频率 15 次/min、潮气量 8 mL/kg、吸气氧含量 40%；CPR 通气时，参数设置为呼吸频率 10 次/min、潮气量7 mL/kg、吸气氧含量 100%。通过降低潮气量、提高氧气浓度可以有效提高 CPR 期间机械通气的质量。

(二)心肺复苏机的智能控制方法

CPR 是救治心脏骤停患者的主要手段。由于高质量徒手 CPR 的操作难度大且持续

的操作对医护人员来说是巨大的挑战。受到环境、患者身体状况、自身体能经验等诸多因素影响，施救者在实施人工 CPR 期间往往不能达到理想的救治效果，甚至会对患者造成肋骨胸骨骨折、软组织挫伤等二次损伤。与人工 CPR 方式相比，智能心肺复苏设备极大程度上解决了由于施救者经验、体能等因素引起的 CPR 不充分问题。智能化设备能维持患者血氧饱和度，提高心跳恢复率，实现更高的救治成功率，避免二次损伤，使患者更大概率实现全面复苏。目前，市面上现有的心肺复苏机产品智能化程度较低，仅能实现对于按压深度和按压频率的手动调整，不具备自适应调节参数的能力。研究表明，在智能心肺复苏机控制方法中，基于生理参数的闭环控制方法应用最为广泛。闭环控制流程如图 11-24 所示。

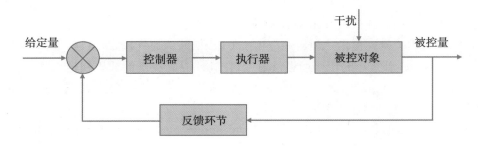

图 11-24　闭环控制流程

从整体来讲，医疗方面的闭环自动控制系统根据患者生理参数的监测，为了消除测量值与目标值之间的误差，调节救治策略和治疗方案，从而形成了一个闭合的负反馈回路，如此周而复始，最终按照系统设计的宗旨，以最有效的方式达到预期的医治效果。基于生理参数的闭环控制是现阶段智能化心肺复苏机控制的主要方法，此类闭环控制包括传感器环节、控制器环节、控制变量和执行机构四个部分，闭环控制方法如图 11-25 所示。

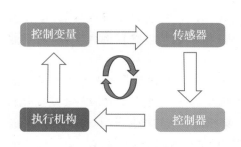

图 11-25　智能心肺复苏机闭环控制方法

在智能心肺复苏机控制中，传感器环节主要依靠多种生理参数传感器进行实时监测，一般包括患者的心电、心率、呼吸等相关数据，血流灌注程度与骨折风险辨识也同样被引入部分智能心肺复苏机控制过程中。此类数据可以有效反映 CPR 的实时效果，以确定目前的 CPR 参数是否有效。但在突发情况下，难以取得有创的血液相关参数，无创的呼吸相关参数存在时间延迟，实时性不足。因此，获取简单、实时性好的生理参数同样是现阶段智能心肺复苏机的研究重点。

在工程实际中，应用最为广泛的控制器控制规律为比例-积分-微分控制，简称"PID 控制"，又称"PID 调节"，图 11-26 为 PID 的控制流程。

比例（P）控制：控制器的输出与输入误差信号成比例关系。

积分（I）控制：在积分控制中，控制器的输出与输入误差信号的积分成正比。

微分(D)控制：在微分控制中，控制器的输出与输入误差信号的微分成正比。

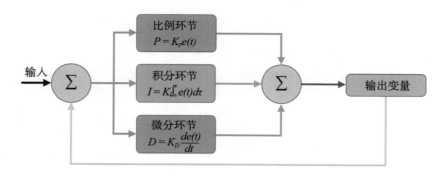

图 11-26   PID 控制流程

在实际智能心肺复苏机控制过程中，一般将按压深度作为输入变量，按压深度补偿量作为输出量，该控制方法结构简单、稳定性好、工作可靠、调整方便，有助于在对不同体型患者实施胸外按压过程中实现对于按压深度的准确控制。

执行器和被控对象包括按压的执行机构和控制机构，根据动力和控制元件的不同，可以将心肺复苏机分为电动电控、气动气控、气动电控三类。对于不同类型的心肺复苏机，其执行器包括驱动电路、压力阀门等，智能心肺复苏机通常使用电脑、可编程逻辑控制器、单片微型计算机等可编程设备对执行器进行智能控制。

智能心肺复苏机闭环控制的主要被控对象为按压的执行机构。对于大部分电动电控装置，其被控对象为电机，主要参数为电机转速、方向、持续时间等。对于气动装置，其被控对象主要是气缸，主要参数是电磁阀的开关时间以及气源气压，其中，开关时间直接影响按压的频率，气源气压则作用于按压压力。

未来心肺复苏设备将着重向智能化方向发展，智能心肺复苏设备的研究重点在于自适应反馈调节系统的完善和系统结构的创新。随着深度学习技术的发展，在我国患者庞大的数据样本量的基础上，优化设备算法，融合多参数时空特征和注意力机制的方法可以增强深度学习算法在分析设备各功能模块生理参数、物理参数和系统参数时的效率和精度，构建自适应反馈调节系统，使各功能模块间协同工作，最终走向远程诊断、无人操作。

六、总结与医工交叉应用的展望

目前，医疗器械正在向数字化、智能化转型，多模态信号的智能处理和智能分析方法、智能决策算法、自适应智能控制的呼吸机和心肺复苏机等技术的应用为心脏骤停救治领域注入新鲜活力。随着人工智能时代的到来，智能医学新方法的优势将更加突出，在信号的智能处理、多模态数据的融合分析、系统的智能决策与装置的智能控制等方面，均将发挥重要作用。人工智能技术的发展也将进一步推进智能化心脏骤停救治以及智能心肺复苏设备的优化升级，提高灾难现场、院前急救的效能，提升心脏骤停患者的抢救时效性和救治成功率。

参考文献

[1]罗学宏.急诊医学[M].北京:高等教育出版社,2008.

[2]王颖,郭昊冈,杨葳.新型机械胸外按压闭环控制系统设计与性能验证[J].医疗卫生装备,2021,42(6):46-50+64.

[3]张斯琪,侯世科,樊毫军,等.智能心肺复苏设备的研究现状[J].医疗卫生装备,2021,42(12):86-91.

[4]肖君,廖中熙,王智东,等.穿戴式多通道生理信号采集系统的研究与设计[J].国外电子测量技术,2021,40(10):98-102.

[5]周洁,魏丹丹,赵力,等.穿戴式儿童情感识别系统中心电信号放大器的设计[J].电子器件,2011,34(3):299-302.

[6]刘昌鑫.基于多生理信号融合的体征识别技术研究与实现[D].南京:东南大学,2020.

[7]杨可慧,桑文涛,潘畅,等.心脏骤停与复苏调查的现状及展望[J].中国实用内科杂志,2019,39(10):842-846.

[8]王家实.3种心脏骤停救命药居家必备[J].江苏卫生保健,2021(12):24.

[9]张春艳,池菲,梁建琴,等.呼气末二氧化碳在心肺复苏中的临床价值[J].中国医刊,2021,56(11):1207-1210.

[10]董红瑶,王弈丹,李丽红.随机森林优化算法综述[J].信息与电脑(理论版),2021,33(17):34-37.

[11]文才,余涛,王立祥.心肺复苏过程中机械通气策略研究进展[J].中华危重病急救医学,2017,29(9):853-856.

[12]薛昊轩,陈正龙,李宪龙,等.呼吸机闭环控制技术研究进展及应用[J].生物医学工程与临床,2022,26(1):123-128.

[13]关常青,梁庆元,罗贤君,等.急诊科护士情景模拟培训中MCC心肺复苏机的应用探讨[J].中国实用医药,2018,13(20):186-188.

[14]曹伟强,苏金仲.自动式胸外心脏按压仪在院前急救中的应用[J].医疗装备,2021,34(4):54-55.

[15] EROGLU D, MARWAN N, STEBICH M, et al. Multiplex recurrence networks[J]. Phys Rev E,201,97(1-1):012312.

[16]RAMíREZ ÁVILA GM, GAPELYUK A, MARWAN N, et al. Classifying healthy women and preeclamptic patients from cardiovascular data using recurrence and complex network methods[J]. Auton Neurosci,2013,178(1-2):103-110.

[17]PANCHAL A R, BARTOS J A, CABAñAS J G, et al. Part 3：Adult basic and advanced life support：2020 American Heart Association Guidelines for cardiopulmonary resuscitation and emergency cardiovascular care[J]. Circulation,2020,

142（16_suppl_2）：S366-S468.

[18] YAMASHITA R，NISHIO M，DO R K G，et al. Convolutional neural networks：An overview and application in radiology[J]. Insights Imaging，2018，9（4）：611-629.

[19] KILL C，HAHN O，DIETZ F，et al. Mechanical ventilation during cardiopulmonary resuscitation with intermittent positive-pressure ventilation，bilevel ventilation，or chest compression synchronized ventilation in a pig model[J]. Crit Care Med，2014，42（2）：e89-e95.

[20] KILL C，GALBAS M，NEUHAUS C，et al. Chest compression synchronized ventilation versus intermitted positive pressure ventilation during cardiopulmonary resuscitation in a pig model[J]. PLoS One，2015，10（5）：e0127759.

[21] LURIE K G，ZIELINSKI T，MCKNITE S，et al. Use of an inspiratory impedance valve improves neurologically intact survival in a porcine model of ventricular fibrillation[J]. Circulation，2002，105（1）：124-129.

[22] YOON K H，LEE S H，PARK S Y，et al. Meniscus allograft transplantation for discoid lateral meniscus：Clinical comparison between discoid lateral meniscus and nondiscoid lateral meniscus[J]. Arthroscopy，2014，30（6）：724-730.

[23] ZHANG G，ZHENG J W，WU J，et al. An optimal closed-loop control strategy for mechanical chest compression devices：A trade-off between the risk of chest injury and the benefit of enhanced blood flow[J]. Comput Methods Programs Biomed，2012，108（1）：288-298.

第四节　冠状动脉功能学评估与人工智能

学习目的

1.熟悉冠状动脉血管解剖。

2.熟悉急性冠脉综合征发病机制、临床表现和诊断要点。

3.掌握现有冠状动脉功能学评估技术。

4.掌握人工智能在冠状动脉功能学评估领域的现状及进展。

案例

患者男性，47岁，近半年跑步后有胸前区针扎样疼痛症状，每次持续2分钟左右，休息后可缓解。查体，心电图显示 V2～V4 T 波低平，有高血压、高血脂病史，低密度脂蛋白水平高，无糖尿病和其他疾病病史。行冠状动脉 CTA 检查，结果显示冠状动脉前降支（LAD）中度狭窄，其余冠脉血管无明显狭窄。进一步行冠脉造影检查，显示 LAD 狭窄

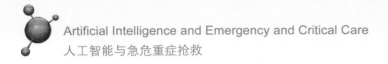

70%。目前,患者就诊的医院尚未开展冠状动脉血流储备分数(FFR)检查技术。一般情况下,冠脉狭窄超过70%可考虑支架治疗。此例患者狭窄程度处于临界值,治疗方案仍不明晰。

思考题

1.患者病情发生的原因和机制是什么?

2.冠脉病变有哪些评估技术,这些技术分别有什么作用和优缺点?

3.针对此案例,有哪些人工智能技术可以辅助无创、快速、简便地进一步评估冠脉病变,从而指导临床治疗?

案例解析

一、疾病概述

(一)冠状动脉血管解剖

冠状动脉(coronary arteries)是供应心脏血液的动脉,因环绕心脏一周,犹如王冠而得名。冠状动脉起于主动脉根部主动脉窦内,血液自心脏泵出后进入主动脉,冠状动脉则是主动脉的第一对分支,分为左、右两支。左冠状动脉起始部分为左主干,继而分为左前降支和左回旋支,供应左心室和左心房,左前降支沿左前室间沟下行至心尖或绕过心尖,分出间隔支、对角支等,左回旋支绕左心耳至左心房沟,分出钝缘支等;右冠状动脉供应右心房和右心室,行于右房室沟,近端分出圆锥支、窦房结支和锐缘支,远端分出房室结支、左室后支、后降支和室间隔支。临床上通常将左前降支、左回旋支、右冠状动脉称为冠脉三支血管。冠状动脉血液流过毛细血管、静脉,再返回右心房,保障心脏血液的供应。

在冠状动脉系统中,直径大于500 μm的动脉被称为传导血管,能够在冠状动脉造影中显现,这类血管的特点是一旦发生严重狭窄或堵塞,对心肌血液供应影响大,但对血流造成的阻力小,所以对冠脉储备能力方面的贡献小。冠脉传导血管发生动脉粥样硬化,产生动脉粥样斑块,斑块发展导致管腔狭窄,造成心肌缺血,是冠状动脉粥样硬化性心脏病(coronary atherosclerotic disease,CAD)的病因,动脉粥样斑块破裂或蚀损引起血栓形成,堵塞冠脉血管,则造成心肌梗死。

心肌时刻在收缩、舒张,对血液供应的需求很大,所以心脏的毛细血管极为丰富,内径小于100 μm的微动脉和内径100~500 μm的前微动脉构成冠脉"微循环",数量占冠状动脉系统的95%以上。微循环是冠脉血流储备调控的关键,当传导血管存在严重狭窄时,微血管代偿性扩张,以维持心肌血流供应,当血流灌注过低、超出微循环代偿能力或微血管代偿能力受损时,心肌缺血得不到改善,患者会出现胸痛症状。

(二)急性冠脉综合征发病机制

在我国,心血管疾病仍为城乡居民死亡首因。急性冠脉综合征(acute coronary

syndrome，ACS)是冠心病中的严重类型,患病率与死亡率仍然呈增高趋势。急性冠脉综合征包括两种类型,即非 ST 段抬高型急性冠脉综合征(non-ST-segment elevation acute coronary syndrome, NSTE-ACS)和 ST 段 抬 高 型 急 性 冠 脉 综 合 征 (ST-segment elevation acute coronary syndrome, STE-ACS),前者又包括不稳定型心绞痛(unstable angina，UA)和非 ST 段抬高型心肌梗死(non-ST-segment elevation myocardial infarction，NSTEMI),后者包括 ST 段 抬 高 型 心 肌 梗 死 (ST-segment elevation myocardial infarction,STEMI)。

　　如前所述,动脉粥样斑块的形成是急性冠脉综合征的病理机制,其形成的大致病理过程为:在刺激因素作用下,发生血管内皮损伤、脂质代谢紊乱等,诱导低密度脂蛋白胆固醇进入血管内膜并沉积,被氧化修饰;血液单核细胞、淋巴细胞等穿过血管内皮,单核细胞演变成巨噬细胞,巨噬细胞吞噬被氧化修饰的低密度脂蛋白,形成泡沫细胞;泡沫细胞不断增多、融合,形成粥样脂质核心;为修复内皮功能,血管中膜的平滑肌细胞跨过内弹力膜迁移入内膜增殖,在脂质核心上方慢慢形成胶原蛋白、纤维物质等,形成纤维帽;脂质核心与纤维帽构成典型的动脉粥样硬化斑块,斑块内部可发生坏死崩解、胆固醇结晶等。

　　斑块形成后可导致系列继发病变,包括:①动脉管腔狭窄:斑块增大,向管腔膨出,导致管腔狭窄,引起血流量减少,导致相应供血部位缺血。②斑块内出血:斑块内新生血管破裂,形成血肿,斑块迅速增大,造成血供急性中断。③斑块破裂:斑块表面的纤维帽破裂,内容物溢出,形成胆固醇栓子,斑块破裂导致胶原暴露,促进血小板活化和凝血因子激活,导致血栓形成,引起管腔狭窄和堵塞。④斑块蚀损:斑块并未发生破裂,但斑块表面发生内皮蚀损和缺失,斑块的平滑肌细胞和胶原等暴露,诱导血栓形成。⑤钙化:在纤维帽和粥瘤病灶内可见钙盐沉积,导致管壁硬脆,纤维帽的分裂状钙化结节可突入管腔,引起血栓形成。⑥动脉瘤形成:当斑块严重时,血管中膜平滑肌可发生萎缩、弹性下降,在血流压力不断作用下,血管壁向外局限性扩张,形成动脉瘤,动脉瘤的破裂可造成大出血。

　　临床上有"易损斑块"(vulnerable plaque)的概念,是急性冠脉综合征的病理基础。易损斑块是有破裂倾向、容易促发血栓形成和(或)迅速进展的斑块,分为三种类型,即易破斑块(纤维帽薄且有大面积坏死的脂质核心,即"薄皮大馅")、蚀损斑块和钙化结节。蚀损斑块在青年和女性中多见,蚀损斑块合并血栓形成是这类人群心脏性猝死的重要原因之一。钙化结节多见于老年患者,是不常见的易损斑块类型。通常,容易破裂的斑块和蚀损斑块又称为"不稳定斑块"。

　　目前,研究者认为"冠脉痉挛＋血栓病变"为 NSTE-ACS 的主要发病机制,由于斑块破裂或蚀损,斑块表面血小板聚集并发血栓形成,冠脉血管痉挛收缩,远端小血管栓塞,导致急性或亚急性心肌血供减少或中断,其血栓病变多为白色血栓,主要由血小板凝集形成。通常,STE-ACS 发生的原因是在冠脉不稳定斑块破裂和蚀损基础上,继发血栓形成,导致冠脉血管持续、完全闭塞,绝大多数 STE-ACS 是由斑块溃破使管腔闭塞所致,其血栓主要为红色血栓,以纤维蛋白、红细胞、血小板等混合形成。这也可从二者的诱发因素上进一步得到解释,NSTE-ACS 的诱发因素包括:①心肌耗氧增加,如感染、甲状腺功能亢进或心律失常等情况。②冠脉血流减少,如低血压。③血液携氧能力下降,如贫血和低氧血症。STE-ACS 的诱发因素包括:①晨起,交感神经活动增加,机体应激反应强,心肌收缩力、心率、血压增高,冠脉张力高。②饱餐,特别是进食多量脂肪后,血脂增高,血黏稠度增高。③重体力活动、情绪过分激动、血压剧升或用力排便,左心室负荷明显加重。④休克、脱水、出血、外科手术或严重心律失常,心排血量骤降,冠状动脉灌注量锐减。

(三)急性冠脉综合征临床表现和诊断

1.临床表现

NSTE-ACS 一般表现为胸部疼痛或不适,常在静息或夜间发生,持续 20 分钟以上,也可由劳力诱发,但劳力中止后症状不缓解,一般情况下程度剧烈,可放射至颈部、下巴、左肩和左臂等部位。胸痛发作时可伴随胸闷、心悸、出汗等表现。部分患者表现为不典型症状,如呼吸困难、恶心呕吐和疲劳等,在女性和老年人中常见。患者体征无特异性,发作时可出现面色苍白、皮肤湿冷,可有一过性第三或第四心音。

STE-ACS 最先出现的症状为胸痛,多无明显诱因,胸痛程度较重、持续时间较长,休息和服用硝酸甘油后多不能缓解,患者常烦躁不安、有濒死感。由于心肌坏死物质的吸收,可出现发热、白细胞增高和血沉增快等全身性症状和改变,也有少数患者症状并不明显。STE-ACS 可伴发心律失常、心力衰竭及胃肠道症状,患者体征可无异常,也可存在心脏轻度至中度增大、心率增快或减慢、第一心音减弱、第三或第四心音奔马律等体征。

2.诊断

(1)常用辅助检查:包括心肌损伤标志物、心电图、超声心动图、冠脉结构学和功能学检查等。

1)心肌损伤标志物:与肌酸激酶(creatine kinase,CK)、肌酸激酶同工酶(creatine kinase-MB,CK-MB)、肌红蛋白(myoglobin,MYO)相比,肌钙蛋白(troponin,Tn)反映心肌损伤的敏感性和特异性更高。如有心肌缺血的临床表现,Tn 升高超过第 99 百分位数值正常参考值上限即指向心肌梗死诊断。高敏肌钙蛋白(high-sensitivity troponin,hs-Tn)在心肌梗死患者症状出现 1 小时内即可迅速升高,并在几天内保持升高状态。因此,hs-Tn 检测在心肌梗死的早期诊断中提供了相当的准确性。

2)心电图:虽然心电图的应用已有数百年历史,标准 12 导联或 18 导联心电图仍是评估疑似 ACS 患者的一线诊断工具。特征性的异常包括 ST 段抬高、压低和 T 波改变,心电图的动态变化更具诊断意义。动态心电图或者连续心电监护有助于捕捉到无症状时的 ST 段改变。

3)超声心动图:有助于发现心肌缺血或坏死区域心室壁的运动障碍,也可评估左心室的收缩和舒张功能,诊断乳头肌功能失调、室壁瘤、心脏破裂等并发症。二维超声心动图有助于识别缺血或坏死区心室壁的运动异常,如节段性运动障碍。在无明显室壁运动异常的情况下,超声造影可反映心肌灌注情况,提高常规超声心动图的诊断和预后价值。此外,超声心动图有助于发现与胸痛相关的其他疾病,如急性主动脉夹层、心包积液、主动脉瓣狭窄、肥厚性心肌病等。

4）冠脉结构学和功能学检查：参见本节第二部分。

（2）诊断标准：STEMI 与 NSTE-ACS 的诊断标准如下。

1）STEMI：结合与心肌缺血一致的持续性胸痛和体征、冠心病危险因素及既往病史，需满足急性心肌损伤（血清 Tn 升高）和新出现的缺血性心电图改变（ST 段抬高）两项标准。Tn 升高的诊断标准：Tn 升高至少 1 次高于 99th 正常参考值上限。ST 段抬高的诊断标准：相邻两个导联新出现 ST 段抬高（在 J 点测量），其中 V2～V3 导联≥2.5 mm（男性，<40 岁）；≥2 mm（男性，≥40 岁）；≥1.5 mm（女性，无论年龄）；其他导联≥1.0 mm。超声心动图等影像学检查有助于急性胸痛患者的鉴别诊断和危险分层。

2）NSTE-ACS：初步的诊断基于典型缺血性胸痛的症状和体征、12 导联心电图以及在就诊时和之后连续测定的肌钙蛋白水平。NSTE-ACS 患者的心电图有 30% 以上表现正常，特征性的异常包括 ST 段压低≥0.1 mV、短暂 ST 段抬高和 T 波改变。肌钙蛋白及其在连续取样过程中的变化可作为定量指标：初始肌钙蛋白或连续取样期间变化值越高，心肌损伤存在的可能性就越高。ST 段压低≥0.1 mV 或 T 波倒置≥0.2 mV，合并 Tn、CK-MB 等心肌损伤标志物增高超过正常参考值上限，即可做出 NSTEMI 的诊断。心肌损伤标志物阴性，UA 诊断主要依靠缺血性胸痛的临床表现以及发作时心电图一过性 ST 段压低或 T 波低平、倒置，少见 ST 段抬高。

二、冠状动脉结构学评估

（一）冠状动脉 CT 血管造影（coronary computed tomography angiography，CCTA）

计算机断层扫描血管造影术（computed tomography angiography，CTA）是一种通过静脉注射造影剂使靶区血管显影的无创性检查，具有高效、操作简单、辐射量较冠状动脉造影低的特点，能够获得清晰的多角度冠脉图像，主要用于判断冠脉管腔情况和管壁钙化程度，对冠状动脉狭窄有较高的敏感性和特异性，也能对冠脉粥样硬化斑块的性质、形态、位置进行判定。CCTA 检查的阴性预测值较高，对冠心病筛查和诊断具有重要意义，未见狭窄一般可免除进一步的有创检查，但 CCTA 对狭窄程度判断不精确，且结果受钙化影响大，无法完全代替冠脉造影。

（二）冠状动脉造影（coronary angiography，CAG）

CAG 是诊断冠心病的"金标准"，也是其他有创检查和介入治疗的基础。CAG 利用数字减影血管造影机，通常选用桡动脉或股动脉作为入口，借助动脉鞘、导丝等将特殊形状的导管，在靶血管处注射造影剂显影，利用 X 线对靶血管进行多角度观察。CAG 可发现狭窄病变的部位，估计狭窄程度，明确心肌缺血的原因，必要时行经皮冠脉介入治疗术（percutaneous transluminal coronary intervention，PCI）。CAG 辐射量较 CCTA 高，对患者身体创伤较大，有一定的并发症风险，包括假性动脉瘤、动静脉瘘、血栓形成、血肿、拔管迷走反射、腹膜后出血等。

（三）血管内超声（intravascular ultrasound，IVUS）

IVUS 是将微型超声探头通过导管技术送入血管腔内，利用超声的组织穿透性显像原理,实时显示血管的横截面图像,从而提供在体血管腔内影像。IVUS 穿透力较大,可以显示冠状动脉的全层结构,能够精确测定管腔直径来判断其狭窄情况,还可以辨认斑块的分布范围、严重程度及其组成成分,发现冠脉造影不能显示的血管早期病变。IVUS 通常将斑块内的回声与血管周围代表外膜或外膜周围组织的回声进行比较,来确定斑块的分类。通常情况下,低回声斑块通常提示斑块的脂质含量较多,然而低回声也可能由斑块内的坏死带、壁内出血或血栓引起;等回声斑块通常提示纤维化斑块;钙化病变多表现为高回声,超过周围的外膜组织,并伴有下方的声影。

作为冠脉造影的重要补充手段,IVUS 提高了病变诊断的准确性,对冠脉介入治疗的策略及支架选择有着重要的指导意义,对冠状动脉复杂病变如左主干病变、分叉病变、慢性完全闭塞病变及钙化病变介入治疗中的支架置入指导也显示出明显优势。但 IVUS 也有其局限性,一是 IVUS 图像的重建是基于组织的声反射,不同组织的回声密度可能相同,如低回声斑块可能代表血栓,也可能是富含脂质的斑块,即 IVUS 不能可靠地识别血栓,不如血管镜准确;二是 IVUS 分辨率较低,图像清晰度较差,难以分辨微小的内膜撕裂及糜烂、微小血栓等结构。

(四)光学相干断层成像(optical coherence tomography,OCT)

OCT 是一种利用近红外线及光学干涉原理对生物组织进行成像的技术,通过记录不同深度生物组织的反射光,再由计算机重建来获取血管图像。OCT 具有成像速度快和分辨率高的优势,是目前分辨率最高的腔内影像学技术,其空间分辨率可高达 $10\sim 20\ \mu m$,能准确识别动脉粥样硬化斑块成分(纤维斑块、钙化斑块、脂质斑块等)。在 OCT 图像上,纤维斑块表现为同质、高信号和弱衰减区域;钙化斑块表现为边缘锐利的低信号或不均匀区域;脂质斑块表现为边缘模糊、高背反射和强衰减区域。OCT 还可识别薄纤维帽脂质斑块、巨噬细胞、胆固醇结晶及血栓等细微斑块结构;也能通过精确测量支架柱贴壁情况来评价冠状动脉支架治疗的即时效果及远期预后。

OCT 对于明确血栓、造影未识别的斑块破裂及支架膨胀不良的价值要优于 IVUS,有助于明确支架失败的原因,但 OCT 穿透力较差,对判定斑块负荷及组织内部特征不够准确,当斑块负荷过大时,影响对病变严重性的评估和斑块负荷的测定等。另外,OCT 无法穿透红细胞成像,因此,在操作过程中需要对管腔中的血流进行冲洗以清除管腔内的红细胞。

三、冠状动脉功能学评估技术

近年来,冠脉功能学检测手段在 PCI 治疗中的作用愈加突出。功能学评估是结构学评估的重要补充,在临床工作中发现,即使是狭窄程度一样的冠脉血管,患者的胸痛症状也会有很大差异,冠脉血流情况也千差万别,IVUS、OCT 检测的病变程度也并不能完全解释胸痛症状。这一现象与冠脉血流储备能力密切相关,对评估冠状动脉血流动力学和探索微循环功能具有重要意义。现有的冠脉功能学评估技术包括冠脉血流储备、冠脉血流储备分数及微循环阻力指数等有创检查,人工智能也在不断促进冠脉功能学评估快速发展。

（一）现有的冠脉功能学评估技术

1.冠脉血流储备(coronary flow reserve,CFR)

CFR 为多普勒导管(直径 8 F),后改进为多普勒导丝(约 0.036 cm)测得的冠状动脉最大充盈时血流量与基线状态血流量的比值,反映的是需氧增加时冠脉血流随之增加供应的能力。临床上检测 CFR 时,需推注腺苷扩张冠脉,达到最大血流量,从而模拟氧耗增加的状态。CFR 的正常范围为 3～5,CFR 小于 2 表示心肌灌注不足。CFR 的主要局限是无法分辨冠脉血流异常是传导血管狭窄还是微循环异常造成的,受血压、心率和心肌肥大等影响较大,重复性不理想,且多普勒导丝的操作相对麻烦,限制了 CRF 的临床应用。

2.冠脉血流储备分数(fractional flow reserve,FFR)

FFR 是一个基于压力测量的相对系数,由 Pijls 等人于 1993 年率先提出。FFR 的定义为狭窄的冠脉提供给支配区域心肌的最大血流量与正常冠脉最大血流量的比值,简化为心肌最大充血状态下,狭窄远端冠脉内平均压(Pd)与冠脉口部主动脉平均压(Pa)的比值,计算公式为:$FFR = Qs_{max}$(血管狭窄时心肌所获得的最大血流量)/Qn_{max}(血管正常时心肌所获得的最大血流量)$\approx P_d/P_a$(见图 11-27)。由于冠脉内压力相对恒定,使得 FFR 测量避开了个体差异及血管大小的影响。临床操作中,采用血管扩张药腺苷或三磷酸腺苷(ATP)诱发最大血管充血反应,以减小冠脉微循环对检测的影响,通过直径 0.036 cm 的压力导丝检测冠脉狭窄病变远端的平均压力,冠脉狭窄病变近端的平均压力则通过导引导管顶端的压力得到。

FFR 是目前评估冠脉狭窄病变功能学的"金标准",FFR 可弥补结构学的不足,对于判断临界病变、临床争议病变是否需要进行血运重建,是一种重要且有效的工具。我国和欧美等国家制定的指南均推荐应用 FFR 指导冠心病患者的血管重建。《冠状动脉血流储备分数临床应用专家共识》及《中国经皮冠状动脉介入治疗指南(2016)》均指出,FFR 目前已经成为评价冠脉病变严重程度的"金标准",可为临界病变提供诊断作用。欧洲心脏病学会（ESC）及欧洲心胸外科协会(EACTS)于 2019 年发表的血运重建指南推荐 FFR 指导中等病变血运重建(I,A),并推荐 FFR 指导多支血管病变血运重建

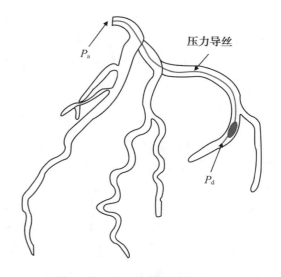

图 11-27　压力导丝检测 FFR

(Ⅱa,B)。DEFER 研究发现,在冠脉造影结果相似的情况下进行血运重建后,FFR 小于 0.75 的病变预后劣于 FFR 大于 0.75 的病变。FAME 研究以 0.80 作为判断心肌缺血的界值,发现与冠脉造影组相比,FFR 指导的血运重建组 1 年死亡、非致死性心肌梗死及再

次血运重建的复合终点发生率均降低，而 5 年的终点结局事件发生率无明显差异。FAMOUS-NSTEMI 研究对 NSTE-ACS 患者进行随机分组，发现相较于冠脉造影组，FFR 指导组（以 0.80 为界值）进行血运重建率更低，两组患者健康结果和生活质量没有差异。COMPARE ACUTE 研究证明，对于合并多支冠脉病变的 STEMI 患者，在 FFR（以 0.80 为界值）指导下对非梗死相关动脉进行完全血运重建，可以使复合心血管结局的风险降低。同时，多个研究显示，PCI 术后 FFR 是心血管不良事件的预后预测指标，术后高 FFR 患者主要心血管不良事件发生率更低。因此，FRR 不仅可以评价冠脉病变严重程度，也可以作为 PCI 术预后预测指标，对患者进行危险分层，更好地进行精准治疗。

FFR 也存在一定局限性，对于 STEMI 急性期患者（发病不足 6 天），FFR 可能由于微循环功能障碍、冠脉钙化等原因引起充血期血流减少而升高，造成假阴性，使病变严重程度被低估。对于扩血管药物过敏、哮喘、慢性肺阻塞患者，并不适合使用腺苷等扩血管药物进行 FFR 检测。此外，在介入手术中使用血管扩张药物检测 FFR 可能会导致患者出现胸痛、呼吸困难、房室传导阻滞等。同时，在术中使用压力导丝、血管扩张药物也会增加手术的时间和费用。

3.微循环阻力指数（index of microcirculatory resistance，IMR）

IMR 是一种微循环功能的定量指标，在 2003 年被提出，是目前较为公认的冠脉微循环有创评估工具。IMR 的算法为微循环两侧压力阶差除以血流，压力阶差为最大充血状态下，冠脉内压力与中心静脉压的差值，将中心静脉压忽略不计，冠脉内压力（P_d）代表压力阶级，血流则基于热稀释曲线原理，用平均传导时间（T_m）的倒数代表流量。因此，IMR 被简化为 Pd 与 Tm 的乘积。临床上，在微循环最大充血状态下，通过头端带有压力和温度感受器的多普勒导丝，同步测量远端冠状动脉内压力和冠脉内弹丸注射生理盐水的平均传导时间。一般认为 IMR 小于 25 为正常。IMR 不受血压、心率等血流动力学变化的影响，重复性好，在判断冠心病患者微循环情况、评估微循环治疗药物效果、判断患者预后等方面有很好的作用。

4.彩色多普勒冠状动脉血流成像（coronary flow imaging，CFI）

CFI 也被称为"经胸多普勒超声心动图（transthoracic doppler echocardiography，TTDE）冠状动脉血流显像"。CFI 通过切面显像及多普勒技术使经胸壁超声心动图显示冠状动脉的结构和血流信息成为可能，为冠心病的临床与研究提供了一种简便无创的冠脉血流检测手段。CFI 不仅可以直接显示心外膜冠脉血流信号，而且可以显示心肌内的冠脉血流信号，为冠心病的诊断和疗效评估提供重要的血流动力学信息，是对冠脉造影的重要补充。另外，CFI 可检测血流经过冠状动脉狭窄部位时产生的急流、湍流、漩涡等现象，这一技术可用于评价冠状动脉的局部狭窄，但受心脏搏动、呼吸运动、胸部透声条件等因素的影响，该技术检测全程冠状动脉及其血流信息比较困难，检测冠状动脉及其病变的实际临床价值有限。

5.单光子发射计算机断层扫描（single photon emission computed tomography，SPECT）

SPECT 常以 ^{99m} 锝-甲氧基异丁基异腈（^{99m}Tc-MIBI）作为心肌血流灌注示踪剂，通过对分布在患者体内的放射性示踪剂发出的γ射线进行检测成像,观察该示踪剂在心肌的分布、摄取与清除等过程,从而显示心肌血流灌注情况。当心肌细胞功能正常时,注入示踪剂^{99m}Tc-MIBI后,其可以在心肌细胞内蓄积。因此,若断层显像显示局部有示踪剂蓄积,说明该处有存活心肌,否则表明该处心肌发生坏死。SPECT心肌显像可以较直观地显示心肌缺血部位,能够评估心脏血流灌注情况和左心室的功能,在冠心病的早期诊断、危险程度分级、治疗方案选择和预后判断等方面发挥着重要作用,具有简单、无创、诊断准确性高等优点。

6.正电子发射断层扫描(positron emission tomography,PET)

PET是利用正电子放射性核素如^{18}F、^{11}C、^{15}O、^{13}N等作为示踪剂来显示体内生物代谢活动的无创功能显像技术。其原理是相关放射性示踪剂发生衰变时会释放正电子,正电子从原子核内发出后,在周围不断损失能量而逐渐减慢速度,当正电子减慢至静止后会与周围物质中的一个普通电子相结合,发生湮灭反应,即正、负电子消失,转变为两个质量相等、运动方向相反的γ光子。PET探测器通过探测湮灭反应发射的γ光子形成投影数据,经图像重建算法计算后可得到人体内的示踪剂活度分布图像。PET心肌显像可提供心脏血流灌注、心肌活力等信息,能够无创、准确地定量测量心肌血流量,指导冠心病患者的血运重建和预后评价,是评价存活心肌的"金标准"。与SPECT相比,PET心肌显像具有更高的准确性、敏感性和特异性,但PET检查费用高,临床应用受限。

7.心脏磁共振(magnetic resonance imaging,MRI)

MRI是指用磁共振成像的基本原理对心血管系统形态结构和功能进行全面评估的一种无创、无电离辐射的成像技术。MRI发明之初,由于成像速度和其他的技术限制,在进行心脏造影时,由于心脏的快速跳动、呼吸运动、心腔壁较薄以及周围脂肪较多等诸多因素的影响,很长时间以来,磁共振对心脏的检查都受到较大的限制。随着MRI在成像速度和成像质量方面的提升,这一情况得到很大程度改善,现在MRI可同时获得心脏解剖、心室功能、心肌灌注与代谢及冠状动脉成像的信息,对冠心病、心肌病、先天性心脏病、心肌肿瘤、心脏瓣膜病变及心包病变等的检查和诊断都具有较大优势。MRI凭借其良好的软组织对比度、较高的时间与空间分辨率、视野大及可三维成像等优势,已成为评估心脏结构和功能的"金标准"。MRI已普遍用于临床诊断,但其仍存在一定局限性,MRI扫描时间较长,不适用于年龄较大或患有显著幽闭恐惧症的患者,也不适用于装有与MRI不兼容的金属植入物和肾功能差的患者。

(二)人工智能促进冠脉功能学评估快速发展

近年来,随着人工智能的飞速发展,基于腔内影像学、血流动力学原理和大数据智能算法的融合应用,冠脉功能学的评估更加精确完善,冠脉功能学评估正在迈入崭新的便捷化、无创化时代。

1.定量血流分数(quantitative flow ratio,QFR)

QFR是基于冠脉造影三维重建和血液动力学计算的无导丝FFR快速分析系统,依靠人工智能血流定量,更加精确分析狭窄冠脉血管的功能学指标,是无创、精确评估冠脉生理功能指标的"新标准"。QFR不需要使用压力导丝和腺苷,仅依靠冠脉造影图像即可

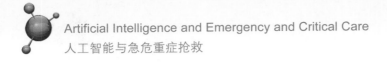

计算结果。第一代 QFR 从两个不同角度（角度差大于 25°）的造影图像对同一血管进行分析，重建整条血管的三维模型，计算出血流压力在整条血管上的相对变化过程，所以 QFR 能够选择整条血管上的任意位置来计算 FFR 值。第二代 QFR 采用最新计算方法，仅需要一个角度的造影图像即可完成 FFR 计算，进一步简化了 QFR 操作，完成评估仅需 1～5 分钟，且能够在线评估。

与 FFR 相比，QFR 评估功能性病变具有良好的一致性和准确性，并得到了临床验证。在评估新的生理指标的诊断研究中，FFR 通常被用作参考标准，FAVOR Pilot 研究证明 QFR 与 FFR 有良好的相关性，结果显示，基于中心实验室计算的 QFR 诊断准确率达 86%。前瞻性多中心临床研究 FAVOR Ⅱ China 进一步显示，以 FFR 为"金标准"，导管室在线计算的 QFR 对冠状动脉狭窄的诊断准确性达到了 92.7%。最新发布的大型、前瞻性、多中心、随机、盲法临床研究 FAVOR Ⅲ 显示，与传统血管造影指导相比，QFR 指导的治疗使主要心脏不良事件的 1 年发生率降低了 35%，减少了近 10% 的不必要介入治疗，QFR 的广泛应用有望节约大量医疗资源，具有重要卫生经济学价值。

相较于传统的 FFR 检测技术，QFR 可大大简化 FFR 的评估，无须使用有创的压力导丝，且不需要使用微循环扩张药就能达到较高的诊断精度，可显著降低冠心病患者的整体医疗成本，实现更加精准的支架治疗。但 QFR 仍需要根据冠脉造影结果进行计算，这对患者来说仍然存在着有创操作。

2.基于 CT 血管成像的血流储备分数（computed tomography-derived FFR，FFR_{CT}）

FFR_{CT} 是一种基于 CCTA，通过流体力学计算、深度学习算法对冠状动脉流动血液进行数值分析，得到狭窄病变远端和冠状动脉入口处压力，进而计算出 FFR 的无创评价冠脉功能的方法。通过深度学习大数据提取与血流动力学相关的形态特征，建立患者特定心血管树的压力分布和形态特征之间的联系，进行 FFR_{CT} 计算，能够在任意冠脉上的任意位置计算 FFR。

基于 FFR_{CT} 的临床决策已被证明可以减少不必要的有创冠脉造影，显著节约医疗成本。研究表明，对 FFR_{CT} 大于 0.80 的患者延迟血运重建，在主要不良心血管事件发生率方面表现出良好的中期预后。SYNTAX Ⅲ Revolution 研究表明，FFR_{CT} 能够为决策最佳血运重建方式（PCI 或冠脉旁路移植术）提供帮助和支持。

相较于有创冠脉评估方法，FFR_{CT} 只需要冠脉 CTA，不需要注射药物或导丝侵入，兼有结构学和功能学优势，风险和费用进一步降低。FFR_{CT} 的准确性依靠高质量的 CCTA 影像，运动伪影、影像噪声增加等会影响 CCTA 的影像质量，继而影响 FFR_{CT} 的准确性，应用计算机流体力学模拟冠状动脉充盈状态，并不能完全模拟真实的冠状动脉血管，对于不同类型的冠心病患者，FFR_{CT} 仍有诊断效能差异，需行进一步临床验证。

3.基于血管内超声的血流储备分数（intravascular ultrasound-derived FFR，$IVUS_{FFR}$）

$IVUS_{FFR}$ 是结合了腔内 IVUS 影像和冠脉造影的优势，对靶血管进行 FFR 计算的新型冠脉功能评估方法。$IVUS_{FFR}$ 测定技术同样以计算流体力学为算法基础，无须充血药物和压力导丝，使用超声导管对冠状动脉同时进行解剖学和功能学评估。

多项临床研究证明，IVUS$_{FFR}$和常规 FFR 之间的相关性良好，曲线下面积（AUC）为 0.78～0.97。新一代 IVUS$_{FFR}$产品 UFR（ultrasonic flow ratio）基于卷积神经网络的深度学习模型，对冠脉管腔和斑块进行快速识别和三维重建，大大降低了临床 IVUS 分析的工作量，临床研究证实，以 FFR≤0.80 作为心肌缺血判别值，UFR 与 FFR 有良好的相关性（$r=0.87$，$P<0.001$），UFR 的诊断准确度、灵敏度及特异度分别能达到 92%、91% 与 96%，AUC 为 0.97。

利用深度学习全自动识别技术，UFR 对每次 IVUS 回撤图像的分析中位时间为 102 秒，大大提升了 IVUS 图像的分析效率。另外，与冠脉造影相比，IVUS$_{FFR}$在主动脉开口病变分析中有独特优势，利用数学模型对左主干和开口病变进行详细的形态学测量和管腔重建。因此，IVUS$_{FFR}$可能是评估左主干狭窄和开口病变的理想选择。

IVUS$_{FFR}$检查可同时获得冠状动脉精准腔内影像学和功能学评价，为临床提供冠状动脉功能学评估并指导 PCI 操作。但价格高昂及有创操作同样是限制 IVUS$_{FFR}$大范围应用的主要因素。

4.基于光学相干断层成像的血流储备分数（optical coherence tomography-based FFR，OCT$_{FFR}$）

OCT$_{FFR}$技术又称"OFR"（optical flow ratio），该技术同样创新地将腔内影像学的实时形态学与机器算法结合，通过一次 OCT 导管回撤完成冠脉三维重建、斑块精细结构展示和冠状动脉功能评估。OCT 显示血管结构的分辨率远高于冠脉造影，并解决了冠脉造影对血管重叠和缩短的限制。临床采集 OCT 后，计算机自动绘制管腔轮廓并以 3D 方式叠加，重建侧支开口的切面，最后参考管腔尺寸，得出体积流量，计算每个截面的 OCT$_{FFR}$，并与 OCT 图像叠加应用。临床研究表明，OFR 与 FFR 有良好的相关性（$r=0.70$，$P<0.001$），诊断准确性为 90%。最近的一项研究表明，由于纳入了侧支结构和准确的管腔尺寸，OFR 的诊断性能优于 QFR。将 OCT 与 OCT$_{FFR}$结合使用，可以提供对生理学、管腔尺寸、解剖、冠脉支架和导线的即时评估，可能改善最终 PCI 结果。

OCT$_{FFR}$技术具有计算迅速、冠状动脉三维重建、斑块精细结构识别、分支开口检测等优势，有良好的临床应用前景。但高昂的价格导致推广受限，同时，微循环阻力、分支病变复杂、斑块性质等原因是否影响 OCT$_{FFR}$的诊断准确性仍需更多的研究证实。

参考文献

[1]中国医师协会检验医师分会心血管专家委员会.心肌肌钙蛋白实验室检测与临床应用中国专家共识[J].中华医学杂志,2021,101(37):2947-2961.

[2]中华医学会心血管病学分会动脉粥样硬化和冠心病学组.急性 ST 段抬高型心肌梗死诊断和治疗指南(2019)[J].中华心血管病杂志,2019(10):766-783.

[3]血管内超声在冠状动脉疾病中应用的中国专家共识专家组.血管内超声在冠状动脉疾病中应用的中国专家共识(2018)[J].中华心血管病杂志,2018,46(5):344-351.

[4]中华医学会心血管病学分会介入心脏病学组,心血管病影像学组.光学相干断层

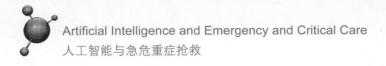
成像技术在冠心病介入诊疗领域的应用中国专家建议[J].中华心血管病杂志,2017,45(1):5-12.

[5]王建安,郭丽君,张永珍,等.冠状动脉血流储备分数临床应用专家共识[J].中华心血管病杂志,2016,44(4):292-297.

[6]韩雅玲.中国经皮冠状动脉介入治疗指南(2016)[J].中华心血管病杂志,2016,44(5):382-400.

[7]GULATI M, LEVY P D, MUKHERJEE D, et al. 2021 AHA/ACC/ASE/CHEST/SAEM/SCCT/SCMR guideline for the evaluation and diagnosis of chest pain: A report of the American College of Cardiology/American Heart Association Joint Committee on Clinical Practice Guidelines[J]. Circulation. 2021 Nov 30,144(22):e368-e454.

[8]THYGESEN K, ALPERT J S, JAFFE A S, et al. Executive Group on behalf of the Joint European Society of Cardiology (ESC)/American College of Cardiology (ACC)/American Heart Association (AHA)/World Heart Federation (WHF) Task Force for the Universal Definition of Myocardial Infarction. Fourth Universal Definition of Myocardial Infarction (2018)[J]. J Am Coll Cardiol, 2018, 72(18):2231-2264.

[9]IBANEZ B, JAMES S, AGEWALL S, et al. ESC Scientific Document Group. 2017 ESC Guidelines for the management of acute myocardial infarction in patients presenting with ST-segment elevation: The task force for the management of acute myocardial infarction in patients presenting with ST-segment elevation of the European Society of Cardiology (ESC)[J]. Eur Heart J, 2018,39(2):119-177.

[10]COLLET J P, THIELE H, BARBATO E, et al. ESC Scientific Document Group. 2020 ESC Guidelines for the management of acute coronary syndromes in patients presenting without persistent ST-segment elevation[J]. Eur Heart J, 2021, 42(14):1289-1367.

[11]MINTZ GARY S, GUAGLIUMI. Intravascular imaging in coronary artery disease[J]. Lancet, 390(10096), 793-809.

[12]PIJLS N H, VAN SON J A, KIRKEEIDE R L, et al.Experimental basis of determining maximum coronary, myocardial, and collateral blood flow by pressure measurements for assessing functional stenosis severity before and after percutaneous transluminal coronary angioplasty[J]. Circulation, 1993,87(4):1354-1367.

[13]NEUMANN F J, SOUSA-UVA M, AHLSSON A, et al. 2018 ESC/EACTS Guidelines on myocardial revascularization [published correction appears in Eur Heart J. 2019 Oct 1;40(37):3096][J]. Eur Heart J, 2019,40(2):87-165.

[14]PIJLS N H, VAN SCHAARDENBURGH P, MANOHARAN G, et al. Percutaneous coronary intervention of functionally nonsignificant stenosis: 5-year follow-up of the DEFER Study[J]. J Am Coll Cardiol, 2007,49(21):2105-2111.

[15]TONINO P A, DE BRUYNE B, PIJLS N H, et al.Fractional flow reserve

versus angiography for guiding percutaneous coronary intervention[J]. N Engl J Med，2009,360(3):213-224.

[16]VAN NUNEN L X, ZIMMERMANN F M, TONINO P A, et al. Fractional flow reserve versus angiography for guidance of PCI in patients with multivessel coronary artery disease (FAME): 5-year follow-up of a randomised controlled trial[J]. Lancet，2015,386(10006):1853-1860.

[17]LAYLAND J, OLDROYD K G, CURZEN N, et al. Fractional flow reserve vs. angiography in guiding management to optimize outcomes in non-ST-segment elevation myocardial infarction: the British Heart Foundation FAMOUS-NSTEMI randomized trial[J]. Eur Heart J, 2015,36(2):100-111.

[18]SMITS P C, ABDEL-WAHAB M, NEUMANNN F J, et al. Fractional flow reserve-guided multivessel angioplasty in myocardial infarction[J]. N Engl J Med，2017,376(13):1234-1244.

[19]DILETTI R, MASDJEDI K, DAEMEN J, et al. Impact of poststenting fractional flow reserve on long-term clinical outcomes: The FFR-SEARCH Study[J]. Circ Cardiovasc Interv, 2021,14(3):e009681.

[20]HAKEEM A, GHOSH B, SHAH K, et al. Incremental prognostic value of post-intervention Pd/Pa in patients undergoing ischemia-driven percutaneous coronary intervention[J]. JACC Cardiovasc Interv, 2019,12(20):2002-2014.

[21]FOURNIER S, CICCARELLI G, TOTH G G, et al. Association of Improvement in fractional flow reserve with outcomes, including symptomatic relief, after percutaneous coronary intervention[J]. JAMA Cardiol, 2019,4(4):370-374.

[22]TU S, WESTRA J, YANG J, et al.Diagnostic accuracy of fast computational approaches to derive fractional flow reserve from diagnostic coronary angiography: The international multicenter FAVOR pilot study[J]. JACC Cardiovasc Interv, 2016,9:2024-35.

[23]XU B, TU S, QIAO S, et al. Diagnostic accuracy of angiography-based quantitative flow ratio measurements for online assessment of coronary stenosis[J]. J Am Coll Cardiol, 2017,70:3077-87.

[24]XU B, TU S, SONG L, et al. Angiographic quantitative flow ratio-guided coronary intervention (FAVOR III China): A multicentre, randomised, sham-controlled trial [J]. Lancet, 2021,398(10317):2149-2159.

[25]DOUGLAS P S, PONTONE G, HLATKY M A, et al.Clinical outcomes of fractional flow reserve by computed tomographic angiography-guided diagnostic strategies vs. usual care in patients with suspected coronary artery disease: the prospective longitudinal trial of FFR(CT): Outcome and resource impacts study[J]. Eur Heart J, 2015,36(47):3359-3367.

［26］HLATKY M A，DE BRUYNE B，PONTONE G，et al. Quality-of-life and economic outcomes of assessing fractional flow reserve with computed tomography angiography：PLATFORM［J］. J Am Coll Cardiol，2015,66(21):2315-2323.

［27］COLLET C，ONUMA Y，ANDREINI D，et al. Coronary computed tomography angiography for heart team decision-making in multivessel coronary artery disease［J］. Eur Heart J，2018,39(41):3689-3698.

［28］BEZERRA C G，HIDEO-KAJITA A，Bulant C A，et al. Coronary fractional flow reserve derived from intravascular ultrasound imaging：Validation of a new computational method of fusion between anatomy and physiology［J］. Catheter Cardiovasc Interv，2019,93(2):266-274.

［29］SEIKE F，UETANI T，NISHIMURA K，et al. Intravascular ultrasound-derived virtual fractional flow reserve for the assessment of myocardial ischemia［J］. Circ J，2018,82(3):815-823.

［30］YU W，TANIGAKI T，DING D，et al. Accuracy of intravascular ultrasound-based fractional flow reserve in identifying hemodynamic significance of coronary stenosis［J］. Circ Cardiovasc Interv，2021,14(2):e009840.

［31］YU W，TANIGAKI T，DING D，et al. Accuracy of intravascular ultrasound-based fractional flow reserve in ddentifying hemodynamic significance of coronary stenosis［J］. Circ Cardiovasc Interv，2021,14(2):e009840.

［32］KOGAME N，ONO M，KAWASHIMA H，et al. The impact of coronary physiology on contemporary clinical decision making［J］. JACC Cardiovasc Interv，2020,13(14):1617-1638.

［33］YU W，HUANG J，JIA D，et al. Diagnostic accuracy of intracoronary optical coherence tomography-derived fractional flow reserve for assessment of coronary stenosis severity［J］. EuroIntervention，2019,15(2):189-197.

［34］HUANG J，EMORI H，DING D，et al. Diagnostic performance of intracoronary optical coherence tomography-based versus angiography-based fractional flow reserve for the evaluation of coronary lesions［J］. EuroIntervention，2020,16(7):568-576.

（庞佼佼）

第十二章 人工智能在骨科中的应用

第一节 骨盆骨折

学习目的

1.掌握骨盆环的构成及作用。

2.掌握骨盆骨折的分型及临床表现。

3.熟悉骨盆骨折的治疗方法。

4.了解骨盆骨折相关医工结合的现状及进展。

案例

患者男性,3 小时前外出时不慎遭遇车祸,当时盆部疼痛明显,活动障碍,被"120"急救车送到医院急诊科,经 X 线和 CT 检查,医生诊断为骨盆骨折,并排除了身体其他部位的异常。于是患者进入创伤骨科准备进行手术治疗。

查体:患者神志清楚,生命体征稳定。下腹及臀部可见多处皮肤挫伤,骨盆挤压实验(＋),左侧腹股沟区压痛,左侧髋关节屈伸疼痛明显,下肢感觉、肌力无明显减退,下肢血运良好。马鞍区感觉正常,肛门括约肌肌力正常,球海绵体反射正常。

辅助检查:CT 三维重建提示左侧髂骨骨折、骶骨骨折、耻骨支骨折(见图 12-1)。X线片提示骨盆环形态良好,无明显旋转移位和垂直移位(见图 12-2)。

入院诊断:骨盆骨折(LC Ⅱ,Tiles B2)。

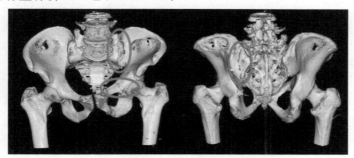

图 12-1 骨盆 CT 三维重建图像

注:左侧髂骨骨折、骶骨骨折、耻骨支骨折。

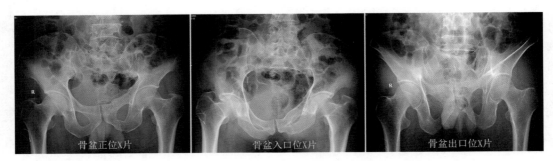

骨盆正位X片　　　　骨盆入口位X片　　　　骨盆出口位X片

图 12-2　骨盆正位、入口位、出口位 X 线片

注：骨盆环形态良好，无明显旋转移位和垂直移位。

患者疼痛明显，不能下地走路，也不能在床上翻身活动，非常痛苦，预计保守治疗效果欠佳。与患者及其家属充分沟通后，决定手术治疗。在完善各种术前检查，排除手术禁忌证后，于入院 3 天后在骨科机器人辅助下，对患者进行了骨盆骨折闭合复位通道螺钉内固定手术。

手术过程：患者平卧于碳纤维骨科手术床上，将需要手术的区域消毒，铺无菌巾单。

第一步，临时安装外固定支架进行闭合复位，经 X 线透视确认骨盆环完整，形态良好后，固定外固定架保持骨盆形态稳定。

第二步，安装患者部位示踪器及标定器，将机械臂调至展开位并安放机械臂示踪器，调试光学跟踪器使其可以同时检测到机械臂及部位示踪器。

第三步，规划通道螺钉行程与部位，经过"C"形臂 X 线透视从不同角度（骨盆入口位、正位、闭孔出口位）采集骨盆与标定器的图像，利用机器人操作软件分别在这些位置的平面图像上进行螺钉位置的规划，这样就确定了螺钉的空间位置。

第四步，置入逆行前柱螺钉固定骨盆骨盆前环（见图 12-3），安装导向套筒、调整骨科机器人的机械臂至预定的位置，为医生置入通道螺钉提供导向。在皮肤上做小切口 0.5 cm，医生沿着机械臂上的套筒进行螺钉的置入，通过不同角度（骨盆入口位、闭孔出口位）的图像验证效果良好。

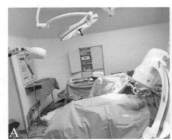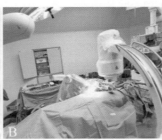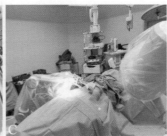

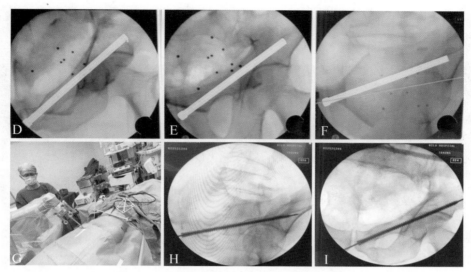

图 12-3   机器人辅助下逆行前柱螺钉置入过程

注：采集入口位（A）、正位（B）、闭孔出口位（C）图像。分别在入口位（D）、正位（E）、闭孔出口位（F）规划钉道。调整机械臂至工作位置（G）并进行置钉。术后闭孔出口位（H）和入口位（I）X 线验证螺钉位置良好。

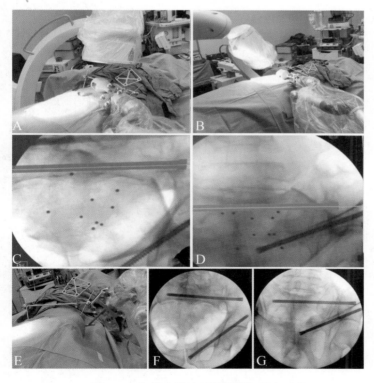

图 12-4   机器人辅助下骶髂螺钉置入过程

注：采集入口位（A）、出口位（B）图像。分别在入口位（C）、出口位（D）规划钉道。调整机械臂至工作位置（E）并进行置钉。术后闭孔入口位（F）、和出口位（G）X 线验证螺钉位置良好。

第五步，置入骶髂螺钉固定骨盆后环（见图 12-4）。类似地，首先从不同角度（骨盆入口位、出口位）采集骨盆与标定器的图像，利用机器人操作软件分别在这些位置的平面图像上进行螺钉位置的规划，以确定螺钉的空间位置。然后调整机械臂至预定的位置，在皮肤上做小切口（0.5 cm），沿着机械臂上的套筒进行螺钉置入。经不同角度（骨盆入口位、出口位）验证效果良好。

患者术后盆部的疼痛感明显减轻，可在床上进行半坐、翻身及屈髋活动，提高了生活质量。复查 X 线片提示骨盆环形态良好，内固定位置满意（见图

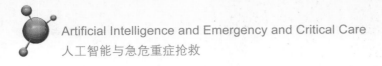

12-5）。由于微创手术的刀口非常小，也不会有明显的疼痛。术后 1 个半月复查 X 线提示骨折线模糊，下床行走。

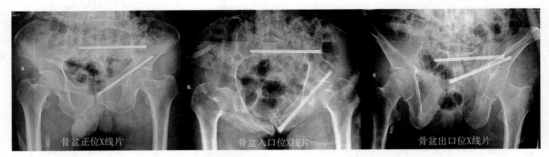

图 12-5　术后骨盆正位、入口位、出口位 X 线影像

注：显示骨盆环形态良好、无移位，骶髂螺钉及耻骨支螺钉位置安全、有效。

医工结合点：计算机导航技术可通过空间映射算法精确计算出手术目标的空间位置。医生在图像上规划出手术路径后，即可调整至预定位置，以引导医生完整手术操作，极大提高了手术的精准性。

思考题

与传统的开放手术相比，计算机导航技术辅助治疗骨盆骨折有哪些优势？

案例解析

一、骨盆骨折概述

（一）骨盆的构成及作用

骨盆作为脊柱与下肢的连接结构，由一块骶骨和两块髂骨构成。骨盆以骶骨岬至耻骨联合之间的弓状线为界限，分为上方的假骨盆和下方的真骨盆。骨盆的三块骨骼及周围韧带构成骨盆环，可以在站立和坐位时承担和传递身体的重量。骨盆后方的稳定结构由骶髂关节及周围的诸多韧带构成，在坐位时体重沿骶骨—髂骨—坐骨传递。站立时体重沿骶骨—髂骨—髋关节传递，股骨头的反作用力又经耻骨支传递至耻骨联合，维持前环的稳定。经研究发现，骨盆前、后环的稳定性各占 40％和 60％。

（二）发病机制和分类

骨盆骨折占全身骨折的 3％～8％，死亡率可高达 8％～37％。骨盆骨折多由于高能量损伤导致，如交通事故、高空坠落、挤压等。骨盆部位包含重要的血管、神经及内脏，骨折时常常合并损伤，加重病情，给治疗带来困难，因此骨盆骨折的急救需要多学科共同合作。

骨盆骨折分类可按以下分类：①骨折部位：边缘骨折、髂骨翼骨折、骨盆环骨折等。

②受伤机制：前后挤压、侧方挤压、垂直暴力、混合暴力。③稳定性：稳定型、部分稳定型、旋转垂直均不稳定型。

二、骨盆骨折的预防、诊断、治疗与康复

（一）预防

预防是最好的治疗。骨盆骨折往往是高能量损伤的重要组成部分，常见于交通事故、高处坠落、摩托车撞击等。因此，预防此类损伤首先要做到按照交通规则开车、过马路，避免高速公路上超速行驶及酒后驾驶，过马路要按照交通信号灯指示行进；预防高处坠落主要应解决好高处作业安全围挡、系好安全带绳、做好建筑物窗户、护栏的安全防护。

（二）诊断

1.外伤史及疼痛

患者常具有明确的外伤史，如车祸、坠落、机械挤压等情况。伤后盆部疼痛，无法翻身和坐立活动，在伴有胸、腹等多处损伤时有相应部位的疼痛症状。

2.软组织损伤

软组织损伤的表现包括：①患者合并腹盆腔空腔脏器损伤时常出现髂骨淤斑征，即髂骨周围皮肤皮下大片淤斑。当发现以上表现时，应高度警惕消化道穿孔等病情，以免漏诊。②腰背部、盆部大面积皮下剥脱、皮下积液、筋膜坏死等情况（Morel-Lavalle 损伤），进而引起感染，由于翻身受限，腰背部及臀部的病情易被遗漏。③腹盆腔脏器损伤可导致腹内压升高，可见腹部膨隆，会阴极度肿胀。腹腔内高血压（IAH）和腹腔室隔综合征（ACS）可导致呼吸衰竭、肾衰、循环衰竭等严重并发症甚至危及生命。

3.骨盆挤压和分离试验

骨盆挤压和分离试验包括：①骨盆分离试验：检查者双手交叉置于两侧髂嵴，施加向外侧的应力使骨盆分离，出现疼痛为阳性。②骨盆挤压试验：检查者双手置于两侧髂嵴，由两侧向中心挤压，出现疼痛为阳性。注意该检查不可反复进行，尤其是合并失血性休克时可加重病情，应慎行。

4.肢体长度不等长

发生骨盆垂直移位时出现双下肢不等长，可通过下肢骨牵引进行初步治疗。

5.影像学表现

（1）X 线检查：骨盆正位 X 线片是基本的影像学检查手段，可发现大部分骨折区域。骨盆入口位是从头端呈 45°照射骨盆，可反映骨盆前后移位和旋转移位。骨盆出口位是自尾端呈 45°照射骨盆，可反映骨盆的垂直移位。

（2）CT 检查：CT 可反映骨盆骨折的细节，如骨折块形态、骶神经根管狭窄等，进一步判断骨折的类型，指导手术方案。CT 也可反映较为严重的软组织病变，已是目前骨盆骨折常规的检查手段。

（3）MRI 检查：核磁共振有助于反映骨盆骨折引起的韧带和腰骶干神经损伤。

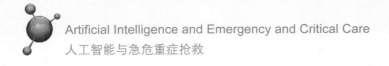

(三)治疗

1.评估与急诊治疗

新鲜的骨盆骨折需要从全身情况及骨盆局部稳定性方面进行评估。骨盆骨折多由高能量损伤引起,可引起骶前静脉丛破裂,导致大量失血,骨盆容积增大会通过虹吸效应进一步加重失血。首先需要进行全身血流动力学的评估,情况不稳定的患者需要行急诊抗休克治疗,包括液体复苏、输血、止血等治疗。对于不稳定性骨盆骨折,需要进行骨盆紧急制动,如骨盆带、抗休克裤、"C"形钳及外固定支架。骨盆导致失血85%以上为静脉性渗血,如以上措施仍不能有效控制休克,则需行介入栓塞及盆腔内填塞。在病情稳定后,再考虑下一步治疗。

2.最终治疗

骨盆骨折治疗的原则是恢复骨盆环的形态及稳定性,给予坚强的固定强度以承担体重的负荷,骨盆后环的固定较前环的固定更为重要。

对于稳定性骨盆骨折,常常可以行保守治疗,但对于移位明显的坐骨结节、髂前上棘骨折以及症状明显的耻骨肌坐骨支骨折,可考虑手术治疗以促进早期恢复。

旋转不稳定的骨盆骨折可发生在前环或后环,如耻骨联合分离、耻骨支骨折、骶骨骨折、髂骨骨折、骶髂关节脱位,根据不同情况进行相应的固定,治疗方式可选择切开复位钢板固定及闭合复位螺钉固定。随着计算机技术发展,微创治疗得到越来越广泛的应用,Starr骨盆复位架可辅助闭合复位;通道螺钉技术,如骶髂螺钉、前柱螺钉、后柱螺钉、LCⅡ螺钉,对骨盆前、后环进行有效固定,具有创伤小,恢复快的特点。

对于严重粉碎的骶骨骨折或合并腰骶不稳定时,则需要进行腰底盆固定,合并腰骶干或骶神经损伤时则需行神经松解减压。陈旧骨盆骨折由于存在软组织挛缩、骨折畸形愈合或不愈合、骨性标志缺失、神经血管短缩等因素,预后往往不良,仍是目前的治疗难点。

(四)康复

骨盆骨折的康复计划,特别是内固定治疗以后的康复计划应该根据损伤类型、复位情况及骨折固定的牢固程度而定。一般而言,骨盆骨折闭合复位通道螺钉内固定后骨盆结构稳定,第二天可以摇高床头,在床上屈伸髋膝关节,也可以翻身变换体位;如果没有其他部位的骨折或损伤,可以1周左右在旁人搀扶下下床活动,缓解床上大小便的窘境,这样做的好处是可以预防下肢深静脉血栓(DVT)的发生,但不宜活动过多,术后1个月内还是以卧床休息为主。有移位的骨盆骨折内固定治疗完成后至少需要卧床1个月,在屈伸髋膝关节、床上翻身无明显疼痛的情况下可以扶拐下地活动。移位明显的骨盆骨折往往合并腹部损伤或者环骨盆的剥脱伤,影响患者的康复。

三、医工交叉应用的展望

随着科技的发展,计算机和网络日益成熟并应用于医疗,医工交叉研究逐渐形成。计算机技术可以对医学影像进行处理,更加明确地显示人体生理及病理状态,进一步明确诊断，为临床治疗提供参考。数字骨科技术已在骨折、矫形、骨修复等领域得到广泛应用。机器人和导航技术可以使创伤骨科手术医生准确了解骨折的情况，判断内固定物是否达到预期位置，使手术更加智能化、微创化，更加安全、便捷，提高了疗效。

在疾病诊断方面，利用 Mimics 软件可以通过对骨折影像的处理，全面反映骨折的细节，为复杂骨折的复位提供帮助，可对骨折进行三维重建，模拟复位过程，充分做好术前准备。另外，该软件还可以根据骨骼的形态设计导板，与骨骼外形精确匹配并引导术中内固定物的植入，在股骨颈骨折、颈椎骨折等治疗方面取得了较好的效果。

骨科导航技术（见图 12-6）可提供术中实时的三维图像信息，极大提高了手术的便捷性。传统手术需要根据 X 线图像或在直视下判断骨折情况。X 线图像是二维平面图像，需要凭借医生的经验进行平面向立体的还原，医生只有经过长期训练和积累丰富的经验才能提高准确性，且由于平面图像存在局限性，发生误差不可避免。导航技术通过术中对患者和工具信息的识别，不但可显示骨骼的重建图像，并可以将其实时显示出来。骨科导航在复杂骨折中的优势尤为突出，如骨盆属于不规则骨，骨折线的形态也因人而异，导航设备可以显示导针经过区域的骨骼平面图像，当导针位置变化时，图像也发生相应变化，这样便可以为医生预测前方的通道。如果导针穿出骨骼，医生会第一时间发现，从而避面意外损伤，显著提高了安全性。

"天玑"骨科机器人（TiRobot）是近年来我国自主研发的智能骨科手术设备，广泛应用于脊柱、骨盆、四肢骨折。骨科机器人可以识别患者和机械臂的位置，允许医生术前进行虚拟通道的规划，机械臂根据规划精确地移动到预定位置进行操作。传统手术是根据 X 线透视判断导针位置，再进行手动调整，手动调整误差因人而异，往往需要多次透视，既花费时间又增加医生和患者的射线暴露。骨科机器人

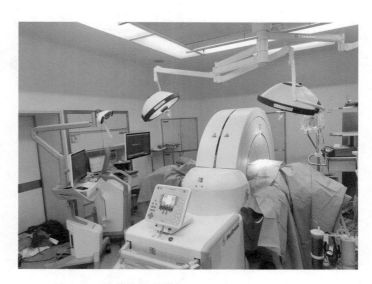

图 12-6　骨科导航系统与"O"形臂配合进行手术

可以自动准确定位，极大提高了手术的精确性和便捷性。骨科机器人与"C"形臂或"O"形臂，根据需要选择进行二维或三维水平的规划，与导航技术基本原理一致。不同的是，骨科机器人可以术前规划钉道，不需术中调整，但灵活性不及前者。

※ 拓展阅读 ※

骨科手术机器人原理介绍

一、产品构成

"天玑"骨科手术机器人主要由主控台、光学跟踪系统、机械手臂、软件模块及附件耗材组成（见图12-7）。

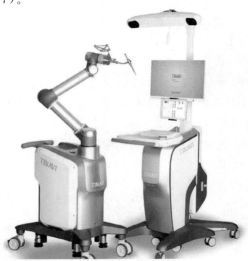

图 12-7　骨科机器人

（一）原理

骨科机器人通过光学跟踪系统的实时监测，收集患者和机械臂定位装置的空间位置信息，再将患者空间位置信息和术中影像信息融合。医生直接在影像信息上进行规划，通过6轴机械臂控制运动，可精确实现患者手术部位的空间定位。

（二）硬件系统

硬件系统主要由主控台、光学跟踪系统、机械臂构成。主控台的功能是配准、规划和人机交互。光学跟踪系统的功能是监控患者和机械手臂的空间位置、实时反馈位置信息。机械手臂的作用是实现导向功能，前端具有把持工具。

（三）软件模块

软件模块主要包括创伤模块（二维）和脊柱模块（三维）。

（四）工具包

脊柱工具包含标定器、跟踪器、引导器、基座、固定器、套筒、扳手等。创伤工具包含标定器、跟踪器、探针、基座、固定器、敲打器、套筒、扳手、骨针等。

二、操作流程

（一）扫描

扫描指利用术中影像设备扫描患者和标定器的影像信息，患者示踪器表示患者空间位置，机械臂示踪器代表机械臂的空间位置。

（二）配准

主控台通过配准软件及算法，将术中影像设备采集的患者和标定器信息进行配准，防止误差。

（三）规划

机器人主控台显示配准后的图像，医生在图像上进行手术通道的规划，根据需要可进行 2D 或者 3D 规划。

（四）执行

机械臂根据规划在空间定位装置监控下运行到预定位置，医生沿着机械臂上的导向器进行置钉。

（五）验证

通过术中影像设备获取导针和患者图像信息，机器人操作台提供术前和术后的数据，对比信息，完成精度确认。

参考文献

[1]中华医学会骨科学分会创伤骨科学组，中华医学会骨科学分会外固定与肢体重建学组，中华医学会创伤学分会，等．中国骨盆骨折微创手术治疗指南（2021）[J]．中华创伤骨科杂志，2021，23（1）：4-14.

[2]加速康复外科理念下骨盆骨折诊疗规范的专家共识[J].中华创伤骨科杂志，2019（12）：1013-1023.

[3]丁焕文，涂强，王迎军，等．数字化骨科手术新方法的建立及其临床广泛应用[J]．中国骨科临床与基础研究杂志，2014，4（2）：92-97.

[4]VRAHAS M，HEARN T C，DIANGELO D，et al. Ligamentous contributions to pelvic stability[J]. Orthopedics，1995，18：271-274

[5]MOHANTY K，MUSSO D，POWELL JN，et al. Emergent management of pelvic ring injuries：An update[J]. Can J Surg，2005，48（1）：49-56.

[6] DEMETRIADES D，KARAISKAKIS M，TOUTOUZAS K，et al. Pelvic fractures：Epidemiology and predictors of associated abdominal injuries and outcomes [J]. J Am Coll Surg，2002，195（1）：1-10.

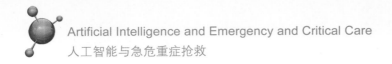
［7］LI YG，WANG Z Y，TIAN J G et al. Iliac ecchymosis，a valuable sign for hollow viscus injuries in blunt pelvic trauma patients［J］. Chin J Traumatol，2021，24（3）：136-139.

第二节　脊柱骨折

学习目的

1.了解脊柱骨折的定义、病因及发病机制。

2.熟悉脊柱骨折的临床表现和诊断方法。

3.熟悉脊柱骨折相关医工结合的现状及进展。

4.掌握脊柱骨折的治疗方法。

案例

患者男性，28 岁，职业为建筑工人，因为"高处坠落后腰部疼痛 3 小时"来到医院急诊。

目前情况：3 小时前，患者自 5 米高处跌落致伤，伤后感腰部疼痛，下肢可主动活动，无肢体麻木感，无胸闷、憋气、腹痛、腹胀、恶心、呕吐不适。伤后未排尿排便。由"120"急救车转送急诊，行腰椎 X 片、CT、腰椎 MRI 检查。急诊以"腰 1 压缩骨折"收入院，准备手术治疗。

专科检查：痛苦貌，腰背部压痛，局部可见皮肤挫伤，下肢肌力 5 级，肌张力正常，足背动脉搏动良好，肢体末梢血运正常，鞍区无感觉障碍，肛门括约肌张力正常。膝、踝反射（＋）。

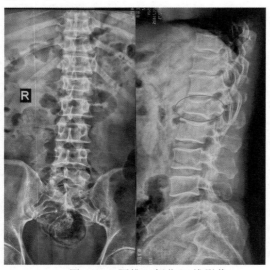

图 12-8　腰椎正侧位 X 线影像

X 线检查：腰 1 椎体压缩骨折（见图 12-8）。

CT 检查：腰 1 椎体压缩骨折累及前、中柱（见图 12-9）。

MRI 检查：腰 1 椎体压缩骨折累及前、中柱，后侧复合体未见损伤表现（见图 12-10）。

入院诊断：腰 1 椎体压缩骨折。

完善各种术前评估检查，排除手术禁忌证，于入院当日，在全麻下行经皮椎弓根螺钉腰椎骨折闭合复位内固定术。因患者腰椎压缩骨折未合并脊髓损伤表现，决定采用机器人辅助下手术治疗。

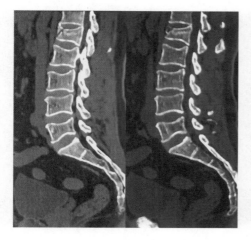

图 12-9　腰椎 CT 影像

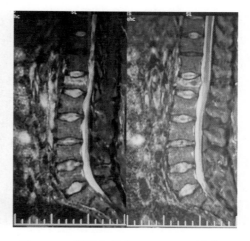

图 12-10　腰椎矢状位 T2WI MRI 影像

　　手术过程：麻醉成功后患者俯卧，常规消毒铺巾。首先做 T9 棘突水平正中切口，长约 1.5 cm，剥离显露 T9 棘突，将棘突夹牢固固定于 T9 棘突上，安装示踪器。行 3D-CT 扫描后将影像导入"天玑"骨科机器人（见图 12-11），规划 T12、L2 双侧椎弓根螺钉位置后，依次在机器臂引导下于 T12、L2 双侧椎弓根内置入导针。沿导针依次置入螺钉，量取长度合适的连接棒，装棒后适度撑开复位，锁紧系统。透视见螺钉位置满意（见图 12-12），冲洗刀口，逐层关闭切口。手术过程顺利，术中出血约 50 mL，未输血，术前及术中应用抗生素各一次，术后患者安返病房。

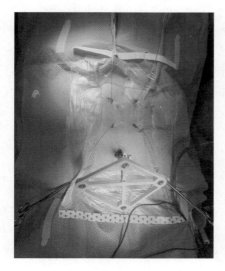

图 12-11　术中机器人应用

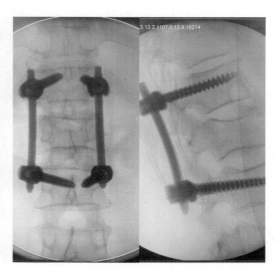

图 12-12　术中透视

　　采用机器人辅助下经皮椎弓根螺钉固定技术，植钉精准、创伤小，术后佩戴定制胸腰固定支具可使患者早期离床站立、行走。

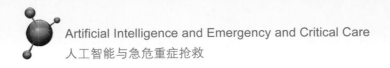

医工结合点：数字医学是医学与工程数字化技术的结合,覆盖多学科的新兴医工交叉学科。随着数字医学技术在临床医疗领域不断深入和发展,数字医学与脊柱外科技术理念结合,提高了脊柱手术操作的精确性、微创性及个体化特点,是目前脊柱外科领域迅速发展的重要方向之一。

思考题

除了上述案例中机器人技术的使用,还有哪些医工结合的进展给脊柱骨折患者带来了福音?

案例解析

一、脊柱骨折概述

(一)定义和病理生理

脊柱骨折多见于男性青壮年,多由间接外力引起,为由高处跌落时臀部或足着地、冲击性外力向上传至胸腰段发生的骨折;少数由直接外力引起,如房子倒塌压伤、汽车压撞伤或火器伤。病情严重者可致截瘫,甚至危及生命,治疗不当的单纯压缩骨折亦可遗留慢性腰痛。

(二)临床表现

脊柱骨折的临床表现包括:①患者有明显的外伤史,如车祸、高处坠落、躯干部挤压等。②检查时脊柱可有畸形,脊柱棘突骨折可见皮下淤血。伤处局部疼痛,如颈痛、胸背痛、腰痛或下肢痛。棘突有明显浅压痛,脊背部肌肉痉挛,骨折部有压痛和叩击痛。颈椎骨折时,屈伸运动或颈部回旋运动受限。胸椎骨折躯干活动受限,合并肋骨骨折时可出现呼吸受限。腰椎骨折时腰部有明显压痛,屈伸下肢时感觉腰痛。③常合并脊髓损伤,可有不全或完全瘫痪的表现,如感觉、运动功能丧失、大小便障碍等。

二、疾病的预防、诊断、治疗、康复

(一)预防

脊柱骨折主要发生在两大人群或两种暴力致伤状况。老年人轻微暴力即可引起腰椎或胸椎的压缩骨折,因此骨质疏松的预防普及就显得格外重要。脊柱是骨质疏松好发部位,在年龄超过50岁人群特别是女性绝经以后,由于雌激素减少、骨质疏松较快速发生,导致老年人胸腰椎压缩,女性骨折明显高于男性。年轻人存在强暴力骨折,如高处坠落或交通事故意外导致颈椎、胸腰椎或腰椎骨折,年轻人的一个显著特点是脊柱骨折伴脊髓损伤。

骨质疏松的预防主要依靠日常的生活钙剂补充,如适量运动、增加日照时间。人体缺乏能促进钙在体内吸收的维生素 D,再加上运动量减少,骨质疏松甚至骨折都会随时

发生,让人避之不及。在中国,骨质疏松症被列为老年人五大疾病之一,其危害在老年人身上表现得最为严重。数据显示,我国骨质疏松的发病总人数已超过 1.75 亿,骨折或其他严重骨病的患病概率大大高于正常人。骨质疏松的预防主要包括以下五方面。

1.摄入足够的钙和维生素 D

在日常饮食中,有许多含钙高的食物,其中牛奶、乳酪、酸奶等奶制品,豆腐、瘦肉、虾皮、骨头汤等都含有丰富的钙。蔬菜中的苋菜、菜花、芹菜、紫菜等也含有较多的钙。建议每天喝一袋牛奶(250～500 mL),进食豆类制品 100 g,碳水化合物 250～400 g,蔬菜水果 500 g。食物可以提供有助于健康骨骼形成的必需营养成分,但有些食物反而会促进骨钙的丢失,如糖类、牛羊肉和碳酸类饮料都有加快骨骼脱钙的作用。同时,经常的户外活动和晒太阳,可让皮肤帮助我们获取足够的维生素 D。冬天适当地晒太阳是预防骨质疏松症必不可少的措施,需要注意的是,要尽量让皮肤直接与阳光接触。每天维持均衡饮食与充足的光照,对于高危女性尤为重要。研究表明,中国成年人维生素 D_3 普遍低于标准值,建议每日补充 1000～2000 U。

2.要养成良好的生活习惯

戒烟限酒、生活规律。研究表明,酒精和烟草中的有害物质及毒素可致成骨细胞中毒、坏死,使得骨量降低而诱发骨质疏松。因此,人们要尽量做到不吸烟,少饮酒,不酗酒。此外,应避免喝浓茶、咖啡及食用过多的高蛋白食品,因为饮用过量咖啡因饮料会促进尿钙排泄。冬天,充足的睡眠有助于提高人体免疫力,保持规律的生活有助于增加人体的健康“储蓄”,对于骨质疏松这类慢性病,生活方式的改变尤为重要。

3.加强运动

加强运动,特别是经常进行承重锻炼。不少人认为多吃钙片就可以防止骨质疏松,其实并非如此,单纯补钙的效果并不令人满意。补钙的同时,必须在负重状态下才能使钙质有效地吸收。运动会刺激骨的代谢,增加骨量,并能减少骨质脱钙。坚持运动可增强骨的强度和骨量。而长期缺乏锻炼的人到了老年,骨量的减少迅速,发生严重骨质疏松甚至自发性骨折的危险远远大于经常锻炼的人群。因此,人们要从青少年时期就养成运动的习惯,每周运动不少于 3 天,每次 20～30 分钟,如青壮年可以做一些大运动量的球类运动,老年人可以进行散步、慢跑、健美操、慢舞等不太激烈的运动,这样有助于防范骨质疏松,降低严重骨质疏松症的发病率。

4.加强对骨质疏松高危人群的监测

常见的骨质疏松危险因素如下:①年龄:绝经后女性和 65 岁以上男性。②性别:月经初潮延迟、过早闭经及因卵巢切除致雌激素下降的女性。③遗传:有骨质疏松或脆性骨折家族史者,遗传因素起 70%～80%的作用。④饮食:长期偏食、低钙饮食、营养不良者。⑤消瘦:体重指数(BMI)低者,骨质疏松症发生率高。⑥生活习惯:酗酒、大量吸烟、长期饮咖啡、浓茶、缺乏日光照射等。⑦药物:长期使用糖皮质激素、巴比妥、肝素、免疫抑制剂等药物者。⑧疾病:内分泌疾病、营养代谢性疾病、肾功能不全、类风湿性关节炎、严重肝病者。⑨缺乏运动者:如长期卧床、习惯久坐的人。⑩既往骨折史者:再次骨折率比正常人高。

具备上述危险因素的人群都属于高危人群,除了针对病因治疗及采取上述预防措施外,这类人需定期监测骨密度(BMD)。如果骨密度低于正常骨峰值均数2.5个标准差,就可以诊断为骨质疏松,需接受正规的骨质疏松治疗。若骨密度介于一1和一2.5个标准差之间可诊断骨量减少,需开始生活方式干预,并密切随访骨密度。

骨质疏松的治疗是一个需要多方考量、调整的过程,有骨松问题的人群应当到专业机构找专科医生就诊。目前,临床上常用的治疗骨松的药物是二磷酸盐类,它可阻断破骨细胞启动破骨过程,阻止骨骼中钙盐逸出,因而对骨质疏松有治疗作用,是临床的一线用药,也是目前全球单次处方量最大的抗骨质疏松药物。

5.保持愉快的心情

近年来,人们越来越认识到各种疾病的症状轻重与人的心理状态关系密切。

6.在工作中注意安全与交通事故预防

高处坠落或交通事故是导致年轻人脊柱骨折的主要损伤机制,所以想要预防脊柱骨折,高空作业者一定要规范操作、做好安全防护;许多脊柱骨折与工作时操作不当,安全防护不到位有关。例如,高空作业者高空坠落时,可能会引发脊柱骨折,工作时一定要严格工作流程、规范操作,还要注意做好安全防护,避免发生意外,以降低脊柱骨折的发生率。

交通事故预防主要依靠安全防范意识及交通规则遵守。

(二)诊断方法

1.病史

首先,患者存在受伤史,可表现为高能量损伤和低能量损伤。对于青壮年患者,多存在高处坠落、车祸致伤等因素,老年患者存在骨质疏松基础疾病,多为站立位摔倒所致。

2.症状

脊柱损伤区域的疼痛,如合并脊髓损伤,表现为损伤水平以远的感觉、运动、排尿、排便控制力减退。

3.体格检查

体格检查时,脊柱和四肢必须充分显露,但要注意保暖。

(1)体位:能否站立行走,是否为强迫体位。

(2)压痛:从上至下逐个按压或叩击棘突,如发现位于中线部位的局部肿胀和明显的局部压痛,提示后柱已有损伤。

(3)畸形:胸腰段脊柱骨折常可看见或扪及后凸畸形。

(4)感觉:检查躯干和四肢的痛觉、触觉、温度觉,并注明是"正常、减退、消失或过敏",注意检查会阴部感觉。

(5)肌力:分为6级,即0~5级。

(6)反射:检查膝、踝反射,病理反射,肛门反射和球海绵体反射等。

4.实验室检查

实验室检查对脊柱骨折诊断意义不大,主要是围手术期准备,如血常规、血沉和出凝血时间等。

5.影像学诊断

（1）X 线检查：拍摄压痛区域的正、侧位片，必要时加摄斜位片或张口位片，在斜位片上可以了解有无椎弓峡部骨折。

（2）CT 检查：压痛区域的 CT 及三维重建；必要时可拍摄脊柱全长 CT 三维重建。

（3）MRI 检查：疑有脊髓、神经损伤或椎间盘与韧带损伤时应做脊柱相应部位的磁共振检查。

（三）治疗

1.手术治疗目的

手术治疗目的包括：①重建脊柱稳定性，防止脊髓或马尾损伤。②重建脊柱序列，防止后凸畸形。③减少卧床时间，降低保守治疗的医疗成本。

2.机器人辅助下经皮脊柱椎弓根螺钉内固定术

（1）连接并启动 Tirobot 外科机器人定位系统：①连接机器人系统和主控台车电源线、机器人-主控台车数据线，以及主控台车-C 臂 DICOM 网线。②启动系统。③进入 3D 规划软件系统，测试系统连接是否正常。

在这个过程中，应该注意：①机器人系统完全启动后，工作站和机器人的连接方能成功。②确保机器人系统的电源线和连接线连接牢固，防止误被绊断。

（2）患者麻醉及体位固定：患者全麻后，将患者（俯卧位）牢固固定在手术床，注意软组织保护。

（3）定位椎体节段：正侧位透视下，定位椎体节段，并用注射器针头标记。

（4）消毒铺巾：常规消毒铺无菌巾单。

（5）安装患者示踪器：通过棘突夹，将患者示踪器牢固固定在手术节段上一或下一节段棘突末端。

在这个过程中，应注意：①检查示踪器（包括反光球）是否有明显损坏迹象，以便及时更换。②检查示踪器连接件是否拧紧，防止出现松动迹象。③棘突夹向下垂直（或稍倾斜）牢固挟持在棘突根部（注意施力，防止棘突被夹断）。④也可通过锚钉将患者示踪器固定在背侧髂骨上。

（6）安装机器人无菌套和脊柱导向器基座：①机器人运行至右侧展开位。②将无菌套非开口一角与无菌套卡扣连接，并剪去角。③术者一手握持导向器基座，辅助人员持开口边缘，通过第六关节套在机器人和机身上。④旋紧导向器基座。

在这个过程中，应注意：①导向器基座必须安装到位，并旋紧固定螺母。②在旋紧无菌套卡扣时，注意勿损伤无菌套（见图 12-13）。

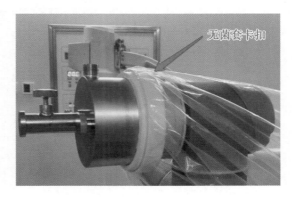

图 12-13 无菌卡环及导向器基座与机器人臂连接

（7）安装机器人示踪器：将机器人示踪器与导向器基座上的卡座连接，旋紧，如图 12-14所示。

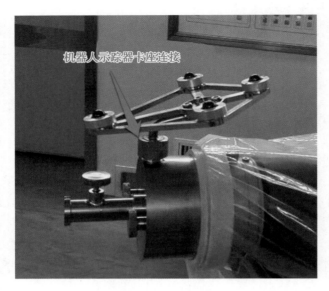

图 12-14　机器人示踪器与导向器基座上卡座的连接

（8）机器人摆位及手术室布局：机器人摆位及手术室布局参考图 12-15、图 12-16、图 12-17。

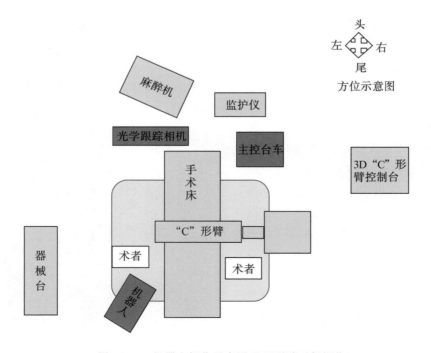

图 12-15　机器人摆位示意图（"C"形臂对侧摆位）

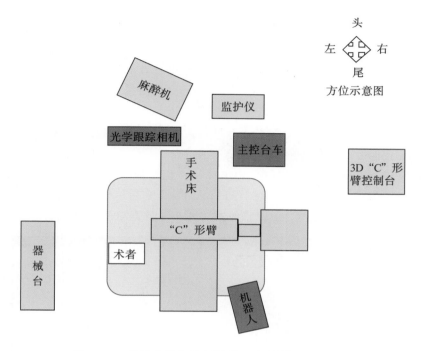

图 12-16 机器人摆位示意图（"C"形臂同侧摆位）

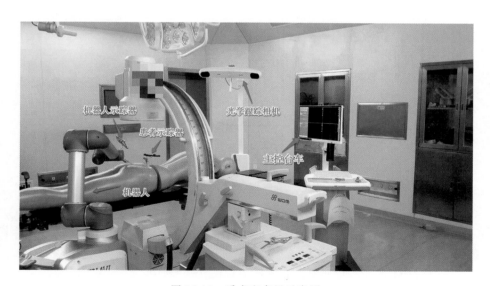

图 12-17 手术室布局示意图

机器人摆位要点：①机器人摆放在手术床左侧或右侧（患者尾端）。②机器人基座中轴与手术床缘距离为 20～30 cm。③机器人基座中轴与手术骨质距离为 60～70 cm（范围 50～90 cm）。④3D "C"形臂摆放在机器人对侧，旋转 C 轨道，确保机器人机体不妨碍

C 轨道运行。⑤基于以上几点,以基座中轴为轴,机身摆位与手术床垂直、倾斜或水平均可,以增加术区操作空间且不影响无菌环境为合适摆位。⑥拖拽机器人末端执行器至术野范围,模拟置钉路径,验证机器人摆位可达工作空间。⑦确定合适位置后,固定地脚。

光学跟踪相机摆位要点:①相机基座放在距离患者示踪器大约 1.5 m 的位置,朝向患者示踪器。②通过示踪器位置示意图调整相机头位置,尽可能使机器人示踪器和患者示踪器位置满足俯视和侧视下均接近中心,并且靠近第一条线(见图 12-18)。

(9)采集 CBCT 定位图像:①安装标尺到位。②拖持机器人使标尺尽可能靠近手术节段对应的背部皮肤,但不可贴紧皮肤。③使用"C"形臂进行正侧位透视,合格的图像须满足手术节段全部椎体均在视野内、标尺标记点正位像上居于目标椎体靠正中位置、侧位像上标记点均可见。④启动 CBCT 扫描程序(设定起始位为 $-95°$,终止位为 $+95°$)。⑤CBCT 扫描成功后,通过"C"形臂软件发送 dicom 数据至 Tirobot 工作站。

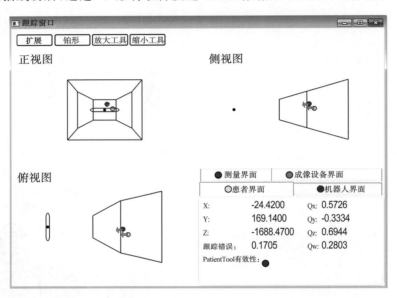

图 12-18　光学跟踪相机摆位示意图

在这个过程中,应尽可能不将棘突夹或其他金属工具放在透视视野内,以降低金属造成的伪影。

(10)自动标记点配准:①启动导航。②进行矩阵计算和自动配准。③判断配准误差是否在接受范围内。

在这个过程中,应注意通过探针点取标记点位置来验证配准精度。

(11)规划椎弓根螺钉路径和添加植入物:①矢状位上选择规划节段。②横断位上,确定规划平面,选择入钉位置。③在横断位和矢状位上,分别旋转定位十字线,使对应十字线位于椎弓根内合适位置(椎弓根中轴)。④添加植入物:选择合适直径和长度螺钉。⑤按以上步骤规划其他螺钉路径。⑥在沿针切面上,逐层验证螺钉路径(见图 12-19)。

在这个过程中,应注意:①螺钉路径的规划可按左侧和右侧区分,以提高规划速度。

②规划完每根螺钉后,必须锁定螺钉,以防止误操作改变螺钉路径。

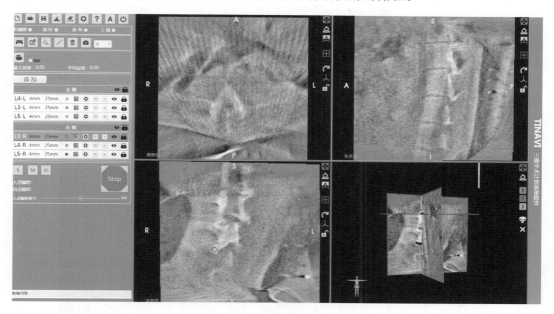

图 12-19 螺钉路径规划界面

（12）机器人运行至规划路径：①安装导向器。②拖动机器人至预置钉姿态,使机器人示踪器为相机所见。③选择预运行的螺钉路径,设定沿导向器及规划路径轴线与皮肤的最长距离和最短距离。④使机器人先运行到最长距离位置,再逐步接近最短距离位置。在这个过程中,应注意：①为提高定位准确性,可暂停呼吸,以使机器人微调至最佳路径。②根据虚拟探针与规划路径的偏差来微调机器人路径。

（13）安装套筒和切皮：①将套筒放置在导向器中。②在套筒尖端对应位置,做 2～3 cm 小切口。

（14）置入导针：①将套筒末端顶在入钉点骨面。②将 1.5 mm 导针插入套筒中。③通过导航系统,判断置入路径是否与规划路径一致,根据需要调整。④电钻钻入导针一定深度（见图 12-20）。

在这个过程中,应注意：①外科动作应尽可

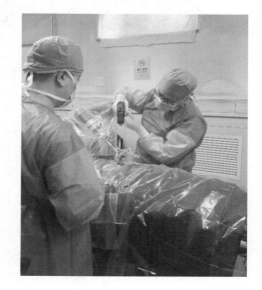

图 12-20 动物实验中置入导针的示意图

能轻柔,以防止反复的定位不准情况的出现。②导针在置入时,可能会因陡峭的进钉骨质发生侧滑,此时需要先用铣钻磨取进针点骨质。

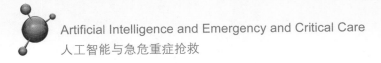
（15）验证并调整导针路径：①正侧位透视验证导针路径是否与规划一致。②根据需要调整路径。

（16）置入并验证剩余导针：①按照步骤（11）～（14），依次置入剩余椎弓根螺钉导针。②CBCT验证导针路径，通过图像融合与规划路径进行比较。

在这个过程中，应注意：为便于术后进行图像融合（见图12-21），可在"C"形臂机头安装示踪器。

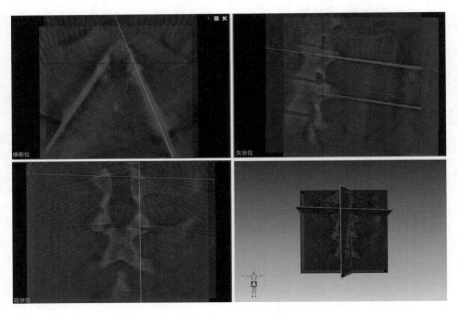

图 12-21 图像融合示意图

注：绿色为术前规划图像，绿色轴线为规划导针轴线，红色为导针置入后采集图像。

（17）机器人导航结束：①置入所有导针，并验证路径满足手术需求后，表明机器人导航手术结束。②撤离机器人系统。③卸除患者示踪器。

（18）置入并验证螺钉：①依据软件测定的椎弓根直径和长度，选择合适钉棒系统。②置入螺钉和连接棒。③透视/CBCT验证，根据需要调整。

（19）冲洗缝皮。

（20）手术结束。

脊柱骨折患者的手术治疗过程中存在着多处医工融合点：脊柱导航辅助机器人领域是一个由软件设计、硬件设计、用户界面设计、影像学兼容性设计等相互结合、相互合作而产生的医疗尖端领域，完成这样精细的脊柱导航辅助机器人要求以上各个领域的相互合作，但是脊柱导航辅助机器人的最终使用者是医生，也只有医生知道需要导航辅助机器人在手术中起到什么作用，所以这就要求医生与上述各个领域的专家相互交流，相互促进。医学、计算机技术以及机械工业的发展促进了脊柱导航辅助机器人的发展，相信未来将会有更多脊柱导航辅助机器人出现。

（四）康复

脊柱骨折以后的康复治疗要依据患者骨折的部位、骨折的程度、复位固定的坚强度来综合规划制定。胸腰段骨折无神经损伤且复位良好的、经皮置钉、固定可靠的患者术后 2 周左右可在坚强腰围辅助下下地活动；术后即刻，在床上疼痛可耐受的情况下进行五点支撑法训练腰背肌，即仰卧位、屈膝，以双肘、双足以及头部共五个点为支撑，向上挺胸腹部，促使腰部、背部、臀部以及下肢离开床面，反复进行此项运动，有利于脊柱骨折恢复；术后 2～3 周可以进行飞燕锻炼法锻炼腰背肌，即采用俯卧位，将双上肢置于体侧，然后抬头挺胸，尽量让头后仰离开床面，同时伸下肢，也让双脚离开床面，让腹部着床，每天可以逐渐增加锻炼量。脊柱骨折累及神经导致部分或完全瘫痪者的康复训练应该由专门康复科医生指导完成，且需要较长时间的系统性训练才能恢复或部分恢复神经功能。

三、医工交叉应用的展望

近年来，随着工科技术的飞速发展，骨科学进入了一个崭新的研究领域——医工交叉。

（一）疾病诊断

X 线、CT、MRI 的应用不仅可以了解骨与关节损伤或疾病的部位、范围、性质及与周围软组织的关系，为骨关节伤病诊断和治疗提供可行的影像资料，还可观察骨骼生长发育、骨折愈合、植骨融合的情况，以及某些营养和代谢性疾病对骨骼的影响。此外，术中"C"形臂还可在手术治疗过程中监视骨损伤和疾病手法整复或手术治疗定位，内植物的位置和观察治疗效果、病变的发展以及预后的判断等。"C"形臂使临床上的解剖学变化更加直观，是临床诊断中重要的辅助手段。

（二）疾病治疗

1.导航系统

计算机辅助手术导航系统是医学影像学技术与计算机的完美结合，通过影像学资料在显示器上虚拟成形，显示手术器械和手术部位的解剖关系，辅助术者准确完成手术预案及操作。传统的椎弓螺钉固定技术在"C"形臂机透视下进行，传统的影像只能提供二维定位，不能进行椎弓根钉的三维定位。20 世纪 90 年代，美国医师 Steinmann 等最先将计算机辅助导航技术用于脊柱外科。临床实践已证实，脊柱导航系统可以明显改进椎弓根螺钉置入的精确性和安全性。随着导航设备的不断改进以及医生操作的不断熟练，脊柱导航系统的应用已扩展到包括颈椎和胸椎在内的整个脊柱，应用病种也从最早的脊柱骨折扩展到脊柱退行性疾病、畸形、肿瘤等，从原先的标准后路手术扩展到前路等各个方面。Houten 等通过对比传统透视与"O"臂导航两种方式下进行腰椎经皮螺钉手术，发现椎弓根的穿孔率分别为"O"臂导航组 3%、传统透视组 12%。Vande Kdft 等评估了在"O"臂导航下腰椎或骶椎置入的 1740 根椎弓根螺钉，结果显示，置钉准确率为 97%。Rajasekaran 等进行了一项 31 例（242 颗螺钉）胸椎骨折患者的随机临床研究，结果显示，导航下每颗椎弓根螺钉置入时间从徒手技术的（4.61±1.05）min 减少到（2.37±0.72）min。与此同时，

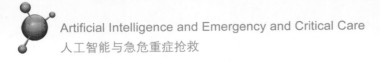

导航下置钉的准确率从徒手技术的84%增加到了99.2%。除了用于胸椎、腰椎手术外，导航近年来也广泛被应用于颈椎手术。Zou等将ISO-C 3D导航系统运用于21例齿状突骨折前路空芯螺钉内固定术，术后随访中无骨折不愈合及其他并发症。目前，计算机辅助导航技术已经应用到了创伤、关节、脊柱等方面的手术，与传统技术相比，其具有更高的精度及安全性。目前，虽然计算机辅助导航技术在骨科许多手术方面得到了应用，但是其范围并不是很广。就国内而言，仅有少数医院拥有计算机导航的相关设备。尽管如此，随着外科医生对计算机辅助导航技术的进一步了解及熟悉，计算机辅助导航技术的应用前景将越来越广。

2.手术机器人

目前，外科手术机器人被认为是人工智能技术最具有代表性的技术之一，并且其在外科手术中的应用也被认为是未来外科手术发展的趋势。集成多种先进医疗技术的产物，如达芬奇之类的外科手术机器人已广泛用于普外科手术，同时，用于脊柱外科领域的机器人也已经更新迭代。这些机器人不仅为外科医生提供了更高的精度，而且可以消除人为操作错误、提高手术效率、减少术后并发症。Solomiichuk V等研究者发现，与传统透视辅助置钉技术相比，在胸腰椎手术中，脊柱手术机器人置入螺钉的精确性和有效性是有保障的。但脊柱外科手术机器人的应用仍处于起步阶段，有关机器人技术与图像引导之间的比较尚缺乏研究，没有大规模的研究直接比较机器人和图像引导放置椎弓根螺钉。但大多数已发表文章仍广泛认为脊柱手术机器人技术的未来应用前景光明。尽管尚无数据定论，但无论在横向领域还是纵向领域，脊柱手术机器人均具有巨大的应用价值。

3.康复机器人

机器人技术贯穿康复医学、生物力学、机械学、电子学、材料学、计算机科学等诸多领域，结合国内外社会发展（尤其是老年人和功能障碍者）对服务机器人不断增长的需求，不仅促进了康复医学的发展，也带动了相关领域新技术和新理论的发展。步行障碍是脊髓损伤（spinal cord injury，SCI）及其他神经系统损伤性疾患的主要表现，步行能力的丧失严重影响患者的日常生活活动能力，使患者的社会、职业、休闲娱乐参与能力出现不同程度的下降。因此，提高肌肉骨骼系统的运动控制、恢复步行功能是脊髓损伤康复的重要研究内容之一。近年来，随着医学科技的发展，下肢康复机器人逐渐应用于神经损伤如脑卒中、脊髓损伤的康复治疗中。

计算机手术导航、手术机器人、3D打印个体化导板、步态分析系统、柔性电极传感系统、康复机器人等技术的应用为骨科及康复科治疗领域趋向"智能化""微创化""个性化"注入了新活力，也为专科发展提供了有力的武器。本着专病专治、精益求精的匠人精神，积极引进医工交叉新技术、新方法，为患者解除病痛保驾护航，是所有医者的责任。我们相信，随着科学技术的进步和人工智能的继续发展，医工交叉应用将更好地为患者服务，获得更好的手术和康复治疗效果。

外科手术机器人定位系统(TiRobot)产品机理

一、系统组成

本产品由机器人、空间标定组件、手术计划与机器人控制软件、光学跟踪系统、主控台车和配套工具组成。

机器人包括移动平台、稳定支撑系统、机械臂、控制机箱、电源模块、主机通讯模块、连接线缆。空间标定组件包括三维标定专用标定器、双平面标定专用标定器。手术计划与机器人控制软件包括主控软件、光学跟踪控制模块、空间多坐标系标定模块、三维图像手术规划模块、二维透视图像手术规划模块、机器人控制与交互模块、术中患者跟踪与随动控制模块、手术数据管理模块、通讯模块。光学跟踪系统包括光学跟踪相机、连接线缆与电源、相机支架。主控台车包括移动操作平台、计算机系统、机器人控制面板。配套工具包括患者跟踪支架、机器人跟踪支架、反光标记物、反光标记物固定立柱、导向器。

二、工作原理

手术机器人定位包括空间映射、手术规划、手术路径定位三个方面:①空间映射:即利用某种空间坐标映射算法,计算出手术目标的空间位置(见图 12-22)。②手术规划与引导:准确显示映射关系的术前或术中图像,由医生在图像上或者重建的三维模型上规划手术路径(见图 12-23)。③手术路径定位:控制机器人准确地将引导器摆放到预定方位,保证手术路径的精度,以引导医生完成手术操作。

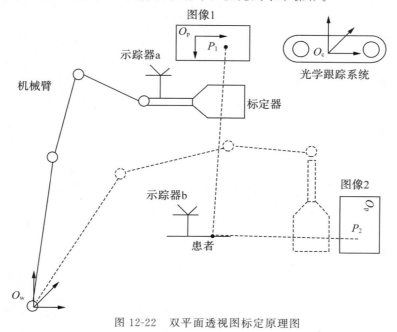

图 12-22　双平面透视图标定原理图

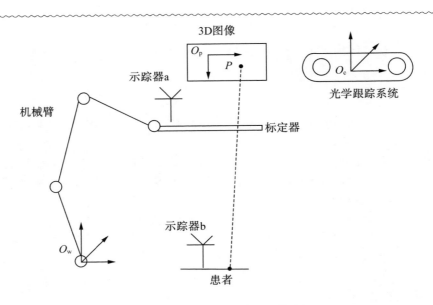

图 12-23 术中三维扫描标定原理图

以机械臂基座坐标系为世界坐标系,根据手术路径确定入针点 P(或出针点):当采用双平面标定专用标定器时,在两个不同方向上获取 X 线透视图像,计算出 P 点的世界坐标;当采用三维标定专用标定器时,获取包含标定器术中三维图像,计算出 P 点的世界坐标。分别确定了入针点和出针点的世界坐标后,手术路径的空间坐标也即被表达为世界坐标系中的一条直线。计算出手术路径后,可以控制机械臂精确运动,使与其末端相连的导向器指向此手术路径。

具有实时跟踪功能的光学跟踪系统实时监控患者的移动,并计算出移动的方向和大小。机械臂可以根据移动的方向和大小数据进行自身运动的修正,从而保证导向器与规划手术路径精确一致。

参考文献

[1]宗路杰,干旻峰,杨惠林,等.脊柱外科机器人及其临床应用进展[J].中国脊柱脊髓杂志,2021,31(8):754-758.

[2]齐鹏,崔赓.导航系统在脊柱微创手术中应用的研究进展[J].中国骨与关节杂志,2018,7(10):767-772.

[3]赵燕鹏,唐佩福.骨科机器人及导航技术研究进展[J].中国矫形外科杂志,2016,24(3):242-246.

[4]朱荔,白玉树,李明.脊柱外科手术导航的应用现状及研究进展[J].脊柱外科杂志,2014,12(2):123-125.

［5］郭乃铭,周跃.计算机辅助手术导航系统在脊柱外科手术中的应用进展［J］.中国矫形外科杂志,2013,21(8):787-789.

［6］王满宜,王军强.计算机辅助导航骨科手术及医用机器人技术在创伤骨科的应用［J］.中华创伤骨科杂志,2005,7(11):1004-1009.

［7］肖湘,梁国穗.计算机辅助导航在创伤骨科的应用与研究进展［J］.中华骨科杂志,2005,25(12):744-749.

［8］张建政,李放.计算机辅助脊柱手术导航及其应用进展［J］.中国脊柱脊髓杂志,2004,14(11):694-695.

［9］宋哲明,倪斌.计算机辅助影像导航技术在脊柱外科中的应用与进展［J］.中华临床医药杂志,2002,3(15):55-57.

第三节　肱骨近端骨折

学习目的

1.了解肱骨近端骨折的定义、流行病学和损伤机制。

2.熟悉肱骨近端骨折的临床特点、分型和诊断方法。

3.熟悉肱骨近端骨折相关医工结合的现状及进展。

4.掌握肱骨近端骨折的治疗方法。

案例 1

患者男性,65 岁,农民,既往体健,因"摔伤致左肩部疼痛合并活动障碍 1 天余"来到医院创伤骨科住院治疗。

目前情况:患者 1 天余前因骑电动车摔伤致左肩部疼痛合并活动障碍,伤后神志清楚,无头晕头痛、恶心呕吐、胸闷憋喘、腹痛腹胀等不适,就诊于当地医院,X 线提示左肱骨近端骨折,予以患肢制动、口服止痛药物等处理,为求进一步治疗,以"肱骨近端骨折"收入院,拟行手术治疗。

专科查体:患者痛苦面容,左上肢吊带悬吊制动,左肘关节被动屈曲位,左肩部皮肤青紫淤血,左肩部明显肿胀、压痛,左肩关节活动受限,左上肢浅感觉无明显减退,左肩部肌力检查因疼痛无法配合,左侧桡动脉搏动可,左腕关节及手指活动自如,末梢循环可,霍夫曼征(Hoffmann sign)(—)。

X 线及 CT 三维成像检查:左肱骨近端四部分骨折脱位,肱骨头向内后方移位(见图12-24)。

入院诊断:左肱骨近端骨折脱位。

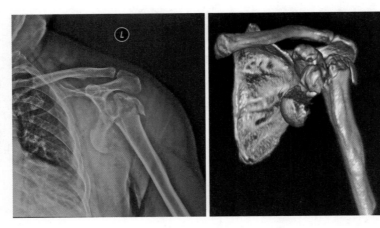

图 12-24　左肩部 X 线及 CT 三维成像

对于肱骨近端四部分骨折脱位,肩部疼痛剧烈,严重影响肩关节活动,导致生活质量明显下降,采用手术治疗毫无争议。对于此类骨折,目前手术方式包括骨折复位内固定(保头)和关节置换(反肩和半肩关节置换)两种。经与患者及家属充分沟通后,决定行保头手术治疗。完善各种术前常规检查,排除手术禁忌,于入院后第 2 天在全身麻醉下行左肱骨近端骨折脱位切开复位髓内钉内固定术。因患者高龄,且肱骨近端四部分骨折脱位复杂程度高,容易出现内固定失败,所以采用钉中钉技术以获得更强的稳定性(见图12-25),术后行核素骨扫描及动脉造影以判断肱骨头血运情况,为后续治疗提供依据。

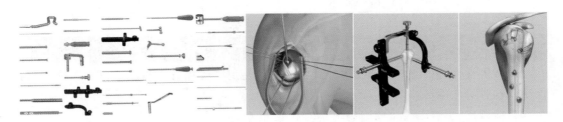

图 12-25　Multiloc 设备、工具

手术过程:全身麻醉成功后,患者取沙滩椅位,左肩部术区常规消毒铺巾,于左肩峰前方做长约 5 cm 纵行切口,依次切开,分离三角肌前群,显露切开肩袖并以 10 号丝线标记,保护肱二头肌长头腱,探查见肩部空虚,肱骨头、大结节、小结节、肱骨外科颈骨折,肱骨头完全脱位并向内后方移位,取出肱骨头,将其复位后以克氏针临时固定,透视见骨折复位可,正位+腋位透视定位进针点,置入限深导针,空心钻开口,沿导针置入肱骨近端髓内钉主钉(Multiloc),导向器辅助下近端置入 4 枚螺钉、1 枚钉中钉、远端置入 2 枚螺钉。依次复位大小结节,以 4 枚小皮钉固定,严密缝合修复肩袖,透视见骨折复位满意、内固定位置满意。冲洗创面、彻底止血,逐层关闭刀口,留置引流管一根。手术顺利,术中出血少,术后患者安返病房,术后复查 X 线及 CT,显示骨折复位固定良好(见图12-26)。

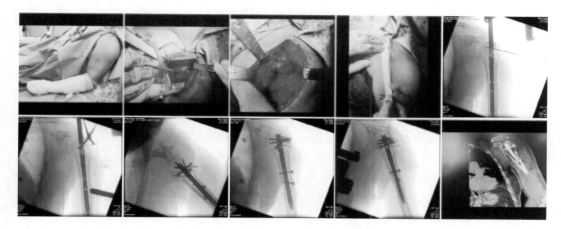

图 12-26　术中体位、手术显露、术中透视及术后复查

　　术后患者左臂悬吊固定 1 周以利于肩袖修复，然后逐步开始肩关节被动、主动功能锻炼，通过配合使用消炎止痛药物，患者在功能锻炼过程中没有明显的疼痛。术后核素骨扫描左肱骨近端骨质代谢异常、考虑术后改变（见图 12-27）；左锁骨下动脉造影见左旋肱前动脉及旋肱后动脉显影良好。术后 10 天患者顺利出院，术后 1 个月复查，肩关节功能有改善。

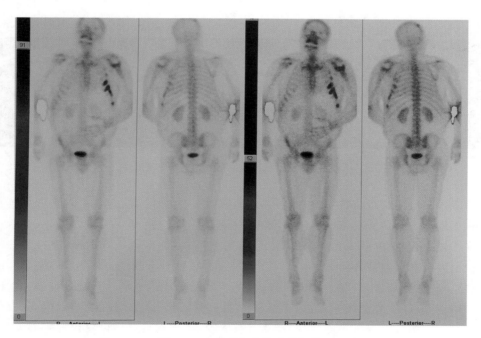

图 12-27　术后全身核素骨扫描

　　医工结合点：肱骨近端髓内钉技术利用坚强的软骨下骨改善锚定效果，操作远离骨折端，可保护断端血运，钉中钉技术增强了骨质疏松患者的固定强度，埋头式螺钉减少了

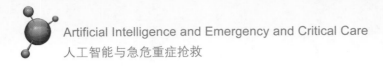
撞击风险,钝性钉尖减少了穿透对侧皮质风险,肱骨距螺钉支撑内侧粉碎骨折,缝扎孔确保肩袖肌肉的可靠附着,聚乙烯内衬提供成角稳定并减少螺钉退钉风险。髓内钉技术在生物力学上更加稳定,降低了内固定失败的概率。智能化设计工具简化了手术步骤、缩短了手术时间,使得肱骨近端骨折患者得以早期康复从而取得更好的治疗效果。

案例 2

患者女性,37 岁,公司职员,既往体健,因"外伤后右肩部疼痛并活动障碍 1 天"来到医院创伤骨科住院治疗。

目前情况:患者于 1 天前不慎摔倒伤及右肩部,伤后神志清楚,感右肩部疼痛合并活动障碍,无头晕头痛、胸闷憋喘、腹痛腹胀等不适,送至急诊,X 线及 CT 检查提示右肱骨近端骨折,予以患肢悬吊制动,为求进一步治疗,以"肱骨近端骨折"收入院,拟行手术治疗。

专科查体:患者痛苦面容,右上肢吊带悬吊制动,右肘关节被动屈曲位,右肩部可见皮下血肿,肿胀明显,压痛,右肩关节活动受限,右上肢浅感觉无明显减退,右肩部肌力检查因疼痛无法配合,右侧桡动脉搏动可,右腕关节及手指活动自如,末梢循环可,Hoffmann 征(一)。

X 线及 CT 三维成像检查:右肱骨近端四部分骨折(见图 12-28)。

入院诊断:右肱骨近端骨折。

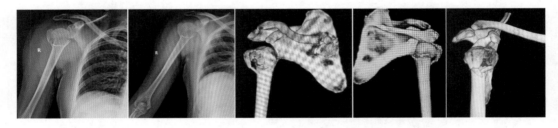

图 12-28　右肩部 X 线及 CT 三维成像

患者入院后完善术前常规检查,经与患者及家属充分沟通,患者于入院后第 3 天决定行肱骨近端骨折切开复位钢板内固定术。

手术过程:全身麻醉成功后,患者取沙滩椅位,右肩部术区常规消毒铺巾,于右肩锁关节前下方至右臂取前外侧弧形切口,长约 15 cm,依次切开皮肤、皮下及深筋膜,于胸大肌、三角肌间隙分离进入,注意保护头静脉,将三角肌向外侧牵开、胸大肌向内侧牵开,显露切开肩袖并以 10 号丝线标记,保护肱二头肌长头腱,显露肱骨近端骨折端,探查见大结节、小结节、肱骨外科颈粉碎性骨折,肱骨头前倾,将骨折复位后以克氏针临时固定,于肱骨近端外侧放置一枚肱骨近端解剖锁定接骨板并以数枚螺钉固定,透视见骨折复位满意、内固定位置满意。于接骨板缝合孔处严密缝合修复肩袖,冲洗创面、彻底止血,逐层关闭刀口,留置引流管一根。手术顺利,术中出血少,术后患者安返病房。

术后患者采用加速康复(enhanced rehabilitation after surgery, ERAS)理念进行肩

关节功能康复训练。通过术中区域神经阻滞、术后配合止痛药物,患者早期即可在无痛状态下行肩关节被动功能锻炼。术后复查,X线结果提示骨折复位固定满意(见图12-29)。术后1周患者顺利出院,继续家中自行肩关节功能锻炼,术后1个月复查肩关节功能良好。

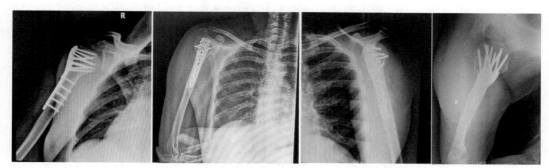

图 12-29　术后复查肩关节正侧位、冈上肌出口位及腋位片

　　医工结合点:肱骨近端解剖锁定接骨板是成角稳定的解剖型接骨板,更符合肱骨近端解剖形态,不同方向、多种选择的螺钉孔设计更加精确地适应各种骨折类型,可确保最佳的应力分散,通用性好。肩袖缝合孔的设计有利于肩袖的修复固定,增加了肩关节稳定性。

思考题

　　除了上述案例中肱骨近端髓内钉系统的使用,还有哪些医工结合的进展给肱骨近端骨折患者带来了福音?

一、疾病概述

(一)肱骨近端解剖概要

　　肩关节是四肢骨骼中活动性最大且最易发生不稳定的关节,骨折-脱位在此部位的发生率高于其他的近干骺端骨折。肱骨近端骨折的四个标准骨片为肱骨头、大结节、小结节和肱骨干。解剖颈位于结节上方,肱骨关节面下方。肱骨外科颈为肱骨大结节、小结节移行,为肱骨干的交界部位,该部位是松质骨和密质骨的交接处,易发生骨折。肱骨颈干角(CCD)平均为 130°(123°~136°),肱骨头一般为后倾,与远端肱骨上髁轴成大约 25°(18°~30°)角。对尸体的研究发现,关节面下的软骨下骨密度最高,骨密度向几何中心直至干骺端逐渐降低,外侧抵抗压缩力量强大,内侧机械强度较低。

　　肱骨近端位于三角肌、肩部肌肉以及肩袖深处。肱骨结节间沟为致密的骨皮质,内有肱二头肌长头腱走行,长头腱是骨折修复过程中的重要解剖标志。同时,在骨折伴随脱位的情况下,能将脱位的骨端导向关节盂的位置。肱骨大结节为冈上肌肌腱、冈下肌肌腱和小圆肌肌腱的附着点,肱骨小结节为肩胛下肌肌腱的附着点,骨折时大小结节分离错位是由它们各自的软组织附着牵拉引起的。结节段移位以及骨连接不正会引起肩

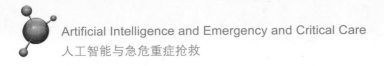

袖长期功能失调或导致肩峰下或喙突撞击。通过应用肩袖缝线修复,这些重要的肌腱附着处使骨质疏松患者肱骨近端骨折容易复位与固定。

肱骨近端血供的损伤可能引起肱骨头缺血坏死,肱骨头的主要供应血管一直被认为是弓状动脉-旋肱前动脉的前外升支,但是 Hettrich 等的尸体研究显示,旋肱后动脉供应肱骨头 64% 的血液供应。背内侧干骺端外科颈骨皮质的长度对于肱骨头的血供至关重要。外展移位的外科颈骨折通常会破坏内侧铰链,也可能因此中断肱骨头的血供。

(二)流行病学特点

肱骨近端骨折是最常见的骨质疏松性骨折之一,占四肢损伤的 5%,年发病率为 (63～105)/100000 人,发病率随着年龄增长而升高。青年人发生的骨折多由高能量损伤引起,如运动损伤、交通事故或坠落伤等。在老年患者中,其主要的骨折原因为低能量骨质疏松性损伤。其他任何原因引起的低龄骨质疏松症都会增加骨折的风险,女性更年期提前是本病最常见的诱因之一。根据北美、北欧、英国、法国、南欧、日本以及澳大利亚的研究,发病率有很大的性别差异,女性患者占 70%～80%。大多数肱骨近端骨折为不存在移位或存在微小移位的骨折,保守治疗通常可以成功治愈,仅有 10%～20% 的肱骨近端骨折需要手术治疗。

(三)损伤机制

在肩部受到冲击时,肩部所受到的外力、肩部肌肉产生的内力以及肱骨近端骨质密度决定了骨折的形态和接下来的脱位情况。骨折可由直接冲击造成,年轻患者中为高能量损伤,通常伴随较为严重的软组织损伤,骨折粉碎程度也较高。大多数骨折为老年患者平地摔倒时外伸的手臂间接传导至肩部。轻微损伤或无损伤引起的骨折多系骨肿瘤或感染引起的病理性骨折。有明确损伤但 X 线未发现异常的持续肩部疼痛患者多系隐匿性骨折(多为大结节处)或肩袖损伤,这可通过超声或 MRI 明确诊断。

二、疾病预防、诊断、治疗及康复

(一)预防

肱骨近端骨折主要发生于 65 岁以上的老年人群,是老年骨质疏松骨折中发病率位居第三位的脆性骨折之一。预防可分为两个方面:一方面是老年人防跌倒训练与指导,家庭设施布局、地面防滑处理、卫生间防跌倒装置、夜间起床灯光设计等都是预防老年人摔跤的措施;另一方面是骨质疏松的预防与治疗,这是一个系统性问题,类似于心脑血管疾病,骨质疏松是缓慢、不知不觉发生的,因此从饮食、锻炼、光照时间、药物补充等各方面进行有意识的预防才会收到一定的效果。老年脆性骨折发生以后更要注意骨质疏松的治疗。

(二)诊断

1.临床表现

肱骨近端骨折的临床表现包括:肩部淤青、肿胀、畸形,疼痛明显、持续,肩关节主动、被动活动受限,肘关节被动屈曲位,健侧手托住患臂,头和躯干向患侧倾斜。

2.体格检查

应全面评估上肢,并注意排除其他部位的损伤,如颈部和脊柱。由于骨折端位于肩部肌肉深处,肢体的肿胀和淤青可扩展至相关区域,尽管肿胀的程度不能代表潜在的骨折严重性,但是非常严重的肿胀常常提示潜在的血管损伤。血管损伤在三部分或四部分前部骨折-脱位中相对常见,移位的肱骨头以及骨干均可能对血管造成损伤,胳膊有明显牵拉的损伤会造成血管内膜撕裂。尽管开放性骨折并不常见,但 off-ended 骨折伴近端严重前脱位有时会导致上臂局部皮肤压力性坏死,此类患者一定要仔细重复检查前方软组织情况。一般来说,肱骨近端骨折肩关节的畸形可并不明显,而明显的畸形则提示存在肩关节脱位。应注意将肩关节活动受限与肩袖损伤相鉴别。此外,应注意评估腋神经的运动和感觉功能,如存在肩关节脱位,应注意评估臂丛神经的功能并检查手腕的脉搏。

3.影像学检查

基于 X 线的穿透性、可吸收性、荧光效应、感光效应和人体组织结构固有的密度差异,其是评估肱骨近端骨折的最佳基础检查方法,创伤系列片包括肩关节正位、侧位以及腋位。骨折患者因疼痛以及进一步骨折移位的风险,无法拍摄标准的腋位片,可以改良腋位片(velpeau)代替。X 线可以提示骨折部位、有无伴随脱位、粉碎程度及移位方向。

对于复杂肱骨近端骨折的评估,CT 有着重要意义,可以生成身体内部结构的详细图像。冠状位、矢状位以及三维重建可提供骨折线、关节盂和肱骨头的细节信息,还能发现传统平片不易发现的关节面损伤。螺旋 CT 在扫描过程中采用螺旋途径,收集的图像之间没有间隙,其扫描准确性和速度可能会随着螺旋 CT 的应用而得到大幅提高。

MRI 是通过产生强大的磁场迫使人体内质子与磁场对齐,根据这些磁性来区分各类型的组织,尤其适用于神经、肌肉、肌腱、韧带、血管、软骨等软组织成像,在骨折评价中并不常用,但在评估肩袖损伤、臂丛神经损伤中有重要价值。

4.骨折分型

(1)Neer 分型:1970 年,研究者基于肱骨近端骨折的四个解剖部分及其移位提出了Neer 分型。骨折存在移位的判断标准为:骨折块之间移位大于 1 cm 或成角大于 45°。一部分骨折:无论骨折线数量多少,只要未达到上述移位标准,说明骨折部位尚有一定的软组织附着连接,有一定的稳定性。两部分骨折:肱骨近端四个解剖部位中,仅一个部位发生骨折并移位,包括解剖颈骨折、大结节骨折、小结节骨折或外科颈骨折。三部分骨折:有两个部位骨折并移位,常见大结节、外科颈骨折和小结节、外科颈骨折。四部分骨折:四个部位都发生骨折移位时,形成四个分离的骨块,此时肱骨头向外侧脱位,呈游离状态,血液供应被严重破坏,极易发生缺血坏死。

(2)AO/OTA 骨折与脱位分型:根据 AO/OTA 骨折与脱位分型,骨折的严重程度从A1 到 C3 递增(A 为关节外单灶性骨折,B 为关节外双灶性骨折,C 为关节内骨折),总共分为 27 个亚型,该分型可指导治疗、预测肱骨头血供情况,以及判断预后。

(3)LEGO 分型:Hertel 等提出了肱骨近端骨折的 LEGO 分型系统,这种分型着重描述各部分骨折之间骨折线的位置以及骨折块的组合和数量。

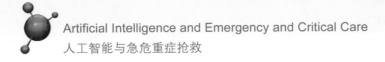

（三）治疗

肱骨近端骨折适当治疗方式的选择取决于骨折类型、骨质、致伤应力、术者技巧、患者的依从性以及患者的预期。

1.保守治疗

非移位和嵌插肱骨近端骨折可用上肢三角巾悬吊 2～3 周并早期开始肩关节钟摆运动，然后开始主动活动度的康复。对于伴有骨质疏松的 75 岁以上、对功能要求较低的移位型骨折患者，同样也应该选择保守治疗，必要时在影像监视下闭合复位并悬吊制动。

2.手术治疗

肱骨近端骨折复位和固定指征包括移位型骨折、头劈裂型骨折、伴随血管神经损伤、开放性骨折、内侧铰链中断的不稳定性骨折、浮肩、多发创伤、难以复位的骨折脱位。

（1）内植物的选择：肱骨近端骨折内植物的选择应基于骨折的具体特点，如骨折类型、患者特点以及软组织情况。肩袖的功能同样是一个重要的因素。克氏针通常用于伴有骺板损伤的未成年患者，缝线、张力带或螺钉可用于骨质良好的二部分结节骨折。锁定钢板广泛应用于移位型肱骨近端骨折，但钢板相关的并发症以及骨质问题需纳入考虑。如果术中能获得闭合复位并维持，则可行经皮固定、MIPPO 或髓内钉固定等微创固定技术，从而减少骨折部位血供的进一步破坏。对于复杂骨折或者老年患者骨折伴脱位及骨质疏松，可以考虑关节置换。近十年来，反肩关节置换术受到广泛关注，相比半肩关节置换术，其可得到更加可预测且较好功能的结果。然而，目前研究者对于反肩关节置换术假体的使用寿命仍存在疑问。

（2）术中体位：肩部手术中，使患者保持良好的体位特别重要。患者于透 X 线的手术床上取沙滩椅位，使患者处于半卧位并屈曲双膝，将手术床头抬高 25°～30° 以降低静脉压力，使用头部固定装置以拆除手术床上方的部分，在脊柱和肩胛骨内侧边缘的下方放置两块手术巾以抬高患肢，使肩部向上并显露出来，在手术床上连接上肢短托板或者采用其他臂部支撑方法，以便整个手术期间可以根据需要将手臂抬高或降低，显露肩峰前方的肱骨头。或者，患者可以采用改良仰卧位（30°～40° 朝向对侧）于完全透 X 线的手术床上。透视仪的位置应能从两个平面观察整个肱骨全长，如位于患者头侧或健侧（见图 12-30）。

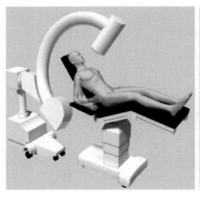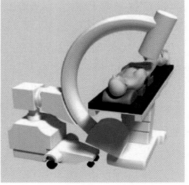

图 12-30　术中体位及透视情况

（3）手术入路：包括三角肌胸大肌入路与经三角肌入路。

1）三角肌胸大肌入路：该入路为肩部手术使用频率最高的手术入路，切口起自喙突近端，经过三角肌前方，延展至三角肌的中远端，分离头静脉并将其牵拉向外侧至三角肌，或向内侧至胸大肌，然后显露三角肌及胸大肌之间的间隔，打开锁胸筋膜，确认喙肩韧带，钝性分离肩峰下间隙和三角肌下方，以及向远端部分松解三角肌附着点以提供视野，手臂轻度外展使三角肌松弛，使其可以被牵拉向外侧而不产生额外的张力，术中应注意保护肩峰上三角肌附着点的前部，位于大小结节之间的结节间沟内有肱二头肌长头腱走行，可以作为辨认大小结节的重要标志。该入路可给予三角肌更好的保护、具有关节囊下方更好的视野及松解，以及更低的腋神经损伤风险。但是，由于外侧三角肌的阻碍，钢板放置更困难、结节后方视野较差、肌肉发达的个体暴露较为困难。

2）经三角肌入路：该入路可用于大结节骨折、Mippo 或髓内钉技术。切口起自肩峰的前外侧角，沿肱骨近端外侧面向下延展 5 cm，将三角肌前束及中束钝性分离直至三角肌下滑囊，注意保护腋神经。如存在结节骨折，需要修复或进行 Mippo，可在三角肌劈裂处肩峰外侧 5 cm 处放置固定缝线以防止腋神经损伤，肩关节内旋或外旋以完成大结节的复位及固定，放置外侧钢板时应注意仔细地将其置于神经下方。该入路的优势包括：①大小结节更好的视野；②肱骨近端外侧面钢板更易放置。该入路的劣势包括：①存在三角肌损伤；②腋神经损伤风险。

（4）复位与固定：骨-肌腱结合处的牵引缝线有助于复位结节骨块而不引起骨块的进一步粉碎。对于单纯结节型二部分骨折，缝线比螺钉更为可靠，对于外科颈型二部分骨折，内侧皮质的复位很重要（尤其在内翻骨折中），对于更加复杂的三部分或四部分骨折，总是使用"撬棒技术"以恢复正常颈干角及后倾角。可用从肱骨头到肱骨干或经前方从肱骨干到肱骨头打入的克氏针临时维持复位，避免妨碍钢板的置入。

拉力螺钉可用于单纯的结节型骨折、骨质良好的二部分骨折或与其他内植物一起用于复杂骨折。因为在肱骨近端干骺端，部分螺钉固定的强度相对较弱，不建议单独使用螺钉，使用缝合锚（双滑轮技术）可获得更好的复位及固定强度。此外，沿着钢板及髓内钉附加缝线固定可以获得更好的生物力学稳定性。

锁定钢板是肱骨近端骨折固定中应用最为广泛的内植物，钢板应放置于结节间沟的外侧，经导板近端的孔插入一枚克氏针以证实钢板轴线的位置，肱骨距螺钉（沿肱骨外科颈内侧弧度的切线方向植入 2 枚螺钉）对内侧支撑的维持至关重要，尤其是对于内侧皮质粉碎的内翻移位骨折。Mippo 技术仅限于治疗复杂的肱骨近端骨折，避免了软组织的过多切开，降低了骨折不愈合和感染的风险，但对于闭合复位难以完成的情况，应考虑切开复位。

髓内钉可以使骨折端的手术暴露最小化，创伤更小，可以提供足够的轴向和旋转负荷稳定性。新研发的多向交锁髓内钉可用于结节骨折固定，且有助于使用缝线修复肩袖。髓内钉可用于外科颈二部分骨折和某些肱骨近端环状结构相对完整的三部分骨折或四部分骨折。生物力学实验已证实，与锁定钢板相比，髓内钉可以更好地抵抗弯曲和旋转应力，但髓内钉的置入可能会引起医源性大结节骨折和肩袖损伤，以至于术后产生

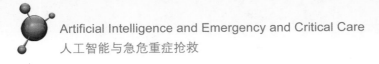

持续的症状和无力感。因此,使用直钉应避开经过肩袖止点区域入钉。

半肩关节置换或反肩关节置换术在伴有骨质疏松或骨折脱位的复杂肱骨近端骨折的治疗中扮演重要角色。近年来的研究显示,在治疗老年复杂骨折方面,反肩关节置换术比半肩关节置换术更加可靠和可预测。

(5)并发症:包括螺钉穿出肱骨头平面、肱骨头缺血坏死、畸形愈合与不愈合、血管神经损伤等。

1)螺钉穿出肱骨头平面:此为文献报道的最常见并发症,其病因可能是由于手术中的技术性失误,或继发于术后复位丢失伴有嵌插和内翻畸形愈合,角度固定的螺钉无法回退,以至于螺钉穿出关节面。此外,肱骨头缺血坏死后股骨头塌陷同样可导致螺钉穿出。

2)肱骨头缺血坏死:肱骨头缺血坏死总发生率近35%,可能与骨折本身的严重程度、内侧铰链的完整性、背内侧干骺端延伸部的长度和软组织破坏范围大相关,临床表现为疼痛、肩关节活动范围受限和盂肱关节炎。

3)畸形愈合与不愈合:畸形愈合与内侧皮质的支撑缺损有关,内侧皮质支撑的复位十分重要,否则容易导致内翻畸形。当骨质疏松性骨折难以获得解剖复位时,建议将肱骨干内侧皮质嵌插入肱骨头以获得更稳定的复位。

4)血管神经损伤:在骨折脱位或严重移位骨块的复位过程中,可能发生腋神经损伤。臂丛神经和腋动脉损伤与肱骨头腋下脱位有关,早期复位非常关键,对于有神经损伤且无法闭合复位的患者,有时需要急诊切开复位。

(6)预后与疗效:良好的预后和疗效与很多因素有关,包括骨折移位的复杂程度和肩袖的完整性、与肱骨头相连的后内侧干骺端长度和内侧铰链完整性,以及肱骨头血供。内侧铰链是否完整和骨折是否粉碎可作为骨折复位固定预后判断的重要指标。年龄与短期并发症风险呈正相关,骨质疏松可能降低骨折固定强度。

(四)康复

为使肱骨近端骨折患者的肩关节功能恢复最大化,无论手术与否,康复训练是必需的。内植物结构应具有足够的稳定性以允许术中被动活动,术后立即进行康复训练。非手术或手术治疗使用同样的康复计划,必须在术后10~14天开始(见表12-1)。

表 12-1　肩关节康复计划

分期	时间范围/周	康复训练
1	0~2	身体患侧倾斜、手扶患腕做被动辅助的前后方向钟摆样练习 身体患侧倾斜、手扶患腕做被动辅助的正反向画圈圆周运动
需要上肢悬吊带悬吊		6周内避免肩外旋超过中立位
2	3~4	可以手扶患腕被动训练肩关节外展及前举 4周时复查X线片有骨架形成迹象开始主动肩外展前举训练
需要上肢悬吊带悬吊		必要时止痛药物辅助下被动活动肩关节外展及前举

续表

分期	时间范围/周	康复训练
3	5～8	可借助家人或理疗师进行主被动肩关节外展前举及后伸活动 8周时复查X线片,内固定完好允许主动活动肩关节,如果僵硬,可以开始爬墙训练肩关节功能 8周时,可以局部按压肩关节被动牵抻肩外展及前举

三、医工交叉应用的展望

随着科学技术的飞速发展,数字骨科技术在骨折、矫形、骨修复等领域得到广泛应用,医学与工程思维的交叉、融合与渗透,是多学科基础研究、高端人才培养等领域的重要发展方向,使得临床工作得以精准、高效、微创进行。

（一）疾病诊断

术前X线、CT及MRI的应用可帮助术者了解骨与关节损伤或疾病的部位、范围、性质、程度及与周围软组织的关系,为骨关节伤病诊断和治疗提供可行的影像资料。此外,还可利用检查观察骨骼生长发育、骨折愈合、植骨融合的情况,以及某些营养和代谢性疾病对骨骼的影响。术中移动"C"臂及"G"臂可以在手术治疗过程中监视骨折复位质量、内植物位置和治疗效果,为临床提供更加直观的解剖学变化,为后续疾病的发展及预后提供重要依据。随着"O"形臂3D术中影像导航系统的兴起,得以在术中快速提供手术部位的三维影像,实施精准定位,帮助术者安全、精准地实施手术,降低手术风险和并发症,减少医生和患者的放射暴露,提高医患的安全性(见图12-31)。利用Mimics软件,可以通过对骨折影像的处理,全面反映骨折的细节,对复杂骨折进行三维重建,模拟复位过程;同时还可根据骨骼的形态设计导板,与骨骼外形精确匹配并引导术中内固定物的植入,为手术做好充分准备,大大降低手术时间及风险。

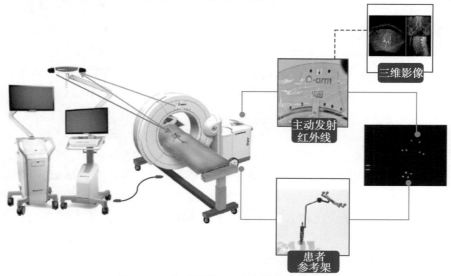

图12-31　"O"形臂3D术中影像导航系统

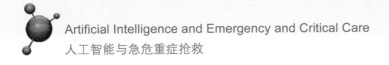

（二）疾病治疗

1.3D 打印技术

3D 打印技术可将虚拟图像转化为实体模型，在骨科领域得到广泛应用，主要包括打印骨科模型、手术定位导板以及个体化内植入物和组织工程支架的研发等。该技术通过 CT 扫描数据重建和逐层打印，精确地再现骨折部位的三维实体模型，协助医生术前预设计复位方式、选择合适内固定物或进行必要的个体化预塑形、设计并打印特殊部位通道螺钉的定位导板。骨科模型主要用于术前规划、内置物预调整或医患沟通。该技术的应用可明显缩短骨折治疗的手术时间，减少术中出血量和透视次数，但在复位质量、并发症和疗效方面无显著差异。3D 打印定位导板技术则进一步体现了该技术的精准和个体化优势，其应用过程完全依靠导板与局部特异性解剖结构的吻合程度，尤其适用于一些不规则骨与关节的表面定位。利用 3D 打印技术有助于术者在术前更精准地了解肱骨近端骨折的损伤程度、骨折类型、骨折移位方向，以及提前设计术中复位方式、内固定或假体位置和方向等。

2.导航系统

计算机辅助骨科手术是一项多学科交叉的前沿技术，一般包括术前设计与规划、虚拟手术、术中导航和术中实现等，其在微创手术、精准定位方面存在优势。该技术目前主要应用于骨盆、脊柱和四肢长骨手术中，其在关节内骨折的临床应用仍处于摸索阶段，利用计算机辅助导航技术对肱骨近端骨折难复性骨块精确定位、设计内固定或假体位置等。

3.肱骨近端骨折内固定的发展

案例 2 中的肱骨近端锁定解剖板是 DePuy Synthes 的 Philos 板，该内固定物具有成角稳定性，即便是在严重的骨质疏松情况下也能很好地防止复位丢失，锁定头设计可防止螺钉退钉，螺钉的方向涵盖了整个肱骨头并且可以分担负荷，螺钉交叉和平行放置可抗拔出力，设计的缝合孔可通过缝扎中和肌力。瞄准块的设计有助于接骨板位置的摆放，大大减少了内固定物位置的调整次数，确保了螺钉和关节面的距离，同时有利于避免肩峰撞击。此外，3.5 mm 带有自攻功能的锁定螺钉以及扭力限制扳手使得术中操作更加简洁、方便。远端既可使用 3.5 mm 皮质骨螺钉固定加压单元以达到相对坚强固定，也可使用 3.5 mm LCP 锁定头螺钉固定锁定单元以桥接骨折区域。反向螺纹改锥设计使得尾部损坏的螺钉可被方便取出。

近年来，多维锁定肱骨近端髓内钉系统应用越来越广泛，其配合多样化的交锁选择可覆盖从简单到复杂骨折的多种应用，开创了治疗肱骨近端骨折的新契机。直型主钉设计、中央进钉点可利用坚强的软骨下骨改善锚定效果，避免从骨折区域插入可保护血供较差的冈上肌附着点，增加前后锁定孔可便于固定小结节骨折，螺钉的钝性钉尖减少了穿透对侧皮质的风险，埋头式螺钉减少了撞击风险，多平面交锁减少了髓内钉的摆动，3.5 mm 二级交锁螺钉（钉中钉瞄准后内侧骨密度高的区域）减少了内翻塌陷的发生、改善了骨质疏松患者的固定（钉中钉能使整个结构抵抗静态内外方向弯折力的稳定性提升 45%），上行螺钉提供了内侧肱骨距的支撑，聚乙烯内衬提供了成角稳定并减少了螺钉退钉风险,缝合孔的设计确保了肩袖肌肉的可靠附着,智能化操作工具(如限深导针、瞄准臂)简化了手术步骤、节省了手术时间。成角稳定交锁系统(ASLS)结合了成角稳定与微创入路的优势,可吸收套管(70：30 L-丙交酯-co-D,L-丙交酯共聚物,内有螺纹,其在愈合的前12周内可减少骨折区微动达80％,2年内逐步降解)套于螺钉的顶尖,在植入时套管被推入髓内钉中,在该过程中,可吸收套管受到较大直径的螺钉中段挤压而膨胀,套管的径向膨胀力使之固定在髓内钉中并形成成角稳定(见图12-32)。

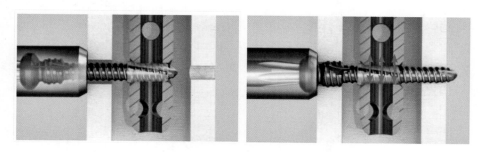

图12-32 成角稳定锁定系统(ASLS)

4.人工肩关节的发展

1894年,法国Pean医生实施了第1例肩关节置换术,但直到1950年,Neer应用钴铬合金假体治疗粉碎性肱骨头骨折后,这一术式才得以发展。Neer于1974年首次采用聚乙烯关节盂假体行全肩关节置换术(TSA)治疗骨关节炎,假体呈椭圆形,具有弧形背面及为使用骨水泥而设计的龙骨突。Neer于1984年又应用了带有2.5 mm长金属底托的聚乙烯关节盂假体。金属板可使骨长入金属孔,构成紧密结合带,尤其是当金属板有羟基磷灰石涂层时,但关于金属底托关节盂假体是否更好的争论一直存在。Boileau等进行随机双盲研究并随访3年,发现无骨水泥的金属底托假体的疗效较有骨水泥的全聚乙烯假体差,并最终因高松动率而被弃用。此外,金属底托关节盂假体还存在聚乙烯材料易从金属底托分离的问题。全聚乙烯假体与金属底托假体孰优孰劣,抑或是其他材料或构造的假体疗效是否更好,目前尚无定论。相信在不久的将来,源于髋关节的金属、陶瓷假体这一进展非常有希望出现在肩关节假体的应用中。既往的研究表明,现代骨水泥技术有助于降低透亮线的发生,而通过紧压法制备关节盂假体植入床可降低透亮线发生率。此技术通过应用特殊器械来压实骨而不是去除松质骨,因而可为龙骨提供更坚实的基座。但对于骨水泥的最佳厚度,目前尚无一致的意见。Terrier等进行了骨水泥层与骨及移植物之间界面应力的有限元分析,建议骨水泥厚度为1～1.5 mm。Nyffeler等指出,骨水泥太薄可能导致骨水泥层不完整而降低固定强度。

与传统的有柄假体相比,无柄表面置换型肱骨头假体的主要优点为仅置换肱骨头关节表面,易于恢复正常解剖结构,手术简单,能避免植入假体引起的髓内压升高。Copeland研发了一种非骨水泥表面型肱骨头假体(CSRA),其为压配型,安放在肱骨头截骨面上,以栓固定。该假体及栓表面有羟基磷灰石涂层,自1990年开始得到应用。由于关节盂假体固定的不确定性,半关节置换术(HA)获得了广泛应用。半肩关节置换适用于老年四部分骨折脱位、骨质疏松的三部分骨折、肱骨头坏死等,三角肌功能良好及喙肩弓完整是严重肩袖关节病患者半肩关节置换成功的关键。巨大不可修复肩袖,若前屈功能受损,反肩关节是更可靠的选择,若前屈仍超过 90°,半肩关节是可靠选择。Zimmer Bigliani/Flatow 人工肩关节的假体柄的前翼、侧翼和后翼设计可利于抗旋,翼上带有大小结节缝合孔,近端 1°锥度锁定,柄带有凹槽可便于骨水泥固定;肩盂侧小、中、大三个尺寸对应 40 mm、46 mm、52 mm 的头。Zimmer Trabecular Metal 人工肩关节的骨小梁金属、近端无翼设计使骨更容易长入,可促进大小结节的愈合。TM 骨小梁具有高摩擦系数和良好的弹性模量,可利于骨长入及再血管化。Biomet Comprehensive Fracture Stem 假体柄有前外侧和后外侧翼片、塑性的肩袖缝合孔、内侧肩袖缝合孔、MacroBond 近端涂层、钴铬钼合金材质、135°颈干角、内侧髁下有更多空间用于重建大小结节且可配合使用多种肱骨组件。

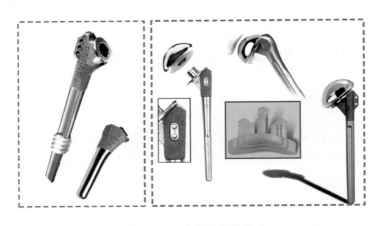

图 12-33　半肩关节置换

目前,反肩关节置换已发展成为可以重建生物力学的肩关节手术,采用骨小梁金属反置式肩关节系统的肱骨组件和 Bigliani/Flatow 关节盂组件,可恢复正常的关节几何外形,获得良好的获得范围。如果肩袖功能损伤严重,则可能会导致假瘫和疼痛,在该情况下,可采用反置式解决方案进行重建以恢复功能。骨小梁金属肱骨组件与反置式基座组件,可通过骨水泥或压配方式固定,反置式基座需要两枚螺钉进行初始固定。骨小梁金属基座直径较小,可保留关节盂骨质,为超高分子量聚乙烯反置式内衬、逆向/反向螺钉系统(多角度选择可获得良好的皮质固定)以及反置式关节盂头(莫式锥提供牢固固定)可增强稳定性。反置式肩关节柄使手术既可从反置式转换为半关节成形术,也可从半关节成形术转换为反置式手术,可使用水泥型或非水泥型固定。如今,肩关节置换已趋于微创化、精准化、个体化和假体使用寿命长久化。

随着人工智能、材料学的不断发展进步,医工交叉将越来越紧密,发展前景将越来越美好,患者将获得更优化的手术康复治疗效果。

参考文献

[1]汪林,陈晓,曹烈虎,等.肱骨近端四部分骨折治疗进展[J/OL].中华肩肘外科, 2017,5(1):69-72.

[2]张玉富,米萌,张健,等.肱骨近端骨折合并肩袖损伤情况初步调查[J].中华创伤骨科杂志,2018,20(11):975-979.

[3]TEPASS A,BLUMENSTOCK G,WEISE K,et al. Current strategies for the treatment of proximal humeral fractures:An analysis of a survey carried out at 348 hospitals in Germany,Austria,and Switzerland[J]. J Shoulder Elbow Surg. 2013;22: e8-e14.

[4]BELL J E,LEUNG B C,SPRATT K F,et al. Trends and variation in incidence,surgical treatment,and repeat surgery of proximal humeral fractures in the elderly[J]. J Bone Joint Surg Am. 2011;93:121-131.

[5]NEER C S. THE CLASSIC:Displaced proximal humeral fractures[J]. Clin Orthop Relat Res,2006,442:77-82.

[6]COURT-BROWN C M,CAESAR B. Epidemiology of adult fractures:A review[J]. Injury,2006,37:691-697.

[7]HARDEMAN F,BOLLARS P,DONNELLY M,et al. Predictive factors for functional outcome and failure in angular stable osteosynthesis of the proximal humerus [J]. Injury,2012,43:153-158.

[8]HIRZINGER C,TAUBER M,RESCH H. Proximal humerus fracture:New aspects in epidemiology,fracture morphology,and diagnostics[J]. Unfallchirurg,2011,114:1051-1058.

[9]GRADL G,DIETZE A,ARNDT D,et al. Angular and sliding stable antegrade nailing (Targon PH) for the treatment of proximal humeral fractures[J]. Arch Orthop Trauma Surg,2007,127:937-944.

[10] HESSMANN M H,NIJS S,MITTLMEIER T,et al. Innere fixation proximaler humerusfrakturen mit dem multiLoc-nagel[J]. Orthop Traumatol,2012,24 [September (4-5)]:418-431.

[11]KONRAD G,AUDIGÉ L,LAMBERT S,et al. Similar outcomes for nail versus plate fixation of Three-part proximal humeral fractures[J]. Clin Orthop Relat Res,2011,470(August (2)):602-609.

[12]KLOUB M,HOLUB K,POLAKOVA S. Nailing of three- and four-part fractures of the humeral head-long-term results[J]. Injury,2014,45:S29-S37.

[13]MILLETT P J,HUSSAIN Z B,FRITZ E M,et al. Rotator cuff tears at the musculotendinous junction:Classification and surgical options for repair and reconstruction[J]. Arthrosc Tech,2017,6(4):1075-1085.

[14]SAVIN D D,ZAMFIROVA I,IANNOTTI J,et al. Survey study suggests that

reverse total shoulder arthroplasty is becoming the treatment of choice for four-part fractures of the humeral head in the elderly[J].Int Orthop,2016,40(9):1919-1925.

[15] WONG J, NEWMAN J M, GRUSON K I. Outcomes of intramedullary nailing for acute proximal humerus fractures: A systematic review[J]. J Orthopaed Traumatol, 2016,17: 113-122.

第四节　老年髋部骨折

学习目的

1.了解老年髋部骨折的定义、病因。

2.熟悉老年髋部骨折的临床表现和诊断方法。

3.熟悉老年髋部骨折相关医工结合的现状及进展。

4.掌握老年髋部骨折的治疗方法。

案例 1

患者女性,74 岁,因"外伤后左髋关节疼痛、功能障碍 10 小时"入院。患者自诉于 10 小时前因站立不稳摔伤,伤后感左髋部疼痛,活动障碍,无头痛、头晕,无胸腹部疼痛。急来院就诊,行骨盆、左股骨 X 线检查,发现左股骨转子间骨折。患者受伤后感觉反胃,呕吐数次。现为求进一步治疗,急诊以左股骨转子间骨折收治患者入院。患者自伤后神志清,精神差,未饮食。诉既往糖尿病病史 10 余年,口服药物治疗(具体不详),空腹血糖可控制于 6～8 mmol/L。高血压病史约 8 年,口服"地平类"药物治疗(具体不详),血压可控制于 140/70 mmHg,最高可达 170/80 mmHg。患者诉经常感胃肠不适,诉 1 个半月前发现脑梗死,于医院治疗痊愈后出院,本次受伤前有肢体不受控制感。

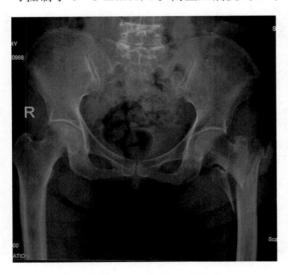

图 12-34　伤后 X 线影像

体格检查:老年女性,神志清,精神可,发育正常,营养可,被动体位,查体合作。左下肢外旋短缩畸形,左髋部及左股近端轻度肿胀,左侧腹股沟触压痛。左侧大转子叩击痛(＋),左下肢纵向叩击痛(＋)。左踝关节及左足诸趾运动可,左侧足背动脉搏动可,末梢血运可。

骨盆 X 线检查可见左股骨转子间骨折(见图 12-34)。

初步诊断:①左股骨转子间骨折。

②脑梗死个人史。③2 型糖尿病。④高血压。⑤慢性胃炎？⑥骨质疏松。

　　患者入院后完善心电图、心脏彩超、下肢静脉超声等辅助检查，与患者及其家属充分沟通，决定行手术治疗，于入院后第 2 天在全身麻醉下行左股骨转子间骨折闭合复位内固定术。

　　手术过程：全身麻醉成功后，患者取仰卧位，右侧下肢截石位，左侧下肢牵引，"C"形臂透视见近端骨折断端旋转、上翘，远端下沉。左侧髋部常规消毒铺巾后，于股骨外侧做长约 5 cm 切口，依次切开，有限显露骨折断端，以骨膜剥离器下压近端辅助复位骨折断端。透视见复位满意后，于头颈方向打入克氏针临时固定。取股骨大转子近端的弧形切口，长约 3 cm，依次切开皮肤、皮下组织、阔筋膜，触摸股骨大转子尖，正侧位透视下置入导针，置入 10 mm × 180 mm InterTan（施乐辉公司），上导向器，"C"形臂透视下沿股骨颈方向打入长度为 95 mm/90 mm 头颈钉 2 枚，近端距软骨下骨 5 mm。再于股骨远端

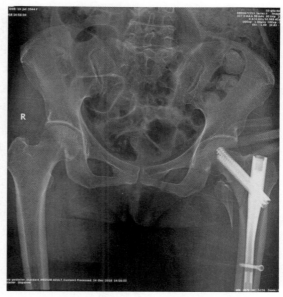

图 12-35　术后 X 线影像

拧入 1 枚锁钉，透视见骨折复位良好，内固定位置满意。冲洗切口，髋部切口置引流管 1 根，自切口引出，依次缝合切口各层次。手术顺利，麻醉满意，患者清醒后送入病房监护室。术后复查 X 线影像如图 12-35 所示。

　　患者术后第 2 天即可在助行器辅助下下床活动，术后第 7 天出院，降低了长期卧床并发症。

　　医工结合点：随着内固定材料及技术的飞速发展，转子间骨折的固定方式也发生了极大变化。主流固定方式由髓外固定转变为髓内固定，生物力学上更加稳定，降低了内固定失败的概率。

　　思考题

　　结合股骨近端的解剖特点，对于股骨转子间骨折来说，如何理解髓内固定比髓外固定稳定？

案例 2

　　患者女性，80 岁，因"外伤后左髋部疼痛、活动受限 1 天"入院。患者 1 天前无明显诱因出现短暂意识丧失摔倒，左髋部着地，伤后出现左髋部疼痛，左髋关节活动受限，无昏

迷、头晕头痛、胸闷、心悸、腹痛等不适。随后患者就诊于我院急诊科,行髋关节 X 线及 CT,结果提示为左侧股骨颈骨折。行颅脑 CT 检查,结果提示为双侧基底节及放射冠区斑片状低密度灶。患者欲行手术治疗,急诊以"左股骨颈骨折"收住入院。患者否认高血压、心脏病、糖尿病史。

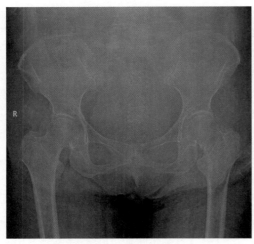

图 12-36　伤后骨盆 X 线

体格检查:老年女性,神志清,精神尚可,发育正常,营养良好,被动体位,查体合作。双下肢皮温可,左髋部略肿胀、疼痛,左下肢轻度外旋,左腹股沟中点轻压痛,左侧大转子叩击痛(＋),左下肢纵向叩击痛(＋),左髋关节活动受限,双上肢及右下肢肌力 5 级,左下肢因疼痛无法检查肌力,双侧足背动脉搏动可。

骨盆 X 线:左股骨颈骨折(见图 12-36)。

初步诊断:左股骨颈骨折。

患者入院后,完善心电图、心脏彩超、下肢静脉超声等辅助检查,与患者及家属充分沟通,于入院后第 3 天在全身麻醉下行左人工股骨头置换术。

手术过程:麻醉成功后,取右侧卧位,常规消毒,铺无菌巾单,贴护皮膜。取左髋关节外侧切口,长约 12 cm。依次切开皮肤、皮下组织、阔筋膜张肌,远端剥离部分股外侧肌及股直肌,近端将臀中肌、臀小肌前 1/3 从大转子剥下,显露关节囊,切开上、前下方关节囊,安放髋臼拉钩,显露股骨头、颈,可见股骨颈为经颈型骨折,清除局部血肿,保留小转子上缘 10 mm,摆锯切断股骨颈,取出股骨头,测量股骨头直径为 43 mm。以箱式开口器

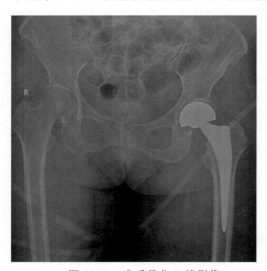

图 12-37　术后骨盆 X 线影像

使大转子开孔,髓腔锉扩大髓腔,彻底冲洗股骨髓腔,置入 1 号股骨假体(施乐辉)。安放 43 mm/28 mm 双极双动股骨头假体,复位髋关节,检查髋关节各方向活动无脱位。冲洗切口,彻底止血以可吸收线缝合髋关节囊前壁,原位缝合股直肌、股外侧肌、臀中小肌剥离处,置 1 根引流管,经切口引出。清点器械敷料,逐层缝合切口。手术顺利,术后送患者安返病房。

术后复查骨盆 X 线影像如图 12-37 所示。患者术后第 1 天即可在助行器辅助下下床活动,术后第 4 天出院,降低了长期卧床并发症。

医工结合点：人工髋关节置换术已经成为人工材料在人体应用最成功的典范之一。这得益于材料学的快速发展。经过不断探索，钛合金、钴铬合金、聚乙烯、硅橡胶、聚甲基丙烯酸甲酯等金属、有机材料使用至今，近年来又有陶瓷、钽金属等新材料出现。

思考题

对于植入人体的众多材料，首先考虑的是材料的什么特性？

案例解析

一、疾病概述

（一）定义和概况

世界卫生组织对老年人的定义为 60 周岁以上的人群，而西方一些发达国家则认为 65 岁是分界点。2021 年 5 月 11 日，第七次全国人口普查结果显示，中国 60 岁及以上人口为 26402 万人，占 18.70%，其中，65 岁及以上人口为 19064 万人，占 13.50%，人口老龄化程度进一步加深。老年人髋部骨折与人口的不断老龄化成正比，引起老年人髋部骨折的主要因素较多，如老年性骨质疏松、肌肉松弛、肌张力减低、平衡能力下降、步态不稳易摔伤等。老年人一旦发生髋部骨折，常发生严重的并发症，髋部骨折也是病死率最高的一种骨折，故有人将老年人的髋部骨折称为"死亡骨折"或"人生最后一次骨折"。临床上，老年人发生的髋部骨折主要是股骨颈骨折及股骨转子间骨折。髋部骨折的发生率随年龄增加而逐渐上升，在高龄女性人群中，髋部骨折发生率明显高于男性，男女比率为 1∶3，一般老年髋部骨折与一定的外力有关，但这种外力通常很轻微，80% 以上的老年髋部骨折由室内滑倒摔伤造成。老年人髋部骨折保守治疗预后较差。英格兰有一组数据统计，老年人髋部骨折 3 个月之内的病死率为 12.5%，1 年内为 23.7%。有文献统计，老年髋部骨折生存达 1 年以上者，仅半数可以自由活动，21% 的患者需拄拐或扶助行器行走，约 25% 的患者丧失活动能力，老年髋部骨折给患者及家庭带来的痛苦是不言而喻的。

（二）老年髋部骨折与骨质疏松

老年骨质疏松是引起髋部骨折的重要原因之一，严重危害老年人的健康。据统计，美国每年约有超过 20 万人发生髋部骨折，其中，80 岁以上的老年人占 50% 以上。老年髋部骨折与骨质疏松有密切关系，骨质疏松是以骨量减少、骨组织的微细结构破坏，导致骨"变脆"，容易发生骨折为特点的全身性疾病。老年骨质疏松是指原发性骨质疏松，其特征是骨量严重丢失。骨质疏松性骨折的直接原因是骨的力学强度下降，骨的力学强度与骨的内部结构有着密切的关系。骨小梁的退行性变主要表现在体积减小、变细、穿孔甚至消失，骨小梁间距增大，连续性降低。骨小梁表面吸收，陷窝增多融合，陷窝内的胶原纤维排列松散、不规则、出现断裂。随着年龄的增长，全身多部位骨骼都会发生骨量丢失。骨量和强度有显著的相关性，随着骨量的下降，骨折的危险性明显增大。根据国际骨质疏松基金会报道，全球约有 2 亿骨质疏松患者，60～70 岁女性有 1/3 患病，80 岁以上女性则有 2/3 患病,年龄超过 50 岁的女性一生遭受一次或更多次骨折者占 30%。虽然老年男性骨质疏松患病率要低于同年龄段女性,但是老年男性一旦发生髋部骨折,其病死率明显高于女性。老年性骨质疏松可累及全身骨骼,其中以髋部、脊柱及腕部最为明显。发病率与性别、饮食习惯、运动等因素有关。我国属于发展中的老龄化国家,发病率亦逐年增高。骨质疏松是一个世界范围内越来越严重的社会健康问题。骨质疏松是一种衰老状态,但并非每一个人到了一定年龄必然发生,它与青年时代骨量峰值有关,只有当骨质疏松伴有明显症状或出现骨折时,才被视为一种疾病。骨折最常见于髋部、桡骨远端及椎体,常在无意中发生,如弯腰、拾举重物或下台阶时,甚至无诱因。患者的身高和体重可逐渐降低,股骨颈骨折反映骨皮质丢失。股骨粗隆间骨折与股骨颈骨折相反,主要表现为骨小梁骨质疏松。老年人活动少,髋部受应力小,在轻微外伤后极容易出现骨折,故髋部骨折可视为老年人骨质疏松的指标,髋部骨折与椎体压缩骨折及桡骨远端骨折可同时存在。

（三）损伤机制

髋关节是相对稳定的关节,因此,髋部的损伤常由高能量的外伤造成。髋部损伤多由交通事故、高处坠落、作业损伤和运动性损伤等引起,这是年轻人相对常见的髋部损伤原因。由于骨质疏松,老年人髋部损伤可能并非由上述原因导致,如平地跌倒、突然转身扭动髋部均可能造成髋部骨折。由于严重外伤造成的青壮年人的骨折,可发生骨盆骨折、髋臼骨折、股骨头骨折、股骨颈骨折和股骨转子间骨折等,可出现单一的骨折,也可同时出现多个骨折。但对于老年人,没有明显外伤下发生的骨折多为股骨颈骨折和股骨转子间骨折。

二、疾病预防、诊断、治疗、康复

（一）预防

1.骨质疏松的预防和治疗

骨质疏松症的预防可分为三级进行预防,社区卫生服务站应在骨质疏松症防治机构的指导下,在广大人群中进行骨质疏松症的三级预防。一级预防是无病防病,通过各种适宜的方式、方法,如增加户外活动,合理接受阳光照射,科学健身,进行适合不同年龄者的承重运动;培养和坚持良好的生活习惯,合理配膳,均衡营养,增加钙的足够摄入,控制体重、减少肥胖,戒烟,限酒等,从而在儿童期、青春期、孕乳期、成人期储备更多的骨矿物,争取获得理想的峰值骨量。减少围绝经期、绝经期后的妇女及老年人骨矿物的丢失,降低骨质疏松症的发病率。积极预防继发性骨质疏松症,除正确防治原发性疾病外,在医治某些疾病时避免使用能引起骨质疏松等不良反应的药物(如糖皮质激素、肝素、抗癫痫类药等),同时应采取相应措施,防止骨质疏松等并发症的发生。二级预防是有病早治,通过调查和骨密度筛查,早发现、早诊断、早治疗,加强对骨质疏松症易患人群的监护和健康指导,通过药物与非药物手段,缓解骨痛,增进健康,延缓衰老,提高生活质量。三级预防是综合防治,重点是防止骨折。

2.预防跌倒

临床资料显示,老年人发生髋部骨折的直接原因大多数是跌倒,尤其是身体向一侧倾倒的大转子部着地而直接受到撞击。有研究者认为,对于70~75岁的老年人,避免跌倒对髋部骨折的发生比局部骨密度的改变更有意义。由于老年人反应迟钝,肌力减退,这一方面使得老年人容易跌倒,另一方面,在跌倒的过程中,老年人上肢不能及时起到有力的支撑作用,同侧的髋部肌肉不能及时有效收缩来保护深部组织,而使大转子受到直接的撞击,导致了髋部骨折的发生。鉴于此,越来越多的研究者在探讨髋部骨折的预防问题时(主要是髋部骨折的晚期预防),开始重视跌倒的预防。

3.易致老年人跌倒的危险因素

(1)可以纠治和改善的因素:视力障碍(远视、白内障等)、易引起眩晕的疾病(梅尼埃综合征、高血压等)、肌力减退、居住环境欠佳、镇静药物的使用等。

(2)难以纠治和改善的因素:痴呆、神经系统损害后遗症、全身状况极差等。

对于第一种情况,可以采取相应的措施,如改善老年人视力(配镜、白内障摘除)、积极治疗高血压等疾病、限制镇静催眠药物的使用、积极锻炼身体以增加肌力和骨密度、改善居住环境(照明、地板防滑)等。另外,对患有骨质疏松的老年人,应对其加强安全防护指导,提高动作的协调性。例如,起厕、起床、洗澡等要站稳后才移步,上下楼梯、公共汽车要扶扶手,减少到人群聚集的地方,以防碰撞。穿舒适而防滑的鞋,防地板过滑引起跌倒。对步态不稳、下肢肌力较差的老年人,应有拐杖辅助,外出时须有家人陪伴。但对第二种情况,纠治有一定难度,这类患者常处于生命的终末期,髋部骨折后往往难以耐受手术。

(二)诊断

1.症状和体征

伤后髋部疼痛,下肢活动受限,不能站立和行走。下肢短缩、外展和外旋畸形。外旋角度转子间骨折大于股骨颈骨折。患肢多有纵轴叩击痛和腹股沟压痛。

2.影像学诊断

(1)X线检查:X线使人体组织结构成像基于两点,一是X线的基本特性,也就是穿透性、可吸收性、荧光效应、感光效应;二是人体组织结构固有的密度和厚度差异。当X线穿过人体不同密度、厚度的组织时,被组织不同程度地吸收,使到达射线接受装置的X线量不同,从而形成黑白对比的影像。成熟的骨组织是人体的坚硬组织,含钙量多,密度高,X线不易穿透而在胶片上显示,并与周围软组织形成良好的对比条件,使X线检查时能显示出清晰的不同骨骼形态影像。老年髋部骨折X线表现为股骨颈处或转子间有骨折线。

(2)CT检查:结合来自多个X射线的数据,以生成身体内部结构的详细图像。这与X线机只发射一束辐射束不同。CT扫描产生比X射线图像更详细的最终图像。这些数据被传输到计算机,计算机会生成身体部位的3D横截面图片并将其显示在屏幕上。CT扫描的准确性和速度可能会随着螺旋CT的应用而得到提高,螺旋CT是一种相对较新的技术。光束在扫描过程中采用螺旋路径,因此,它收集连续数据,图像之间没有间隙。

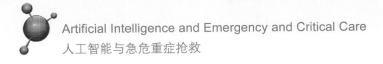

它可以帮助医生评估骨折的具体形态,帮助医生制订详细的手术计划。

(3)MRI 检查:磁共振成像采用强大的磁铁,产生强大的磁场,迫使体内的质子与该磁场对齐。当射频电流脉冲通过患者时,质子受到刺激,并脱离平衡,抵抗磁场的拉力。当射频场关闭时,MRI 传感器能够检测到质子与磁场重新对齐时释放的能量。质子与磁场重新排列所需的时间以及释放的能量取决于环境和分子的化学性质。医生能够根据这些磁性来区分各种类型的组织。MRI 扫描仪特别适合对身体的非骨骼部分或软组织进行成像。MRI 不同于 CT,因为它不使用损坏电离辐射的 X 射线。与常规 X 射线和CT 相比,MRI 能很好地显示中枢神经、肌肉、肌腱、韧带、半月板、软骨等组织,对骨髓信号的变化尤为敏感。出于这个原因,对于高度怀疑髋部骨折的患者,如 X 线显示不清楚或骨折线隐匿,建议行 MRI 检查。

(三)治疗

若患者心肺功能允许,可以耐受手术,手术治疗是老年髋部骨折的首选治疗方式。

1.手术治疗方式

(1)髓外固定:加压滑动鹅头钉(Richard 钉)是最早使用的内固定物。其应用始于 20 世纪 70 年代,后经国际内固定学会(AO 学会)改进,称为动力髋螺钉(dynamic hip screw,DHS)。DHS 由一根粗大髋螺钉与套筒钢板及加压螺钉连接构成。DHS 适合于大多数股骨转子间骨折和部分股骨颈骨折,DHS 通过股骨颈的拉力螺钉固定骨折近端,另一端为板状结构,固定骨折远端。DHS 既具有静力加压作用,又具有动力加压作用,可保持股骨良好的颈干角,允许患者早期部分或完全负重,是目前临床应用最多的内固定器械,曾经为治疗股骨转子间骨折的"金标准"。DHS 与侧方钢板的角度有 130°、135°、140°、145°四种,可适应不同颈干角患者的使用。对于粉碎性不稳定髋部骨折,由于股骨颈后内侧皮质缺损,压应力难以通过股骨距传导,所以导致内置物表面的应力增大,造成螺钉切割股骨头、钢板疲劳断裂、骨折不愈合或畸形愈合等并发症发生。对累及大转子及转子下的严重粉碎性骨折,因骨折线位于 DHS 进钉处,所以不适宜使用此钉。

(2)髓内固定:股骨近端髓内固定近年来逐步成为内固定的主流。早期,具有代表性的髓内固定方式是 Gamma 钉,通过髓腔内主钉、拉力钉和远端自锁钉,将股骨头颈和远折端连接为一体,有效传递了载荷,适用于各种类型的转子间骨折,具有创伤小、闭合复位、不破坏骨折端血运等独特优势,符合骨折治疗 BO 理念。与 DHS 相比,其固定力臂短,力学优点突出,尤其适用于不稳定的转子间骨折,缺点是钉尖部易于形成应力集中,有导致再骨折风险,而且股骨头颈内为单钉固定,抗旋转作用不足。针对钉的不足,20 世纪 90 年代出现了股骨近端髓内钉(proximal femoral nail,PFN),更适用于老年骨质疏松性骨折。PFN 与 Gamma 钉相比,最重要的改进是在股骨近端的拉力螺钉上方增加了1 枚直径为 6.5 mm 的螺钉,可达到抗旋转稳定性。另外,钉的总长增至 240 mm,远端锁孔以远为长 58 mm 的可屈性设计,最大程度减少了钉尾处的应力集中,降低了股骨干骨折的发生率。PFN 的手术操作时间短,术中出血量显著下降,较为熟练的医师可在 1 小时内完成手术,出血量一般在 100 mL 左右,接近微创手术。股骨近端螺旋刀片(PFNA)的问世,成功地解决了严重骨质疏松性髋部骨折内固定的难题。股骨近端螺旋刀片的主钉打入股骨头颈时,刀片旋转、挤压骨质,可达到坚强的内固定效果,即使是严重骨质疏松性的髋部骨折,也能在1周内下床活动。

(3)假体置换术:近年来,假体置换术成为国内外研究者广为推崇的治疗严重骨质疏松性的高龄髋部骨折患者的首选方法。主要基于两点考虑:①术后患者可以尽快活动肢体及部分负重,以利于迅速恢复功能,防止骨折合并症,特别是全身合并症的发生,尽快恢复正常生活能力,提高生活质量,使老年人股骨颈骨折的死亡率降低。②相对于内固定而言,人工关节置换术对于股骨颈骨折后不愈合及晚期股骨头缺血坏死是一次性治疗。

对于高龄和(或)体弱患者、预期生存期在5～10年、无手术禁忌证的股骨颈骨折患者,为减少并发症,提高生存期生活质量,单纯人工股骨头置换术是一种安全、有效的选择。少数75岁以上、体质良好的老年人也符合全髋关节置换的适应证。髋部骨质密度、骨皮质厚度与髓腔宽度反映了髋部骨的质量。骨密度正常或接近正常、患者年龄相对较轻可选用非骨水泥型假体;对年龄偏高、有明显骨质疏松的患者,宜采用骨水泥型假体置换术。老年人股骨颈囊内骨折的治疗方法的选择采用4级分析法:①非手术治疗或手术治疗。②内固定术或关节置换术。③全髋或半髋置换术。对患者目前情况及预后做出正确评价、严格掌握手术适应证、熟练正确的手术操作,是老年人股骨颈骨折取得满意疗效的基本条件。图12-38所示为股骨头置换术后X线影像。

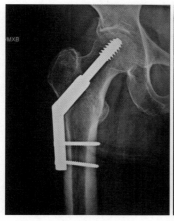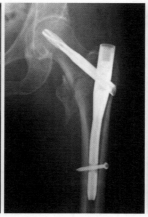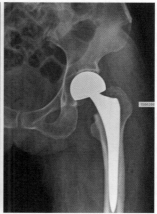

图12-38 股骨头置换X线影像

对转子间骨折,一般不宜行人工髋关节置换术,因为骨折在骨松质容易愈合,内固定手术常能收到满意效果。因此,应从严掌握转子间骨折行人工关节置换的指征,仅对转子间骨折合并严重骨关节炎、股骨头缺血坏死或髋关节强直的患者选用人工髋关节置换。转子间骨折的人工关节置换手术操作比股骨颈骨折复杂、创伤大。

医工结合点:在老年髋部骨折患者的手术治疗过程中存在着多处医工结合点,如转子间骨折的内固定物生物力学原理及人工髋关节的设计。

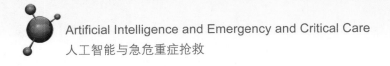

（四）康复

由于髋部骨折的患者多为老年人，康复训练也要根据患者的身体情况具体安排。如果全身情况允许，应尽可能早地协助患者下床活动，早期下床活动不仅可以使患者增强战胜疾病的信心，也有利于患者肢体的血液循环，防止肢体肿胀和血栓的发生，更为重要的是，可以减少老年患者骨折后卧床带来的致命并发症。对于股骨颈骨折，多采用人工关节置换，因此术后可以早期负重行走。应该多鼓励回家后的患者下床主动负重行走，根据患者的情况，可采用扶拐或助步器进行功能恢复。对于粉碎的转子间骨折，应在保证骨折稳定、内固定可靠的前提下行早期康复训练，如果不能进行主动的负重，也应进行被动活动和保护下的主动活动，包括主动的肌肉收缩、抗阻力的肌肉收缩、关节活动范围练习。除注意手术部位的活动外，全身其他部位的活动也很重要。

三、医工交叉应用的展望

医工交叉创新是医学与工程思维的交叉、融合与渗透，是未来经济产业、前沿多学科基础研究、高端人才培养等领域的重要发展方向，也是全国乃至世界战略科创中心的必争之地，其需求广泛、前景广阔。

（一）疾病诊断

X 线、CT、MRI 的应用不仅可以发现骨与关节损伤或疾病的部位、范围、性质、程度及与周围软组织的关系，为骨关节伤病诊断和治疗提供可行的影像资料，还可利用检查观察骨骼生长发育、骨折愈合、植骨融合的情况，以及某些营养和代谢性疾病对骨骼的影响。此外，术中"C"形臂还可在手术治疗过程中监视骨损伤和疾病手法整复或手术治疗定位，以及观察内植物的位置和治疗效果、病变的发展以及预后的判断等。X 线、CT、MRI 的应用为临床提供了更加直观的解剖学变化，是临床诊断中重要的辅助手段。

（二）疾病治疗

1. 股骨转子间骨折内固定的演变

案例 1 中用到的转子间骨折内固定材料是 2006～2007 年美国施乐辉公司首次推出的新一代股骨近端髓内钉 InterTan。随后，其在国外多个医学中心推广应用。Ruecker 等于 2009 年报道 100 例临床观察，临床疗效满意。2008 年，InterTan 开始在国内上市。InterTan 属于双钉交锁的第 4 代髓内钉，其设计特点包括：①独创的联合交锁组合钉抗股骨头旋转作用更强，在术中置入拉力螺钉时，抗旋转刀片能维持骨折复位位置；而在置入拉力螺钉后，取出防旋转刀片，置入加压螺钉，加压螺钉的螺纹齿与拉力螺钉相嵌套，在拧紧过程中可达到最大 15 mm 的无旋转轴线性加压。②类似关节假体柄的主钉近端设计，匹配性更好，更加符合股骨近端的生物力学特点。③主钉远端的发夹设计能有效分散远端的应力，降低主钉远端假体周围骨折的发生率。④主钉近端 4°外翻角使进针点位于股骨大转子的顶端，更符合股骨的解剖结构；⑤近端主钉内空心螺钉设计可以在必要时锁紧，以限制股骨颈内螺钉的滑动。⑥远端钉孔可选择静力或动力交锁。新一代股骨近端髓内钉 InterTan 的独特设计克服了既往内固定的局限性，能有效恢复股骨近端的稳定性、减少卧床时间、提高生活质量、降低死亡率及并发症。

其实,20世纪90年代之前,也就是髓内固定器械发明之前,转子间骨折的主流固定方式是髓外固定,也就是前面提到的 DHS。DHS 是最具有代表性的髓外固定系统。DHS 由滑动加压螺钉发展而来,滑动加压螺钉主要指以 Richard 钉为代表的加压髋螺钉,它由 Pohl 于1951年设计,由 Schumpelik 于1955年开始应用,1970年起在世界范围普遍应用。该钉通过压缩骨折块使骨折端靠拢稳定,同时兼具加压和滑动双重功能,后经 AO(德语缩写,国际内固定组织)改进。螺丝钉的固定作用强,可有效加压骨折块,减少不愈合的发生,且适用于骨质疏松患者,更重要的是,DHS 的角稳定结构本身足以承受负重时的压力。同时,该钉在套筒内滑行可避免螺钉穿透髋臼或股骨头。DHS 可使骨折内固定系统获得最大程度的力学稳定,减少内固定手术失败的发生,术中强调骨折良好的复位,特别注重恢复股骨近端后内侧骨皮质的连续性,并按标准程序精准置入内固定,力求达到骨折近端与远端稳定接触。DHS 自1955年得到应用以来,取得了良好的内固定效果,一直是临床上治疗股骨转子间骨折的"金标准"。DHS 治疗稳定型转子间骨折的疗效肯定,失败率低于5%。但对于不稳定骨折,由于颈后内侧皮质缺损,应压力不能通过股骨距传导,内置物上应力增大,同时可在小转子周围产生应力遮挡作用,增加了去除内固定后发生早期再骨折的风险,并发症的发生率高达6%~19%,如髋内翻、螺钉切出、钢板下再骨折、钢板螺钉断裂等并发症。正是这些并发症的发生,促进了髓内固定器械的发展。最先应用于临床的髓内固定器械是 Gamma 钉(图12-39 A),即股骨粗隆周围部带锁髓内钉,1989年由法国 Grosse 等首次报道应用。Gamma 钉由拉力螺钉结合髓内钉组成,力距短,抗弯应力强,具备防止髋内翻及抗旋转作用。同时,它还具有其他优点,即闭合复位、创伤小、出血少、固定牢靠、骨折愈合快,并且对骨质疏松和不稳定骨折也有良好的固定作用。Gamma 钉适用于各种类型的股骨粗隆间骨折,尤其是不稳定的粗隆间骨折。Gamma 钉的刚度大,能很好地传递应力,使股骨距承受的载荷明显小于 DHS 固定。但是 Gamma 钉也存在许多并发症,如股骨干骨折、螺钉切割、髋内翻、内固定物断裂等。AO 针对 Gamma 钉的设计缺陷进行了进一步的改进,包括髓内钉外翻角6°、减小钉直径、不必扩髓、螺旋刀片防旋等,称为防旋股骨近端髓内钉(proximal femoral nail antirotation,PFNA,见图12-39)。PFNA 最大的优点是在近端采用独特的螺旋叶片状结构-螺旋刀片,它不同于标准的滑动髋螺钉,而是以锤击方式打入股骨头颈内,这样可避免骨质丢失。螺旋刀片可以对周围的松质骨进行打压,从而具有更大的抗拔出力和更好的抗旋转能力,特别适用于骨质疏松、不稳定性骨折患者,也有利于患者的早期功能锻炼。PFN 设计上的优点有助于患者在术后早期实现部分负重。目前,髓内固定是治疗转子间骨折的主流方式。纵观髋关节内固定物的发展历史,未来在医工结合方面仍大有可为。

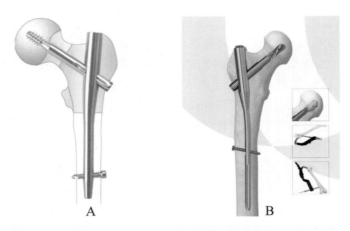

图 12-39　Gamma 钉（A）与 PFNA（B）

2.人工髋关节的发展

人工髋关节的发展史实际上是材料学的发展史。人工髋关节置换术最早可追溯到1891 年 Gluck 使用象牙制作并进行髋与手指关节置换，现代人工关节置换术则为Charnley 所开创，但材料学的进展始终贯穿着这一过程。经过初期探索，象牙、金箔、玻璃、赛璐珞等很快被淘汰，而钛合金、钴铬合金、聚乙烯、硅橡胶、聚甲基丙烯酸甲酯等金属、有机材料则使用至今，近年来，又有陶瓷、钽金属等新材料的出现。目前，人工关节材料的应用处于多元化局面，材料的作用也从单纯的结构替代逐渐转向功能型替代，从而出现了羟基磷灰石喷涂、多孔表面等生物学整合材料。材料的选择标准也从单纯的高轻度转变为高生物相容性、力学相容性（高强度、低弹性模型）、耐磨损等。此外，近年来还提出了骨整合性（骨相容性）的评估要求。熟悉各种材料的特性有助于人工关节的选择。人工髋关节发展的新趋势是微创化、精确化、个体化、假体使用长久化。

基于生物力学的髋关节内固定物及人工髋关节的发展已经使老年髋部骨折取得了良好的疗效。近年来，手术机器人、步态分析系统、康复机器人等技术的应用使老年髋部骨折治疗趋向精确化、微创化、个性化。随着材料学的进步和人工智能的继续发展，医工交叉将有更好的发展，并可使患者获得更好的手术和康复治疗效果。

参考文献

[1]国家统计局.第七次全国人口普查主要数据情况[EB/OL].（2021-05-11）[2022-10-01]http://www.gov.cn/inwen/2021-05/11/content-5605760.htm.

[2]梁雨田,唐佩福.老年髋部骨折[M].北京:人民军医出版社,2009.

[3]RUCKER A H, RUPPRECHT M, GRUBER M, et al. The treatment of intertrochanteric fractures: Results using an intramedullary nail with integrated cephalocervical screws and linear compression[J]. J Orthop Trauma,2009,1:22-30.

[4]SAID G Z, FAROUK O, EL-SAYED A, et al. Salvage of tailed dynamic hip screw fixation of intertrochanteric fractures[J]. Injury, 2006,2: 194-204.

第五节　胫骨平台骨折

学习目的

1.掌握胫骨平台骨折的定义、病因及发病机制。

2.掌握胫骨平台骨折的临床表现、诊断方法。

3.熟悉胫骨平台骨折相关医工结合的现状及进展。

4.熟悉胫骨平台骨折的并发症和治疗原则。

案例

患者女性,16 岁,因"外伤致右膝关节疼痛、功能障碍 4 小时余"被"120"急救车送到医院急诊就诊。

目前情况:患者 4 小时前骑车时不慎摔倒,伤及右膝关节,伤后右膝关节疼痛、畸形、活动受限,无头痛、头晕、恶心、呕吐等不适,送往当地医院就诊。在当地医院行 X 线检查提示骨折,予以支具外固定,为求进一步治疗转上级医院就诊,并以"左侧胫骨平台骨折"收入院,准备手术治疗。

专科检查:右膝关节及小腿近端肿胀明显,可见畸形,皮肤无明显青紫及水疱形成;局部触压痛、浮髌试验(＋),右膝关节活动受限,右膝过伸过屈试验、侧方应力试验及抽屉试验因疼痛不能完成。右足及足趾活动可,足背动脉搏动可扪及,趾端血运可。

X 线检查:X 线提示胫骨近端骨皮质不连续,骨折线累及外侧平台,并伴有关节面塌陷(见图 12-40)。

入院诊断:左胫骨平台骨折。

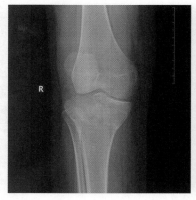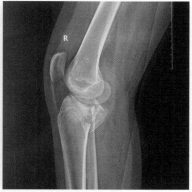

图 12-40　膝关节正侧位 X 线

患者外伤后,膝关节不能活动,并伴有严重的疼痛不适,而对于移位的胫骨平台骨折来说,手术是首选的治疗方法。对于胫骨平台骨折来说,一般需行骨折切开复位内固定术。该手术切口长、创伤大,正值花季的患者很难接受,而结合患者的具体情况,与患者及家属充分沟通后,决定行微创手术治疗。但患者的患肢肿胀严重,无法早期行手术治疗,需等待软组织肿胀消退后再行手术治疗。利用消肿的时间,医生为患者完善了各种术前检查,排除手术禁忌证,于外伤后第 13 天,在全身麻醉下行右侧胫骨平台骨折闭合复位内固定术。为减小手术创伤,医生应用了双反牵引器。

手术过程:全麻成功后,患者取仰卧位,右下肢术区常规消毒铺巾。右股骨髁上及胫骨远端各打入 1 枚直径 2.5 mm 的克氏针,安装双反牵引器(见图 12-41)。克氏针定位后,做胫骨内侧长约 3 cm 皮肤切口,依次切开显露胫骨内侧,环钻开口,以配套的塌陷骨块顶起装置(见图 12-42)顶起外侧平台塌陷骨折块,透视见复位满意(见图 12-43)。取左髂部切口,依次切开皮肤皮下及深筋膜,截取髂骨条,经胫骨骨道植于塌陷平台的下方。做胫骨平台内外侧各长约 3 cm 皮肤切口,植入内外侧接骨板,并以螺钉固定。透视见骨折复位满意、内固定位置良好。冲洗后依次缝合关闭切口(见图 12-44)。手术顺利,术后患者安返病房。

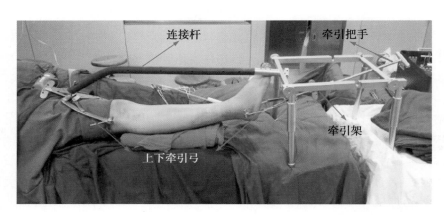

图 12-41　双反牵引器

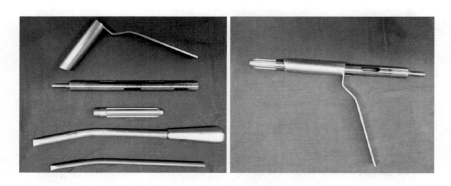

图 12-42　塌陷骨块顶起装置

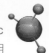

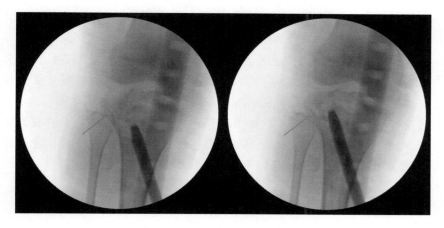

图 12-43　塌陷骨块被顶起

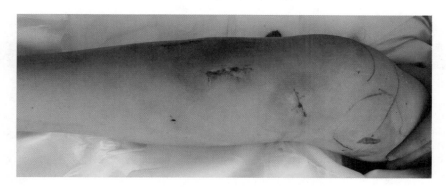

图 12-44　微创手术切口

　　患者术后采用加速康复（enhanced rehabilitation after surgery，ERAS）理念进行膝关节功能康复。通过术中手术区域神经阻滞，以及术后配合消炎止痛药物，患者早期在无痛状态下进行膝关节功能训练。术后复查 X 线，可见骨折复位满意、内固定位置良好（见图12-45）。术后第 6 天出院回家。术后复查见骨折逐步愈合，患者对这次手术治疗非常满意。

　　医工结合点：骨折微创治疗有着悠久的历史，目前已经成为骨科发展的主流。其核心是通过减小切口以减少对骨折断端的血运干

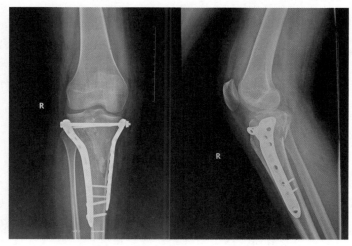

图 12-45　X 线检查结果

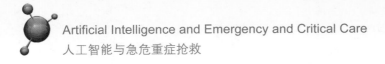

扰,保护骨折周围的软组织,实现微创复位是微创手术成功的关键。牵引微创复位固定技术在临床中应用广泛,诸多研究者致力于胫骨平台骨折闭合复位的研究,Duwelius 和 Connolly 最先报告单纯应用牵引技术复位胫骨平台骨折,结果显示,患者满意度高达 89%,然而术后并发症发生率却高达 12%,两例患者出现神经损伤。但是单纯应用闭合牵引技术仅能轻度改善关节面塌陷深度,有明显的局限性。随着研究深入,20 世纪中期出现了经皮顶压闭合复位技术治疗胫骨平台骨折。张英泽院士等众多研究者通过对系统解剖学、生物力学等医用交叉学科的系统研究,研发出了多种牵引器械及相应的复位固定技术,逐步在临床中取得了良好的效果。

思考题

除了上述案例中牵引器械的使用,还有哪些医工结合的进展给胫骨平台骨折的患者带来了帮助?

案例解析

一、疾病概述

(一)定义

胫骨上端与股骨下端形成膝关节。与股骨下端接触的面为胫骨平台,有两个微凹的凹面,并有内侧或外侧半月板增强凹面,与股骨髁的相对面吻合,增加了膝关节的稳定性。胫骨平台是膝的重要载荷结构,一旦发生骨折,内、外平台受力不均,久而易发骨关节炎。胫骨平台内外侧分别有内外侧副韧带附着。胫骨平台骨折时,52.9%的患者合并半月板损伤,22.5%的患者合并交叉韧带损伤。

(二)流行病学特点

胫骨平台骨折占全身骨折的 1%～2%,在老年人骨折中约占 8%。胫骨平台骨折多发生于青壮年,以 40～50 岁患者居多,男性与女性患者分别占 72.9%和 27.1%,男女比例为 3:1。致伤原因中,交通伤最多,占 46.7%,压砸伤和高处坠落伤分别占 31.1%和 18.7%;单髁骨折约占 60%,由于膝关节存在 7°生理外翻角,损伤机制以外侧暴力常见,因此,累及外侧平台的骨折约占 90%,双髁骨折占 30%～35%。胫骨平台骨折常合并半月板(57%)和前交叉韧带(25%)损伤,后交叉韧带(5%)、外侧副韧带(3%)以及内侧副韧带损伤(5%)则相对少见。

(三)损伤机制

胫骨平台骨折常由内、外翻暴力,轴向暴力或内、外翻暴力合并轴向暴力引起,骨折形态与受伤机制密切相关。通过骨折块的大小及其移位方向和程度,可大致判断损伤暴力的大小及方向。膝关节伸直时受到单纯外翻暴力可致外侧平台骨折,受到内翻暴力时可致内侧平台骨折;膝关节屈曲或半屈曲时受到轴向应力,常导致平台后侧冠状面骨折;

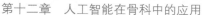

屈曲 90°时后侧常呈压缩骨折,屈曲 30°与 60°时后侧常为劈裂骨折。膝关节屈曲时,垂直暴力合并外翻应力可致胫骨平台外侧和后侧骨折、合并内翻应力会导致平台内侧和后侧骨折,应力进一步增加可致双髁骨折。另一种较少见的损伤机制是小腿在瞬间固定的情况下膝关节过伸,导致胫骨内外侧平台前方压缩为主的骨折,可累及平台后侧。暴力损伤可同时累及周围软组织,出现软组织肿胀。

高能量损伤引起的胫骨平台骨折(Schatzker Ⅳ～Ⅵ型)通常累及内侧胫骨平台,骨折更为严重、形态更为复杂。单纯内侧胫骨平台骨折(Schatzker Ⅳ型)的损伤常较单纯外侧胫骨平台骨折更为严重,往往伴有外侧副韧带和前交叉韧带损伤,甚至出现膝关节脱位、腘动脉和神经损伤等合并损伤。

（四）临床表现

1.全身表现

单纯胫骨平台骨折很少引起休克和发热。严重的开放性胫骨平台骨折并发其他部位骨折或重要脏器损伤时亦可导致休克。开放性骨折合并感染时,可能出现高热。

2.局部表现和查体

胫骨平台骨折局部表现为患侧膝关节周围疼痛、肿胀和功能障碍。肿胀严重时会出现张力性水疱和皮下淤斑;骨折移位明显或合并韧带损伤时可产生畸形和异常活动;合并血管损伤时,足背动脉搏动减弱或消失;合并神经损伤时,可出现感觉缺失或部分缺失、运动功能障碍;筋膜间隔区综合征早期表现为持续性疼痛和被动牵拉痛。

二、疾病预防、诊断、治疗及康复要点

（一）预防

胫骨平台骨折是受伤导致的骨折,可以分为直接暴力导致和间接暴力导致两种。胫骨平台骨折属于关节内骨折,受伤以后往往会影响到关节的活动,严重时会遗留一定的残疾,所以预防胫骨平台骨折要做到以下几点:①遵守交通规则,注意行走安全、注意运动安全、在乘车时系好安全带。②注意观察周围环境,剧烈运动时可以戴上膝盖护具,以免受伤。③参加滑雪竞技等体育活动时,应该做好防护措施。④伴有骨质疏松的患者,应当加强锻炼,服用一些抗骨质疏松的药物,多晒太阳等,可以有效避免胫骨平台骨折。

（二）诊断

1.外伤史

首先有明确的外伤史,同时,明确的受伤瞬间的暴力方向和强度有助于判断有无合并伤和骨折损伤机制。

2.症状

单纯的胫骨平台骨折一般不会导致休克和发热等全身表现。外伤后随即出现膝关节疼痛、肿胀、功能障碍为其典型的局部表现。肿胀严重时可出现张力性水疱,严重时可能合并骨筋膜室综合征。合并血管损伤可伴有患肢足背动脉波动减弱或消失。合并神经损伤时可能出现感觉缺失及运动障碍等。

3.体格检查

可以通过对患者膝关节的视诊来判断有无明显的膝关节畸形,观察有无明显活动受限,结合触诊判断有无局部触压痛的表现,动诊有无骨擦音、骨擦感及异常活动等骨折的典型体征。

4.影像学诊断

(1)X线检查:X线使人体组织结构成像基于两点,X线的基本特性,也就是穿透性、可吸收性、荧光效应、感光效应;二是人体组织结构固有的密度和厚度差异。当X线穿过人体不同密度、厚度的组织时,被组织不同程度地吸收,使到达射线接收装置的X线量不同,从而形成黑白对比的影像。成熟的骨组织是人体的坚硬组织,含钙量多,密度高,X线不易穿透而在胶片上得以显示,并与周围软组织形成良好的对比条件,使X线检查时能显示出清晰的不同骨骼形态影像。骨质的延续性和完整性破坏是骨折的基本X线特征。

(2)CT检查:CT或计算机轴向断层扫描(CAT)结合来自多个X射线的数据,以生成身体内部结构的详细图像。这与X线机只发射一束辐射束不同。CT扫描产生比X射线图像更详细的最终图像。这些数据被传输到计算机,计算机会生成身体部位的3D横截面图片并将其显示在屏幕上。CT扫描的准确性和速度可能会随着螺旋CT的应用而得到提高,螺旋CT是一种相对较新的技术。光束在扫描过程中采用螺旋路径,因此它收集连续数据,图像之间没有间隙。它可以帮助医生评估骨骼疾病、骨密度和患者脊柱的状态。它还可以提供有关患者手、脚和其他骨骼结构损伤的重要数据。即使是小骨头以及它们周围的组织也清晰可见。X线片很难清晰显示标准的解剖体位图像,影响诊断的准确性。难以了解细节情况,如关节面塌陷、骨折细节等,X线片检查也存在局限性,无法多层次扫描观察,只能提供二维图像,对分型的准确性造成影响。与X线检查相比,CT扫描尤其是重建,可以改变层厚和角度,从而了解碎骨片的位置、大小、骨折线的细微状态,显示关节的对合关系,准确诊断轻微塌陷骨折、裂纹骨折等。

(3)MRI检查:MRI采用强大的磁铁,产生强大的磁场,迫使体内的质子与该磁场对齐。当射频电流脉冲通过患者时,质子受到刺激,并脱离平衡,抵抗磁场的拉力。当射频场关闭时,MRI传感器能够检测到质子与磁场重新对齐时释放的能量。质子与磁场重新排列所需的时间以及释放的能量取决于环境和分子的化学性质。医生能够根据这些磁性来区分各种类型的组织。MRI扫描仪特别适合对身体的非骨骼部分或软组织进行成像。它们不同于CT,因为它们不使用损坏电离辐射的X射线。与常规X射线和CT相比,MRI能很好地显示中枢神经、肌肉、肌腱、韧带、半月板、软骨等组织,对骨髓信号的变化尤为敏感。出于这个原因,MRI常用于对膝和肩部损伤进行成像。胫骨平台骨折常合并交叉韧带、半月板等的损伤,MRI对于避免漏诊有重要作用。

(二)治疗

1.非手术治疗

非手术治疗的适应证为不完全骨折、骨折无移位或移位小于3 mm、患者麻醉风险高或预后要求低、有手术禁忌证等。非手术治疗方法主要包括骨牵引、石膏固定、膝关节支具等,其可能出现的并发症有骨牵引针道感染、肺部感染、压疮、畸形愈合、废用性骨质疏松、关节僵硬、创伤性关节炎、深静脉血栓形成等。

2.手术治疗

当关节塌陷和分离大于 3 mm、干骺端明显移位或成角大于 50°、开放性骨折合并血管神经损伤、出现骨筋膜间隔综合征等情况时就有了手术指征。而手术治疗的主要目的在于恢复正常的下肢力线、关节面的平整以及关节的稳定性,从而便于早期进行膝关节功能锻炼,以期恢复关节功能、避免创伤性关节炎等。选择合适的手术时机对胫骨平台骨折来说尤为重要,它是决定手术成败的重要因素,应首先对患肢的软组织损伤进行病情评估,在皮肤肿胀和水疱明显消退后进行手术;必要时先使用跨关节外固定架临时固定,为软组织恢复提供足够的稳定性,待软组织条件稳定后,二期行切开复位内固定治疗;当骨折、脱位对皮肤产生压迫时应急诊行复位,最大程度地降低软组织张力,择期行确定性治疗;对开放性骨折、合并血管损伤、存在筋膜间隔综合征的患者,应行急诊手术治疗。

目前,多采用拉力螺钉、普通解剖钢板、锁钉钢板等方法对骨折进行固定。非锁定钢板适用于简单胫骨平台骨折;锁定钢板适用于粉碎性复杂骨折或伴有严重骨质疏松的骨折。采用小切口可以实现满意复位及固定的骨折,可采用微创经皮钢板内固定技术进行固定。胫骨平台压缩性骨折、伴严重骨质疏松骨折常常需要植骨。可选择自体骨、同种异体骨和人工合成骨进行植骨。自体骨移植通常作为首选,常取自髂嵴;同种异体骨可有效成骨,但存在骨替代缓慢、排异反应和传染疾病等弊端;人工合成骨(磷酸三钙、羟基磷灰石等)亦可有效成骨,但同样存在骨替代缓慢之不足。胫骨平台骨折常合并半月板、交叉韧带、侧副韧带损伤。若伴有半月板损伤,行一期修复或保守治疗,但不推荐切除半月板;对于韧带止点撕脱骨折,推荐行一期内固定治疗;若合并前、后交叉韧带断裂,则应视膝关节稳定情况而定,可行二期关节镜下重建;若合并侧副韧带损伤影响膝关节稳定,则推荐一期处理。

3.并发症与处理

术后并发症主要有感染、畸形愈合、不愈合、关节僵硬、创伤性关节炎等,高能量损伤、双髁骨折更容易出现并发症。

如发生术后感染,应彻底清创、通畅引流,局部或全身使用抗生素,部分患者需要移除内置物。对于部位深、感染严重者,推荐使用负压引流装置。

胫骨平台骨折畸形愈合的治疗原则为纠正下肢力线、恢复关节面平整性、改善股胫关节的生物力学关系。术前应通过 X 线和 CT 检查,明确膝关节内外翻和胫骨平台关节面塌陷程度。对于膝内外翻严重者,可行胫骨近端截骨矫正、钢板内固定或 Ilizarov 环形外固定支架固定。对于胫骨平台关节面塌陷者,应将塌陷的关节面及其相连的部分骨质一起截骨后将关节面抬起,下方允许植骨后使用钢板固定。已发生严重创伤性关节炎者可行全膝关节置换术。

(四)康复

骨折固定稳定时推荐术后尽早开始功能锻炼,鼓励患者进行膝关节主动活动。术后

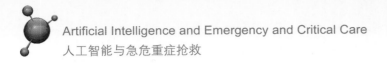

第1天即可开始股四头肌等长收缩等功能锻炼,推荐在膝关节铰链式康复支具保护下活动,根据患者耐受情况逐渐增加膝关节活动范围。8~12周内应避免负重,之后根据患者的骨折类型、固定方式、骨折稳定情况及骨折愈合情况,开始逐步扶拐负重以及其他功能锻炼活动。

三、医工交叉应用的展望

近年来,随着工科技术的飞速发展,骨科学进入了医工交叉这个崭新的研究领域。

(一)疾病诊断

X线、CT、MRI的应用不仅可以了解骨与关节损伤或疾病的部位、范围、性质、程度及其周围软组织的关系,为骨关节伤病诊断和治疗提供可行的影像资料,还可利用检查观察骨骼生长发育、骨折愈合、植骨融合的情况,及某些营养和代谢性疾病对骨骼的影响。此外,术中C型臂还可在手术治疗过程中监视骨损伤和疾病手法整复或手术治疗定位、内植物的位置和观察治疗效果、病变的发展以及预后的判断等。为临床提供了更加直观的解剖学变化,是临床诊断中重要的辅助手段。

(二)疾病治疗

1.导航系统

20世纪末,Nolte等首次应用计算机辅助导航技术完成1例腰椎椎弓根螺钉内固定术。自此,计算机辅助导航技术在骨科领域迅速发展。随着图像处理技术和导航示踪手段的改进,计算机导航成为众多骨科医师首选的术中定位工具。

目前,导航技术在骨折治疗领域中的应用主要集中于骨盆骨折及四肢长骨骨折,其在关节内骨折的临床应用仍处于探索阶段,主要困难在于无法实时追踪骨折块复位过程。胫骨平台骨折多合并关节面塌陷,尤其对于高能量所致的平台骨折(Schatzker Ⅴ、Ⅵ型),塌陷区域往往呈粉碎状态。这对骨折微创复位造成了极大困难,术中往往需要反复、多次透视以确定塌陷骨折片位置,尽管如此,也很难确保解剖复位。

此时,可利用计算机辅助导航技术完成对难复性骨折块的精确定位,确定顶压方向,配合微创顺势牵引、关节镜辅助复位技术完成对骨折的精准复位。

Panzica等在5具尸体标本上制作胫骨平台压缩骨折模型,术中应用导航技术及球囊扩张技术辅助复位,结果显示,该方法可有效复位塌陷深度小于5 mm的骨折块。临床上对导航技术辅助治疗胫骨平台骨折的报道较少,长期的临床疗效以及并发症有待观察。

2.手术机器人

近年来,计算机导航和机器人辅助内固定技术在骨科手术中的应用逐渐开展,国内外有研究者应用机器人导航辅助微创治疗骨盆、髋臼、脊柱骨折疗效满意。机器人导航在微创手术、精准定位、减少X射线辐射、减少并发症等方面存在显著优势。机器人辅助手术相对传统手术在微创、精准复位、坚强固定、加速术后康复等方面存在明显优势,可在临床上进一步推广。

3.3D 打印技术

3D 打印技术发展于 20 世纪 80 年代,该技术可将虚拟图像转化为实体模型,在医疗领域应用潜力巨大。胫骨平台骨折类型复杂多样,常伴有关节面塌陷粉碎,常规术前检查(X线、CT 扫描等)无法直观地展示骨折形态,以及关节面塌陷的范围、深度和面积,在一定程度上影响术者制定手术方案。通过 3D 打印技术制作骨折模型,有助于术者更准确地了解骨折线的走形、骨折块移位方向,以及塌陷区域的方位、面积,从而制定最优手术方案,减少术中软组织的次生损伤。

Giannetti 等利用 3D 打印技术治疗 16 例胫骨平台骨折患者,并与常规手术组进行对比。术前通过分析 3D 实体模型制定手术方案组,可明显降低手术时间,并减少术中出血量。

左睿等通过对 3D 打印的骨折模型进行预手术并模拟放置解剖接骨板,可有效降低骨折复位固定时间,并提高接骨板放置成功率。

3.人工材料

由于胫骨平台多为松质骨,复杂胫骨平台骨折往往伴有软骨下骨压缩或关节面塌陷,术中撬拨复位关节面后其下方仍留有骨缺损腔,需采用植骨材料填充以预防关节面塌陷。但受条件限制或骨修复材料自身缺陷等影响,对于在植骨术中选择何种骨修复材料,研究者仍存在不同意见,自体骨组采用自体髂骨植骨,主要表现为供区不适或疼痛,而异体骨组更容易发生持续性伤口渗液及排斥反应;人工骨组则较好地避免了上述问题,研究者认为,人工骨可能是一种较为理想的植骨充填材料。自体骨具有自身成骨作用,无免疫排斥作用;同种异体骨虽来源较广,但不具备自身成骨作用,导致骨折愈合相对缓慢,且供体年龄可能影响骨诱导性。具有与天然骨基质相似的材质及微观结构的人工骨材料,若能同时兼具仿生三维空间构相、骨生物诱导性以及生物降解与新骨生长速率匹配三大特征,则能够成为良好的植骨材料,避免了取自体骨的损伤。

参考文献

[1]WEIGEL D P, MARSH J L. High-energy fractures of the tibial plateau. Knee function after longer follow-up[J]. J Bone Joint Surg Am,2002,84-A:1541-1551.

[2]MÜLLER M, NAZARIAN S, KOCH P, et al. The comprehensive classification of fractures of long bones[M]. Berlin:Springer,1990:120-121.

[3]SCHATZKER J. Tibial plateau fractures. In:BROWNER B D, JUPITER J B, LEVINE A M, et al. Skeletal Trauma[M]. Philadelphia:WB Saunders,1992.

[4]LUO C F, SUN H D, ZHANG B, et al. Thress-column fixation for complex tibial plateau fractures[J]. J Orthop Trauma,2010,24:683-692.

[5]COLE P A, ZLOWODZKI M, KREGOR P J. Less invasive stabilization system (LISS) for fractures of the proximal tibia:Indications, surgical technique and preliminary results of the UMC Clinical Trial[J]. Injury,2003,34(suppl 1):A16-A29.

[6]EGOL K A, SU E, TEJWANI N C, et al. Treatment of complex tibial plateau fractures using the less invasive stabilization system plate: Clinical experience and a laboratory comparison with double plating[J]. J Trauma, 2004, 57:340-346.

[7]GOSLING T, SCHANDELMAIER P, MARTI A, et al. Less invasive stabilization of complex tibial plateau fractures: A biomechanical evaluation of a unilateral locked screw plate and double plating[J]. J Orthop Trauma, 2004,18: 546-551.

[8]WATSON J T, PHILLIPS M, KARGES D, et al. Lateral locking plates for the treatment of bicondylar tibial plateau fractures: A treatment protocol, indications, and results[J]. Orthopaedic Trauma Association, 2007, Boston, MA.

[9]BHATTACHARYYA T, MCCARTY L P Ⅲ, HARRIS M B, et al. The posterior shearing tibial plateau fracture: Treatment and results via a posterior approach[J]. J Orthop Trauma, 2005,19:305-310.

[10]BRUNNER A, HONIGMANN P, HORISBERGER M, et al. Open reduction and fixation of medial Moore type Ⅱ fractures of the tibial plateau by a direct dorsal approach[J]. Arch Orthop Trauma Surg, 2009,129:1233-1238.

[11]CHANG S M, ZHENG H P, LI H F, et al. Treatment of isolated posterior coronal fracture of the lateral tibial plateau through posterolateral approach for direct exposure and buttress late fixation[J]. Arch Orthop Trauma Surg, 2009,129:955-962.

[12]BAREI D P, O'MARA T J, TAITSMAN L A, et al. Frequency and fracture morphology of the posteromedial fragment in bicondylar tibial plateau fracture patterns [J]. J Orthop Trauma, 2008,22:176-182.

[13]HIGGINS T F, KEMPER D, KLATT J. Incidence and morphology of the posteromedial fragment in bicondylar tibial plateau fractures[J]. J Orthop Trauma, 2009,23:45-51.

（桑锡光）